L'ENFANT

ET SON MÉDECIN

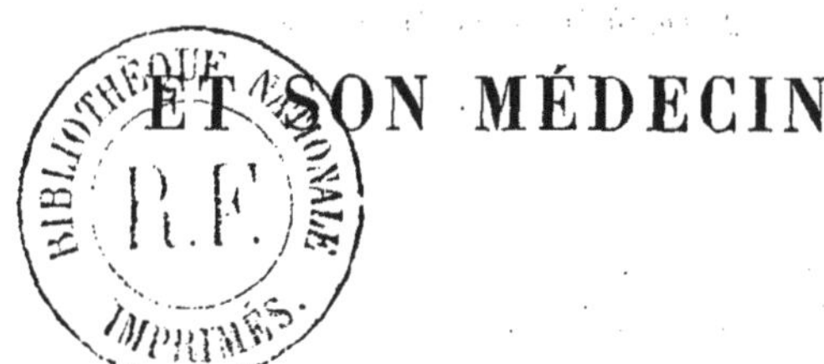

L'ENFANT

ET SON MÉDECIN

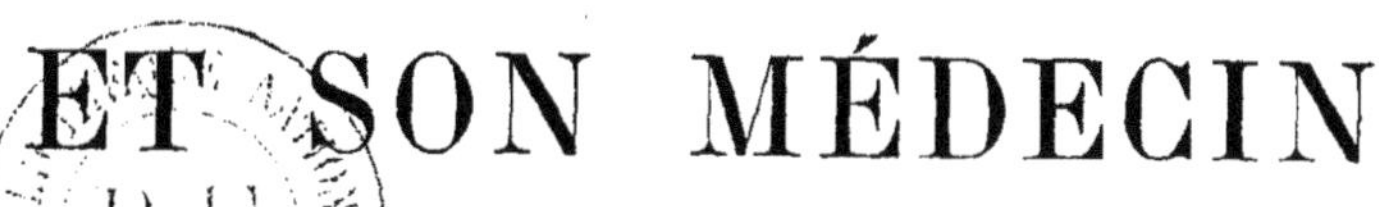

GUIDE PRATIQUE

DE L'HYGIÈNE ET DES MALADIES DE L'ENFANCE

DE 0 A 15 ANS

PAR LE

Dr ALBERT B. BALL

Ancien Interne des Hôpitaux de Paris
Assistant de la consultation de l'Hôpital Trousseau
Inspecteur de la protection des enfants du 1er âge
Médecin des établissements scolaires de Paris
Lauréat de la Faculté de médecine

Deuxième édition, revue et considérablement augmentée.

PARIS
A. MALOINE, ÉDITEUR
25-27, rue de l'École-de-Médecine, 25-27

1914

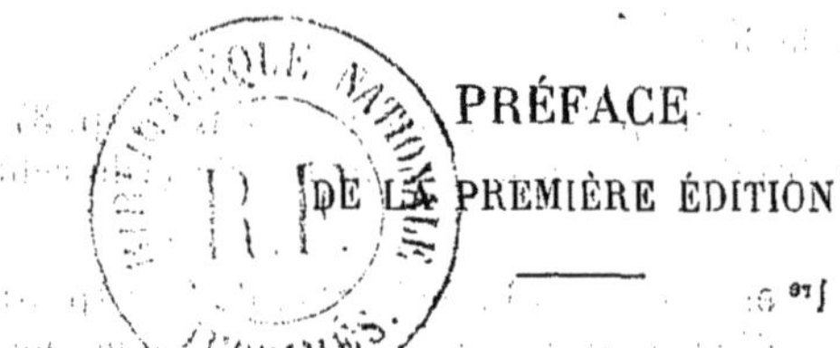

PRÉFACE

DE LA PREMIÈRE ÉDITION

La pratique médicale nous a appris combien il était difficile de trouver *au moment précis* les renseignements, même succincts, qui sont souvent nécessaires dans la Médecine Infantile, tellement ils sont variés dans leur nature et par cela même disséminés dans des ouvrages absolument différents. Il nous a donc semblé qu'il y avait là une lacune et qu'il pourrait être utile aux médecins, vieux ou jeunes, d'avoir sous la main un petit traité, aussi complet que possible, d'une documentation précise, d'un format minime et transportable, et d'un prix insignifiant.

Deux mots : **être pratique**, résument notre but et feront comprendre le choix des chapitres et l'ordre *tout spécial* que nous avons cru devoir adopter et que nous reproduisons ici.

I. **L'Enfant**. — **Table alphabétique des matières** (détaillée de façon à permettre de trouver facilement ce que l'on cherche).

Renseignements d'urgence. Tableaux des *Doses* des *Médicaments* par année d'âge, à 1 an, à 10 ans; — de l'*Alimentation du nourrisson* au sein et au biberon, du 1er jour au 7e mois; — du *Poids* et de la *Taille* de 0 à 15 ans (garçons ou filles); — du *Pouls;* — de la *Respiration;* — des *Urines*; — de la *Dentition*, etc.

Médicaments. — 1. **Indications thérapeutiques** (ex. : Analgésiques, Antiseptiques, Antispasmodiques, Antithermiques...). — 2. **Administration** (diverses voies) et **Dosage** (p. 7). — 3. **Formulaire** avec les modification du **Codex 1908** intéressant l'enfant; à chaque médicament est annexé un *chiffre* indiquant sa valeur proportionnellement aux autres, ce qui permet au médecin de savoir s'il ordonne un médicament cher ou bon marché : c'est un point mal connu et pourtant bien utile ! — Tableau des *Eaux* et *Stations minérales* avec leur indications (p. 33).

Cette partie mise en avant, pour ainsi dire *hors cadre* et capable de donner une réponse immédiate aux demandes urgentes, est suivie de :

Définition de l'Enfance (p. 35). **Examen de l'enfant** (p. 37), très détaillé, montrant combien cet examen diffère de celui de l'adulte.

Hygiène de la 1re enfance (p. 43), de la 2e et de la 3e (p. 61) renfermant les questions d'*allaitement, laits, sevrage*, etc., que tout médecin doit bien connaître aujourd'hui.

Thérapeutique générale, comprenant : 1. *Alimentation des enfants malades* (p. 62). — 2. Agents *externes, physiques* (p. 67). — 3. Agents *internes : médicaments*, que nous avons enlevés de leur place, marquée ici, pour les porter en avant-garde.

Dictionnaire médico-chirurgical (p. 75) : contenant Étiologie, Symptômes et surtout Diagnostic de chaque maladie, permettant de bien différencier celle-ci *sans crainte d'oubli ;* puis Traitement. Nous avons étudié séparément tous les *Syndromes* (Convulsions, Douleurs, Fièvres, etc.), car c'est devant eux que le médecin d'enfants est le plus souvent embarrassé, pour l'origine et pour le traitement ; chaque fois que nécessaire, nous avons *séparé* ce qui concernait la 1re *de* la 2e enfance.

II. **Renseignements**. Le médecin ne doit pas se borner à donner de vagues conseils, il doit les préciser ; c'est la partie de sa tâche la moins familière et la plus délicate ; il ne suffit pas, en effet, de recommander la campagne, les eaux, de conseiller l'isolement, etc. : il faut encore pouvoir *diriger* les parents dans leurs recherches.

D'où réunion de renseignements de toutes sortes, classés en chapitres ; le premier concerne les Établissements populaires, que, près de leur clientèle pauvre, les médecins regrettent si souvent de mal connaître.

Une **Table Alphabétique** de tous ces renseignements finit l'ouvrage, les mettant ainsi *sous la main*, comme pour les conseils médicaux proprement dits.

PRÉFACE

DE LA DEUXIÈME ÉDITION

Le succès de ce livre a dépassé les prévisions de l'auteur; la première édition, rapidement enlevée, est épuisée depuis deux ans, et la seconde vient seulement d'être achevée.

L'auteur est donc certain maintenant que la forme, le plan et l'exposition des articles de son livre sont appréciés de ses confrères; plusieurs lui ont même écrit que : « *L'enfant et son médecin* » était pour eux le plus utile des compagnons de route.

Le retard qu'il a mis à présenter un nouveau volume est dû à ce qu'il n'a pas voulu faire une réédition, simplement mise au point; il a cherché à améliorer autant qu'il était possible ce livre destiné à la pratique journalière, et il a trouvé dans ses premiers lecteurs des collaborateurs précieux dont il a suivi avec plaisir les conseils. Il s'est efforcé de compléter les articles existants; il a soigneusement exposé les traitements nouveaux; il a développé enfin, plus encore qu'au début, l'étude du diagnostic et des *syndromes*, ces derniers presque tous *ignorés* ou à peine traités dans les livres de médecine. Mais il n'a pas oublié que son but était avant tout d'être pratique, clair et complet, sous la forme la plus concise et la plus réduite.

La liste ci-jointe des principaux articles *nouveaux* et des principaux articles anciens complètement *remaniés*, montrera aux lecteurs que le livre qui leur est présenté est une œuvre véritablement nouvelle dont la première édition a formé le cadre.

L'auteur se permet, en terminant, de remercier MM. Maloine qui ont tenu à présenter son livre sous la forme élégante et artistique que l'on commence à apprécier jusque dans les plus sévères des ouvrages médicaux.

PRÉFACE

DE LA DEUXIÈME ÉDITION

Le succès de ce livre a dépassé les prévisions de l'auteur: la première édition, rapidement enlevée, est épuisée depuis deux ans, et la seconde vient seulement d'être achevée.

L'auteur est donc certain maintenant que la forme, le plan et l'exposition des articles de son livre sont appréciés de ses confrères; plusieurs lui ont même écrit que: « *L'enfant et son médecin* » était pour eux le plus utile des compagnons de route.

Le retard qu'il a mis à présenter un nouveau volume est dû à ce qu'il n'a pas voulu faire une réédition, simplement tirée au pareil; il a cherché à améliorer autant qu'il était possible ce livre destiné à la pratique journalière, et il a trouvé dans ses premiers lecteurs des collaborateurs précieux dont il a suivi avec plaisir les conseils. Il s'est efforcé de compléter les articles existants; il a soigneusement exposé les traitements nouveaux; il a développé enfin, plus encore qu'au début, l'étude du diagnostic et des *syndromes*, ces derniers presque tous *ignorés* ou à peine traités dans les livres de médecine. Mais il n'a pas oublié que son but était avant tout d'être pratique, clair et complet, sous la forme la plus concise et la plus réduite.

La liste ci-jointe des principaux articles *nouveaux* et des chapitres anciens complètement *remaniés*, montrera aux lecteurs que le livre qui leur est présenté est une œuvre véritablement nouvelle dont la première édition a formé le cadre.

L'auteur se permet, en terminant, de remercier MM. Maloine qui ont tenu à présenter son livre sous la forme élégante et artistique que l'on commence à apprécier jusque dans les plus sévères des ouvrages médicaux.

PRINCIPAUX ARTICLES NOUVEAUX

Abcès cérébraux.
Adénoïdite aiguë.
Albinisme, Albinos.
Anurie, Oligurie.
Arriérés : Examen à l'âge scolaire.
Arthropathies.
Asphyxie.
— locale (Maladie de Raynaud).
Asymétrie faciale.
Bouche (Examen de la).
Bronches (Dilatation des).
Cérumen (Bouchon de).
Cœur forcé.
Conjonctives : Blessures, Brûlures, etc.
Croissance trop rapide.
Dengue.
Diabète insipide.
Estomac (Dilatation de l').
— (Ulcère de l').
Fièvre méditerranéenne.
Goître.
— exophtalmique.
Hémoglobinurie.
Hérédité.
Hypothyroïdie bénigne.
Invagination intestinale.
Langue. Tractions rythmées.
Larmoiement.
Lordose.
Main. Déformations.
Mammites.
Menstruation précoce.
Nez.
Œsophage (Rétrécissement de l').
Ombilicales (Infections).
Oreille.
Orgelet.
Othématome.
Otite externe.
— purulente, chronique.
Paupières.
Pneumothorax.
Pollakiurie.
Polypes naso-pharyngiens.
Prognatisme.
Pronation douloureuse.
Pupille. Séméiologie.
Raideur de la nuque.
Raschs.
Réflexes.
Rein (Cancer du).
Stridor laryngé.
Suette miliaire.
Surmenage.
Taches de rousseur.
Taille.
Tétanos.
Torticolis.
Uréthrites.
Voix.
Vomiques.

PRINCIPAUX ARTICLES MODIFIÉS ET AUGMENTÉS

Renseignements d'urgence.
Formulaire.
Examen des enfants.
Agents externes physiques.
Abcès froid.
Abdomen.
Acné.
Adénites.
Adénopathie trachéo-bronchique.
Albuminurie.
Alopécies.
Anesthésie.
Angiomes.
Aphasie.
Appendicite.
Arthritisme.

Asthme essentiel.
Ataxie.
Bronchite aiguë.
Brûlures.
Céphalhématome.
Congestion pulmonaire.
Conjonctivites.
Constipation.
Contractures.
Coqueluche.
Corps étrangers.
Dentition.
Douleurs en général.
Empoissonnements. Intoxications.
Erysipèle.
Erythèmes.
Fièvre, états fébriles.
Habitudes (Mauvaises).
Hydrocèle.
Langue (Examen de la).
Laryngites.
Méningite cérébro-spinale.
Mentaux (Troubles).
Mort subite.
Myxœdème.
Neurasthénie.
Nystagmus.
Obésité.
Œdème.
Ponction lombaire.
Prématurés.
Rénale (Lithiase).
Scoliose.
Stomatites.
Syphilis héréditaire.
Teigne.
Testicules.
Thymus (Hypertrophie du).
Tremblements.
Tuberculose en général.
— pulmonaire.
Vaccination.
Voûte palatine ogivale.
Vulvite.
Zona.

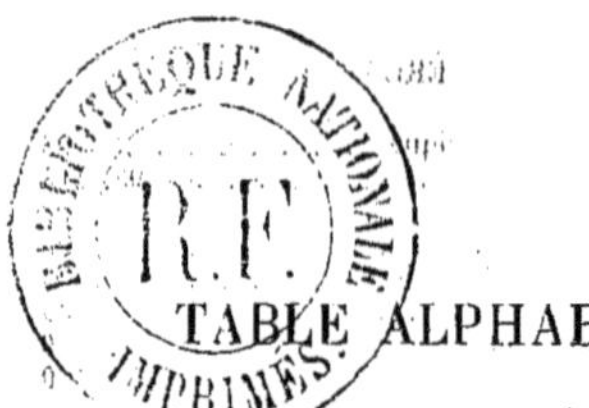

TABLE ALPHABÉTIQUE DES MATIÈRES

Pour ne pas faire double emploi, nous suivons un ordre différent dans le Dictionnaire et dans la Table. Les Articles du 1er contiennent les Causes, Symptômes, Variétés, Traitements, faciles à y retrouver. La 2e ne conserve que le Nom des maladies, syndrômes, et groupe sous la même rubrique (ex. : Tuberculose, Fièvres, Bromures...) les éléments de même nature dispersés dans le Dictionnaire.

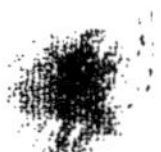

La suite de table se trouve après la page 370

ABRÉVIATIONS AU FORMULAIRE

Voir page 8.

ABRÉVIATIONS DU DICTIONNAIRE

Voir page 75.

TABLEAU DES DOSES

Pr, veut dire première année ; A, ancien codex ; *N*, nouveau codex.

	MÉDICAMENTS	DEPUIS	PAR ANNÉE D'AGE	A 1 AN	A 10 ANS
A	Aconit (Alc^{re} de racines) . . .	Pr	I goutte	I	X
	— (— de feuilles) . . .	Pr	V	V	L
A	— (Teinture de racines) . .	Pr	I	I	X
N	— (— —) . .	*Pr*	*II*	*II*	*XX*
	Adrénaline : sol. à 1 p. 1.000.	1	III	III	XXX
	Alcool.	Pr	10 gr.	10 gr.	30 gr.
	Ammoniaque (Acétate d') . . .	Pr	0,50	0,50	3
	Antimoine (Oxyde blanc d') . .	3	0,06	—	0,60
	Antipyrine.	Pr	0,25	0,25	2,50
	Arrhénal	2	0,005^{mm}	—	0,05
	Arsénieux (Acide)	5	0^{mm},5	—	0,005^{mm}
	Aspirine.	1	0,10	0,10	1 gr.
	Atoxyl	2	0,005^{mm}	—	0,05
A	Belladone (Teinture de) . . .	Pr	I à II	I à II	X à XX
N	— (—) . . .	*Pr*	*II à IV*	*II à IV*	*XX à XL*
A	— (Sirop de)	3	1 gr.	—	10 gr.
N	— (—)	*2*	*1,50*	—	*15*
	Benzonaphtol	Pr	0,30	0,30	3
	Bétol	1	0,20	0,20	2
	Bismuth (Sous-nitrate de). . .	Pr	0,50	0,50	3
	— (Salicylate de). . . .	Pr	0,50	0,50	3
	Bismuthose	Pr	0,50	0,50	3
	Bleu de méthylène.		0,02 à 0,04		0,20 à 0,40
	Bromoforme.	Pr	III	III	XXX
	Bromures	Pr	0,25 à 0,50	0,25 à 0,50	2 gr. 50 à 5 gr.
	Caféine	Pr	0,10	0,10	1 gr.
	Calcium (Carbonate de) *Craie*.	Pr	0,20	0,20	2
	— (Chlorure de)	Pr	0,20	0,20	2 à 3 gr.
	Chaux (Eau de)	Pr	5 à 10 gr.	5 à 10 gr.	50 gr.
	— (Biphosphate de). . . .	Pr	0,05	0,05	0,50
	— Lacto, Chlorhydrophosphate de)	Pr	0,05	0,05	0,50
	— (Glycérophosphate de)	2	0,03	—	0,30
	— (Hypophosphite de) . .	1	0,05	0,05	0,50
	Calomel.	Pr	0,05	0,05	0,30
	Camphre	Pr	0,01	0,01	0,10
	Cascara (Poudre de)	2	0,05	—	0.50
	— (Extrait fluide de) . .	2	II	—	XX
	Chloral	Pr	0.20	0,20	2 gr.
	— (Sirop de)	Pr	4 gr.	4 gr.	40
	Chloroformée (Eau)	Pr	2 gr. jusqu'à 3 4 gr. dès 5	2	40
	Codéine (Sirop de).	2	2 gr.	—	20
	Colombo (Teinture de)	2	0,20	—	2
	Créosote	1	0,05	0,05	0,50
	Créosotal	1	0,20	0,20	2 gr.
	Cryogénine	1	0,10	0,10	0,50
	Datura (Teinture de).	2	I	—	X ou plus.
	Dermatol	Pr	0,50	0,50	3 gr.
	Diacode (Sirop)	1	3 gr.	3 gr.	30
	Digitale (Poudre de feuilles de)	3	0,03	—	0.30
A	— (Teinture de).	1	III jusqu'à 5 a.	III	XX
N	— (—).	*Pr*	*VI* —	*VI*	*XL*
	Digitaline crist. Sol. au 1.000^{e}.	5	—	—	XII
	Dionine.	3	0,001^{mm}	—	0,01

MÉDICAMENTS	DEPUIS	PAR ANNÉE D'AGE	A 1 AN	A 10 ANS
Drosera (Teinture de)	1	V	V	L
Eau-de-vie allemande	3	1 gr. 50	—	15 gr.
A Elixir parégorique	Pr	XV	X à XV	5
N — —	*Pr*	*XXX*	*X à XXX*	*10*
Ergotine	Pr	0,10	0,10	1
Ether	Pr	III	III	XXX
— (Sirop d')	Pr	5 gr.	5 gr.	50 gr.
Eucalyptus (Teinture d')	Pr	0,20	0,20	2
Fer (Protoxalate de)	1	0,03	0,03	0,30
— (Sirop d'iodure de)	1	5 gr.	5 gr.	50 gr.
Ferrico-potassique (Tartrate)	1	0,10	0,10	1
Fougère mâle (Extrait éthéré)	1	0,50	0,50	5
Gentiane (Teinture à 1/5)	1	0,20	0,20	2
Glycérine	Pr	2 gr.	2 gr.	20
Grenadier (Ecorce de)	1	3	3	30
Grindélia (Extrait fluide de)	2	0,10	—	1
— (Teinture de)	2	II	—	XX
Hamamelis (Extrait fluide d')	Pr	0,50	0,50	5 gr.
— (Teinture d')	Pr	III	III	XXX
Hémoglobine	Pr	0,30	0,30	3 gr.
A et *N*. *Iode* (*Teinture d'*)	1	II	II	XX
Iodo-tannique (Sirop)	1	2 gr.	2 gr.	20 gr.
Iodé (Sirop de Raifort)	1	4	4	40
Iodures (*Tous*)	1	0,20 à 0,50	0,20 à 0,50	2 à 4 gr.
Ipéca (Poudre d') : comme *vomitif*	Pr	0,10	0,10	1 gr.
Jalap (Poudre de)	1	0,05	0,05	0,40
Kermès	3	0,01	—	0,10
Kola (Extrait fluide de)	Pr	II	II	XX
Lactique (Acide)	Pr	1 à 2 gr.	1 à 2 gr.	10 à 20 gr.
Lactose	Pr	5	5	50 gr.
Lactucarium	Pr			
A et *N*. *Laudanum*	*Pr*	*I*	*I*	*X*
A Laurier-cerise (Eau de)	3	0,50	—	5 gr.
N — —	*2*	*0,25*	—	*2,50*
Lécithine	2	0,01	—	0,10
A Liqueur de Boudin (Ac. arsénieux)	5	0,40	—	4 gr.
Liqueur de Fowler	2	I	—	X
— d'Hoffmann	Pr	III	III	XXX
Lithine (Benzoate de)	3	0,10	—	1 gr.
Lycétol		0,10	—	
Magnésie calcinée	Pr	0,50	0,50	5 gr.
— (Carbonate de)	Pr	0,25	0,25	2,50
— (Citrate de)	Pr	2 gr.	2 gr.	20 gr.
— (Glycérophosphate de)	2	0,03	—	0,30
— (Peroxyde de) V. Hopogan	Pr	0,10	0,10	1 gr.
— (Sulfate de) *Sedlitz*	1	2 gr.	2 gr.	20
Manne	Pr	3	3	30
Mannite	Pr	0,50	0,50	5
Mercure (Biiodure de)	Pr	0,001mm	0,001mm	0,01
— *Sirop de Gibert*	Pr	2 gr.	2 gr.	20 gr.
Mercuriale (Miel de)	Pr	4	4	40
Morphine (Chl.) Injections	2	0,001mm	—	0,01
— (Sirop de)	3	2 gr.	—	20 gr.
Morue (Huile de foie de)	1	5	5 gr.	50
Musc (Teinture de)	Pr	0,20	0,20	2
Narcéine	3	0,005mm	—	0,05
Narcyl	2	0,005mm	—	0,07
Noix vomique (Poudre de)	2	0,01	—	0,10
A — (Teinture de)	Pr	I 1/2	I 1/2	XV
N — (—)	*Pr*	*III*	*III*	*XXX*

MÉDICAMENTS	DEPUIS	PAR ANNÉE D'AGE	A 1 AN	A 10 ANS
Opium. Extrait thébaïque	5	0,003^{mm}	—	0,03
Papaïne	Pr	0,10	0,10	1 gr.
Pepsine	Pr	0,10	0,10	1
Pipérazine	5	0,05	—	0,50
Podophyllin	2	0,003^{mm}	—	0,03
Polygala (Sirop de)	Pr	10 gr.	10 gr.	40 gr.
Potasse (Phosphate de)	Pr	0,05	0,05	0,50
Poudre de Dower	3	0,05	—	0,50
Pyramidon	Pr	0,05 à 0,10	0,10	0,50 à 1 gr.
Quassia (Teinture de)	3	V et plus.	—	L
Quinquina (Extrait de)	1	0,15	0,15	1,50
— (Teinture de)	1	0,40	0,40	4 gr.
Quinine (*Tous les sels de*)	1	0,10	0,10	1
Ratanhia (Extrait de)	1	0,15	0,15	1,50
— (Sirop de)	1	5 gr.	5 gr.	50 gr.
Rhubarbe (Poudre de)	1	0,10	0,10	1
— ou de chicorée composé (Sirop de)	Pr	5 gr. et plus.	5 gr.	
Ricin (Huile de)	Pr	2 gr.	2	20
Salipyrine	1	0,10	0,10	1
Salol	1	0,20	0,20	2
Salophène	1	0,20	0,20	2
Santonine	3	0,01	—	0,10
Semen-contra (Poudre de)	3	0,30	—	3 gr.
Scammonée (Poudre de)	1	0,05	0,05	0,50
Scillitique (Oxymel)	3	4 gr.	—	40 gr.
Séné (Poudre de)	1	0,10	0,10	1 à 2 gr.
Soude (Arséniate de)	2	0,000^{mm} 3	—	0,003^{mm}
— (Benzoate de)	Pr	0,50	0,50	5 gr.
— (Bicarbonate de)	Pr	0,50	0,50	5
— (Cacodylate de)	2	0,005^{mm}	—	0,05
— (Citrate de)	Pr	0,50	0,50	3 gr.
— (Hypophosphite de)	1	0,05	0,05	0,50
— (Phosphate de)	Pr	0,05	0,05	0,50
— (Salicylate de)	Pr	0.50	0,50	5 gr.
— (Sulfate de)	2	2 gr.	—	20
— (Vanadate) : sol. à 1 p. 1.000	3	1	—	X par repas.
Spartéine (Sulfate de)	3	0,005^{mm}	—	0,05
A Strophantus (Teinture de)	4	1/2 goutte	—	V
N — (—)	*4*	*I*	—	*X*
Strychnine (Sulfate de)	1	1/4^{mm}	1/4^{mm}	0,002^{mm} 1/2
Sulfonal	3	0,05	—	0,50
Tanin	1	0,15	0,15	1 à 2 gr.
Tanalbine	Pr	0,15	0,15	1 à 2
Tanigène	Pr	0,15	0,15	1 à 2
Térébenthine (Sirop de)	1	3 gr.	3 gr.	30 gr.
Terpine	1	0,05	0,05	0,50
Théobromine	2	0,10	—	1 gr.
Trional	2	0,10	—	1
Uréthane	2	0,20	—	2
Urotropine	2	0,10	—	1
Valériane (Extrait fluide de)	Pr	2 gr.	2 gr.	20
— (Sirop de)	Pr	3	3	30
Valérianate d'amm. crist.	1	0,03	0,03	0,30
— formule Pierlot	Pr	1 gr.	1 gr.	10 gr.

Pr, veut dire première année ; *A*, ancien codex ; *N*, nouveau codex.

RENSEIGNEMENTS D'URGENCE

Alimentation du nourrisson. — Moyenne dont *on peut* s'écarter suivant les circonstances. La quantité par tétée sera le 50e du poids, obtenu facilement en doublant les 2 premiers chiffres du poids. Le lait de vache sera coupé d'eau sucrée à 10 p. 100 ; 1/3 les 3 premiers mois ; 1/4 le 4e ; 1/5 le 5e ; ensuite pur sucré à 2 p. 100. L'intervalle sera de 2 heures et demie par 8 tétées, de 3 heures pour 7 tétées.

1re semaine.	Nombre des t. en 24 h.	Quantité par t.	Ration jour-nalière.		Nombre des t. en 24 h.	Quantité par t.	Ration jour-nalière.
1er jour . .	0	0	0	7e au 30e j.	8	80	640 gr.
2e — . .	8	20	160 gr.	2e mois . .	8	90	720 —
3e — . .	8	30	240 —	3e — . .	8	100	800 —
4e — . .	8	40	320 —	4e — . .	8 ou 7.	110 à 125	880 —
5e — . .	8	50	400 —	5e — . .	8 ou 7.	120 à 135	960 —
6e — . .	8	60	480 —	6e au 7e m.	7	—	— 1.000 —
7e — . .	8	70	560 —				(maximum).

Poids. — A la naissance : 3 kilogrammes, *perte* de 100 à 220 grammes les 2 premiers jours, regagnés du 4e au 10e jour. Augmentation 700 grammes par mois les 5 premiers mois ; 350 à 400 les 5 suivants ; ce qui représente par jour 25 grammes les 5 premiers mois, 12 à 13 grammes les 5 suivants. Le poids *double* à 5 mois (6 kgr.) ; triple à 1 an (9 kgr.) : double à 7 ans (18 kgr.) ; double à 13 ans (environ 35 kgr.).

POIDS MOYEN PAR MOIS DANS LA 1re ANNÉE.

Naissance . . .	3 kg. 200	5e mois. . . .	6 kg. 700	10e mois. . . .	8 kg. 450
1er mois	3 — 9	6e —	7 — 050	11e —	8 — 750
2e —	4 — 6	7e —	7 — 400	12e —	9 —
3e —	5 — 3	8e —	7 — 750		
4e —	6 —	9e —	8 — 100		

Calcul immédiat du poids moyen normal d'un nourrisson. *De 1 à 5 mois* : Multiplier l'augmentation mensuelle (700 gr.) par le nombre de mois, et ajouter le poids de naissance ; un nourrisson de 4 mois ayant pesé 3 kg. 200 à la naissance, pèsera 6 kilogrammes. *De 5 à 10 mois :* Ajouter au poids de naissance doublé à 5 mois, l'augmentation mensuelle (350 à 400 gr.) multipliée par le nombre de mois. Un nourrisson de 9 mois ayant pesé 3 kg. 250 à la naissance pèsera 6 kg. 500 plus 1.400 à 1.600 grammes, soit approximativement 7 kg. 900 à 8 kg. 100.

Taille. A la naissance : 50 centimètres ; à 1 an, 70 ; *doublée* à 5 ans, triplée à 14 ans (*a*).

(*a*) La *grande envergure* ou longueur des deux bras placés dans l'horizontale correspond assez bien avec la taille proprement dite. — Certains auteurs considèrent que les filles dépassent légèrement les garçons : en *taille*, de 11 à 14 1/2 ou 15 ans ; en *poids*, de 12 à 14 ans.

TABLEAU DES MOYENNES DE **Taille** ET DE **Poids** (très variable).

Age.	TAILLE EN CENTIMÈTRES Garçons.	Filles.	POIDS EN KILOGRAMME Garçons.	Filles
Naissance	0,50	0,49	3	2,9
1 an	0,70	0,69	*9 (triplé)*	*8,7*
2 ans	0,77	0,77	11,5	11
3 —	0,86	0,85	12,5	12
4 —	0,93	0,91	14	13
5 —	*1 mètre (doublée)*	*0,98*	16	14
6 —	1,05	1,10	17	15,5
7 —	1,10	1,15	*19 (doublé)*	*18*
8 —	1,16	1,18	21	19
9 —	1,22	1,20	23	21
10 —	1,28	1,25	25	24
11 —	1,32	1,30	27	26
12 —	1,36	1,35	30	31
13 —	1,41	1,40	*35 (doublé)*	*34*
14 —	*1,50 (triplée)*	*1,47*	40	37
15 —	1,55	1,52	45	41
16 —	1,60	1,54	50	44

Pouls. Très rapide à la naissance, va en diminuant. Moyenne par minute :

1re semaine	130 à 140 pulsations.	A 8 ans	94 pulsations.
A 1 an	120 —	A 10 —	92 —
A 2 ans	110 —	A 12 —	90 —
A 4 —	108 —	A 14 —	86 —
A 6 —	98 —		

Respiration. — Plus rapide que celle de l'adulte ; pendant sommeil, 40 dans les 1ers mois, 35 à 1 an, 30 de 2 à 4 ans ; plus encore dans la veille.

Urines. — Quantité : nouveau-né = 30 à 50 centimètres cubes ; 1 mois = 300 c. c. ; 2 ans = 500 c. c. ; 6 ans = 800 c. c. ; 15 ans = 1.500 c. c. Chlorures (leur quantité varie avec le sel ingéré) : 6 à 15 grammes de 3 à 15 ans. Urée : dépend en partie de l'alimentation azotée ; de 1 à 3 ans : 9 à 13 grammes ; à 6 ans : 18 gr. ; à 15 ans : 22 grammes.

Fontanelle antérieure ou *grande Fontanelle* : fermée normalement vers 15 à 16 mois. V. p. 38.

Marche : 12 à 14 mois, au plus tard 16 mois. V. p. 37.

Dentition. — Ordre d'apparition assez variable ; peut cependant être rapporté aux tableaux suivants, chez enfant né à terme, bien nourri, jamais malade.

Première dentition (*Dents de lait, Dents temporaires*) = 20 dents.

Début entre 6 et 8 mois, terminaison entre 24 et 30 mois.

De 6 à 12 mois.	un groupe de 8 incisives	8
De 12 à 18 —	— 4 petites molaires ou *prémolaires*.	12
De 18 à 24 —	— 4 canines	16
De 24 à 30 —	— 4 secondes petites molaires	20

soit, après 6 mois d'attente, un groupe par 6 mois, et par mois 1 dent en moyenne.

Seconde dentition (*Dents permanentes*) = 32 dents.

Début vers 6 ans, terminaison vers 12 ans, en dehors des dents de sagesse, que certains considèrent comme une *troisième* dentition.

Vers 6 ans . . . . . . 4 premières grosses molaires (*Dents de 6 ans.*)
Vers 7 ans . . . . . 4 incisives médianes.
Vers 8 ans . . . . . 4 incisives latérales et 8 petites molaires.
Entre 11 et 12 ans. . 4 canines.
Vers 12 ans. . . . . 4 secondes grosses molaires (*Dents de 12 ans*).
De 18 à 25 ans . . 4 dernières grosses molaires (*Dents de sagesse*, 3e dentition ?)

MÉDICAMENTS

I. — INDICATIONS THÉRAPEUTIQUES

Alcalins. — Soude (bicarbonate, citrate) ; magnésie, eau de chaux.

Amers. — Colombo, gentiane, noix vomique, petite centaurée, quinquina, quassia.

Analgésiques. — Aconit, antipyrine, aspirine, dionine, opium (narcéine, morphine), phénacétine, pyramidon, acide salicylique.

Anesthésiques. — Bromoforme, chloral, chloroforme, cocaïne, stovaïne.

Antidiarrhéiques. — Albumine, bismuth et composés, chaux, craie. gélatine, acide lactique, bleu de méthylène, opium (laudanum, élixir parégorique), ratanhia, tanin et composés.

Antiémétiques. — Acide carbonique, chloroforme, iode, citrate de soude.

Antiseptiques. — Bouche : acide borique, chloral, eau oxygénée, chlorate de potasse, borate de soude, hypochlorite de soude (Labarraque), salicylate de soude. — Intestins : argent colloïdal, benzo-naphtol, bétol, bismuth, calomel, acide lactique, ferments lactiques, peroxyde de magnésium, bleu de méthylène, salol. — App. respiratoire : créosotal, créosote, térébenthine ; v. Inhalations. — Antiseptiques externes. Solutions ; acide borique, menthol, mercure, eau oxygénée, permanganate de potasse, résorcine, goménol, acide salicylique ; (acide phénique et salol sont souvent irritants dans la 1re enfance). Poudres : aristol, bismuth (salicylate, gallate ou dermatol), acide borique porphyrisé, salol, peroxyde de zinc.

Antispasmodiques. — Aconit, antipyrine, belladone, bromoforme, bromures, camphre, chloral, chloroforme, datura, dionine, droséra, éther, gomenol, grindelia, lactucarium, laurier-cerise, musc, opium (codéine, morphine, narcéine, narcyl, extrait thébaïque). pyridine, quinoléine, valériane.

Antithermiques. — (Réfrigération externe par eau de toutes manières) : antipyrine, cryogénine, phénacétine, pyramidon, quinine, acide salicylique.

Cardiaques. — Caféine, digitale, spartéine, strophantus, strychnine.

Carminatifs ou *Antiventeux.* — Badiane ou anis étoilé, menthe poivrée (infusion), fenouil, camomille, mélisse. Charbon.

Diurétiques. — Eau, eau froide en lavements, bains, tisanes (chiendent, q. de cerises), caféine, digitale, lactose, scille, bicarb. soude, théobromine, urotropine.

Eupeptiques. — 1. **Excitants** des fonctions digestives : 1° *Amers*[5] : 2° *Excitants chimiques* : persodine, vanadate de soude. 2. **Suppléants** des fonctions digestives : HCl, dyspeptine, gastérine, pancréatine, papaïne, pepsine.

Expectorants. — Antimoine (oxyde blanc, kermès), ipéca, polygala. p. de Dower, scille, benzoate de soude ; ou indirectement essences balsamiques, sulfureux ; inhalations simples et médicamenteuses.

Hémostatiques. — Adrénaline, antipyrine, chlorure de calcium, ergotine, gélatine, hamamélis.

Hypnotiques. — V. Insomnie[217]. Bains tièdes avec tilleul le soir, drap mouillé, infusions de camomille, tilleul, fleurs d'oranger. Belladone, bromures, chloral, dionine, lactucarium, opium (codéine, narcéine), sulfonal, trional, uréthane, véronal.

Inhalations, Vaporisations. — Benjoin, eucalyptus, gomenol, menthol, quinoléine, thymol.

Laxatifs. Cascara, chicorée, glycérine, magnésie calcinée, manne, mercuriale, miel, h. de ricin, soufre, sulfate de soude.

Opothérapie. — V. p. 25.

Poudres. — Amidon, bismuth, lycopode, oxyde de zinc, talc.

Purgatifs. — Calomel, cascara, jalap, magnésie (citrate, sulfate), manne, podophyllin, h. de ricin, rhubarbe, scammonée, séné, sulfate de soude, eaux purgatives[30].

Stimulants. — Acétate d'ammoniaque, alcool, café, caféine, camphre, cannelle, éther, musc, noix vomique, strychnine, phosphore et composés, sérum, eau de mer, benzoate de soude, térébenthine, vin.

Sudorifiques. — Boissons chaudes abondantes ; chaleur ou froid sur tout le corps, surtout drap mouillé ; peu de médicaments.

Toniques. Reconstituants. — Arsenic, coca, colombo, fer, formiate, hémoglobine, kola, h. morue, phosphore et composés, quinquina, quinine, strychnine.

Vaporisations, Fumigations : v. Inhalations.

Vermifuges. — Courge, fougère mâle, grenadier, kousso, semen contra, santonine, thymol.

Vomitifs. — Ipéca (seul dans les 1res années). apomorphine.

II. — ADMINISTRATION ET DOSAGE

1. Voie buccale. — **Potions, juleps, loochs,** avec le plus petit volume d'excipient : 1re année = 40 à 60 grammes ; 1 à 5 ans = 60 à 90 ; au-dessus = 90 à 120. **Poudres** (calomel, magnésie), en paquets (maximum 0,50 centigrammes pour chaque) dans lait, potion gommeuse, eau sucrée, confiture. **Pilules et cachets** : impossible à faire accepter avant 6 ans en moyenne ; ordonner cachets *pour enfants*.

2. Voie rectale : pour médicaments à goût désagréable ou irritant l'estomac, etc. **Lavements médicamenteux** ou **nutritifs** ; faire précéder d'un lavement évacuateur de : jusqu'à 2 ans, 50 à 100 grammes ; jusqu'à

5 ans, 100 à 200 grammes; jusqu'à 10 ans, 2 à 300 grammes; jusqu'à 15 ans, 4 à 800 grammes. Le lavement médicamenteux ou nutritif sera de 60 à 120 grammes. **Dose** des médicaments : double de la dose gastrique. Prendre poire ou mieux seringue de 10 à 120 c. c., avec canule flexible assez longue ; coucher l'enfant sur le côté droit, injecter doucement et lui serrer les fesses pour éviter le reflux. **Lavage de l'intestin ou Entéroclyses** (v. 71). **Suppositoires** : médicaments avec beurre de cacao 1 à 3 grammes ; écrire *pour enfant*.

3. Voie cutanée. — **Onctions, frictions, bains médicamenteux.** — **Injections sous-cutanées** : Dose 5 à 8 fois moindre que par la voie gastrique ; cacodylate, caféine, h. camphrée, éther, glycéro-phosphate de soude, morphine, quinine, spartéine. *Sérum artificiel* (Na Cl. 7 p. 1.000) ; employer flacons bouchés ou mieux ampoules avec tubulure à briser au moment utile, et à laquelle on ajoute un tube en caoutchouc muni d'une aiguille d'acier ou de platine de 7 à 8 centimètres. La simple seringue (surtout celle de Roux de 20 c. c.) peut servir, en la remplissant plusieurs fois sans retirer l'aiguille ; siège : aux flancs, fesses ou peau du ventre ; savonnage, lavage à l'éther et au sublimé, faire un pli, enfoncer l'aiguille ; sa mobilité prouve qu'elle est bien dans le tissu cellulaire ; adapter ensuite l'appareil quand on a constaté qu'elle ne donne pas de sang ; injecter lentement pour éviter les ecchymoses ; mettre ensuite une légère couche de ouate avec collodion ou stérésol. *Eau de mer* [20]. *Sérums spécifiques* [20].

4. Voie respiratoire. — **Pulvérisations, attouchements** et surtout **inhalations** de vapeur simple ou médicamenteuse (v. Inhalations).

Dosage des médicaments. *Le poids doit primer l'âge ;* après poids et âge, se préoccuper de la taille, de l'état des différents appareils d'élimination (digestif, urinaire, cutané) ; de la susceptibilité des parents (hérédité). Pas de médicaments actifs quand albuminurie ou diminution des urines. — Le *fractionnement* des doses permet de tâter la susceptibilité et de cesser à la moindre alerte, il rend souvent le médicament plus actif (tels magnésie, calomel). — **Tables** ne sont qu'approximatives, car la **Tolérance** des enfants n'est pas comparable à celle des adultes ; cette tolérance est remarquable en particulier pour antipyrine, belladone, bromures, calomel, chloral, iodures, quinine, salicylate de soude, etc. ; intolérance notable pour l'opium (v. note [51]). **Table de Blarez** : 1 an et moins : 1/10 de la dose d'adulte — 5 : 1/4 — 10 : 1/3 — 15 : 1/2 — 20 : 1.

III. — FORMULAIRE [a]

Les médicaments sont précédés d'un *chiffre* qui indique leur valeur marchande proportionnelle *vis-à-vis du client* (1 la plus faible, 4 la plus forte). Suivant les lieux, le prix change, mais la valeur proportionnelle ne change pas. Le signe × indique les médicaments ayant subi une *transformation dans le nouveau Codex* (NC) de 1908. — Nous rappelons que les médicaments supprimés dans le NC peuvent *toujours* être prescrits. — Les *Teintures* sont préparées à 1/10, avec alcool à 70°, au

(a) **Abréviations du Formulaire.** — **Adn** : mode d'administration. — **D** : Dose — **paa** : par année d'âge. — **pj** : par jour. — (NC) : (Nouveau Codex). — (Nom d'un médicament) entre parenthèses ; dans une formule : médicament qui peut être ajouté ou non à cette formule. — UI : usage interne. UE : usage externe. — (1) × : v. plus haut.

lieu de 1/5 avec alcool à 60° ; les suivantes seront donc *moitié moins actives* : teinture de : Aconit (racine). Belladone (feuilles). Digitale. Noix vomique. Strophantus. — Pour *convertir en gouttes* les poids donnés par les teintures, il suffit de se rappeler que 1 gramme de teinture (alcool à 70°) renferme de 55 à 57 gouttes.

(4) **Aconit** (Feuilles et racines). — Antispasmodique dans aff. de l'app. respiratoire ; laryngites aiguës, striduleuses ; toux spasmodique, spasme laryngé. — *Alcoolature de racines d'A* : autrefois seule employée ; supprimée dans le NC : peut être remplacée par *l'alcoolature de feuilles*, qui a gardé les mêmes proportions, ou par la *teinture de racines* qui, dédoublée, est 2 fois moins active.

Doses de 0 à 10 ans.	AC.	NC.
× Alcoolature de racines.	I à X.	Suppr. (AC, I goutte paâ).
Alcoolature de feuilles.	X à 1 gr. (LIII).	X à 1 gr.
× Teinture de racines.	I à X.	II à XX (NC, II gouttes paâ).

Donner, en plusieurs fois dans mélange de sp de tolu et d'eau de tilleul :

Teinture de racines d'aconit (NC)	II gouttes paâ.
Teinture de belladone (NC)	II à IV gouttes paâ.
Sirop de tolu	15 à 30 gr.
Eau de tilleul	q. s. pour 60 à 120 c. c.

ou : Teintures d'aconit, de belladone, de drosera : [103].

(4) **Adrénaline**. — Hémostatique. Hémorragies, fièvres hémorragiques, purpura, hémophilie. Solution aqueuse à 1/1.000 de chlorhydrate d'adrénaline. **D.** III gouttes paâ (1 an = III ; 5 = XV ; 10 = XXX), en plusieurs fois ; par voies gastrique, rectale, sous-cutanée.

Solution d'adrénaline à 1 p. 1.000	III gouttes paâ.
Eau distillée	10 c. c.

à l'intérieur ou en inj. s.-c. en 2 fois par jour.

U E. Sol. au 1/1.000 en applications locales, tamponnements, dans hémorragies, épistaxis.

(4) **Aéthone**[302]. — Antispasmodique : toux, coqueluche. — **D.** Moins de 2 ans : V à XV gouttes ; plus de 2 ans : XV à XXX gouttes, à répéter 5 fois et plus par jour, selon âge et cas. **Ad**n : dans eau avec sucre ou sirop de tolu, de préférence dans l'intervalle des accès.

Albumine. — Choléra infantile. Contre-poison des métaux toxiques. — **Eau albumineuse** : 2 à 4 blancs d'œufs battus dans un litre d'eau ; ajouter 2 c. soupe d'eau de fleurs d'oranger.

Alcool. — Stimulant merveilleux, d'autant que l'organisme n'y est pas encore habitué ; semble être un *régulateur* de la thermogénèse (on a dit qu'il réchauffait les algides et refroidissait les hyperthermiques). Employé surtout dans maladies *aiguës*, et quand il y a *fièvre ;* cesser son usage dès qu'il n'est plus indispensable. Le donner sous forme de grog, vin d'Espagne (malaga, porto), madère, frontignan : **à préférer à** vin de champagne, qui grise ou écœure. — **D** (cognac ou rhum) : 10 gr. paâ et pj, jusqu'à 30 gr. (0 à 1 = 5 à 10 gr. ; 5 à 10 = 20 à 30 gr.) — **Ad**n. Le donner en liquide très dilué, à doses fractionnées.

Potion de Todd.

Cognac ou rhum	15 à 30 gr.
Teinture de cannelle	3 —
Sirop simple	25 —
Eau	q. s. p. 100 c. cubes.

Friction alcoolique.

Alcool camphré	100 gr.
Alcoolat de lavande	100 —
Essence de térébenthine	50 —

V. aussi caféine [14] et terpine [32]. — Alcool et Convulsions [133].

(1) **Ammoniaque (Acétate d').** — Stimulant général, sudorifique, expectorant. Formes *adynamiques* de grippe, bronchite, broncho-pneumonie, fièvres éruptives ; dans celles-ci aussi, pour aider éruption difficile à sortir ; ne pas en prolonger l'usage dans les maladies infectieuses où le foie tend à mal fonctionner. — **D** : 0, 50 ctg paâ (1re année = 0,25 à 0,50 ; 5 = 2 gr. 50 ; de 6 à 10 = 3 gr.) — **Ad**n : en potion.

Acétate d'ammoniaque . 0,50 paâ et pj.
Sp de fl. d'oranger. . . 15 à 30 gr.
Eau bouillie . . q. s. pour 60 à 120 c. c.

Acétate d'ammoniaque. 0,50
Sirop de polygala. . . . . . . 100 gr.
Comme expectorant chez nourrisson, 1 c. café toutes les 2 heures.

Acétate d'ammoniaque. 0,50 paâ et pj.
Sirop d'éther . . . . . } āā 15 gr.
Cognac. . . . . }
Julep gommeux . . q. s. p. 60 à 120 c. c.
(ou Infusion de café : mêmes doses).

Acétate d'ammoniaque . 0,50 paâ et pj.
Liqueur éthérée d'Hoffmann, VI gouttes paâ.
Sirop de sucre. . . . . 30 gr.
Eau de fleurs d'oranger. q. s. p. 120 c. c.

Ammoniaque (Valérianate d') : 32.

(1) **Antimoine.** — Expectorant. Bronchite aiguë, surtout avec expectoration grasse et très abondante ; pas quand adynamie ; pas avant 3 ans. — (1) **Kermès** (poudre rouge brun, insoluble dans l'eau) : 0 gr. 01 (un) paâ ; fractionner ; très peu employé. — (1) **Antimoine (Oxyde blanc d')** : poudre blanche, insoluble. 0 gr. 06 paâ, à partir de 3 ans (5 = 0,30 ; 10 = 0,60). — **Ad**n : Se donnent l'un et l'autre dans potion émulsive ou looch.

Oxyde blanc d'antimoine . . 0,06 paâ.
Looch blanc. . . . . 60 gr.
par c. café de 2 en 2 heures.

Oxyde blanc d'antimoine. . 0,06 paâ.
Poudre de Dower . . . . . 0,05 paâ.
Sirop de Tolu. . . . . . . 30 à 40 gr.
Infusion de tilleul. q. s. p. 90 à 120 c. c.
1 c. café de 2 en 2 heures jusqu'à dose prescrite.

(2) **Antipyrine** ou **Analgésine** (Poudre blanche). — Antithermique, analgésique, antispasmodique ; très utile dans chorée, convulsions, coqueluche, diabète, incontinence d'urine. L'A donne une coloration rouge à l'urine : ne pas s'en inquiéter ; très bien tolérée par l'enfant quand les reins sont en bon état, car l'élimination par les urines se fait facilement ; s'en assurer avec perchlorure de fer dans les hautes doses. Les seuls *accidents* des hautes doses, sans importance du reste, sont : érythème, oligurie, tr. digestifs légers ; on les atténue par l'emploi du lait et des boissons abondantes. L'A associée à la **quinine** en favorise la solubilité. — **D** : 0,25 paâ (0 à 1 = 0,05 à 0,25 ; 10 = 2 gr. 50) ; fractionner. Dans la chorée, on peut en donner d'emblée 2 à 3 gr. à 5 ans (d'Heilly). **Ad**n : En paquet dans eau sucrée, potion, lavement, suppositoire, cachets. A chez nourrisson [104]. A contre allaitement [151].

Antipyrine et Belladone V. Belladone [12].

Antipyrine. . . . . } āā 2 gr.
Quinine (Chlorhydrate basique). }
Sirop de fleurs d'oranger . . . 40 gr.
Eau distillée . . . . . q. s. p. 150 c. c.
1 c. soupe = 0,20 d'A et de quinine.

Antipyrine . . . . . . } āā 0,25 à 0,50
Bromure de potassium. } paâ et pj.
Sp de fleurs d'oranger. 30 gr.
Eau distillée. . . . q. s. pour 120 c. c.

Lavement (le précéder d'un lavement évacuant ; le faire petit, l'injecter loin ; puis serrer les fesses du nourrisson).
Antipyrine. . . 0,10 jusqu'à 2 et 3 gr.
Eau. . . . . . 50 à 100 gr.

Suppositoire chez nourrisson, contre fièvre.
Antipyrine. . . . . 0,10 à 0,50
Beurre de cacao. . . . . . . 2 gr.

Lavement d'A et de quinine [37].

U E. Hémostatique : en solution saturée à 1 p. 10.

(4) **Apomorphine** (**Chlorhydrate d'**) (Poudre blanche). — Vomitif dangereux et infidèle; pas avant 5 ans. De 5 à 10 ans : 0,001 à 0,005 milligr., en solution dans eau distillée, pour inj. s.-c.

Chlorhydrate d'apomorphine	0,05 ctgr.
Eau distillée	10 c. c.

Injecter 1/4, 1/2, 1 c. cube.

Argent colloïdal. 1° Chimique : (4) **Collargol**, état allotropique de l'argent métallique, ni caustique, ni irritant. Infections graves, septicémies. Ad^{n} : ingestion; inj. musculaires, intraveineuses, intra-rachidiennes, frictions (à préférer chez les nourrissons).

Solution aqueuse au 100°. Par voie buccale ou rectale : 1 c. café ou 1 c. soupe de sol. au 100°. En injection intravein., muscul. ou intrarachidienne : 0,01 centim. cube (0,01 ctgr.) de 3 à 5 ; 3 c. c. de 5 à 10 ; 5 c. c. jusqu'à 16 ans. — **Pommade** à 15 p. 100 : 1 gr. paâ (1 an = 1 gr.) pour une friction pj. pendant 15 à 20 minutes.

Injection.		*Pommade.*	
Collargol	0,10 ctgr.	Collargol	15 gr.
Eau distillée stérilisée	10 c. cubes	Lanoline	20 —
		Vaseline	80 —

2° Electrique : (4) **Electrargol**, obtenu par pulvérisation électrique d'argent métallique dans l'eau distillée. Grains très ténus : 5 μμ : est à préférer pour les injections intraveineuses et intra-rachidiennes. **Ad^{n}** : ampoules de 5 et 10 c. c. pour injections. Pommades pour frictions. Ovules. U. E. Pommade en applications locales sur adénites, abcès, phlegmons.

(4) **Nitrate d'argent.** — U I. Dans dysenterie, en lavages intestinaux à 0,25 ou 0,50 p. 1.000. — U E. Solution à 1/100, 1/150 dans conjonctivites (neutraliser immédiatement avec eau salée) ; à 1/50, 1/10 dans prurit, pyodermies superficielles, vulvite ; 1 p. 2.000 dans cystite.

(4) **Protargol**, albuminate d'argent (poudre jaunâtre). — Mêmes indications que nitrate d'argent; solution : 5 à 20 p. 100. Application moins douloureuse que celle du nitrate d'argent.

(1) **Arnica**. Stimulant. **Teinture** : II gouttes paâ. Etendue d'eau, est usitée comme résolutif dans trauma sans plaie.

(1) **Arsenic.** — Tonique, reconstituant. A prendre au moment des repas, et pas plus de 15 j. de suite, pour éviter accumulation, d'où pourraient naître dyspepsie, pigmentation cutanée, paralysie, etc. 1° Composés toxiques. (1) **Acide arsénieux** : *0 milligr. 5* paâ ; pas avant 5 ans ; s'employait sous forme de (1) **liqueur de Boudin** (Ac. arsénieux à 1 p. 1.000) dans la chorée (v. [122]). Supprimé dans le N C, pourrait être remplacé par une solution d'arséniate de soude ou par la liqueur de Fowler. — (1) **Arséniate de soude** : *0 mill. 3* paâ; pas avant 2 ans (2 = 0 millig. 6 ; 10 = 0,003 millig.)

Solution :	Arséniate de soude	0,01 ou 0,02 ctgr.
	Eau distillée	100 gr.

4 gr. (1 c. à café) = 0 mill. 4 ou 0 mill. 8.

Arsénite de potasse. (1) **Liqueur de Fowler** : *1 goutte* paâ ; 2 ans : II ; 10 : X gouttes [122]. Arsenic et Fer : V. Chlorose [110].

2° Composés beaucoup moins toxiques et très bien supportés par l'enfant. (3) **Cacodylate de soude** (diméthylarsinate de S). (2) **Arrhénal** (méthylarsinate de S). (4) **Atoxyl** (anilinarsinate de S). D semblables pour ces 3 médicaments : *0 gr. 005 ou même 0 gr. 01* paâ (Appert). Le 1er s'emploie plutôt en inj. s.-c., les 2 autres par la bouche. Indications plus particulières à ces 3 composés : anorexie, cachexies avec anémie ; tuberculose (pas par bouche quand tr. digestifs ; pas quand fièvre).

Solution : Arrhénal, Atoxyl ou Cacodylate de soude . . . . 0 gr. 50 ctgr.
Eau distillée . . . . 50 gr.
XX gouttes = 0,01. Fractionner la dose journalière.

Injection sous-cutanée : Cacodylate de soude . . . . 0 gr. 50 ctgr.
Eau distillée . . . . 10 c. cubes.

(2) **Aspirine** (Aiguilles blanches). — Analgésique. Utile dans rhumatisme, lumbago, grippe, chorée, névralgies. D : 0,10 ctgr. paâ (1re = pas ; 1 = 0,10 ; 10 = 1 gr.) ; fractionner en 2 ou 3 doses. Adn : en paquets, cachets.

× (1) **Belladone.** — Antispasmodique, narcotique, mydriatique. Indiquée dans toux spasmodique, coqueluche, incontinence d'urine. Mieux supportée par enfant que par adulte. — Liniment calmant [173].

1. **Teinture de Belladone,** *moitié moins* active dans le N C.
D. A C : I à II gouttes paâ (1re = 1 ; 5 = V à X ; 10 = X à XX).
N C : II à IV gouttes paâ (1re = II ; 5 = X à XX ; 10 = XX à XL).

2. **Sirop de Belladone** : *un tiers moins* actif dans le N C. 10 gr. du sirop N C = 1 gr. de teinture N C ou environ LVII gouttes. D. A C : 1 gr. paâ. Pas avant 3 ans. De 3 à 10 = 3 à 10 gr. — N C : 1 gr. 50 paâ. De 2 à 10 = 3 à 15 gr. Ces doses doivent être fractionnées. Elles peuvent être augmentées progressivement jusqu'à l'effet cherché, en surveillant face (congestion) et pupille (dilatation). Redescendre ensuite progressivement.

Antipyrine. . . . . . 0,25 paâ et pj.	Sirop de belladone (*AC*). . . . . 20 gr.
(ou Bromure de K . . . 0,25 paâ et pj.)	(ou NC). . . . . 30 —
Sirop de belladone (NC). 1,50 paâ et pj.	Sirop de tolu . . . . q. s. pour 120 —
Eau de tilleul . . q. s. p. 60 à 120 c. c.	1 c. café = 1 gr. (AC) ou 1 gr. 50
	(NC) de sirop de belladone.

Autres formules : Teinture de B et d'Aconit [9]. — Teintures de B, d'aconit et de drosera [103]. — Sirops de belladone, de codéine et bromure de potassium [108]. — Sirop de B. de Dessessartz et Benzoate de soude [39].

(4) **Atropine** dans incontinence d'urine [331].

(3) **Benjoin.** — Affections bronchiques ou pulmonaires.
Teinture, en *inhalations* ou *fumigations* dans eau bouillante.

Teinture de benjoin. . . . . 10 gr.	Acide thymique . . . . 1 gr.
— d'eucalyptus. . . . . 10 —	Teinture d'eucalyptus. } ââ 50 gr.
— de tolu . . . . 20 —	— de benjoin . . . }
Alcool. . . . . 40 —	Eau . . . . 1 litre.
1 c. à café dans casserole d'eau bouillante.	

U E. Teinture : bonne contre engelures et crevasses des mains.

(2) **Benzonaphtol** (poudre incolore). — Antiseptique intestinal insoluble. D : 0,30 paâ (1re = 0,15 ctgr. ; 10 = 3 gr.) ; se donne dans lait ou eau sucrée. S'associe à bismuth ou magnésie suivant diarrhée ou constipation.

Benzoate [39], **Bétol** [28], **Bicarbonate de soude** [30].

Bismuth. — Antidiarrhéique ; antiseptique intestinal. — (2) **Sous ni-**

trate. — (3) **Salicylate**. — (3) **Sous-gallate** (**Dermatol**). — **Albuminate** (**Bismuthose** (4). Chez le nourrisson, le dermatol est préférable au sous-nitrate. D id. pour chaque : 0,50 paâ jusqu'à 3 gr. dans eau, lait, par paquets de 0,20 ctgr.

Potion.

Sous-nitrate de bismuth. .	0,50 à 3 gr.
Sirop de coings	20 gr.
(avec ou sans Laudanum de Sydenham : (NC) I à V gouttes).	
Eau bouillie. . . .	q. s. pour 120 c. c.
par c. café ou c. soupe.	

Paquets.

Benzonaphtol	0,05
Salicylate de bismuth	0,10
Bicarbonate de soude.	0,10
pour 1 paquet : 5 dans la journée pour enfant de 6 mois.	

U E. Absorbant, antiseptique.

Poudres.

Sous-nitrate de bismuth. . . .	} ãã 30 gr.
Talc.	
Salicylate de bismuth	10 gr.
Poudre d'amidon	90 —
(Prurit).	

Pommade.

Oxyde de zinc.	} ãã 1 gr.
Sous-nitrate bismuth.	
(avec ou sans Ac. salicylique).	
Vaseline	30 gr.

(3) **Bleu de méthylène** (Poudre bleue). — Antiseptique intestinal; diarrhée (tuberculose intestinale). D : 0,10 paâ; fractionner.

U E. Solution à 1 ou 2 ou 5 p. 100 pour badigeonnages des ulcérations labiales et buccales (stomatite ulcéro-membraneuse, etc.); impétigo. Contre crevasses et gerçures du sein [18].

Borate de soude ou Borax : 30.

(1) **Borique** (**Acide**). — Antiseptique faible ; 40 gr. par litre. En collutoire avec chlorate de potasse; à déconseiller en lavement.

(2) **Bromoforme**. — Sédatif des quintes de coqueluche, bronchite spasmodique. Liquide d'odeur agréable, rappelant celle du chloroforme; soluble dans glycérine, huile, alcool; mais peu soluble dans eau. Assez toxique : à doses un peu élevées, peut donner somnolence, éruptions cutanées, diarrhée, tendance à la cyanose. 37 gouttes de B pèsent 1 gramme. D et formules : v. coqueluche [137]. Les préparations doivent être fraîches.

(2) **Bromures**. — Antispasmodiques, sédatifs calmants. D des bromures (potassium, sodium, strontium, ammonium, etc.) : 0,25 à 0,50 ctgr. paâ (1re = 0,05 à 0.50 ; 10 = 2 gr. 50 à 5 gr.) Ces doses peuvent être encore élevées dans épilepsie, états convulsifs. La *déchloruration* permet de réduire les doses de moitié [187]. Ad^{lt} : Les bromures se donnent en solution dans eau, lait, tisanes avec sucre. — Le KBr, contenant une petite quantité d'iodure, peut donner le coryza iodique. — *Bromisme* [188].

Potions. Bromure et Antipyrine [10, 12], Br. et Belladone [12]. Br. et Chloral [15], Br. et Ether [18]. Br., Pyramidon et Codéine [27]. Br. et Codéine [24]. Polybromures [188].

Bromure d'éthyle : 91.

Cacodylate de soude : 12.

Café. — En infusion chaude, pure ou avec eau-de-vie : stimulant dans adynamie, algidité, etc. Contre vomissements de coqueluche : 1 c. à soupe après chaque quinte [138, 139]. Dans potion [10].

(4) **Caféine**. — Tonique du cœur, stimulant du système nerveux, diurétique. La donner de préférence le matin, à cause de l'insomnie à craindre; elle détermine de violents phénomènes d'*excitation* chez cer-

tains enfants ; des doses trop fortes peuvent donner agitation, insomnie, crampes, délire. Son emploi peut être répété plusieurs jours de suite. **D** : 0 gr. 10 ctgr. paâ jusqu'à 10 ans ; 1 gr. maximum ensuite ; en plusieurs fois.

Potion.

Caféine	} ãã.....
Benzoate de soude	}
(Avec ou sans Rhum	10 gr.)
Sirop de tolu	30 —
Eau distillée	q. s. pour 120 c. c.

Injection sous-cutanée.

Caféine	} ãã 1 à 2 gr.
Benzoate de soude	}
Eau distillée	q. s. p. pour 10 c. c.
1 c. c. : 0,10 à 0,20 ctgr.	

Sérum artificiel additionné de Caféine et benzoate de soude, ãã : 0,10 à 0,25 p. 100, devient beaucoup plus efficace (v. Sérum [20]).

Calcium. — (1) **Carbonate de calcium**, ou **Craie préparée** (anciennement *yeux d'écrevisse, os de seiche*). Antidiarrhéique, antiacide, absorbant. **D** : 0 gr. 20 paâ. **Adn** : en cachets ou en suspension dans l'eau.

Poudre absorbante (gaz, météorisme, hyperchlorhydrie, gastralgie).

Bicarbonate de soude	} ãã 0,25
Craie préparée	}
Carbonate de magnésie ou Magnésie calcinée	}

pour 1 paquet. N° 12 ; de quart d'h. en quart d'h.

(2) **Chlorure de calcium.** — Hémostatique. **D** : 0 gr. 20 paâ (1[re] = 0,10 ; 10 = 2 à 3 gr.) ; en solution dans mélange d'eau et de fl. d'oranger. Ne pas le donner avec le lait, qui le coagule. En lavement : dose double (0,40 p. 100). — Employé contre accidents du sérum : v. 171.

Potions.

Chlorure de C	0,20 à 2 gr. ou plus.
Sirop de fleurs d'oranger	30 gr.
(ou Sirop d'opium	30 —)
Eau	q. s. pour 120 c. c.

(avec Gélatine, dans purpura, rougeole hémorragique, etc., v. [18]).

(1) **Eau de chaux.** — Solution de chaux éteinte au 100°... Antidiarrhéique, 5 à 10 gr. paâ, et plus.

U E. **Lait de chaux** : 155.

Liniment oléocalcaire dans brûlures.

Chaux (Phosphates de) : 26.

(1) **Calomel** (**Protochlorure de Hg. Chlorure mercureux**). — Purgatif et antiseptique intestinal. Poudre sans goût, insoluble, que l'on mêle avec le lait ; peut provoquer des coliques quand on la donne avec d'autres aliments, surtout sel ou vinaigre. **D** : 0 gr. 05 paâ (1[re] = 1/2 ctgr. par mois ; 5 = 0,25 ; de 6 à 10 : ne pas dépasser 0,30) ; on associe la lactose (0,10 à 0,20) au C, car seul il ferait une trop petite quantité.

Manière de donner le Calomel. 1. Dose *purgative*, ou *massive* : en 1 fois, le matin à jeun. 2. Dose *fractionnée, filée*, ou *rétractée* : par ex. 0,05 ctgr. par paquets de 0,01 ctgr. toutes les h. ; l'effet n'est pas purgatif. Le C agit très lentement : donné à 8 h., il peut n'avoir d'action qu'à midi ; si l'on veut agir vite, ajouter **scammonée** : 0,05 paâ (pas avant 1 an) ou donner (systématiquement) un lavement d'eau tiède bouillie. Prévenir que le C donne lui-même une diarrhée légère et verdâtre.

Calomel à la vapeur	aã 0,05 ctgr. paâ
Scammonée	
Sucre en poudre	1 gr.

C et Fougère mâle[338]. — C et Santonine[20, 330, 340]. — C dans Syphilis[22, 208, 302].

U E. [Calomel... 1 gr. Vaseline... 50, 30 ou 20 gr.].

(2) **Camphre**. — Tonique du cœur. Adynamie, collapsus. **D** : 0,01 ctgr. paâ (1re = 0,005 à 0,01 ; 10 = 0,10 ctgr.) : en lavement, v. Musc, 23. — (2). **Huile camphrée** à 1/10 en inj. s.-c. peu douloureuses : 1/2 à 1 c. cube répétés 2 ou 3 fois pj. — Camphre en lavement, avec chloral et musc[23] ; dans eau d'Alibour[17]. — Naphtol camphré[70].

(1) **Capillaire**. — Béchique. Tisane (10 gr. de feuilles pour 1.000). Sirop de C : 15 à 30 gr. (v. Ipéca[20], Lactucarium[20]).

Carbonique (Acide). — Contre vomissement. **Potion de Rivière** (2). Donner successivement une cuillerée de chaque potion, n° 1 (alcaline), n° 2 (acide).

(1) **Cascara sagrada**. — Laxatif ; surtout dans constipation habituelle. Peut être pris longtemps sans inconvénient. Pas avant 15 mois. **Poudre** : 0 gr. 05 paâ (2 ans = 0,10 ; 10 = 0,50 ctgr). **Extrait fluide** : II gouttes paâ (2 = IV ; 10 = XX).

(1) **Charbon**. — Bon antiseptique, désodorisant, absorbant des gaz. Dyspepsie flatulente.

(2) **Chloral (Hydrate de)**. — Hypnotique, sédatif, anesthésique. Antispasmodique (convulsions, tétanos, chorée[122], etc.). Antidote de la santonine. Peut donner érythème. Ne pas l'employer dans maladies de cœur (car dépresseur du cœur). — **D** : 0 gr. 20 paâ (1re = 0,05 à 0,20 ; 5 = 1 gr. ; 10 = 2 gr.) — Le **sp de chloral** renferme 1 gr. de chloral pour 20 gr., ou 1 gr. par c. soupe ; 0,25 par c. café.

Potion.

Hydrate de chloral .	0,20 paâ.
(avec ou sans Bromure de K ou de sodium.	0,25 ou 0,50 paâ).
Sirop de fleurs d'oranger	30 gr.
Eau de tilleul . . .	q. s. pr 120 c. cubes

Lavement.

Chloral, Musc et Camphre (v. Musc[23]).

Lavement.

Hydrate de chloral . .	0,20 et plus paâ.
(avec ou sans Bromure de sodium	0,50 paâ).
Jaune d'œuf	n° 1.
Eau ou Lait tièdes . .	60 à 150 gr.

Commencer par un lavement évacuateur ; donner le lavement chloralé tiède ; à conserver le plus longtemps possible.

U E. Solution à 3 ou 4 p. 100 pour lavage de gorge, contre prurit (depuis 0,10 chez nourrisson).

(1) **Chlorhydrique (Acide)**. — Eupeptique, antidiarrhéique, antiseptique de l'estomac ; hypochlorhydrie. Solution aqueuse au 1/1.000, avec ou sans sp de sucre, de citron. Chez nourrissons, 1/2 c. café de la solution au millième, par tétée ; plus tard, 1 c. soupe par repas. La solution sera prise avant le repas, comme antiseptique, contre les fermentations anormales ; après dans l'hypochlorhydrie[107].

1re enfance.

HCl.	0,25
Sirops d'oranges ou limons. . .	40 gr.
Eau.	q. s. p. 250 —

1/2 à 1 c. café avant chaque tétée.

2e enfance.

HCl	3 à 4 gr.
Sirop limons	200 gr.
Eau	800 —

30 à 100 gr. à la fois.

(2) **Chloroforme**. — Antispasmodique, contre toux, vomissements,

convulsions. Dans celles-ci, quelques gouttes en inhalation. — Anesthésie[90]. Liniment calmant[173], [123].

(1) Eau chloroformée (0,50 p 100). 0 à 1 an = 1 à 2 gr., en plusieurs fois par jour; à 3 ans = 6 gr.; ensuite 4 gr. paâ. 5 ans = 20 gr.; 10 = 40 gr. La diluer dans eau sucrée.

Citrate de soude : 30.

(4) **Cocaïne** (**Chlorhydrate de**). — Anesthésique local. L'enfant est très sensible à la cocaïne. Collutoire dans dentition[151], pommade à 1 p. 50, 20, 10 dans prurit. Inj. s.-c. à 1/200.

Codéine : 24.

Collargol : 11.

(1) **Colombo** : Teinture au 1/5e. — Amer, eupeptique, tonique. D : 0 gr. 20 (X gouttes) paâ, à partir de 2 ans (2 = 0,20; 10 = 2 gr.); dans eau avant repas en 2 ou 3 fois. — Ne pas mélanger à cannelle, kola, quinquina (car précipitation). V. noix vomique[23].

(1) **Courge** (**Semences de**). — Tænifuge, 30 à 60 gr. pendant 3 jours de suite.

Craie : 14.

(2) **Créosote**. — Antiseptique de l'app. respiratoire; bronchite mûre; tuberculose pulm.; fin de coqueluche; broncho-pneumonie. D : 0 gr. 05 paâ (1 = 0,05; 10 = 0,50 cgr.), sous forme d'**huile de foie de morue créosotée** (0,05 de créosote par c. café), ou de lavement créosoté.

Créosote	q. s. par aâ.
Huile d'amandes douces	25 à 50 c. c.
Jaune d'œuf	n° 1.

Huile créosotée iodoformée : 76.

(4) **Créosotal** (**Carbonate de créosote**). — Id.; liquide sirupeux non caustique. D : 0 gr. 20 paâ, ou plus (1 = 0,20; 10 = 2 gr.); en suspension dans lait ou potion gommeuse, ou en dissolution dans h. de f. de morue (par ex. à 1 p. 10).

(4) **Cryogénine**. — Antithermique, en particulier dans tuberculose et f. typhoïde. D, de 1 à 10 ans : 0 gr. 10 à 0 gr. 75. Ad[n] : en cachets, ou délayée dans eau sucrée et comprimés titrés à 0,50.

(1) **Datura**. — Antispasmodique. Mêmes indications que belladone, mais plus toxique; enfants très sensibles. **Teinture** : I goutte paâ, après 2 ans (2 = II gouttes; 10 = X ou plus). Fumigations dans accès d'asthme : on brûle les feuilles.

Dermatol : 13.

Diacode (**Sirop**) : 24.

(1) **Digitale** : v. aussi[104]. — Asystolie. — Préparer par repos au lit, diète lactée; purgatif (Eau-de-vie allemande et Sirop de nerprun : 1 gr. 50 ãã paâ; (pas avant 3 ans).

× **Teinture** A C, au 5e; 1 gr. = 53 gouttes. D : *III gouttes paâ* jusqu'à 5 ans, plus I paâ jusqu'à 10 ans, soit 1 = III; 3 = IX; 5 = XV; 10 = XX. — N C : au 10e, donc *2 fois moins active*; 1 gr. = 57 gouttes. D : *VI gouttes paâ* jusqu'à 5 ans; plus II paâ jusqu'à 10 ans.

Teinture de digitale (NC)	VI à XX gouttes (de 1 à 3 ans).
Sirop de tolu	20 gr.
Eau de tilleul	q. s. pour 60 c. c.

Mais, à partir de 3 ans, préférer infusion ou mieux macération, plus actives.

Poudre de feuilles (macération, infusion, potion) : *0,03 ctg.* paâ, de 3 à 15 ans (3 ans = 0,10 ; 5 = 0,15 ; 10 = 0,30 ; 15 = 0,50). *Pilules* : Digitale avec Ergotine et Quinine [273].

Macération, bien supérieure à l'infusion. [Poudre de feuilles de digitale : 0 gr. 10 à 0,50 ctg. Faire macérer 24 heures dans 100 à 200 gr. d'eau. Ajouter sirop quelconque : Sp d'écorces d'orange 20 à 30 gr.] A faire prendre en 3 fois dans la journée. Recommencer 3 jours consécutifs (atteindre donc 0,30 à 1 gr. 50).

Infusion pour agir immédiatement. [Poudre de feuilles de digitale : mêmes doses. Faire infuser pendant 30 minutes dans eau bouillante : 60 à 150 gr. Filtrer et ajouter : Sirop d'écorces d'orange : 20 à 30 gr.] A donner par c. café ou c. soupe d'h. en heure.

(3) **Digitaline cristallisée** (solution au millième). — Pas avant 5 ans. A 5 ans = X gouttes (1/5e milligr.) ; 10 = XII (1/4 mm.) ; 15 = XXV (1/2 mm.).

(4) **Dionine** (Poudre blanche). — Sédatif et hypnotique analogue à la codéine. Toux de tuberculose, douleur dans gastralgie, coliques hépatiques, néphrétiques. D : 0,001 milligr. paâ ; pas avant 3 ans (3 = 0,003 mm. ; 10 ans : 0,01 ctgr). En solution, sirop, inj. ; fractionner.

(2) **Drosera**. — Antispasmodique, contre toux de coqueluche, phtisie. **Teinture** : *0,10 ctgr.* (V gouttes) paâ ; en potion, sirop.

Formule : Teintures de belladone, drosera, aconit [103].

(3) **Dyspeptine**. — Suc gastrique de porc. Eupeptique, facilitant la digestion. D. 0 à 1 = 1 c. café ; 1 à 2, par c. café ; 3 à 5, par c. dessert ; 5 à 10, par c. soupe.

(1) **Eau d'Alibour**. — Antiseptique.

Sulfate de cuivre	} ââ 8 gr.
Sulfate de zinc	}
Camphre	1 —
Safran	0 — 40.
Eau	250 c. cubes.

A étendre pour l'emploi de trois quarts d'eau bouillie, pour lavages, ou en compresses humides.

Eau-de-vie allemande : 20.

Electrargol : 11.

Elixir parégorique : 24.

(3) **Ergotine**. — Vaso-constricteur, hémostatique. D : 0 gr. 10 paâ (1re = 0,05 à 0,10 ; 10 = 1 gr.).

Potion.

Ergotine	0,05 à 1 gr.
(Extrait fluide d'hamamelis	0,50 à 5 —)
Sirop de fleurs d'oranger	15 à 30 —
(ou Sirop de ratanhia, hémostatique	15 à 30 —)
Eau de tilleul. q. s. pr 60 à 120 c. cubes.	

Pilules.

Ergotine avec Quinine et Digitale : v. [273].

Injection s.-c. L'ergotine doit être diluée.

Ergotine Bonjean ou Yvon	1 gr.
Eau stérilisée	q. s. pour 10 c. cubes.

1 c. cube = 0,10.

(2) **Ether sulfurique**. — Stimulant diffusible. Antispasmodique. Variole (médication éthéro-opiacée : v. Variole [335]). — **Ether** : par gouttes,

III paâ, dans eau sucrée; en inj. s.-c. : 1/10 à 1/2 seringue (peu avant 3 ans). — **Sirop d'éther** (2 p. 100 d'éther) 5 gr. paâ. — **Liqueur d'Hoffmann** (mélange d'alcool et éther à parties égales) III gouttes paâ, en potion : v. [10]. — Ether pour Anesthésie : 90.

Potion antispasmodique :	KBr.	0,25 à 0,50 paâ
	Sirop d'éther.	5 gr. paâ.
	Sirop de fleurs oranger.	15 à 30 gr.
	Eau distillée.	q. s. pr 60 à 120 c. cubes.

Par c. café, d'heure en heure.

Ethyle (Bromure d') : 91. — **Ethyle (Chlorure d')** : 91.

(1) **Eucalyptus.** — Antiseptique respiratoire, fébrifuge. **Teinture** 0 gr. 20 paâ (1 = 0,20; 10 = 2 gr.) — **Infusion** : 1 à 3 gr. de feuilles pj dans 100 gr. d'eau. Inhalations, vaporisations de feuilles, de teinture [12].

Fer. — Anémies ; spécifique de la chlorose [119]. Surtout utile aux environs de la puberté. Pas de fer dans la 1re année (sauf dans chlorose des nourrissons). — (2) **Protoxalate** : 0 gr. 03 paâ (1 = 0,03 ; 10 = 0,30). — (2) **Tartrate ferrico-potassique** (la plus soluble des préparations de fer) : 0 gr. 10 paâ (1 = 0,10 ; 10 = 1 gr.). — (2) **Sirop d'iodure de fer** (20 gr. ou 1 c. à soupe = 0,10) : 5 gr. paâ (1 = 5 gr. ; 10 = 50 gr.).

Protolaxate de fer en 2 fois pj dans liquide quelconque (lait, eau sucrée).

Protolaxate de fer. . . . . Rhubarbe pulvérisée ou Magnésie. . .	āā 1/3 ou 1/2 de la dose pj. Pour un cachet.

Tartrate ferrico-potassique . . .	5 gr.	Tartrate ferrico-potassique . . .	10 gr.
Sirop d'écorces d'or. amères . .	30 —	Phosphate de soude.	15 —
Eau distillée. . q. s. pour 120 c. cubes.		— de potasse	15 —
		Sirop d'écorces d'orange. . . .	200 —
Tartrate ferrico-potassique et Liqueur de Fowler [119].		Vin de Banyuls.	800 —

(4) **Ferments lactiques** (spécialisés sous les noms de Lactobacilline, Biolactyl, Bulgarine, etc.). — Fabriquant de l'acide lactique à l'état naissant, ils remplissent le même but que l'acide lactique en nature, le petit lait, le képhir, le koumys et surtout le yoghourt dont ils dérivent; mais leur action est plus active et plus constante. *Formes :* bouillons de culture, comprimés. Se prennent avant les repas. — *Indications* : états pathologiques en rapport avec putréfactions intestinales anormales : entérites aiguës ou chroniques; diarrhées de fièvre typhoïde, de dysenterie, de tuberculose; constipation; dermatoses et accidents nerveux de cause intestinale. Le régime hydrocarboné favorise leur action. Durée du traitement : au moins 6 à 7 semaines.

(2) **Formiates.** — Toniques. **F. de soude ou F. de chaux**; en solution aqueuse à 1 ou 2 p. 100 : 1 c. café ou 1 c. soupe, selon âge.

(1) **Fougère mâle (Extrait éthéré de).** — Tænifuge : v. Vers [338]. **D** : 0,50 paâ (1 = 0,50 ; 10 = 5 gr.).

(3) **Gélatine.** — Antidiarrhéique [161]. En solution stérilisée au 10e, 1 gr. par biberon.

Hémostatique :	Gélatine	3 gr.
	Chlorure de calcium	0,20 paâ.
	Julep gommeux.	120 c. cubes.

(1) **Gentiane.** — Amer, eupeptique. **Teinture** à 1 p. 5 : 0,20 paâ. V. Noix vomique [43].

(2) **Glycérine**. — Laxative. A l'intérieur : 2 gr. paâ. Lavements laxatifs avec 5 gr. paâ.

(4) **Goménol**[360]. — Antispasmodique et antiseptique dans affections respiratoires (bronchites, broncho-pneumonies, tuberculose). Sirop à 2 p. 1.000. Capsules de 0,25. Pas avant 3 ans. De 3 à 5 = 0,25 à 0,75. De 5 à 10 = 0,50 à 1 gr. — U E. Huile goménolée à 10, 20 p. 100. Inhalations, fumigations (coryzas, laryngites, bronchites, coqueluche). Onguent gomenolé en pansements des brûlures, plaies, etc.

(1) **Grenadier (Ecorce de racine)**. Tænifuge (v. Vers[338]). **D** : 3 gr. paâ (1 an = 3 gr. ; 10 = 30), en macération dans 200 gr. d'eau et 30 gr. de sp de menthe. — **Pelletiérine** : pas avant 15 ans.

(2) **Grindelia robusta**[367]. — Toux opiniâtre ou convulsive de la coqueluche. **Extrait fluide** : pas jusqu'à 2 ans ; 0,10 paâ (3 = 0,30 ; 10 = 1 gr.). **Teinture** : II gouttes paâ (2 ans = IV ; 10 = XX) (v. Coqueluche[178]).

(1) **Guimauve (Racines de)**. — Pour lavage de l'intestin. Décoction à 20 p. 1.000.

(3) **Hamamelis virginica**. — Hémostatique. **Extrait fluide** (1 gr. = 50 gouttes) : 0,50 paâ (1 = 0,50 ; 10 = 5 gr.). — (2) **Teinture** à 1/5 (1 gr. = 53 gouttes) : III gouttes paâ (0 à 1 = III ; 10 = XXX).

Potion avec ergotine[17].

(3) **Hémoglobine**. — Chlorose, anémie, etc. **D** : 0 gr. 30 paâ en sirop ou en poudre.

Hypophosphites : 26.

Ichtyol : 191.

(4) **Iode**. — Antiscrofuleux. **D** : 2 milligr. paâ. **Teinture d'iode** doit être de préparation récente, A C : au 1/12 (I = 1 mill. 3 d'iode). N C : au 1/10 (I = 1 mill. 5). **D** : II gouttes paâ (1 = II ; 10 = XX), dans lait, café, vin sucré, sirop d'écorces d'or. amères. — **Solution iodo-iodurée** (3) dans empoisonnements par alcaloïde[180]. — **Sirop iodotannique** (2) (0,01 d'iode par 10 gr.) ; antiscrofuleux. D : 2 gr. paâ (1 = 2 gr. ; 10 = 20 gr.). — **Sirop de raifort iodé** (2) (0,01 d'iode pour 10 gr.). **D** : 4 gr. paâ. — *Iodisme* : coryza, toux, bronchite, dermatoses, œdème glottique.

U E. Teinture d'iode (la teinture d'iode NC est à surveiller, car souvent irritante) : péritonite, entérite tuberculeuse. — Glycérine iodée à 1/30, 1/50 ou solution : I, KI, et glycérine[260] en badigeonnages dans stomatite, angine, pharyngite chronique. — Pommades résolutives (engorgements ganglionnaires).

Sol. iodoiodurée pour gargarisme		*Pommade iodoiodurée résolutive.*	
Iode	0,10	Iode	0,30 à 0,50
NaI	1 gr.	KI	3 gr.
Eau	100 gr.	Vaseline	30 gr.
1 c. café dans un verre d'eau fraiche.			

Iodoformé (Ether) : 76.

(3) **Iodures de potassium** (cristaux incolores), **sodium** (id.) et autres. — Résolutifs, antisyphilitiques, antiasthmatiques, adénopathie trachéo-bronchique. **D** moyenne : 0 gr. 20 paâ, jusqu'à 0,50 paâ (1 an = 0,20 à 0,50 ; 10 = 2 à 4 gr.). Prendre de préférence au milieu du repas, ou dans une tasse de lait ; ou en potion. **Sirop de Gibert** (2) : v. Mercure[22].

Solution.		*Potion.*	
KI ou NaI	3 gr.	KI ou NaI	3 gr.
Eau	150 c. cubes.	Sirop d'éc. d'or. am. (ou de fl. d'oranger	30 —
1 c. café = 0,10 d'iodure.		Eau	q. s. pour 150 c. c.

U E. **Pommades résolutives** : v. Iode [10].

(4) **Ipéca**. — 1. **Vomitif**. **Poudre de racines**. **D** : 0 gr. 10 paâ. (1re : 0,05 à 0, 10 ; 10 : 1 gr.) — *Eméto-cathartique* : on peut associer à l'action vomitive de l'ipéca, l'action purgative de la **scammonée** ou du **jalap**.

Poudre d'ipéca	0,10 ctgr. paâ.	Poudre d'ipéca	0,10 paâ.
Sirop d'ipéca (peu actif).	20 à 50 gr.	Poudre de jalap ou de scammonée	0,05 paâ.
Donner 1 c. café de 5 en 5 minutes, jusqu'à vomissement énergique, après chaque c. d'ipéca, 1 c. soupe d'eau tiède.		En 3 paquets, à prendre à 10 minutes d'intervalle dans 1 c. d'eau sucrée.	

2. **Expectorant**, décongestif. **Poudre de racines**. **D** : 0 gr. 05 paâ jusqu'à 5 ans ; à 5 : 0 gr. 25 ; jusqu'à 10 : 0 gr. 30, dans infusion ou potion. — **Poudre de Dower** (2) v. Opium [25] : — **Sirop d'ipéca composé** ou de **Desessartz** (2) ; 5 gr. paâ en plusieurs fois. V. Soude (Benzoate) [30].

Bronchite aiguë des jeunes enfants (*Marfan*).

Benzoate de soude	0,50
Infusion de racines d'ipéca	60 gr.
(ou Sirop Desessartz	60 —)
Sirop de capillaire	30 —

par c. café, en 1 à 3 jours suivant âge.

3. **Dysenterie**, colite dysentériforme. 1 ou 2 gr. d'ipéca concassé, infusé dans 200 gr. d'eau bouillante, par c. café d'heure en heure, ou en lavement.

(1) **Jalap**. — Purgatif drastique. **Poudre** : 0,05 paâ à prendre dans lait. Pas dans 1re année. Médication éméto-cathartique en associant jalap à ipéca : v. Ipéca. — **Teinture de jalap composée** ou **Eau-de-vie allemande** (1). Pas avant 3 ans. **D** : 1 gr. 50 paâ (3 = 4 gr. 50 ; 10 = 15 gr.). A prendre en 1 fois, dans eau sucrée, avec parties égales de **Sirop de nerprun**.

Kermès : 10.

(2) **Kola**. — Tonique du cœur. Convalescence des maladies infectieuses. Diarrhée chronique. (1) **Teinture** : X gouttes paâ. **Extrait fluide** : II gouttes paâ (1[re] = pas ; 1 = II ; 10 = XX), dans eau sucrée, vin, au début du repas.

(2) **Kousso**. — Vermifuge : v. Vers intestinaux [338].

(1) **Lactique (Acide)**. — Antiseptique intestinal. Antidiarrhéique. **D** : 1 à 2 gr. paâ, en sol. étendue (1[re] = 0,50 à 1 gr. ; 10 = 10 à 20 gr.). **Non toxique**. **Formules** : voyez 162. **Ferments lactiques** [18].

(1) **Lactose (Sucre de lait)**. — Diurétique : 5 gr. paâ (1 = 5 ; 10 = 50 gr.), dissous dans lait, eau, tisane.

Lactose	25 à 30 gr.
Tisane de chiendent ou de stigmates de maïs	500 gr.

(2) **Lactucarium (Sirop de)**. — Calmant de la toux, légèrement hypnotique.

Sirop de lactucarium	20 gr.
Sirop de capillaire	} āā 50 gr.
Sirop de coquelicot	

4 à 6 c. café pj.

Laudanum de Sydenham ; 24.

× (1) **Laurier-cerise** (**Eau de**). — Sédatif, calmant de la toux. Pas avant 3 ans. L'eau distillée de laurier-cerise est *deux fois plus active* dans le N C que dans l'A C. D : A C : 0,50 paâ ; N C : 0, 25 paâ (3 ans = 0,75 ; 10 = 2 gr. 50).

(4) **Lécithine**. — Reconstituant, tonique. Anémie, chlorose, neurasthénie ; tuberculose au début. D : 0 gr. 05 à 0,10 pj, 1 h. avant les repas, en granulé, dragées.

(2) **Levure de bière**. — Fraîche ou sèche : 2 ou 3 c. café pj, délayée dans eau sucrée. En lavement : 1 ou 2 c. café dans 50 à 60 gr. d'eau, faire précéder d'un lavage.

(1) **Lin**. — Décoction de graines à 20 p. 1.000. Lavage de l'intestin.

(2) **Lithine**. — Dissolvant de l'acide urique. **Benzoate de lithine** (poudre blanche) : 0 gr. 10 paâ. Fractionner, en paquets dans 1 c. café d'eau sucrée.

(4) **Lycétol**. — Dissolvant de l'ac. urique ; 0 gr. 10 paâ. **Ad^{n}** : poudre à donner en 3 fois pj dans eau sucrée.

(3) **Magnésium**. — (2) **Magnésie calcinée**. Antiacide, laxatif : 0 gr. 50 paâ (1re = 0,25 à 0,50 ; 10 = 5 gr.) dans lait ou eau très sucrée. Dans les troubles digestifs, s'associe souvent à benzonaphtol, bicarbonate de soude, carbonate de chaux : v. Carbonate de calcium [14] ; à Fer [18] ; à Noix vomique [23].

(1) **Carbonate de magnésie**. Absorbant, antiacide : 0,25 paâ, par paquets en 3 à 4 fois pj : v. [14].

(2) **Citrate de magnésie**. Purgatif : 2 gr. paâ.

(1) **Sulfate de magnésie** (sel de Sedlitz ou d'Epsom) : 2 gr. paâ.

Citrate de magnésie	2 gr. paâ.	Sulfate de magnésie	2 gr. paâ.
Sp de cerises ou framboises	30 à 50 gr.	Sirop de framboises	30 à 50 gr.
Eau	q. s. pour 120 à 150 c.c.	Eau	q. s. pour 120 à 150 c. c.

En une fois, le matin, à jeun.

(4) **Peroxyde de magnésium** (Hopogan [307]). Antiseptique intestinal : 0 gr. 10 à 0,30, 4 à 5 fois pj ; en poudre, granules, pilules kératinisées.

(3) **Malt** (**Bière de, Extrait de**). — Convient à nourrices, enfants débilités ou dyspeptiques. D : 1 verre à liqueur ou à Bordeaux, suivant âge, après repas.

(3) **Manne** en larmes. — Laxatif, purgatif doux. 3 gr. paâ dans lait tiède (1 = 3 gr. ; 10 = 30 gr.)

Eau bouillante	200 gr.
Manne en larmes	30 —
Follicules de séné	4 —
Poudre de café torréfié	10 — (Sevestre).

Passer, faire prendre dans la journée.

(2) **Mannite**. — Id. 0 gr. 50 paâ dans lait tiède.

(3) **Mélisse** (**Alcoolat de**). — Stimulant, dans indigestions, diarrhées, etc. : 1 à 3 c. café dans eau sucrée.

(3) **Menthol.** — Antisepsie nasale. Huile de vaseline à 1 p. 200 : quelques gouttes 2 fois pj dans chaque narine. Vaseline mentholée à 1 p. 200 : id. Certains préfèrent l'huile résorcinée, moins irritante.

Inhalations.		*Pommade contre prurit.*	
Menthol	4 gr.	Menthol	0,25 à 0,50 ou plus.
(avec ou sans Thymol	4 —)	Oxyde de zinc	10 gr.
Alcool	100 —	Vaseline	50 —
1/2 ou 1 c. café dans un verre d'eau chaude.		Avec gaïacol [272].	

(3) **Mercure.** — Antisyphilitique. Antiseptique.

(3) **Onguent mercuriel double**, ou O. **napolitain** : *2 gr.* pj en frictions, très bon chez nourrisson à peau intacte.

Onguent napolitain	} aa 10 gr.
Axonge benzoïnée	

Frictionner avec le volume d'un pois pendant 5 minutes tous les jours. Varier siège.

(1) **Calomel** (Chlorure mercureux). Comme antisyphilitique : *0,002 milligr.* paâ en solution dans huile, 1 inj. s.-c. par semaine. — Comme purgatif et antiseptique v. [14].

(4) **Huile grise** : v. Syphilis [302].

(2) **Sublimé corrosif** (Chlorure mercurique, bichlorure de Hg). Antisyphilitique : *0,002 milligr.* paâ ; c'est-à-dire *2 gr.* de *Liq. de Van Swieten* (1) ou solution à 1 p. 1.000 (1 gr = XX gouttes ; 1 c. à café contient 0,005 milligr.) dans lait ou eau sucrée. **D** : *X gouttes*, jusqu'à 3 fois pj, pour les nouveau-nés, dans du lait ; augmenter à mesure que l'enfant grandira, de façon à donner 0,50 ctgr. de liq. de Van Swieten par mois d'âge et pj, sans dépasser 5 gr. De 5 à 10 ans : 4 à 10 gr. pj.

U E. Solution à 1 p. 1.000 (liq. de Van Swieten) ; v. aussi Tartrique acide [31]. — **Bains de sublimé**, v. Syphilis [302].

(3) **Biiodure de Hg.** (Iodure mercurique) : poudre rouge vif. Antisyphilitique : *0,001 milligr.* paâ. Formules d'inj. s.-c. : v. Syphilis. **Sirop de Gibert** (environ 0,01 de biiodure et 0,50 de KI par 20 gr. ou c. à soupe) : 2 gr. paâ (1re = 1 à 2 gr. ; 10 = 20 gr.) ; ne pas le donner pur, mais en potion.

Oxycyanure, v. [127], [135].

(2) **Oxydes de mercure** ou Précipités jaune et rouge. U E dans blépharite.

O. jaune de Hg (beaucoup plus ténu)	1 gr.	O. rouge de Hg porphyrisé	1 gr.
Vaseline	10 —	Vaseline	10 —

(1) **Mercuriale.** — Laxatif. **Miel de mercuriale en lavement** : *4 gr.* paâ, dissous dans 50 à 200 gr. d'eau tiède. Lavement avec séné et sulfate de soude : v. Soude (Sulfate de) [30].

Mésotane : 28.

Miel. — Laxatif doux. Ne s'emploie qu'après le sevrage. Pour avoir une action certaine, il faut donner des doses de 50 à 100 gr.

Morphine : 25.

(1) **Morue (Huile de foie de)**. — Rachitisme, scrofule, tuberculose. 1 c. café paâ (2 ans = 2 c. café ; de 5 à 10 = 2 c. soupe). Tâter la susceptibilité et augmenter le plus possible les doses. Artifices : cuiller spéciale à opercule, mélange avec divers sirops (tolu, écorce d'oranges amères, iodure de fer, antiscorbutique), avec bière, lavage de la bouche avec eau alcoolisée avant et après. La donner de préférence après le repas ; suspendre quand il y a diarrhée. Huile de morue et *phosphore*[25] ; et *lécithine ;* et *créosote*[16].

(Très cher) **Musc**. — Stimulant, antispasmodique. **Teinture** : 0 gr. 20 (X gouttes) paâ (1 an = 0,20 ctgr ; 10 = 2 gr.), en potion, lavement.

Lavement dans convulsions.

Chloral	0,20 ctgr. paâ.
Teinture de musc	0,20 — paâ (X gouttes).
(avec ou sans Camphre	0,01 — paâ).
Jaune d'œuf	n° 1.
Eau	60 à 100 gr.

Naphtol camphré : 76.

Narcéine. — **Narcyl** : 25.

(1) **Nerprun (Sirop de)**. — Purgatif : associé à Eau-de-vie allemande (1 gr. de chaque paâ)[20].

(2) **Noix vomique**. — Amer, stimulant de l'estomac et du système nerveux. Inappétence, dyspepsie atonique, flatulente ; paralysies ; incontinence d'urine. — **Poudre** ; pas avant 2 ans ; 0 gr. 01 paâ (3 ans = 0,03 ; 10 = 0,10) ; par ex. avec magnésie calcinée : 0,20, dans eau.

Poudre de noix vomique	0,01 ctgr.
(avec ou sans Pepsine)	0,10 —)
Magnésie calcinée	āā 0,20.
(avec ou sans Bicarbonate de soude)	

Pour 1 paquet : 2 ou 3 pj avant repas dans 1 c. café de lait, eau sucrée, sirop.

× **Teinture alcoolique**. Dans l'A C, est au 1/5e ; dans le N C est au 1/10e : donc *moitié moins active*. 1 gr. dans l'A C = 53 gouttes ; dans le nouveau = 57. **D**. A C : I goutte 1/2 paâ (1re = I ; 5 = VII 1/2 ; 10 = XV). N C : III gouttes paâ (1re = II ; 5 = XV ; 10 = XXX).

Teinture de noix vomique (NC)	āā 5 gr.
— de gentiane	
(avec ou sans Teinture de colombo)	

5 gouttes pj et paâ à partir de 2 ans ; en 2 fois, 1/2 h. avant les repas.

(4) **Strychnine (Sulfate de)**. — Id. à noix vomique. Tonique musculaire, nervin, cardio-vasculaire, très énergique. Infections aiguës avec tendance à adynamie, hypotension artérielle, collapsus ; ex. : f. typhoïde, tuberculose aiguë, péritonite aiguë, pneumonie, *grippe* surtout. Tuberculose pulmonaire chronique. Cardiopathies à période de faiblesse, d'hyposystolie. Paralysies, surtout diphtérique. Chorée. Employer les inj. s.-c., ou le **sérum strychniné** (v. Sérum[30]), dans les cas aigus, où il faut frapper vite, fort, temporairement ; la voie buccale (solution, sirop) dans les cas chroniques où le médicament doit être continué quelque temps. — **D** : 1/4 milligr. paâ (à 1 an = 1/4 mill. ; 5 = 1 mill. 1/4 ; 10 ans = 2 mill. 1/2). En inj. s.-c. : dose moitié moindre (2 = 1/4 mill.,

4 = 1/2 ; 10 ans = 1 1/4 milligr.) **Sirop de sulfate de strychnine** : 1 c. café = un peu plus d'un milligr. de sulfate de strychnine.

Potion.

Sulfate de strychnine . . . 0,005 mill.
Sirop d'éc. d'or. amères . . 30 gr.
Eau distillée . . q. s. pour 100 c. cubes.
1 c. café = 1/4 mill. Donner par c. café espacées.

Solution.

Sulfate de strychnine. 0,01 à 0,02 ctgr.
Phosphate de soude . 5 à 10 gr
Eau . . . . 100 c. cubes.
1 c. café = 1/2 à 1 mill. de sulfate de strychnine.

Injections sous-cutanées.

Sulfate de strychnine . . . 0,005 mill.
Eau stérilisée . . . . 10 c. c.
1 c. cube = 1/2 millig.

Sulfate de strychnine. . . 0,010 milligr.
— de spartéine . . . 0,20 ctgr.
Eau distillée. . . . q. s. p. 10 c. cubes.
1 c. cube = 0,001 milligr. de strychnine et 0,02 ctgr. de spartéine. Dose : 1/4 de c. cube paâ.

(3) **Opium**. — Dans les 15 premiers mois, n'employer que Laudanum et Elixir parégorique, très surveillés, en fractionnant les doses ; diluer dans potion ; à tout âge, les préparations opiacées seront données fractionnées. — Opium et allaitement [31].

× (3) **Laudanum de Sydenham**. Narcotique, antidiarrhéique. Dans le N C, sa teneur en opium est *diminuée de 1/5e*, et passe de 1/8 à 1/10. Donc équivaudront :

Laudanum de Sydenham.	P. d'opium.	Extrait d'opium.	Morphine.
AC : 1 gr. ou XXXIII gouttes	0,125	0,0625. . . .	0,0125
NC : 1 gr. ou XLIII —	0,10	0,05	0,01

D de l'A C ; avant 1 an : 1/4 de goutte par 3 mois. Ensuite *I goutte paâ* (1 an = I ; 5 = V ; 10 = X) ; diluer dans potion de 100 gr. en 4 à 6 fois.

Potion de Laudanum et Bismuth : [13]. Lavement de L et Quinine [27]. Liniment calmant [173].

× (2) **Elixir parégorique**. Teinture d'opium camphrée. 1 gr. A et N C = 53 gouttes : est *moitié moins actif* dans le N C. Donc équivaudront :

AC : 10 gr. d'él. parégorique, 0,10 ctgr. de p. opium, et 0,01 de morphine,
NC : 10 gr. d'él. parégorique, 0,05 ctgr. de p. opium, et 0,005 de morphine.

En opium, XX gouttes d'él. paróg. de l'A C = I goutte de laudanum.

D. *A C* : XV gouttes paâ (1re = II à X ; 1 = X à XV ; puis 3 = 1 gr. 55 gouttes) : 5 = 2 gr. ; 10 = 5 gr.). — *N C* : XXX paâ (1re = IV à XX ; 1 = XX à XXX ; puis 3 = 2 gr. ; 5 = 4 gr. ; 10 = 10 gr.) ; en potion de 100 gr. fractionnée en 4 à 6 fois.

(1) **Sirop diacode**. Narcotique. Toux dans affection respiratoire. 10 gr. = 0,01 de poudre d'opium, 0,001 milligr. de morphine. **D** : 3 gr. paâ (1 an = 3 gr. ; 10 = 30 gr.) ; dans tisane, potion : v. Terpine [32].

(4) **Codéine**. Narcotique. Toux dans aff. respiratoire. **D** : 0,004 milligr. paâ ; on la donne sous forme de **sirop de codéine** (0,02 ctgr. de codéine par 10 gr.) : 2 gr. paâ. Pas avant 2 ans (2 = 4 gr. ; 5 = 10 gr. ; 10 = 20 gr.) ; fractionner.

Sirop de codéine . . . . . . 2 gr. paâ.
— de tolu . . . . 20 à 30 gr.
Eau de tilleul. . . . q. s. pour 100 c. c.

Sirop de codéine . . . 2 gr. paâ.
(avec ou sans Na ou KBr . . . . 0,25 à 0,50 paâ.)
Sirop de gomme . . . 10 gr.
Sirop de capillaire . . . 20 —

Sirop de codéine . . . . 10 gr.
Looch blanc. . . . . 90 —

Autres potions. Codéine, KBr et Pyramidon [47]. — Codéine, KBr et Sirop de belladone [103].

(3) **Extrait thébaïque ou d'opium**. Pas avant 5 ans. 0,003 mill. paâ (5 ans = 0,015 milligr. ; 10 ans = 0 gr. 03).

(4) **Morphine (Chlorhydrate de)**. Analgésique. Inj. s.-c., ou sirop de morphine. **D** : pas avant 2 ans ; ensuite 0.001 milligr. paâ (3 ans = 0,003 ; 10 = 0,01 ctgr.). **Sirop de morphine** (0,005 milligr. par 10 gr.) ; au-dessus de 3 ans : 2 gr. paâ (5 = 10 ; 10 = 20 gr.).

Injection sous-cutanée.

Chlorhydrate de morphine	0,10 ctgr.
Eau distillée bouillie	10 c. c.

1 c. cube = 0,01 ctgr. de chlorhydrate de morphine. Injecter 1/4, 1/2, 3/4 de c. cube.

(2) **Poudre de Dower**. Mélange de poudre d'opium, ipéca, nitrate et sulfate de potasse. Calmant, expectorant. Pas avant 3 ans. **D** : 0 gr. 05 paâ (3 = 0,15 ; 10 = 0 gr. 50.) **Adn** : en paquets, dans 1 c. café d'eau sucrée. V. Antimoine (Oxyde blanc d')[10].

(4) **Narcéine**. Narcotique et analgésique, utile surtout chez l'enfant contre la *toux*. **D** : de 3 à 5 ans = 0,01 à 0,02 ctgr. ; de 5 à 10 = 0,01 à 0,05 ctgr. (Marfan). Sirop du Codex à 1 p. 1.000 : 0,01 ctgr. p. 10 gr.

(4) **Narcyl**. Antispasmodique, analgésique et sédatif de la *toux*, surtout dans tuberculose. **D** : de 2 à 4 ans = 0,01 à 0,03 pj. ; à 7 = 0,05 ; à 15 = 0,10 ; en sirop.

Opothérapie. — 1. **Hépatique** : v. Foie[105]. — 2. **Mammaire**[46]. — 3. **Médullaire** : Anémies[89]. — 4. **Orchitique, Testiculaire** : Croissance[130]. — 5. **Ovarienne**[300] : Asphyxie locale[102], Chlorose[119], Puberté[273]. — 6. **Parathyroïdienne** : Tétanie[308]. — 7. **Placentaire**[40]. — 8. **Surrénale** : Adrénaline[9], [273], [275], etc. — 9. **Thyroïdienne**[234] : Arriérés[98], Asphyxie locale[102], Croissance[130], Eczéma[177], Goitre[201], G. exophtalmique[201]. Myxœdème[234], Obésité[240], Puberté[273], Incontinence d'urine[331].

Oranger. — Calmant, aromatique. *Infusion :* (5 à 10 p. 1.000). *Sirop de fleurs d'O. :* 20 à 30 gr. *Eau de fleurs d'O.* (par c. à café ou à soupe), v. Insomnie[217].

Oxygène. — En inhalations dans états dyspnéiques. **Eau oxygénée** à 12 vol. (2) comme eupeptique, I goutte dans lait à chaque biberon ; comme antiseptique non toxique, lavages de bouche et gorge (coupée de 1/4 ou 1/3 d'eau bouillie) ; lavage de l'intestin[174], pansements.

Ozone. — Coqueluche : respiration de vapeurs ozonisées.

(4) **Papaïne** (poudre blanche). — Ferment digestif, d'orig. végét., supérieur à pepsine, soluble dans eau. **D** : 0,10 ctgr. paâ (0 à 1 = 0,05 à 0,10 ; 10 = 1 gr.) Ex. :

[Papaïne, Sucre de lait : aā 1 gr.] div. en 20 paquets, 1 dans un peu d'eau après la tétée.

(2) **Pepsine** (poudre). — Ferment digestif, d'orig. animale, antidyspeptique : 0,10 paâ (0 à 1 = 0,05 à 0,10 ; 10 = 1 gr.) **Adn** : en cachets, paquets. V. Noix vomique[23].

(1) **Phénique (Acide)**. — Dangereux chez les enfants ; on emploie souvent dans otites et otorrhée la glycérine phéniquée à 1 p. 20, 1 p. 40[246].

(2) **Phosphore**. — Tonique du s. nerveux ; stimulant de la nutrition, antirachitique. — **Huile phosphorée** ou mieux **Huile de f. de morue phosphorée au 10.000e** (1). (1 c. café = 1/2 milligr. ; ces préparations

doivent être récentes). D : 1/2 milligr. pj chez enfant de tout âge (v. Rachitisme[278]). Médicament dangereux ; on préfère actuellement les phosphates.

Phosphates. — (V. Anorexie, Athrepsie, Rachitisme).

(1) **Phosphate de soude ou de potasse.** Toni nerveux. Etats de dépression, anémie, croissance, tuberculose. D : 0,05 ctgr. paâ (1 = 0,05 ; 10 = 0,50 ctgr.), en paquets, dans boisson, avec ou sans bicarbonate de soude.

Formules avec Fer[18], avec Strychnine[24].

(1) **Chaux. Biphosphate ou Phosphate acide. — Chlorhydrophosphate. — Lactophosphate.** Recalcifiants dans rachitisme[278]. D semblables : 0,05 ctgr. paâ (0 à 1 = 0,05 ; 10 = 0,50 ctgr.) En sirop de l'un ou l'autre, immédiatement avant repas. 1 c. soupe ou 20 gr. = 0,25 de phosphate. (V. union de Lactophosphate et Huile de morue[278].)

(3) **Glycérophosphate de chaux** (ou de **magnésie**, à préférer chez constipés). Tonique, recalcifiant ; souvent trop énervant. D : 0 gr. 03 paâ, pas avant 2 ans (2 = 0,06 ; 5 = 0,15 ; 10 = 0,30). En cachets, solution, sirop.

(3) **Glycérophosphate de soude.** Tonique. Solution aqueuse à 1 p. 100 : 1 c. café jusqu'à 5 ans, 1 c. dessert à plus de 5.

(2) **Hypophosphite de chaux** ou **de soude.** Rachitisme, lymphatisme, anémies : 0,05 paâ (1 = 0,05 : 10 = 0,50). En solution, sirop.

Sirop.		*Sirop d'hypophosphites.*	
Hypophosphite de chaux ou de soude	5 gr.	Sirop d'hypophosphite de chaux.	ãã.
Sirop de fleurs d'oranger	50 —	— — de soude.	
Sirop de sucre	445 —		
20 gr. = 0,20 ctgr. d'hypophosphite.			

(2) **Picrique (Acide)** (cristaux jaunes, brillants). — U E. Dans brulûres du 1er et du 2e degrés, en solution à 1 p. 100, sur compresses recouvertes de coton hydrophile *sec*. V. [115]. Les pansements picriqués ne doivent pas chez les enfants, être appliqués sur de grandes surfaces dénudées, pour éviter intoxication.

(4) **Pipérazine.** — Dissolvant de l'acide urique : 0,05 paâ (5 = 0,25 ; 10 = 0,50) en solution, potion.

(2) **Podophyllin** (Poudre). — Purgatif sans accoutumance ; bon dans constipation habituelle. D : 3 milligr. paâ ; pas jusqu'à 2 ans (à 3 = 0,01 ctgr. ; à 10 = 0,03 ctgr.) ; le prendre mélangé à sucre : [Podophyllin : 0,05 ctgr. ; S. pulvér : 10 gr.] en faire 10 paquets de 0,005 ou 5 de 0,01 ctgr. S'il y a *spasme*, on peut l'associer à belladone.

(2) **Polygala (Sirop de).** — Expectorant dans bronchites aiguës et chroniques. 20 à 30 gr. — *Potion* avec Acétate d'ammoniaque[10].

(1) **Potasse. Chlorate.** — Antiseptique faible, dans stomatites, angines, en lavages (2 à 4 p. 100), gargarismes. A l'intérieur : 0,20 ctgr. paâ, en potion, dans stomatite ulcéreuse.

(1) **Potasse. Permanganate.** Antiseptique fort. U E : solution à 1 ou 2 p. 1.000.

Poudre de Dower : 25.

Protargol : 11.

(3) **Pyramidon** (poudre cristalline peu soluble). — Antithermique,

analgésique ; très bien supporté (mieux qu'antipyrine). D : 0,05 paâ, cette dose peut être doublée (0 à 1 = 0,05 ; 10 = 0,50 à 1 gr.), en paquet dissous dans eau sucrée ou en potion :

Pyramidon . . . . 3 gr.	Pyramidon . . . . 0,30 ctgr.
Sirop d'éc. d'or. amères . . . . 30 —	Bromure de sodium. . . . . 1 gr.
Eau distillée . . . . q. s. pour 150 c. c.	Sirop de codéine . . . . . . 15 —
1 c. café = 0,10 ctgr.	Julep gommeux. . . . . 45 —
	La moitié de la potion en 24 h. pour un enfant de 4 à 6 ans, dans spasme du croup (Marfan).

(3) **Pyridine**. — Dans accès d'asthme, inhalation de V à X gouttes sur mouchoir plusieurs fois pj (pas avant 3 ans).

(1) **Quassia amara**. — Tonique amer, stimule l'appétit De 3 à 10 ans en macération (copeaux) ; ou Poudre : 0,10 à 0,50 pj ; Teinture : XXX à L gouttes. A prendre 1/4 heure avant les repas.

(4) **Quinoléine**. — Antiseptique de l'app. respiratoire. Sédatif de toux, bronchite, coqueluche. En inhalations de 1 à 5 gr. pj dans eau mise en ébullition.

(2) **Quinquina**. — Tonique, fébrifuge. astringent. Extrait mou, aqueux, ou hydro-alcoolique : 0,15 ctgr. paâ (1 = 0,15 ; 10 = 1,50) Teinture (1 gr. = 53 gouttes) : 0,40 (XXIV gouttes) paâ. (1 = XX ; 10 = 4 gr.).

(3) **Quinine**. — Tonique, fébrifuge. Les enfants, très sensibles à l'action de la quinine, la tolèrent bien (v. Paludisme[250]). **D** : *la même* pour tous les sels : sulfate, chlorhydrosulfate (le plus soluble, soluble dans son poids d'eau), chlorhydrates basique, neutre ou bichlorhydrate (les plus riches), bromhydrate, lactate, euquinine (4), aristoquinine ou aristochine (4). 0,10 ctgr. paâ (à partir de 1 = 0,10 ; 10 = 1 gr.). L'antipyrine augmente leur solubilité, v. [10]. — Par la bouche : la quinine est souvent vomie; préférer euquinine et aristochine, presque insipides, qui peuvent se donner dans eau sucrée : les autres se donnent en potion. Par le rectum suppositoire ou lavement : doubler la dose, et la donner en une ou plusieurs fois. (La quinine, d'après Pouchet, exercerait une action irritante sur la muqueuse rectale, surtout chez les enfants, ce qui ferait, pour lui, déconseiller lavement et suppositoire). Précéder l'un ou l'autre d'un lavement évacuant ; porter le lavement de quinine le plus haut possible, avec une longue sonde molle. — *Injection sous-cutanée* : dose moitié moindre (v. Paludisme[250]). — Quinine et allaitement[51].

Potion.	*Lavements.*
Un des sels de quinine . . . 0,10 paâ.	Précéder d'un lavement évacuateur.
(Antipyrine . . . . 0,25 paâ).	
Sirop de groseilles ou framboises, tolu. . . . . 15 à 50 gr.	Bichlorhydrate, sulfate de quinine, etc . . . . 0,20 paâ.
Eau distillée . q. s. pour 60 à 120 c. c.	Infusion de camomille tiède. . 100 gr.
	Laudanum de Sydenham . . . . 1 goutte.
V. aussi p. [10] —. Quinine, Ergotine, Digitale [373].	
Suppositoire.	Sulfate de quinine. . . . } Antipyrine . . . . } aâ.....
Un sel de quinine . . . . . . 0,20 paâ.	Eau distillée. . . . . 60 à 100 gr.
Beurre de cacao, q. s. pr petit enfant (3 gr.).	

(2) **Ratanhia**. — Astringent, antidiarrhéique par tanin. **Extrait de R** : 0,15 paâ (pas avant 1 an ; à 5 = 0,75 ; à 10 = 1 gr. 50). — **Sirop de R** (20 gr. = 0,50 d'extrait) : 1 c. café paâ (1 = 5 gr. ; 10 = 50 gr.). **Potion** de R et Ergotine : v. ce mot [17].

(2) **Résorcine** (cristaux blancs). — Antiseptique. Pour antisepsie du nez; huile ou vaseline résorcinée de 1 à 4 p. 100. Pâte résorcinée d'Unna [303]. Lotion de R et d'acide salicylique [70].

(1) **Rhubarbe**. — Laxatif; pas chez ordinairement constipé, car son emploi laisse plus constipé; pas quand existe lithiase rénale ou cystite. **Poudre** : 0,10 paâ (5 = 0,50 ; 10 = 1 gr.) : avec Fer[18]. — **Sirop de rhubarbe** ou de **chicorée composé** ; jusqu'à 6 mois = 5 gr. pj. (1 c. café); jusqu'à 3 ans = 10, 20 gr.; peut être donné par c. café aux nouveau-nés pour faire évacuer le méconium; très bon dans constipation des enfants à la mamelle (v. ce mot [134]).

(1) **Ricin** (**Huile de**). — 1. **Purgatif**; 2 gr. paâ (1 = 2 gr.; 10 = 20), en une fois, le matin à jeun. 2. **Laxatif** : 1 à 3 gr. (1/2 à 1 c. café) le matin à jeun, un ou plusieurs j. de suite, dans constipation habituelle, même chez grands enfants. Manière de la prendre : entre 2 jus d'orange, café sucré, émulsionnée dans lait chaud sucré avec sp de fleurs d'oranger (agiter fortement), très bien acceptée dans bière.

Potion bien prise, pour plusieurs j. comme laxatif : [Huile de ricin... 15 gr.; Sp de limons... 30 gr.] 1 c. café = 1 gr. : la quantité d'huile peut être portée jusqu'à égalité.

Riz. — Décoction (20 gr. par litre) dans diarrhée.

(2) **Salicylique** (**Acide**). (poudre blanche peu soluble dans l'eau froide.) — Antiseptique, antithermique, analgésique. Lavage de gorge : 2 gr. p. 1.000 d'eau chaude. Lotion salicylée [70]. Contre Verrues [330].

(2) **Salicylate de soude** (poudre blanche). — Antiseptique; rhumatisme articulaire aigu. Les complications viscérales ne le contre-indiquent pas, sauf albuminurie importante. Bien supporté, à condition d'absence de constipation et de lésions urinaires. *Intolérance* exceptionnelle (vomissements, vertiges, bourdonnements d'oreille). Ne pas craindre fortes doses dans rhumat. artic. aigu. Pour mieux supporter les fortes doses, ajouter bicarbonate de soude, ou donner eau de Vichy (1 verre à bordeaux) après chaque prise. **D** : 0,50 paâ (0 à 1 = 0,25 à 0,50 ; 10 = 5 gr.). **Ad**ⁿ : en cachets, en paquets à prendre dans eau sucrée, en potion :

Salicylate de soude	quant. néc.
Sirop de limons ou d'éc. d'or. amères	30 gr.
Eau distillée.	q. s. pour 150 c. c.

Par cuillerées.

(2) **Salicylate de méthyle**. — U E. Dans rhumatisme, en badigeonnages avec 50 ou 100 gouttes; ou en pommade [Sal. méthyle... 5 gr.: Vaseline... 30 gr.] Etendre, couvrir d'ouate et d'un imperméable. Le **Mésotane** (4) et l'**Ulmarène** [371] (4), presque sans odeur, sont employés de même façon, aux mêmes doses.

(2) **Salicylate de naphtol** ou **Bétol** (poudre blanche insoluble dans l'eau). — Antiseptique interne. 0,20 paâ (1 = 0,20; 10 = 2 gr.).

(2) **Salicylate de phénol** ou **Salol** (poudre blanche insoluble dans l'eau). — Antis. interne. 0,20 paâ (1 = 0,20; 10 = 2 gr.). En cachets, potion avec émulsion. — U E. Poudre [191].

(3) **Salophène** (paillettes presque insolubles dans l'eau). — Agit dans rhumat. art. aigu; moins actif que salicylate de soude, mais moins toxique, moins irritant. 0,20 paâ (1 = 0,20; 10 = 2 gr.). En cachets, ou potion avec émulsion.

(1) **Salipyrine** (combinaison d'antipyrine et d'acide salicylique; poudre blanche). — Antipyrétique, légèrement analgésique. Rhum. artic. aigu, grippe. D fractionnées, pas avant 1 an. 0,10 paâ (1 = 0,10; 10 = 1 gr.) Adⁿ: en paquets dans eau sucrée ou lait, en potion ou cachets. Ne rien prendre pendant 1 h. avant ou après l'absorption du remède.

(1) **Santonine**. — Vermifuge contre ascaris et oxyure[330]. **Poudre de semen-contra** (1). **D**: 0,30 ctgr. paâ (3 ans = 1 gr.; 10 = 3 gr.); pas avant 3 ans; peu employée; dans infusion, avec 20 gr. de sp. d'écorces d'or. amères. — **Santonine** (Poudre) : se donne de préférence; pas avant 3 ans. **D** : 0,01 ctgr. paâ (3 ans = 0,03; 10 = 0,10 ctgr.); se donne souvent avec calomel : [Santonine... q. n.; Calomel... q. n.; Lactose... 1 gr.] donner dans 1 cuillerée de lait, le matin. Empoisonnement par la S[182].

(1) **Scammonée** (Poudre de). — Purgatif : 0,05 paâ ; pas dans 1re année (1 = 0,05; 10 = 0,50 ctgr.). **Ad**ⁿ : en cachets, ou poudre dans du lait. Avec calomel[16]. — L'eau-de-vie allemande contient de la S. Médication *éméto-cathartique :* peut être unie à l'ipéca, comme le jalap (V. Ipéca [20]).

(1) **Scille**. — Diurétique, expectorant; surtout **oxymel scillitique**, préconisé dans coqueluche. Pas avant 3 ans: alors 4 gr. paâ (3 ans = 12; 5 = 20; 10 = 40 gr.).

Semen-contra : 29.

(1) **Séné**. Poudre épuisée par l'alcool. — Purgatif. Pas dans 1re année ; 0,10 paâ (2 = 0,20; 5 = 0,50 ; de 5 à 10 = 0,50 ctgr. à 2 gr.). Formule avec Manne[21]. Pour lavement : 1 gr. paâ dans 60 à 100 gr. d'eau ; lavement purgatif avec sulfate de soude et mercuriale, v. Soude (Sulfate) [30].

Sérums artificiels et **Eau de mer** (mêmes doses et indications).

Solution ordinaire.

Chlorure de sodium pur	7 grammes.
Eau distillée	1.000 c. cubes.

Employer à 37 ou 38°.

Voies buccale, rectale, veineuse, mais surtout sous-cutanée (peau d'abdomen ou fesses). Méthode [8] ; pousser doucement. Quantité à injecter : variable suivant âge et effet à obtenir. A moins de 1 an : doses faibles, 5 à 10 c. c., 1 ou 2 fois pj ; doses fortes doubles. Chez grand enfant : 40, 100 et jusqu'à 200 c. c. — Pour Guinon, une dose de 15 à 20 c. c. pour un nourrisson de 7 kgs équivaut à une inj. de 200 c. c. chez l'adulte. Les injections relèvent le pouls, provoquent diurèse et élimination de toxines. Ne pas les continuer sans interruption plus de 5 à 6 j., car déterminent excitation nerveuse très marquée, et œdème (bouffissure). S'en abstenir chez albuminuriques et dans maladies hémorragiques. On peut, suivant les indications, ajouter à : sérum, 1.000 gr., soit 1 gr. de **caféine** et de benzoate de soude ; soit 0,01 ctgr. de sulfate de **strychnine** ; soit 0,01 ctgr. de sulfate de **spartéine**.

Sérums spécifiques, — **S. antidiphtérique** : v. Diphtérie[170] ; 1er j : 10 c. c. à moins de 2 ans ; 20 c. c. à plus ; 40 c. c. dans les cas graves; recommencer le lendemain à même dose dans cas sérieux, à moitié dans cas bénin. Si non guérison après 4 ou 5 j., recommencer **aux mêmes doses**. — **S. antidysentérique**[77], **S. antiméningococcique**[228] et **S.**

antitétanique[300] : mêmes doses journalières. — **S. antivenimeux**[202] Mode d'injection [8].

Sirops composés. — **Sp antiscorbutique** (raifort, cochléaria, cresson, ményanthe). Antiscrofuleux : 1 c. dessert ou à soupe le matin. — **Sp de chicorée composé** (rhubarbe, chicorée, fumeterre, etc.). Laxatif: mêmes doses ; v.[28] — **Sp d'ipéca composé** ou **Desessartz** (ipéca, coquelicot, séné, sulfate de magnésie) ; expectorant, laxatif. 5 gr pj et paâ, dans potion ou non, en 4 à 6 fois : v. Ipéca[20].

Soude. **Arséniate** : 11.

(2) — **Benzoate** : du benjoin, et non préparé avec l'acide hippurique (poudre blanche). — Expectorant, balsamique, stimulant; utile dans bronchite avec sécrétions abondantes (bronchite mûre). **D** : 0,50 paâ (0 à 1 = 0,25 à 0,50 ; 10 = 5 gr.), en potion, solution, sirop ; on peut l'unir aux autres expectorants (ipéca [20], polygala, terpine [32]), aux calmants (aconit, eau de laurier-cerise, sp diacode), à caféine [14].

Sirop.	
Benzoate de soude du benjoin.	1 gr.
Sirop de tolu	100 c. c.

Potion.	
B. de soude du benjoin .	0,50 paâ et pj.
Sirop de Desessartz. . .	5 gr. paâ et pj.
Sirop de belladone (NC).	1,50 paâ et pj.
Eau distillée . . q. s. p.	90 à 120 c. c.

(1) — **Bicarbonate** (poudre blanche). Alcalin, antiacide ; bien toléré : 0,50 paâ (1 = 0,50 ; 10 = 5 gr.). **Ad**[n]: en cachets, paquets, solution. Avec magnésie, craie[11] ; avec benzonaphtol, bismuth[13], avec noix vomique, pepsine[23].

(1) — **Borate** ou **Borax**. Collutoire à 1 ou 2/10. Lavement : 10 à 20 p. 1.000.

— **Cacodylate** : 12.

(4) — **Cinnamate**. V. Tuberculose pulmonaire.

(2) — **Citrate** (poudre cristalline). Vomissements des nourrissons. Solution à 1 gr. ou 1 gr. 50 p. 100 d'eau distillée : 1 ou 2 c. café immédiatement avant chaque tétée.

Formiate : 18.

(1) — **Hypochlorite** ou **Liqueur de Labarraque**. U E. Antiseptique fort; lavages de gorge, de vulve.

Solution :		
	Liqueur de Labarraque.	25 à 50 gr.
	Eau bouillie	1 litre.

Hypophosphite : 26.

(4) — **Nucléinate**. Dans péritonites aiguës [258].

— **Phosphate**[26]. — **Salicylate**[26].

(1) — **Sulfate**, *sel de Glauber* (cristaux incolores). Laxatif, par ex. dans colite muco-membraneuse : 1 à 2 gr. dans eau avant petit déj. du matin, pendant plusieurs jours. Purgatif : 2 gr. paâ au-dessus de 2 ans (2 = 4; 10 = 20 gr.) ; se prend dans bouillon aux herbes, dans potion, ou en lavement purgatif :

Potion.	
Sulfate de soude	10 à 30 gr.
Sirop de menthe	30 —
Eau	120 —

Lavement purgatif.	
Follicules de séné.	5 à 10 gr.
Sulfate de soude	10 à 15 —
(Miel de mercuriale	30 à 60 —)
Eau bouillante	3 à 500 —

2 Principales *eaux minérales purgatives* (2) contenant du sulfate de soude

(par verres à bordeaux) : Abila, Carabaña, Hunyadi, Montmirail, etc.

(2) — **Vanadate** (poudre blanche). Excitant de l'appétit; utile dans scrofule, tuberculose chronique. On emploie la solution à 1 p. 1.000 qu'on donne par gouttes : III à X au début de chaque repas (enfant de 3 à 10 ans).

(1) **Soufre**, lavé ou précipité (plus actif). (Poudre jaune insoluble dans eau). — Laxatif. De 2 à 10 ans, 2 à 4 gr. ; en électuaire (mélangé à du miel) : [Soufre et Miel... āā 30 gr.]. — Pommades ou lotions soufrées [70].

(3) **Spartéine (Sulfate de)**. — Tonique du cœur : 1/2 ctgr. paâ ; pas avant 3 ans (3 = 0,015 mill. ; 10 = 0,05 ctgr.) en plusieurs fois, en solution, potion, inj. s.-c. — Sérum spartéiné [29].

Potion.

Sulfate de spartéine	q. n.
Sirop de framboises	30 gr.
Eau de laitue	q. s. p. 150 c. c.

Injections sous-cutanées.

Sulfate de spartéine	0,10 ctgr.
Eau distillée bouillie. q. s. p.	10 c. cubes.

Injecter 1/2, 1 ou 2 c. cubes.

Sulfates de spartéine et de strychnine [24].

(4) **Stovaïne** (lamelles brillantes très solubles). — Anesthésique local, aussi bon et moins dangereux que la cocaïne. Sol. à 10 p. 100 en badigeonnages, à 1 p. 100 en frictions sur les gencives; à 1 ou 2 p. 100 ou 200, pour l'anesthésie chirurgicale.

× (3) **Strophantus** (Semences). — Tonique du cœur, très actif, à surveiller. Pas avant 4 ans. **Teinture** : A C au 1/5 ; 1 gr. = LIII gouttes; 1/2 goutte paâ (4 = II; 10 = V gouttes). — N C au 1/10, donc *deux fois moins active*, (1 gr. = LVII gouttes) ; I goutte paâ (4 = IV ; 10 = X gouttes). **Adn**: Dans un peu d'eau ou en potion.

Strychnine : 23.

Sublimé corrosif : 22.

(2) **Sulfonal** (cristaux incolores, solubles seulement dans eau bouillante). — Hypnotique, surtout pour insomnies d'origine nerveuse ; bon aussi chez hystériques, neurasthéniques, hallucinés. **D** : 0 gr. 05 paâ ; pas avant 3 ans (3 = 0,15 ; 10 = 0,50 ctgr.). **Adn**: En paquets ou cachets, dans confiture ou infusion chaude sucrée.

(1) **Talc (Poudre de)**. — A haute dose dans entérite tuberculeuse (30 à 40 gr. dans une tasse de lait.) — Poudrage (talc stérilisé).

(2) **Tanin** (4) **Tanigène** (4) **Tanalbine** (Poudres). — Astringents intestinaux. Antidiarrhéiques. **D** : 0,15 paâ, ou plus. 0 à 1 = 0,10 à 0,15 ; 10 = 1 gr. 50, en 3 à 6 prises, dans une cuill. de lait. (V. Gastro-entérites aiguës.)

(1) **Tartrique (Acide)**. — 0,20 paâ ; en boisson rafraîchissante. Sirop à 1 p. 100 : 1 c. soupe paâ. Limonade tartrique (100 gr. de sirop p. 1.000. — L'acide tartrique ajouté au sublimé dans les solutions assure la solubilité et renforce l'action du sublimé (1 gr. p. 1.000).

(2) **Térébenthine**. — Stimulant, balsamique, antiseptique des app. respiratoire et urinaire. **Sirop** : 3 gr. paâ (1 = 3 gr. ; 10 = 30 gr.) [Sirops de térébenthine, de tolu (avec ou sans Sp de capillaire)... des trois : āā]. — (2) **Essence** en friction, v. Alcool [9].

(2) **Terpine** (cristaux blancs peu solubles). — Modificateur des sécrétions bronchiques (expectorant à petites doses) ; dérive de la térében-

thine, mais plus énergique. **D** : 0, 05 paâ (1 = 0,05 ; 10 = 0,50 ctgr.) ; en 3 à 5 paquets pj. en suspension dans lait; ou en potion (soluble dans 200 fois son poids).

Terpine	0,05 paâ.	Terpine	0,05 paâ.
(Benzoate de soude	0,50 paâ).	Benzoate de soude	0,50 paâ.
Sirop de tolu	40 gr.	Cognac vieux	10 à 20 gr.
Eau distillée	60 c. c.	(Sirop diacode	3 gr. paâ).
par cuill. toutes les 2 h.		Eau (de tilleul) q. s. p.	120 c. c.
		par cuill. toutes les 2 h.	

(4) **Théobromine** (poudre blanche insoluble). — Diurétique énergique : 0,10 paâ ; pas jusqu'à 2 ans (2 = 0,20 ; 10 = 1 gr.) ; en paquets ou cachets ; en 2 fois, matin et après-midi ; pas le soir, pour éviter insomnie.

Théobromine	0,10 à 0,25
Lactose	1 gr.

Pour 1 paquet, dans une cuill. de lait ou d'eau.

(3) **Thymol.** — Anthelminthique (Trichocéphales). V. vers [310]. Vaporisations : v. Benjoin [12], Menthol [22]. Dans brûlures [115].

(1) **Tilleul** (Fleurs). — Antispasmodique. Infusions de fleurs : 10 p. 1.000. *Eau distillée de T* (100 gr. ou plus).

Bain calmant à 35 *ou* 38° (v. 70).

Fleurs de tilleul	50 à 100 gr. ou plus (250, 500 gr.).
Feuilles d'oranger	10 gr. ou plus (100 gr.).

A infuser 1 h. dans 1 ou 2 litres d'eau bouillante et à ajouter dans l'eau du bain (25 à 30 litres).

(1) **Tolu.** — Balsamique. Le **Sirop de Baume de Tolu** (20 à 30 gr.) coupé ou non de moitié d'eau de fl. d'oranger, est un bon excipient dans les potions destinées aux enfants. V. les formules p. [9], [10], [12], [14], [16], [24], [30], [32].

(3) **Trional** (cristaux brillants, peu solubles dans l'eau froide). — Hypnotique des nerveux ; pour Weill, remplacerait l'opium chez le nourrisson : cependant on ne l'emploie pas en général avant 2 ans **D** : 0,10 paâ (2 = 0,20 ; 10 = 1 gr.) ; **Ad**ⁿ : en cachets, ou en suspension dans eau sucrée, dans un liquide chaud.

Ulmarène : 28.

(3) **Uréthane** (cristaux incolores). — Hypnotique très peu toxique, assez recommandable chez l'enfant : 0,20 à 2 gr. pj. **Ad**ⁿ : en solution, potion.

Uréthane	2 gr.
(avec ou sans Sp. de fleurs d'oranger	30 —)
Eau (simple ou) de laitue	q. s. pour 100 c. c.

1 c. café = 0,10 ctgr. Une ou plus le soir.

(3) **Urotropine** (poudre blanche). — Diurétique, dissolvant de l'acide urique. **D** : 0,10 paâ. **Ad**ⁿ : paquets de 0,25 à 0,50 dans eau sucrée, ou en solution dans eau.

(1) **Valériane**. — Antispasmodique : névropathies, polyurie nerveuse. 1. Valérianate d'ammoniaque cristallisé (3) : 0,03 paâ (1 = 0,03 ; 10 = 0,30), potion. 2. V^ate d'ammoniaque liquide (sol. Pierlot(4) : 1 gr. paâ (0 à 1 = 0,50 à 1 gr. ; 10 = 10 gr.). 3. Sirop de valériane (2) : 3 gr. paâ (1re = 2 à 3 gr., 10 = 30 gr.). 4. Extrait fluide de V (3) : 2 gr. paâ (0 à 1 = 1 à 2 gr. ; 10 = 20 gr.). Le V^ate d'ammoniaque peut s'unir aux bromures.

(4) **Zinc** (**Oxyde**). — U E. Ulcérations, dermatoses, plaies; sous forme de poudre, ou incorporé à pommades, pâte, huile, colle, dans la proportion de 1 p. 10, à 1 p. 2.

Pommade : [13], [22], [117]. *Pâte*; *Pâte de Lassar* [117].

EAUX MINÉRALES (*a*)

Aix-les-Bains (Savoie). Eaux sulf. calciq., chaudes. Usage Externe : rhumat. chron., névralgies rebelles. — **Alet** (Aude). E bicarbon. calc. faibles. U Interne : diète hydrique. — **Allevard** (Isère). E sulf. calc. froides. U I : manif. respir. de l'arthritisme; asthme, bronchite chr., emphys.; tub^ose^ pulm. apyrétiq. U E: dermatoses atones.

Bagnères-de-Bigorre (H.-Pyr.). E sulf. calc. ch. U I et E : terrain neuro-arthrit., rhumat. chr. — **Bains-les-Bains** (Vosges). E hyperthermales. Très sédatives; algies, éréthisme nerveux. Source St-Colomban : diurèse, diète hydrique, coupage du lait. — **Barèges** (H.-Pyr.). E sulf. sod. ch. U E : diathèses torpides, lymph., scrofule; dermatoses atones. — **Biarritz**. Thermes salins. Scrofule simple. — **Bourbon-Lancy** (Saône-et-Loire). E chlor. sod. ch. U E : rhumat. éteint, cardiop. légères. — **Bourbonne-les-B.** (H.-Marne). E chlor. sod. ch. U I et E : anémie, lymph., scrof., rhumat. chr., tub^ose^ oss. et gangl. — **La Bourboule** (Puy-de-Dôme). E chlor., bicarbon., arsenic., fr. et ch. U I et surtout E : anémie, lymphat., scrofule et arthritisme avec tr. respir. ou cutanés; tub^ose^ pulm. au début, asthme, adénop. cervic.; tr. bronchiques, simples ou tuberculeux. — **Brides** (Savoie). E sulfat. chlor. sod., ch. U I : tr. dig., constip., colites, obésité. — **Bussang** (Vosges). E bicarb. sod., calc., arsén. de fer. U I : dyspepsies, chlorose.

Carlsbad (Bohême). E bicarb. chlor., sulfur, ch. : aff. digest., foie. — **Cauterets** (H.-Pyr.). E sulfur. sod. ch. UI et E : arthritisme et scrof. torpides, anémie, adénop. : tub^ose^ pulm. sans réaction ; aff. respir. chr. — **Challes** (Savoie). E sulfur. sod. iod., fr. U I : scrof., lymphat., adénop. chr.; pharyng., coryza chr., ozène. — **Châtel-Guyon** (Puy-de-Dôme). E. chlor. sod. magnés., bicarbon. U E et surtout U I : tr. digestifs chroniques; dyspepsie, colites, constipation. — **Contrexéville** (Vosges). E bicarb. sulfat. fr. U I : arthritisme, lithiase urinaire.

Dax (Landes). Boues. Arthrites chroniques, rhumatismes.

Eaux-Bonnes (B.-Pyr.). E sulfur. sod. et calciques, ch. : aff. chr., respir; rhino-ph., bronchite chr., asthme. — **Eaux-Chaudes** (B.-Pyr.). E sulf. sod. ch. U I et E : rhumat., tr. ovar., dysménorrhée. — **Enghien** (S.-et-O.). E sulf; U I et E : bronchite chr., dermatoses atones. — **Evian** (H.-Savoie). Légèrement bicarbon. U I : arthritisme, neurasthénie, gastro-entérites, lithiase biliaire ou urinaire.

Lamalou (Hérault). E bicarb. ch. Surtout U I : M^ies^ nerveuses chron. — **La Mouillière** (Doubs). E chlor. sod. U E : scrofule simple, rachit. — **Luchon** (H.-Garonne), E sulfhydr., sulfur. sod., ch. U E surtout : aff. chr. respir. — **Luxeuil** (H.-Saône). E sal. ou ferrug., ch. U E surtout : anémie, neuro-arthritisme.

(*a*) U I veut dire Usage Interne. U E : Usage Externe.

Martigny (Vosges). E bicarb. alc. fr. U I surtout. — **Mont-Dore** (Puy-de-Dôme). E ch., bicarb., ferrug., arsenic., silicatées. U E surtout: aff. respir. chron., bronchite, emphysème, surtout asthme; aff. naso-pharyng.; manif. arthritiques ; prétuberculose.

Néris (Allier). E très ch., peu min. U E : névroses.

Orezza (Corse). E bicarb. ferrug. U I : chlorose, anémies.

Plombières (Vosges). E alcal., silicat. sod., ch. : tr. digestifs. — **Pougues** (Nièvre). E bicarbon. calcique. U E et surtout U I : tr. dig., dyspepsies atoniques, entérites chroniques, intoxications gastro-int.; arthritisme ; recalcification.

Royat (Puy-de-Dôme). E bicarbon. chlorurée, gaz., ch. U E et U I : arthritico-herpétisme et ses manif[ns] cutanées, digestives, surtout chez lymphatiques, anémiques, nerveux, neurasthéniques, affaiblis.

St-Gervais (H.-Savoie). E sulf. chlor. sod. U E: dermatoses — **St-Honoré** (Nièvre). E sulf. sod., arsén., ch. arthrit. ou scrof. avec manif[ns], resp. ou cutanées. — **St-Nectaire** (Puy-de-Dôme). E bicarb. chlor. sod. ch. : anémies, lymphatisme, débilités congénitale ou acquise, atonies de toutes sortes ; albuminuries. — **St-Sauveur** (H. Pyr.). E sulf. sod ch. U E: hyst., névrop : dermat. et tr. ovar. — **Salies-de-Béarn** (B.-Pyr.). E chlor. sod. bromo iod., sod., fr. U E: rachit., scrof.; tub[ose] oss., gangl. — **Salins** (Jura). E chlor. sod. bromurées, fr. U E : rachitisme, scrofule, lymph., tub[ses] oss., gangl. ; adénop. simples.

Uriage (Isère). E surtout sulf. et chlor. sodiq. U I et E : dermatoses torpides (arthrit., scrof.).

Vals (Ardèche). E bicarb. sod. U I surtout : tr. digestifs, rénaux hépatiques ; diète hydrique. — **Vichy** (Allier). E bicarbon. sod., gaz., ch. ou fr. U I : tr. de l'app. digestif et annexes, estomac, intestin, foie; diète hydrique. — **Vittel** (Vosges). E. bicarb. sulfat. fr. Lithiase urinaire.

DÉFINITION DE L'ENFANCE

L'enfance s'étend de la naissance à la puberté, c'est-à-dire *de 0 à 15 ans*. On peut diviser l'enfance en 3 phases.

1° *Première* enfance ou *petite enfance*. 1. *Période du nouveau-né*, c'est-à-dire le premier mois. Maladies les plus fréquentes : malformations et infections congénitales, débilité congénitale, asphyxie des nouveau-nés, infections du cordon, paralysies obstétricales, aff. cutanées, ophtalmie purulente. — 2. *Période du nourrisson*, qui va du 2e mois à la fin de l'éruption de la première dentition, c'est-à-dire jusqu'à la fin de la 2e année environ (24e mois). Maladies les plus fréquentes : tr. de l'appareil digestif; puis athrepsie, broncho-pneumonie, eczéma, pyodermites, paralysies infantiles, rachitisme, éclampsie.

2° *Seconde* ou *moyenne enfance*, qui va du début de la 3e à la 7e année, c'est-à-dire au moment où commence la seconde dentition. Maladies les plus fréquentes : fièvres éruptives, diphtérie, coqueluche, adénopathie trachéo-bronchique, méningite tuberculeuse, tuberculose osseuse ou articulaire.

3° *Troisième* ou *grande enfance*, de 7 ans jusqu'à la puberté (12 à 16 ans). Peut être divisée elle-même en 2 périodes. 1re (jusqu'à 11 ans pour les filles et 13 pour les garçons) : croissance en poids et taille lente; 2me formée des 1 ou 2 années précédant la puberté : poussée de croissance, atteignant par an 4 à 6 kilogs pour le poids et 7 centimètres ou plus pour la taille; c'est la *phase prépubère*, *l'âge ingrat*. Maladies les plus fréquentes (se montrent surtout dans la 2e période) : rhumatisme articulaire aigu, cardiopathie rhumatismale, chorée, rachitisme tardif et certaines localisations de la tuberculose (péritoine, os, articulations), teignes.

4° La *Puberté* suit la grande enfance, elle commence à 12 ou 13 ans chez les filles, à 14 ou 15 chez les garçons (V. *Puberté* et *Nubilité*[271]); c'est l'âge de : chlorose, scoliose, rachitisme tardif, ostéomyélite, pied plat valgus, albuminurie intermittente, f. typhoïde, tuberculose. — L'*Adolescence* commence à la puberté et se prolonge jusqu'à 18 ans environ, âge auquel le développement physique peut être considéré comme complet.

EXAMEN DES ENFANTS

Nous avons surtout ici en vue l'examen de la Première Enfance. Le faire aussi complet que possible, sans se laisser entraîner par une idée préconçue avant de l'avoir terminé. Suivre toujours le même plan, en insistant cependant sur les points qui ressortent particulièrement de l'interrogatoire des parents (*Anamnèse*). Voici le plan que nous suivons :

Nom. Age. Sexe. Date de l'observation.

I. ANAMNÈSE par l'interrogatoire des parents.

1. **Causes** qui leur font amener leur enfant au médecin.

2. **Antécédents familiaux (héréditaires)**. — 1° **Parents**. Diathèse neuro-arthritique (migraines, eczéma, hémorroïdes, obésité, diabète, goutte, asthme, névropathies). Infections, surtout tuberculose, syphilis (fausses couches). Intoxications, surtout alcoolisme. — 2° **Autres enfants**. Causes des morts (méningite tuberculeuse). Santé des vivants. Anormaux. — 3° **Mère**. Affections pendant la grossesse : maladies infectieuses, éclampsie, traumatisme. Accidents de la parturition, des suites de couches.

3. **Antécédents personnels**. — 1° **Epoque de la naissance**. A terme. *Avant terme* : comme cause[268], penser à maladies infectieuses intercurrentes, telles que f. typhoïde, pneumonie, tuberculose, infection streptococcique et surtout syphilitique ; intoxications, surtout alcoolisme, albuminurie gravidique, éclampsie ; insertion vicieuse du placenta ; enfin penser encore à surmenage, misère, nervosisme. — 2° **Naissance**. Son poids de naissance. L'enfant a-t-il présenté quelque chose d'anormal : asphyxie du nouveau-né, paralysie obstétricale, ophtalmie purulente, malformations (bec-de-lièvre, spina bifida, imperforation de l'anus), cyanose (penser au cœur), ictère persistant (penser au foie), pemphigus (penser à syphilis héréditaire) ; suppurations ombilicales. — 3° **Mode d'alimentation**. 1. *Sein*. Sein uniquement ou allaitement mixte, alimentation supplémentaire autre que le lait. *Mère* ou *nourrice?* de l'une ou l'autre, rechercher santé, régime, boissons, médicaments pris, retour des règles, etc. S'informer soigneusement de la réglementation de l'allaitement : tétées, nombre, intervalle, quantité. 2. *Artificiel*. Examiner soi-même le biberon et la tétine, leurs forme et propreté. S'informer du lait, de son origine, de sa nature,

de sa stérilisation (à la maison ou par industrie), du mode de coupage, de l'emploi des laits *modifiés*. S'informer encore plus soigneusement ici de la réglementation de l'allaitement. Aliments autres que le lait : à quelle époque les a-t-on employés pour la première fois? — 4º **Sevrage.** A quel âge? — 5º **Dentition.** Age d'apparition. Causes du retard[153] : allaitement artificiel, cachexie, idiotie, myxœdème, syphilis héréditaire et surtout rachitisme. — 6º **Marche.** Age : 12 à 14 mois, au plus tard à 16 mois (a). Causes du retard : rachitisme ou autres maladies du squelette, aff. chroniques du système nerveux (telles qu'hydrocéphalie, paralysie infantile, scléroses cérébrales). — 7º **Parole.** Age : l'enfant doit dire quelques mots à 1 an, parler couramment à 2 ans. Causes du retard : imbécillité, idiotie, surdi-mutité. — 8º **Maladies** qu'a déjà eues l'enfant. Insister surtout sur fièvres éruptives et maladies infectieuses qui assurent l'immunité. — 9º **Vaccination et revaccinations**?

II. — ÉTAT ACTUEL. EXAMEN PROPREMENT DIT

I. **Examen externe** : faire déshabiller l'enfant complètement.

1º **Facies. Physionomie et Attitude** pendant la veille et, si possible, pendant le sommeil. Beaucoup de symptômes et de maladies donnent un aspect assez spécial ; ainsi : *coliques*, pendant lesquelles le visage se contracte; *convulsions*, qui débutent par la face (globes oculaires, commissures labiales) ; *fièvre*; *constriction du larynx* par spasmes ou obstacle (laryngite striduleuse ou faux croup, croup avec tirage, face violacée); *broncho-pneumonie* avec dilatation des ailes du nez, respiration à type inverse, inspiration longue avec tirage latéral; *entérite cholériforme* avec si rapidement face pâle, nez effilé, yeux cernés et excavés ; *sclérème* dans lequel l'enfant est rigide, traits figés, yeux fermés, lèvres immobiles ; *cachexie infantile* quelle qu'en soit la cause : entérite chronique et athrepsie, syphilis, inanition, avec amaigrissement, peau terreuse, flasque, ridée, os saillants : le tout donnant à l'enfant l'aspect d'un petit vieillard. Plus tard : *coqueluche* avec bouffissure du visage; *rougeole* avec coryza et larmoiement ; facies des *oreillons*, du *myxœdème*, des *adénoïdiens*, des *idiots*; du *rachitisme*, de la *f. typhoïde*; *méningite tuberculeuse* avec son aspect si connu : phobie du bruit et de la lumière, attitude en chien de fusil, etc.

2º **Cris** : très utiles à étudier. Cri de *caprice*; cri de la *faim* qui se renouvelle toutes les 2 ou 3 heures ; cri de la *douleur* : celui-ci ne cesse pas quand on distrait l'enfant, quand on lui donne le sein, quand on lui caresse doucement le sommet de la tête d'arrière en avant, quand on l'expose à la lumière ; tandis que s'il s'agit de caprice,

(a) Les enfants nourris au sein marchent plus tôt que ceux élevés au biberon ; les filles plus tôt que les garçons ; les jumeaux plus tard que les autres enfants.

l'enfant se calme et se laisse palper. Dans le cas de douleur l'enfant continue à crier; il faut chercher s'il n'est pas piqué par une épingle, mordu par un parasite, trop serré dans ses vêtements, soumis à chaleur ou froid excessifs. Les coliques le font souvent crier, plus encore quand on presse sur le ventre. Restent encore les cris dus à évolution dentaire, spasme anal ou fissure anale, lithiase rénale, à otite moyenne, etc. — Le cri est bien souvent modifié dans les différents états pathologiques : il est affaibli dans l'athrepsie, la débilité congénitale; éteint dans les aff. du larynx, étouffé dans celles du poumon. Il peut être encore pénible, aigu, entrecoupé; rappelons le cri *hydrencéphalique* de la méningite tuberculeuse, caractérisé par des plaintes prolongées, le cri dans la *syphilis héréditaire*, dû souvent aux altérations osseuses : soit véritables douleurs ostéocopes, soit conséquence de la fracture ou du décollement épiphysaire.

3° **Taille**. — *Poids :* noter s'il y a embonpoint ou amaigrissement. V. Tableau d'urgence [4].

4° **Pouls** : le tâter pendant le sommeil ; moyenne (v. id) [5]; très instable, avec inégalités et irrégularités sous la moindre influence, habituelles pendant et après la fièvre; le pouls a donc relativement peu d'importance.

5° **Température** : beaucoup plus importante que le pouls (v. Fièvre [191]); mettre un thermomètre huilé ou vaseliné dans le rectum. — Pouls et température dissociés [227, 229, 75].

6° **Peau**. Coloration : la face, rouge foncé après l'accouchement, devient jaunâtre vers le 3e jour (*ictère physiologique des nouveau-nés*), et enfin rosée. Dans le *sclérème* des nouveau-nés, elle prend une teinte vineuse, cyanosée, persistante; dans l'*ictère véritable*, les téguments sont jaune vif, les conjonctives et les urines sont aussi colorées. Les maladies graves s'accompagnent en général de pâleur.

La peau du petit enfant est fine, très sensible aux irritations et aux infections; y chercher éruptions, cicatrices (en particulier les traces de vaccination qu'il faut avoir vues soi-même) ; abcès, traces d'œdème, de sclérème, de myxœdème. Le *cuir chevelu* est aussi très sensible, surtout aux aff. parasitaires : la teigne, qui ne pousse que chez l'enfant, en est un exemple.

7° **Squelette** (os, articulations) : inspecter surtout crâne (craniotabes, etc.), grande fontanelle (*a*), colonne vertébrale (mal de Pott, scoliose), fémur, tibia, pied (pied bot). Penser à déformations rachitiques, ostéomyélite [245]; v. malformations thoraciques [309].

Démarche de l'enfant après 2 ans. Typique dans chorée, hémi-

(*a*) *Fontanelles*. La F postérieure s'oblitère dans la 1re année. La F antérieure, ou grande F, se ferme vers le 15e mois ; retards d'ossification causés par tr. digestifs, rachitisme, hydrocéphalie, myxœdème.

plégie, paraplégie, mal de Pott; dans coxalgie ou tumeur blanche du genou (claudication), dans luxation double de la hanche (balancement bilatéral), dans tubercules du cervelet (démarche titubante, ébrieuse), dans maladie de Friedreich (démarche tabéto-cérébelleuse [225]), dans myopathies (démarche de canard, dandinement); dans maladie de Little et sclérose en plaques (démarche spasmodique).

8° **Ganglions** : doivent être examinés systématiquement, dans les régions sous-maxillaires, cervicales, axillaires (la pulpe des doigts tournée vers le thorax), inguinales. Normalement les ganglions sont à peine perceptibles à la palpation; une adénopathie doit être étudiée quant au siège, à l'étendue, au volume, à la consistance; il y a péri-adénite quand l'inflammation dépasse le ganglion; marche possible vers la suppuration.

9° **Face.** Teint. *Asymétrie* [103]. *Bouffissure*, par chlorose, lymphatisme, obésité, œdèmes [241], myxœdème, exanthèmes (érysipèle, variole, etc.), grippe, coqueluche après les quintes. **Lèvres** : bec-de-lièvre, fissures. **Bouche** : y introduire le doigt, que l'enfant suce vigoureusement quand il est bien portant. Examen de la bouche [107], maladies [108]. Toucher *naso-pharyngien* [81]. **Langue** [219], **dents** [153] (éruption en retard). — **Nez** [239] : recherche de la perméabilité nasale, etc. — **Œil** (Conjonctive [127], Cornée [141]); en dehors de l'examen externe, l'ophtalmoscope fera reconnaître au fond de l'œil les tubercules de la choroïde dans la méningite, la névrite optique dans les tumeurs cérébrales. — **Oreille** [243] : un écoulement y passe souvent inaperçu. — **Gorge** [201].

10° **Thorax** : chapelet costal, déformations thoraciques [309].

11° **Organes génitaux externes** : testicules [306]; vulve : celle-ci est béante par suite du développement insuffisant des grandes lèvres, d'où la fréquence des vulvites chez les petites filles.

12° **Abdomen** : examiner état de la peau et lacis veineux, ombilic, orifices herniaires (hernies); anus, fesses (région ano-fessière, érythèmes [191], lésions syphilitiques [299]); toucher rectal (polypes, invagination intestinale). L'abdomen peut être : soit *rétracté* (méningite?), soit *gros*, v. Abdomen [78]. Rechercher signe de la fluctuation ou du flot, bruit de clapotage gastrique [193], bruit de gargouillement intestinal, douleur aux angles des côlons [168] et surtout au point de Mac Burney (appendicite); corde formée par portion du côlon en état de spasme (constipation, colites).

II. — Exploration des différents appareils.

1. **App. digestif.** *Appétit* [95], soif, régurgitations et *vomissements* [341]; *coliques* [125]. — *Selles.* Nombre : 1er mois, 3 à 4 pj; 6 mois suivants, 2 ou 3; 2e année, 1 à 2; elles doivent être bien homogènes, sans

grumeaux, de couleur jaune d'or, œufs brouillés tant que le lait sera le seul aliment; elles doivent s'écraser, s'effriter sous le doigt et non s'effiler; toute selle consistante est bonne quelle qu'en soit la teinte; noter s'il y a diarrhée[158] ou constipation[129]. — *Gorge* : difficile à voir chez le nourrisson; le palper, plus utile, permet de reconnaître : végétations adénoïdes[80], abcès rétro-pharyngiens[77]. Habituer le plus tôt possible à montrer gorge et langue. C'est par la gorge qu'on terminera l'examen de l'enfant[201].

Estomac. Examen très difficile dans 1re enfance ; palpation impossible à l'état normal, à cause du côlon transverse qui le recouvre. Tubage (introduire une sonde comme dans le lavage, puis aspirer), peut servir à y constater des résidus alimentaires à un moment où l'estomac devrait être vide, et à recueillir des crachats. V. 193.

Foie. Normalement très volumineux ; il occupe plus du tiers de la cavité abdominale ; remonte en haut jusqu'à la 5e côte sur la ligne mamelonnaire, jusqu'à la 7e sur la ligne axillaire, et dépasse en bas le rebord costal ; sur la ligne médiane il occupe tout l'épigastre et n'est séparé de l'ombilic que par 1 ou 2 centimètres. — Palpation : chercher, en se plaçant à la tête, à accrocher le bord inférieur, mince et flexible, ou se plaçant du côté des membres inférieurs, les doigts à plat sur l'hypochondre, à atteindre ce même bord. — Causes du *Foie gros* [196].

Rate. Normalement inaccessible à palpation, à peine perceptible à percussion. Examen : mettre l'enfant dans le décubitus dorsal ou plutôt latéral droit, cuisses fléchies, puis tracer légèrement avec l'ongle la *ligne axillaire*, du fond de l'aisselle à l'épine iliaque antéro-supérieure. Inspection : l'hypertrophie de la rate peut déterminer une saillie unilatérale de l'hypochondre gauche, avec soulèvement des côtes. Palpation plus instructive que percussion : les doigts recourbés en crochets au-dessous du rebord costal gauche, sur la ligne axillaire, accrochent facilement la rate quand elle est grosse, surtout pendant l'inspiration ; la palpation permet encore de reconnaître la consistance, dure ou molle : l'état de la surface, inégale, bosselée, sillonnée ; la sensibilité de la région. Percussion : elle doit être assez forte et se fait sur la ligne axillaire de haut en bas, et sur une ligne transversale partant de l'appendice xyphoïde pour couper la ligne axillaire en son milieu. Auscultation de la rate grosse : fait quelquefois entendre le *souffle splénique*, doux, systolique (v. Paludisme). — Causes de *Rate grosse* [279].

2. **App. respiratoire.** — *Nez* : écoulements (coryzas[143], simple, syphilitique[144]) épistaxis[139], occlusions nasales. — *Voix* sonore, éteinte, etc. (v. Cris[37]). — *Toux*[311] : expectorations (pas avant 5 ans, sauf dans la coqueluche). — *Respiration* (nombre à l'état normal : p. 15) : nombre, rythme anormal[175] (arythmie, dyspnée[175], polypnée, orthopnée, Cheynes-Stokes) ; respiration expiratrice[175] ;

tirage[170], cornage[139], points de côté (*a*). — **Poumon**. Inspection : examiner le thorax et non les vêtements, donc ne pas craindre de découvrir l'enfant. Présentation dans diverses positions : soit assis sur le bras replié de sa mère, de façon à offrir son dos au médecin ; soit présenté comme un plat, les deux mains de la mère le soutenant par en dessous ; soit enfin tenu par le médecin lui-même, le thorax dans une main et les fesses dans l'autre. Constater les déformations du thorax[309] permanentes ou transitoires (asymétrie dans pleurésie avec épanchement, rétraction post-pleurétique, défaut d'expansion sous-claviculaire dans pneumonie[264], etc.). — Palpation : peu de signes ; on peut cependant chercher les *vibrations* quand l'enfant crie, en appliquant comparativement la main dans les aisselles et non dans le dos. Percussion plus utile : doit toujours être légère, car une percussion forte fait résonner tout le petit thorax et par conséquent donne toujours du son ; percuter sur petite surface, avec un doigt, soit sur un seul doigt, soit directement sur le thorax. Normalement la *sonorité* pulmonaire descend : en arrière jusqu'à la 11e vertèbre dorsale à droite, et la 12e à gauche ; en avant, jusqu'à la 5e côte à droite jusqu'à la 3e côte à gauche. On trouve en dessous la matité du cœur, puis la sonorité de l'espace de Traube. — Auscultation : ne pas appuyer ; les cris n'empêchent pas d'écouter, et même le meilleur moyen d'obtenir une inspiration profonde est de faire crier l'enfant en le chatouillant ou en le pinçant légèrement. Les cris font entendre le retentissement vocal ou bronchophonie (pneumonie, engorgement des ganglions bronchiques) ; ils donnent aussi des renseignements sur les *vibrations*. Ausculter surtout l'*inspiration* et comparativement chaque poumon en avant (régions sus et surtout sous-claviculaires), puis en arrière (régions sus et sous-épineuses, et régions des grosses bronches et des ganglions au niveau de la 5e vertèbre dorsale, pratiquement à la partie moyenne du bord spinal de l'omoplate) ; puis dans l'aisselle où l'on se trouve le plus à l'abri de la propagation, si facile ici, des bruits thoraciques d'un côté à l'autre ; en outre, dans beaucoup de cas, les signes morbides prédominent à la partie latérale. — *Murmure vésiculaire* : plus fort que chez l'adulte, d'où le nom de respiration *puérile* ou supplémentaire donné par Laënnec au travail d'un seul poumon (quand l'autre est comprimé ou détruit). Le m. vésiculaire est surtout rude au sommet, il ressemble même à un souffle ; mais il commence par un F ou un V, tandis que le *souffle* commence toujours par un H aspiré ; souffle tubaire[264], trachéo-bronchique[84], caverneux[324]. — *Râles* : les sous-crépitants sont retentissants, les râles humides donnent un bruit de gargouillement à ne pas confondre avec celui d'une caverne[324]. Ces signes sont essentiellement variables. Dans la pleurésie, le m. vésiculaire

(*a*) Le point de côté, assez haut et en avant dans la pleurésie, est très fréquemment inférieur. *abdominal*, dans la pneumonie ; à droite, il peut simuler l'appendicite[99].

persiste souvent, d'où la différenciation difficile du souffle pleural accompagné de râles, malgré la présence de liquide, d'avec le souffle de la broncho-pneumonie; c'est avec la percussion légère seulement qu'on pourra faire le diagnostic d'épanchement pleural.

3. **Cœur** V. aussi 123. — Inspection. On aperçoit des mouvements physiologiques : choc de la pointe, ou pathologiques : rétraction, reptation (symphyse du péricarde [256]) ; la paroi présente quelquefois un soulèvement ou *voussure* précordiale (cœur gros, péricarde plein de liquide) à ne pas confondre avec déformation rachitique, généralement symétrique. — Palpation. La pointe siège de 0 à 1 an dans le 4e espace ; jusqu'à 7 ans, derrière la 5e côte ; enfin dans le 5e espace après 7 ans ; elle est en dehors du mamelon avant 7 ans, en dedans après 7 ans. Un choc étendu et résistant à la palpation est toujours le signe d'une augmentation de volume pathologique du cœur. On peut sentir des frémissements, des frottements (affections valvulaires et péricardiques). — Percussion. Toute matité ou submatité cardiaque facile à entendre et dépassant le sternum à droite indique une dilatation du cœur droit; c'est un signe des dilatations aiguës par maladies infectieuses et des cardiopathies chroniques. — Auscultation : le 1er bruit à la pointe est le plus fort, le 2e a son maximum dans le 3e espace au bord gauche du sternum. Le *rythme fœtal* (égalité des 2 silences et des 2 bruits) est le rythme normal chez les nourrissons. Moyenne des pulsations[5]. L'arytbmie est rare [123] ; au contraire les irrégularités et les intermittences sont fréquentes : elles peuvent apparaître sans cause, ou encore à la suite de réflexes intestinaux ou nerveux. ou comme symptômes de méningite. Les *souffles cardiaques* sont presque toujours organiques, car le poumon ne vient couvrir le cœur que tardivement; donc les souffles cardio-pulmonaires sont exceptionnels avant 4 ans; d'où enfin un souffle bien net permet d'affirmer l'existence d'une lésion orificielle (*a*). Caractères des souffles cardiaques [183], [184]; extracardiaques [184] ; des frottements [257]. Le *bruit de galop* est très rare dans l'enfance, même au cours des néphrites. — Radioscopie. Celle-ci donne, avec plus de netteté, les mêmes renseignements que la percussion sur la situation, les dimensions, la forme, les contractions du cœur : d'où son utilité dans les diagnostics d'hypertrophie, de dilatation, de variabilité ou non dans changements de position [256].

4. **Appareil urinaire.** — **Rein.** Exploration difficile : par le palper bimanuel combiné à la recherche du ballottement rénal, ou même par le toucher rectal. — **Urines.** C'est dans les langes du nourrisson

(*a*) Cependant on reconnait aujourd'hui qu'on peut rencontrer dans la 1re enfance des souffles anorganiques ou anémiques de la région précordiale, au cours de certains états provoquant l'anémie (gastro-entérite chronique, rachitisme, hérédo-syphilis, lymphocytémie....) Leur siège maximum est variable (pointe ou base), et ils coïncident fréquemment avec des souffles des gros vaisseaux du cou. Mêmes caractères que dans la chlorose [118].

qu'on voit si les urines sont chargées de sels, ictériques, sanguinolentes ; pour recueillir un peu d'urine, on peut, après le sommeil, presser de haut en bas sur le fond de la vessie. Analyse : doit être fréquente, même chez enfant normal (2 fois par an, comme l'examen des dents) ; constater volume[5], chercher urée, albumine, sucre, élimination de NaCl ; perméabilité (bleu de méthylène) ; ex. cytologique du dépôt de centrifugation, cylindres, leucocytose, globules rouges. — Troubles de la miction (incontinence d'urine)[330].

5. **Système nerveux** : 1° troubles de la *sensibilité* (céphalalgie[116], douleurs[173], anesthésie[90], hyperesthésie) ; troubles des *sens*, surtout ouïe[244] et vue. 2° Tr. de la *motilité*. 1. Caractère de la marche[38]. 2. Tremblements[314], convulsions[132], paralysies[251], contractures[132], rigidité de la nuque[279] et opistothonos, signe de Kernig[291], chorée[120], ataxie, astasie abasie[213], tics[310], athétose. 3° Tr. des *réflexes*[280]. 4° Tr. *trophiques*, et atrophie musculaire. 5° Tr. *cérébraux* : du sommeil[217], de l'intelligence ; excitation, dépression, coma[126].

6. **Examens spéciaux**, chimiques, microscopiques, bactériologiques : urine, sang, crachats, fausses membranes[92], suc gastrique, matières fécales, liquide céphalo-rachidien[266], etc. Radioscopie, essais à la tuberculine[319] (cuti-réaction, oculo-réaction, intra-dermo-réaction).

HYGIÈNE DE LA PREMIÈRE ENFANCE

I. — SOINS A DONNER AU NOUVEAU-NÉ ET AU NOURRISSON

Cordon ombilical. — *Pansement* avec de la gaze stérilisée, recouverte d'une bande de flanelle : le renouveler après chaque bain jusqu'à cicatrisation complète. Si suppuration lavages à l'eau oxygénée, puis poudre antiseptique (dermatol, ektogan[365], etc.) ; si hémorragie, panser avec tanin ou alun en poudre ; si bourgeons charnus, cautériser au nitrate d'argent. Le bain quotidien facilite la chute du cordon.

Incubation du nouveau-né. Couveuse : caisse vitrée où la température est maintenue entre 30 et 35°, et d'où l'enfant ne sort que pour le nettoyage et l'allaitement ; son emploi est indiqué chez les prématurés ou atteints de : faiblesse congénitale, cyanose, œdème, sclérème. **Habillement** : laisser faire, à la française (maillot) ou à l'anglaise (culotte), à condition que l'enfant puisse remuer bras et jambes ; pas de bonnet dans la maison. Le *change* doit être fait chaque fois que l'enfant a uriné (4 ou 5 fois pj.) ; l'enlèvement des matières sera très facilité par le dépôt après chaque nettoyage d'un peu de lanoline (en tube). Ne pas employer de couches simplement séchées; n'employer que des épingles de nourrice à pointe abritée.

Sommeil : l'enfant dort la nuit et après chaque tétée s'il est bien réglé; ne pas l'endormir dans les bras. Pendant le sommeil, la tête et le haut de la poitrine doivent être découverts. *Régler l'alimentation* est le meilleur moyen d'obtenir un sommeil calme et profond. On peut *bercer l'enfant,* mais il doit toujours dormir dans son berceau; il doit être couché de bonne heure, à 7 ou 8 heures du soir. A 1 an, l'enfant ne dort plus que 2 ou 3 fois dans le jour; à 18 mois, qu'une seule fois. *Sommeil agité* : l'interrompre et rechercher la cause du malaise, insuffisance d'alimentation, mauvaise digestion, coliques ; si l'on ne trouve rien, soupçonner le nervosisme héréditaire; donner quelques calmants, tels que bromures ou chloral, mais pas de préparations opiacées comme la populaire décoction de têtes de pavots. Chez l'enfant sevré, surveiller l'alimentation du soir et rationner les liquides, cause fréquente d'agitation, de sueurs, de terreurs nocturnes. — **Berceau** : large; literie : 1 ou 2 matelas de crin, varech ou balle d'avoine; un imperméable recouvert d'un piqué, un drap de toile; un oreiller de crin plat; *bouillotte* inutile chez enfant bien portant. *Couchage* surtout au début : non sur le dos, mais sur un côté (alterner) pour permettre régurgitations, vomissements. *Filet* à mailles larges très utile. *Rideaux* très utiles (contre courants d'air, insectes, lumière trop vive, etc.); en tissu lavable blanc, toile ou coton. L'enfant doit coucher seul pour éviter le risque d'être étouffé. — **Chambre** : spacieuse, 15 à 20 m. c. par enfant. Chauffage au feu de bois si possible; température 15° à 16°. — **Promenades**. *Première sortie* : en été vers le 8e, en hiver du 15e au 30e jour, mais jamais avant la chute du cordon; elle sera d'une 1/2 heure. *Sorties ultérieures* : les prolonger le plus possible sans imprudence; l'enfant ne doit jamais sortir quand la température est au-dessous de zéro; ni par pluie, ni par vent d'est ou de nord-est ; ni par hautes températures entre 11 heures et 3 heures ; le porteur ne doit pas s'asseoir si la température ne dépasse pas 15°. Ne pas déshabiller complètement l'enfant *aussitôt* après sa rentrée ; lui enlever ses vêtements peu à peu. *Voiture ou bras* : le bras est infiniment préférable ; pas de voiture au-dessous de 6 mois, à moins d'avoir une voiture bien abritée, bien suspendue, bien chauffée. *Marche* : ne jamais pousser l'enfant à marcher, il doit marcher spontanément et sans aide. — **Voyages** : l'enfant peut voyager après quelques semaines, comme sa mère. **Climats** : v. 67. Campagne : bonne pendant l'été. Montagne : pas plus de 800 m. Mer : dangereuse, surtout bord immédiat et avec vent. Bains de mer : v. 67.

Hygiène de la tête. Les premiers cheveux tombent naturellement ; faire des lotions tièdes, des savonnages légers, puis essuyage et brossage léger, suivi ou non d'une onction avec vaseline, glycérolé d'amidon. — **Hygiène de la peau** : laver de pied en cap; bain quotidien frais (entre 31 et 33°) le matin, à 7 heures devant le feu ; il sera extrêmement court : tremper l'enfant, en le tenant par la nuque, pendant 2 ou 3 minutes, et le faire gesticuler ; le laver avec éponge et savon dans le bain; essuyer doucement avec un peignoir chauffé, puis poudrer avec poudre inerte (talc, lycopode). Donner le bain le soir si l'enfant est agité, nerveux, ou s'il y a de l'insomnie. Différents bains : v. 68.

Habillement du nourrisson. *Flanelle* plutôt utile, car protège du refroidissement l'enfant qui transpire facilement. A 1 an 1/2, chemise de nuit longue, à coulisse, qui empêche l'enfant de se découvrir. *Jambes nues* ? *Bas* ou *chaussettes* suivant pays ou sensibilité, de laine en hiver, de coton en été ; guêtres pour sortir l'hiver. *Chaussures* : tige haute, semelle épaisse, imperméable, pas de talon ou talon large et bas. *Bourrelet* protégeant la tête contre chute et bosse sanguine : tombé en désuétude. Ne jamais exposer la tête au soleil.

Vaccination. V. p. 332.

II. — ALIMENTATION

A. — ALIMENTATION JUSQU'AU SEVRAGE

1° ALLAITEMENT NATUREL

1. **La mère**. — *L'allaitement maternel* est supérieur à tous les autres. **Avant l'accouchement** on peut souvent prévoir les qualités de nourrice de la mère par l'*état des seins*. Elle sera bonne nourrice si ceux-ci sont fermes, gros, couverts de veines bleuâtres, si la pression donne du *colostrum*; si le mamelon est gros, mûriforme, bien saillant, entouré d'une auréole brunâtre; on doit au contraire craindre les seins flasques, pendants, à mamelons rétractés, sans colostrum à la fin de la grossesse. Mais *on se trompe souvent*, d'où la nécessité d'essayer l'allaitement. Donc, quand la mère est enceinte et qu'on demande : doit-elle nourrir ? répondre qu'en théorie la femme doit nourrir.

La *syphilis* de la mère est une indication formelle d'allaitement, car l'enfant est souvent débile et ne peut par contre être confié à une nourrice mercenaire.

Jumeaux. L'allaitement naturel est indispensable, d'autant que ce sont souvent des prématurés, des débiles; la mère s'aidera de lait de vache dès que nécessaire.

Contre-indications : 1° **Venant de la mère**. 1. *Au point de vue général*. C.-ind^ns^ discutables : *consanguinité* (peut c.-indiquer le mariage, mais non l'allaitement) ; *lymphatisme*, scrofule (pourraient faire écarter la mère) ; la *maigreur* non plus que l'*âge* (sauf l'âge trop avancé) ne sont des c.-indications. C.-ind^ns^ absolues : *tuberculose* avérée ou possible, maladie de *cœur, estomac, reins; chlorose, obésité, rhumatisme, gravelle, goutte, asthme, diabète sucré;* en somme les principales manifestations de la *diathèse arthritique;* enfin *névroses graves, folie, épilepsie, hystérie* à grandes attaques. — 2. *Venant des seins* : mamelon trop court qu'on ne peut former malgré pompage et surtout mamelon ombiliqué (essayer la téterelle); mamelon bien conformé, mais porteur de fissures ou crevasses (v. p. 47). — Un *seul sein* d'utilisable (à cause d'abcès, de vice de conformation) ; ce sera un motif de refus pour une nourrice, mais pas nécessairement pour la mère. — **Agalactie** (absence de lait) exceptionnellement complète, plutôt *hypogalactie;* essayer avant tout succion par la bouche du nourrisson; auto-succion par la téterelle d'Auvard, bière de malt, extrait de graines de cotonnier, galéga (souvent efficace)[366], sel marin, anis, fenouil, cumin (poudre de l'un des trois : 1 à 5 grammes pj), électricité (haute fréquence), massage des glandes, hydrothérapie froide locale, applications chaudes, méthode de Bier, pour aboutir en désespoir de cause à la nourrice (*a*).

Le galéga est d'une innocuité absolue. Ex. Donner 4 c. soupe pj de :

Extrait aqueux de Galéga	āā 10 gr.
Chlorhydro-phosphate de chaux	āā 10 gr.
Teinture de fenouil	āā 10 gr.
Essence de cumin	XV gouttes.
Sirop de sucre	400 gr.

(Marfan.)

Médicaments galactagogues et antigalactagogues 51.

Le médecin doit donc, s'il y a hésitation, se prononcer toujours pour un essai loyal : d'autant qu'on ne peut pas être certain qu'une femme n'aura pas de lait, parce qu'elle n'en a pas après 24 ou 48 heures.

2° **Venant de l'enfant** : il n'a pas la *force* de téter (par faiblesse congénitale, naissance avant terme) ; l'aider par gavage et couveuse ; ou il présente des *malformations de la bouche*, bec-de-lièvre ou gueule-de-loup, qui rendent la tétée impossible ; ou il est atteint de paralysie faciale, de brièveté du frein (filet) qui empêche très rarement l'allaitement. Il existe enfin des enfants qui ne peuvent supporter le lait d'aucune femme, ni mère, ni nourrice.

Durée de l'allaitement maternel : le plus longtemps possible, à condition de donner une alimentation supplémentaire en temps opportun ; le mieux est d'aller jusqu'à 15, 18 mois et plus, à moins de raisons majeures de la mère : maladie, anémie, nouvelle grossesse.

Conditions pouvant influer sur la durée de l'allaitement. Interruption définitive : dans *maladie sérieuse* de la mère telle que : f. typhoïde, pleurésie, pneumonie, érysipèle, rhumatisme articulaire aigu, scarlatine; de même, anémie, dyspepsie, aff. utérines,

(*a*) On a essayé aussi, sans résultat actuellement appréciable, l'opothérapie placentaire et mammaire.

tuberculose. — Interruption passagère : dans diète plus ou moins absolue (appendicite, etc.), lymphangite et abcès du sein; dans *simple indisposition* telle que rhume, grippe, embarras gastrique. Aider alors pendant quelques jours avec lait stérilisé pour reprendre l'allaitement après guérison. Agir de même dans l'ictère catarrhal, colique hépatique, où le lait devient souvent amer, quelquefois jaune et peut nuire au nourrisson. *Fatigues de la vie mondaine, surmenage, émotions* morales vives, surtout brusques : peuvent faire disparaître le lait. *Retour prématuré des règles* : ne doit jamais faire abandonner l'allaitement ; les règles reparaissent assez souvent après 3 à 6 mois : elles existent quelquefois pendant tout l'allaitement. *Relations conjugales* : sans influence, mais craindre une nouvelle grossesse. *Nouvelle grossesse* : ne rend pas le lait mauvais, mais fatigue la mère ; il vaut donc mieux cesser l'allaitement. — *Arrêt du lait* : par maladie, frayeur ou suppression du sein pendant quelques jours; tenter de reprendre l'allaitement, ce qui peut faire revenir le lait. Cependant, malgré une très bonne hygiène, il se produit quelquefois une diminution dans la quantité du lait. *Moyens galactogènes* : v. Agalactie, 46.

Lavage des seins : doit être fait avec eau bouillie, eau boriquée, avant et après chaque tétée ; laver aussi la bouche de l'enfant avec ouate trempée dans eau boriquée, pour empêcher la fermentation du lait resté dans la bouche.

Hygiène : la mère qui allaite continuera son régime ordinaire ; éviter les écarts : crudités, mets épicés, indigestes, et surtout excès d'alcool (vin pur, liqueurs); prendre eau rougie, bière légère : 2 à 3 litres par 24 h.; sortir tous les jours si possible.

Crevasses et gerçures. T[t] préventif : pendant la grossesse, faire dans les derniers mois, des lotions fréquentes à l'alcool pur sur le mamelon, ou le saupoudrer après lavage avec de la poudre de tanin ; pendant l'allaitement, laver le bout du sein après chaque tétée avec alcool pur ou coupé de moitié d'eau, puis sécher soigneusement, car l'humidité est la grande cause des gerçures ; enfin mettre sur le mamelon un peu de poudre de bismuth à enlever avant la tétée. Il est bon de séparer le mamelon des vêtements par compresses sèches très fines et souples. Tr[t] curatif : se servir d'une téterelle pendant la tétée et même pendant quelques jours après la guérison (*a*). Après la tétée, mettre sur la gerçure de la poudre d'orthoforme (quelquefois mal supporté : nous y avons renoncé) ; dans l'intervalle des tétées appliquer un pansement sur le mamelon : soit une compresse imbibée de :

[Glycérine 30 gr. Borate de soude 5 gr.] ; ou d'eau oxygénée coupée de moitié d'eau bouillie.

(*a*) Procédé de la *bouteille*, en l'absence de téterelle. Prendre une bouteille de verre blanc, la remplir d'eau très chaude, puis la vider, et appliquer hermétiquement le bout du sein contre le goulot ; la bouteille agit comme une ventouse, et reçoit le lait qui s'écoule alors.

Soit la mixture suivante, sur un linge fin à demeure sur le mamelon :

Eau de roses	40 gr.
Glycérine	20 —
Borate de soude	8 —
Teinture de benjoin	12 —
	(Marfan.)

soit encore Bleu de méthylène en sol. à 3 p. 1.000 : excellents résultats. Si rougeur, pus : mettre un pansement humide à surveiller, pour éviter la macération ; ou encore appliquer un vernis antiseptique comme le stérésol, qui contient de la teinture de benjoin.

2. **La nourrice**. *All. mercenaire.* — S'assurer qu'il n'existe pas de *syphilis chez les parents*, car alors, la mère seule pourrait nourrir son enfant. V. p. 45 et note. p. 49. Nourrice à *distance* ou *sur lieu*. v. Formalités[361].

Choix de la nourrice *sur lieu.* Si le médecin doit choisir lui-même, il ira au bureau en se faisant accompagner du père ou de la belle-mère ; il examinera chaque nourrice l'une après l'autre, en cherchant non pas une *belle*, mais une *bonne* nourrice; inutile de beaucoup interroger, il faut surtout voir et toucher avec méthode. — **Situation légale** de la nourrice : femme mariée ou fille-mère ; la maman a d'avance indiqué sa préférence, après avoir été prévenue par le médecin des qualités et défauts de chacune : la *femme mariée* a plus de moralité et plus d'expérience, mais elle sait exploiter, est très exigeante et a un mari encore plus exigeant ; la *fille-mère* doit être plus tenue, mais elle plus obéissante, moins dissimulée ; elle ne sait pas aussi bien exploiter, car elle n'est pas nécessairement des *pays à nourrices*... enfin elle n'a pas de mari. — **Son métier** : les filles de campagne sont de bonnes, les filles d'atelier de mauvaises nourricières ; s'assurer que la candidate n'a pas d'habitudes alcooliques. — **Son âge** : de 20 à 30 ans, ni trop jeune ni trop âgée, car elle se fatigue bientôt dans les deux cas. — **Ses campagnes** : il y a grand intérêt à prendre une femme qui a déjà été nourrice, car on peut compter sur son expérience, son bon lait, ses certificats ; de plus, elle n'aura pas le *mal du pays*, qui fait perdre le lait. Eviter cependant une nourrice qui vient de quitter une place. — **Son accouchement** : doit dater en moyenne de *2 à 3 mois* pour un nouveau-né ; en effet, s'il date de moins de 3 semaines, on peut craindre : pertes, douleurs et insuffisance de lait ; de plus, les signes de syphilis héréditaire, à rechercher sur son enfant, sont souvent tardifs. Si l'accouchement date de plus de 6 mois, il faut craindre que le lait ne soit trop vieux, mal digéré et qu'il tarisse trop tôt. Un enfant de 4 à 6 mois peut très bien avoir une nourrice accouchée de 8 à 10 mois. — *Retour des règles* : motifs d'exclusion pour une nourrice à choisir, mais pas toujours de renvoi pour une nourrice en fonctions.

Examen médical. *Aspect extérieur* : préférer un physique agréable. *Taille* : les meilleures sont de taille moyenne ; les mères préfèrent les grandes, mais les très grandes nourrices sont mauvaises. *Cheveux* : bruns ou châtain foncé ; les blonds ou roux inspirent de la défiance à l'entourage. *Dents* : doivent être belles, surtout celles qu'on voit ; dans les pays à cidre, les dents sont toujours mauvaises (Bretagne, Normandie). *Oreilles* : la *déchirure du lobule* de l'oreille, fendu par la boucle, est un signe de lymphatisme. *Glandes* : les chercher au cou, à la nuque, à l'aine ; toute cicatrice d'adénite suppurée doit faire éliminer. *Membres inférieurs* : chercher s'ils ne présentent pas de traces de rachitisme. *Peau* : examiner cicatrices, éruptions ; redoubler d'attention devant une nourrice présentant des marques de *variole*, car le terrain variolisé est particulièrement prédisposé à la tuberculose. — **Examen spécial contre la syphilis** : demander à la nourrice si elle n'a pas eu d'éruption cutanée, de perte de cheveux ; inspecter peau, dents, muqueuses ; chercher plaques, syphilides pigmentaires, syphilides ulcéreuses, cicatrices brunâtres, adénites de la nuque ; se méfier des ganglions volumineux, des alopécies en clairières du cuir chevelu, de l'alopécie en coup de hache des sourcils. — Examen de *cœur, poumon, urines, état général* : se méfier des anémiques, obèses, nourrices ayant des *odeurs fortes*, surtout axillaires (fréquentes chez les rousses), qui incommodent l'enfant. Écarter les femmes suspectes d'hystérie ou d'épilepsie. — **Examen des seins** (v. aussi sein de la mère [15]) : un *seul sein* d'utilisable est à refuser pour une nourrice mercenaire. Les seins seront choisis gros et trapus, durs et noduleux à la main, sillonnés de veines bleuâtres. Le mamelon ne sera pas ombiliqué, mais au contraire saillant, entrant en érection au plus léger titillement, la pression à la base doit en faire jaillir le lait facilement. Examen du *lait* : on en recueillera un peu dans une cuiller, on verra s'il n'est pas trop aqueux, ce qui a peu d'importance.

Enfant de la nourrice : son examen est le plus probant, car l'enfant est le *vrai réactif du lait*. S'assurer d'abord qu'il est *bien à elle* (demander extrait de naissance, certificat du médecin). Puis constater qu'il a de bonnes selles, et pas d'érythème fessier, signe de troubles digestifs ; le squelette doit être normal, sans trace de rachitisme. Rechercher les signes de *syphilis héréditaire*, dont nous rappelons ici les principaux : coryza purulent et rebelle, fissures labiales (surtout commissurales), cicatrices de pemphigus ou desquamations palmaires et plantaires, syphilides diverses, hypertrophie du foie et de la rate, disjonctions diaphyso-épiphysaires (pseudo-paralysie de Parrot). — Si on ne connaît pas la famille de la nourrice, le mieux est de ne la prendre que si son enfant a *trois mois révolus*, car il est rare que la Σ héréditaire apparaisse plus tard (*a*).

(*a*) La recherche de la *réaction de Wassermann* pourra probablement rendre de

On donne alors des notes à deux ou trois bonnes nourrices et on laisse le parent *choisir* et débattre les questions d'intérêt : on évite ainsi beaucoup d'ennuis possibles pour plus tard. — **Billet d'engagement** : conseiller aux parents, comme précaution contre les exigences futures de la nourrice, de lui faire signer, au moment de son entrée, un billet par lequel elle renonce à la moitié de ses gages dans le cas où elle quitterait son nourrisson avant l'époque du sevrage, par l'effet de sa volonté.

Régime de la nourrice : ne pas modifier son régime habituel s'il est suffisant (une végétarienne peut rester végétarienne) ; le rendre seulement un peu tonique. Donner des viandes rôties ou grillées en petite quantité, purées de viande, ragoûts, cervelles, poissons ; pain, légumes verts, purées de féculents, pâtes, farines, riz très cuit, fromage, soupes aux légumes, œufs, laitages, crèmes, fruits cuits. *Interdire* mets épicés, charcuterie, fritures, salades, conserves, crustacés, choux, asperges, fromages fermentés. Boissons : pas en trop grande quantité, 2 verres par repas suffisent, soit de bière légère (la meilleure boisson), soit d'eau rougie ou de cidre pur ou coupé d'eau ; si la soif persiste, donner de la *tisane d'orge* pour éviter la suralcoolisation par la bière. Le régime sera variable suivant la nourrice : la forte nourrice de campagne prendra peu de viande, mais surtout des soupes au lait, des œufs, des farineux ; la jeune mère aura des viandes rôties, de la farine de lentilles, etc. En résumé, il faut se baser sur la *tolérance* du nourrisson et de la nourrice ; l'alimentation de celle-ci, quoique abondante, ne doit pas la faire engraisser, car on a dit avec raison que « quand les nourrices engraissent, les nourrissons maigrissent ». — Il faut enfin se rappeler qu'un léger écart de régime suffit pour incommoder l'enfant : bien souvent les causes de tr. digestifs et d'insomnies du nourrisson sont des excès de viande ou de vins commis par sa nourrice. — Il est bon de faire manger la nourrice *à part*, à des heures régulières ; elle ne doit pas, pendant son repas, avoir son nourrisson sur les genoux.

Propreté : un bain dès son arrivée ; bains fréquents. *Vêtements* : une nourrice a droit à être habillée complètement, ce qui permet d'exiger la propreté du linge et du reste, des ongles en particulier. *Sorties :* promenade à pied tous les jours, mais accompagnée. *Occupations* : la faire travailler pour l'occuper ; lever et coucher tôt.

Rapports avec le médecin : celui-ci doit être considéré par la nourrice, non comme son adversaire, mais comme son *défenseur ;* il l'interrogera sur l'état de ses règles, en la rassurant à ce sujet. *Nourrice ayant ses règles :* la périodicité de la dépression sur la courbe du poids avec souvent tr. digestifs pourrait en faire déceler

grands services dans le choix d'une nourrice, d'une bonne d'enfant. D'autre part, faite sur le nourrisson, elle évitera la plupart des contaminations de nourrices par des nourrissons hérédo-syphilitiques latents [301].

le retour caché. On ne changera que si l'on est au début, si le lait diminue, si l'enfant n'augmente pas. Ne pas changer si l'enfant a 5 ou 6 mois et si son état redevient normal ensuite. — *Nouvelle grossesse :* changer. — *Maladies graves* (v. Mère [46]) : changement immédiat. — *Diminution du lait :* se rappeler qu'il y a souvent une *diminution momentanée* dans les premiers jours que passe à la ville une nourrice arrivant de la campagne. — *Odeurs fortes :* essayer de les faire passer avec bains de pieds ou lotions naphtolées, suivis de poudrage au bismuth.

Médicaments : peu ; la plupart semblent passer en petite quantité dans le lait : quinine (*a*), opium (*b*), choral, mercure, salicylate de soude, alcool, arsenic, iode. Quelques-uns diminuent ou tarissent le lait : belladone, iodure de potassium, purgatifs salins et drastiques, et surtout antipyrine. Quelques-uns l'augmenteraient : salicylate de soude et chlorate de potasse. Le salicylate de soude ne sera pas donné à plus de 2 gr., car l'enfant pourrait être incommodé. Comme narcotiques, on peut prescrire 1 à 2 gr. de choral sans inconvénient, surtout si l'enfant ne tète que 1 ou 2 heures après. Une nourrice dyspeptique par hypochlorhydrie peut prendre sans inconvénient de l'acide chlorhydrique, ex. : Limonade chlorhydrique à 4 gr. p. 1.000 ; un 1/2 verre pendant ou après le repas. Le fer est très bon à prendre.

Constipation habituelle : donner de l'h. de ricin à petites doses ou du cascara sagrada : 0 gr. 30 à 0,40 de poudre ; être sobre de purgatifs, qui diminuent le lait. — *Lait trop âgé* par rapport à l'âge de l'enfant : donnera des tr. digestifs : vomissements, coliques, diarrhée, érythèmes. Essayer de dégorger les seins par la traite manuelle, avant de faire téter, et donner, après la tétée, quelques gouttes d'eau de chaux ou d'eau de Vichy pour aider à la digestion de ce lait trop riche.

Changement de nourrice : penser uniquement à l'*intérêt du nourrisson* et négliger les défauts de la nourrice, si son nourrisson se porte bien. « Les qualités comme les défauts de la nourrice ne sont pas transmissibles par le lait au nourrisson. » (Comby). Le changement s'impose quand la nourrice maigrit, se plaint de douleurs dans le dos, quand l'enfant diminue de poids. **Indices d'un bon [54] ou d'un mauvais allaitement [54,58]. Règles du changement** par rapport à l'âge de l'enfant. Qu'il s'agisse de la mère ou d'une nourrice mercenaire, on peut prendre une nourrice ou en changer jusqu'au 3e mois ; inutile plus tard, car alors on peut aider en

(*a*) Le passage de la *quinine* dans le lait serait très variable : abondant quand absorbée à jeun (d'où danger possible pour le nourrisson dans les 2 ou 3 h. qui suivent son administration) ; très diminuée au contraire quand la quinine est donnée au cours ou après un repas.

(*b*) On pense aujourd'hui que les *opiacés* (laudanum, morphine. etc.), donnés à doses thérapeutiques, n'ont pas d'influence sur le nourrisson ; les donner cependant avec prudence.

introduisant progressivement le biberon. En tout cas, ne jamais prévenir la nourrice qu'il est question de son changement, et la mettre en face du *fait accompli.*

Suppression du sein. Quand l'enfant est rétif, faire coucher la mère plus loin, ou éloigner la nourrice ; mettre sur le mamelon de la teinture ou de la poudre d'aloès, de gentiane, de quinine.

Hygiène de la nourrice au moment du sevrage : faire passer le lait par un purgatif : h. de ricin, eau d'Hunyadi-Janos, d'Abila, de Carabaña ; on peut le renouveler 2 fois dans la semaine. Compression ouatée des seins. De plus, appliquer de l'ouate sur les seins, car la femms remplace le lait par la sueur et se refroidit facilement. Les tisanes sont à peu près sans action, mais on est souvent obligé de les donner par routine : pervenche, canne de Provence. — Si malgré cela la nourrice garde son lait, on pourra employer : iodure de potassium à petites doses (0,30 à 0,60 ctgr.) ; antipyrine, très actif (0,30 à 0,60 ctgr.) ; camphre (0,05 à 0,10 ctgr., en capsules de bromure de camphre) ; si enfin la nourrice garde du lait, le mieux sera de s'armer de patience.

3. Le nourrisson.

Tétées. — *Première tétée :* ne pas se presser ; la mère doit se reposer et l'enfant peut attendre jusqu'au lendemain (donc 24 h. ou plus). Ne rien donner avant la 1re tétée (eau sucrée, lait stérilisé), à moins que la mère ne puisse pas donner le sein avant le 2e ou 3e jour, ou que l'on attende une nourrice ; alors faire prendre quelques cuillerées de lait tiède stérilisé. — *Nombre* des tétées : peu fréquentes et données à des heures régulières pour éviter les tr. digestifs (vomissements, diarrhée). Donner 8 tétées dans les 3 premiers mois : 7 le jour, 1 la nuit, avec un intervalle de 2 h. 1/2 entre les tétées de jour. Le médecin fera ressortir l'importance de la réglementation sévère des tétées, dont il devra fixer lui-même par écrit les heures : la 1re à 6 h. du matin, la dernière à 9 h. du soir. Après le 3e mois, 7 tétées : 6 le jour, 1 la nuit ; donc 1 tétée toutes les 3 h., de 6 à 9.

La *suppression des tétées nocturnes* donne les meilleurs résultats en évitant ou supprimant les tr. digestifs, dus à la surcharge de l'estomac. Si l'enfant dort à l'heure de la tétée, on peut ne pas le réveiller, on peut même la sauter, s'il est bien portant : la balance servira de guide ; en effet, le chiffre des tétées est moins important que leur abondance. On ne donnera pas 2 fois de suite le *même* sein ; on ne donnera pas les *deux* seins à chaque tétée. Quand *Asymétrie* des seins, recommander de faire téter le plus petit sein d'abord. *Durée* de chaque tétée : variable, 10 à 20 minutes environ ; la balance fera restreindre la durée des tétées qui, trop abondantes, pourraient donner vomissements et diarrhée. Ne pas laisser l'enfant s'endormir au sein.

Faire la toilette de l'enfant avant la tétée ; après la tétée, l'enfant s'endort, le remettre horizontalement dans son berceau pour éviter les vomissements.

Quantité de lait prise à chaque tétée : faire entrer en ligne de compte l'âge et le poids de l'enfant. Terrien a proposé des moyens très ingénieux pour se rappeler les chiffres nécessaires : nous allons les résumer. Suivant l'*âge*. Quantité de lait des premiers jours : le nombre des tétées étant de 8, l'enfant recevra à chaque tétée, du 2e au 7e jour inclus, autant de fois 10 gr. qu'il a de jours, soit 10 gr. par repas et par jour d'âge. Ex. : le 7e jour donner 70 gr. par tétée qui, multipliés par 8, font 560 gr. par 24 h. — Chaque mois, la tétée augmentera environ de 10 gr., soit 10 gr. de plus par tétée et par mois. Il est donc facile de se rappeler que la tétée doit augmenter de 10 en 10 gr. pj dans les 7 premiers jours ; de 10 en 10 gr. par mois dans les 5 premiers mois. (A partir du 4e mois, si l'on descend à 7 tétées, on répartira la tétée supprimée sur les autres.) — *Tableau des rations* : v. Tableau d'urgence[1]. La quantité de 1 litre par 24 h., atteinte au 6e mois, ne devra pas être dépassée.

Suivant le *poids* : quantité de lait à donner. Terrien propose de multiplier par 2 les deux premiers chiffres du poids de l'enfant ; s'il pèse moins de 6 kilos (avant 4 mois), on lui donnera 8 fois cette quantité. S'il pèse plus de 6 kilos (enfant de 4 mois révolus), il la recevra 7 fois.

Ex. : Enfant de 2 mois Poids normal : 4.500 ; ou 90 × 8 = 720 gr.
Enfant de 4 mois. Poids normal : 6 kilogs ou 120 × 7 = 840 gr.

L'on réunira donc les données fournies à la fois par l'âge, le poids, l'état général de l'enfant, et l'on obtiendra des chiffres qui se rapprocheront en plus ou en moins des modèles ci-dessus.

« La ration suffisante sera celle qui fera croître régulièrement l'enfant, sans provoquer de tr. digestifs. » (Legendre et Broca.)

Accroissement en poids de l'enfant normal : v. Tableau d'urgence[1]. *Pesée* : inutile tous les jours : seule, la moyenne de plusieurs jours est importante ; on est du reste renseigné par l'état de la suture sagittale, dont les os ne doivent pas chevaucher et de la fontanelle antérieure, « la *balance du pauvre* » (Pinard), qui ne doit être ni trop ni trop peu tendue. Peser 1 fois par semaine dans les 1ers mois, puis 1 fois par quinzaine ; enfin 1 fois par mois dans la 2e année. Appareils : balance ordinaire à plateau, peson transportable, pèse-bébé. — Le pesage de l'enfant est très utile, il permet de le surveiller à chaque instant. D'un côté, l'accroissement régulier donne toute sécurité ; de l'autre, on est sûr que tous les incidents pouvant nuire à la santé viendront s'inscrire sur la courbe du poids sous forme d'arrêt ou de diminution.

Diminution du poids. Principales causes : du côté de la *nourrice*, une faute de régime, retour des règles, nouvelle grossesse et surtout insuffisance du lait fourni ; du côté du *nourrisson*, très fréquemment une poussée dentaire, enfin début d'un état maladif. La diminution brusque sans autres symptômes doit faire penser à la syphilis héréditaire.

Indices d'un bon allaitement. (L'enfant est le réactif de la valeur nutritive du lait.) D'abord la courbe du poids : augmentation régulière de 25 à 30 gr. par jour dans les 1ers mois, puis les autres caractères fonctionnels : gaîté, peu de cris, sommeil facile après la tétée, teint clair et rosé, chair ferme, appétit, selles normales comme consistance, nombre, etc. (V. Selles [39]).

Indices d'un mauvais allaitement. Arrêt ou baisse de la courbe de poids, tr. digestifs, selles mélangées, en grumeaux, verdâtres, ayant l'aspect d'œufs brouillés mal cuits, diarrhée, vomissements suivant la tétée de près. Les causes de ces tr. digestifs sont, s'ils ne tiennent pas à une tare congénitale de l'enfant (tuberculose, syphilis) : soit un *lait de mauvaise qualité*, trop âgé par rapport au nourrisson, vicié par une *mauvaise alimentation* (alcool), quelquefois simple écart de régime, par l'emploi de médicaments, par une maladie ; soit une *alimentation trop abondante*, qui est souvent décelée par hoquet et régurgitations de lait après le repas, soit l'abus des *tétées nocturnes*, soit une alimentation *non réglée*, soit l'*insuffisance* des repas. Si cette insuffisance est la cause de la diminution observée, suivant le cas, on changera de nourrice ou on ajoutera à son lait quelques biberons de lait stérilisé. Si les tr. digestifs tiennent à une alimentation mal réglée, le remède unique et certain sera la réglementation sévère des tétées. Il est quelquefois nécessaire de faire précéder celles-ci de quelques jours de diète hydrique.

2° ALLAITEMENT MIXTE

Autrement dit mélange d'allaitements maternel et artificiel. Employé surtout quand la mère, bonne nourrice, ne peut nourrir complètement pour cause matérielle ou quand elle est nourrice insuffisante. Il est d'autant mieux supporté qu'on l'essaye plus tard.

Signes qui indiquent que l'allaitement mixte devient nécessaire : ce sont les signes de faim non apaisée (cris après tétée, etc.) et l'état du poids qui reste stationnaire ou tend à baisser malgré le bon état général.

Pratique de l'allaitement mixte : soit en complétant chaque tétée par un biberon, trop compliqué ; soit en remplaçant une ou plusieurs tétées par autant de biberons, en les alternant. Le nombre des repas doit être le même, les intervalles aussi réguliers que précédemment.

Lait à employer : lait stérilisé coupé avec 1/3 ou 1/4 d'eau bouillie sucrée, ou même lait pur dont la digestibilité est augmentée par l'allaitement au sein.

3° ALLAITEMENT ARTIFICIEL

Soit directement au pis de l'animal (surtout de la chèvre), peu employé ; soit surtout *indirectement* : lait de vache (car le lait de chèvre est trop lourd, le lait d'ânesse trop cher). — *Dangers* : altération, fraudes, transmission d'infections (tuberculose, fièvre aphteuse). Inconvénient : le lait de vache est indigeste (trop lourd, trop caséeux), d'où nécessité du coupage.

Coupage (addition au lait d'eau bouillie et sucrée) : on emploie du sucre de lait ou du sucre de canne, meilleur marché. Mettre le sucre, faire bouillir, puis mélanger au lait avant la stérilisation. Le coupage ne doit être fait qu'avec de l'eau pure (jamais d'eau panée ou d'infusion de plantes). Pour le lait stérilisé industriellement il faut plus de précautions, car le coupage ne peut être fait qu'au moment de chaque tétée ; aussi fera-t-on bouillir l'eau de la journée chaque matin, en y mettant le sucre nécessaire ; on la conservera dans le même vase bien couvert. — La préparation de certains laits (humanisé, maternisé), supprime le coupage.

Proportions du coupage.

Comby.		Marfan.	
1er mois	1/2 lait 1/2 eau.	1re semaine.	coupage par 1/2.
2e —	2/3 — 1/3 —	Jusqu'au 3e mois . . .	coupage au 1/3.
3e —	3/4 — 1/4 —	Après le 4e mois . . .	coupage au 1/4.
4e —	lait pur.	Si bien supporté, donner bientôt lait pur sucré à 10 p. 100.	

Le lait ayant été stérilisé doit être donné tiède (36 à 37°).

Quantité à donner par biberon et par jour. La quantité de lait *dilué* égalera la quantité de lait pris au sein pour le même âge. La réglementation proposée par Terrien semble une bonne moyenne dont on peut s'inspirer. 1re semaine : le nombre des repas étant de 7, l'enfant recevra par biberon, du 2e au 7e j., autant de fois 5 gr. qu'il a de jours, soit 5 gr. par repas et par jour d'âge (l'enfant au sein reçoit le double, 10 gr. par tétée et par jour d'âge). Le lait sera coupé de 1/2 d'eau bouillie sucrée. L'on obtient ainsi les chiffres suivants, qui sont à peu prés conformes aux opinions admises :

1er	jour	par repas :	rien	par 24 heures.	
2e	—	(7 biberons)	10 gr.	—	70 gr.
3e	—	—	15 —	—	105 —
4e	—	—	20 —	—	140 —
5e	—	—	25 —	—	175 —
6e	—	—	30 —	—	210 —
7e	—	—	35 —	—	245 —

Le lait sera ensuite coupé au tiers et la proportion par repas pourra être réglée suivant l'âge et surtout d'après le poids, en s'inspirant du moyen fourni par Terrien : pour chaque repas, multiplier par 2 les 2 premiers chiffres du poids et ajouter 1/5 (ou 2/10 du chiffre obtenu si l'enfant pèse moins de 6 kilos (poids de l'enfant à 4 mois). Si l'enfant pèse plus de 6 kilos on fera la même opération en ajoutant 1/10 seulement du chiffre trouvé. Ex. : soit un enfant de 4 500 gr. ; 45 × 2 = 90 + 18 (ou 1/5) = 108 gr. pour 1 tétée × 7 tétées par jour = 756 gr. de lait par jour.

L'alimentation solide ne sera pas commencée plus tôt que dans l'allaitement naturel.

Instrumentation. *Verre* mauvais, car l'enfant boit trop vite, et dilate son estomac. *Biberon* : flacon de 150 à 200 gr., gradué, très simple, sans tube, pour se bien nettoyer. Après chaque tétée, le biberon et la tétine seront brossés à l'eau chaude additionnée de carbonate de soude, puis plongés dans l'eau additionnée de carbonate de soude qu'on fait bouillir, puis on les conservera dans l'eau bouillie boriquée. La *tétine* en caoutchouc vulcanisé ne sera pas trop ouverte, pour éviter une déglutition trop rapide; la remplacer souvent, car l'orifice s'élargit rapidement. Le danger des biberons est de faire boire outre mesure, d'où vomissements, diarrhée ; on doit soutenir le biberon et faire boire lentement, en interrompant de temps en temps.

Développement de l'enfant. Peu de différence avec l'enfant élevé au sein si le biberon est bien manié. Il existe souvent une certaine tendance à la constipation, à combattre par massage dans le sens du courant des matières, par quelques gouttes d'h. de ricin dans le lait, par petits lavements, suppositoires glycérinés, etc. Si la digestion est difficile, ajouter au lait un peu d'eau de Vichy, de Vals, ou une c. café d'eau de chaux, ou une pincée de bicarbonate de soude par biberon.

4° LAIT

Le lait contient du beurre, de la caséine du sucre et des sels.

Tableau de la composition normale des différents laits,
d'après Marfan.

Pour 1000	Femme.	Vache.	Chèvre.	Anesse.
Caséine et albuminoïdes	16	33	38	16
Lactose	65	55	43	60
Beurre	35	37	45	18
Sels	2,5	6	7	5
Densité (à + 15°)	1032	1033	1034	1033

Les laits qui se rapprochent le plus du lait de femme par leur composition sont les laits de vache, chèvre, ânesse, jument.

Il est intéressant de savoir que la variation des laits dans leur composition peut être considérable suivant la façon dont les animaux sont alimentés. Le foin sec et les graines (farine, son) donnent un lait plus riche et moins aqueux que le pacage et les fourrages verts. Les déchets de betterave fournissent un lait vite altéré. — Lait de *brebis* : complètement indigeste pour l'enfant. — Lait d'*ânesse* se rapproche beaucoup du lait de femme, mais il est très altérable et très cher (2, 4 et même 6 francs dans les villes).

Ind^{on} : dyspepsie de l'enfant. — Lait de *chèvre* : est lourd et caséeux, mais le régime peut diminuer la caséine (fourrages verts, feuilles, brindilles d'arbres) ; de plus, l'animal est réfractaire à la tuberculose, qu'il ne peut donc transmettre. Ind^{on} : il peut remplacer le lait de vache quand celui-ci est mal supporté ; il donne quelquefois des résultats inattendus contre les tr. digestifs ayant résisté à plusieurs changements d'alimentation. — Lait de *vache* : contient moins de sucre, 2 fois plus de caséine ; il est donc lourd et indigeste. Employé pur dès le début, il peut causer *la dyspepsie du lait de vache pur* (gros ventre flasque, chairs molles, constipation ou diarrhée, éruptions, etc.). Le lait pur est du reste beaucoup mieux supporté dans l'allaitement mixte (v. celui-ci [51]).

Différents procédés d'allaitement au lait de vache.

Lait cru : présenterait de grands avantages s'il pouvait rester absolument pur ; il faudrait pouvoir choisir une vache ayant subi l'épreuve de la tuberculine, connaître la façon dont elle est soignée et nourrie, et être sûr d'une traite aseptique suivie d'une réfrigération à 1°. Dans certains milieux le lait cru peut donc être employé. Comme ind^{ns} thérapeutiques : scorbut infantile (maladie de Barlow) ou certains tr. digestifs rebelles. Mais les microbes pathogènes se développent très bien dans le lait, surtout les bacilles de la tuberculose, d'Eberth, de la fièvre aphteuse et le bacterium coli. Aussi comme il y a très loin « du pis aux lèvres », il est presque toujours nécessaire de le stériliser.

Stérilisation : 2 méthodes : à domicile et industrielle.

1. **A domicile** : lait bouilli, n'atteint pas 100° à moins de prolonger l'ébullition. — *Méthode Soxhlet* : faire chauffer au bain-marie, à 100° pendant 45 minutes, de petits flacons contenant 1 repas ; le bouchon est un disque en caoutchouc qui adhérera par le vide après refroidissement. L'eau doit affleurer le niveau du lait. On vérifiera l'adhérence des disques par l'épreuve du *marteau d'eau* (choc brusque du lait contre la paroi, quand on renverse la bouteille, et dû à l'absence d'air). Dans d'autres appareils le disque en caoutchouc est remplacé par un obturateur en forme de clou. Conserver les flacons au frais. Stériliser chaque jour ; la stérilisation n'est que relative, car le lait n'atteint que 95 à 96°, mais elle est suffisante. Au moment du repas, réchauffer une bouteille au bain-marie jusqu'à 37° ; remplacer alors le bouchon par une tétine qui trempait dans l'eau boriquée ; goûter le lait. Un flacon débouché ne doit servir qu'une fois. Nettoyer le flacon immédiatement, avec eau chaude et savon ou carbonate de soude ; puis rincer à grande eau et égoutter.

2. **Stérilisation industrielle** : se fait au lieu même de la production par surchauffage sous pression, ce qui porte le lait à 110°. Le lait stérilisé prend quelquefois une teinte jaunâtre ; après 8 à

10 jours se fait la désémulsion des graisses qui surnagent en blocs compacts : cela n'a pas d'inconvénient. Mais le lait peut s'altérer si la fermeture a été mal faite ; aussi vérifier si le lait n'est pas caillé, s'il n'a pas une odeur désagréable, un goût aigre ou amer.

La *pasteurisation* (porter le lait à 75° et le refroidir rapidement jusqu'à 10°) est utile pour conserver le lait, mais elle ne tue pas les germes : il ne peut donc être consommé que dans les quelques heures qui suivent sa production.

Laits conservés à l'aide d'*antiseptiques* : alcalins, acides salicylique ou borique, etc., sont tous à rejeter. — Laits conservés *sous pression d'oxygène* : semblent bien digérés, ont un bon goût, mais aussi d'un prix élevé. — Laits *fixés, homogénéisés*, pour éviter la désémulsion des graisses par suite de la stérilisation : les globules butyreux sont très finement divisés jusqu'au 1/10 ou au 1/20 de leur dimension normale ; semblent très bons.

Laits corrigés : le *coupage* est le plus simple des procédés. — Lait *humanisé, maternisé*, où l'on cherche à ramener la caséine du lait de vache au taux du lait de femme ; l'un d'eux est le lait Gaertner ; peu employés. — Lait *peptonisé*, c'est-à-dire où la caséine et l'albumine sont transformées par une digestion artificielle, en produits presque directement assimilables par le nourrisson ; l'un d'eux est le lait de Backhaus : excellents résultats qui semblent pouvoir le placer dans une position intermédiaire entre le lait de femme et le lait de vache. — Lait *phosphaté* : lait naturel obtenu en fumant les prairies avec des phosphates. — Lait *congelé* : n'est pas encore entré dans la pratique.

Indices d'un mauvais allaitement artificiel. — Celui-ci est presque toujours dû à un *excès de nourriture*, à la *suralimentation*, qui provoque, chez les enfants qui ne supportent pas cet excès, des troubles digestifs (vomissements, diarrhée, gastroentérite) ; chez ceux qui le supportent, des troubles cutanés (eczéma, urticaire).

Accidents attribués à l'allaitement artificiel. — Ces accidents sont donc presque tous dus à la *suralimentation* : tr. digestifs, tr. cutanés, rachitisme, scorbut infantile (maladie de Barlow), etc.

ALIMENTATION DANS CAS PARTICULIERS

1. **Malformations** (bec-de-lièvre). Le lait est donné par la bouche à la cuiller ou par le nez ; assez facilement avec la cuiller ou à la seringue ; enfin par le *gavage*, plus commode. L'enfant étant placé horizontalement sur les genoux, prendre une sonde en caoutchouc rouge n° 14 ou 16, la mouiller et enfoncer doucement les 15 premiers centimètres depuis l'entrée de la bouche ; elle arrive ainsi dans l'estomac ; la munir d'un entonnoir, dans lequel on verse doucement le lait pour un repas, puis retirer la sonde rapidement afin d'éviter le retour du lait.

2. **Prématurés, débiles, avortons.** Lait de femme : le préférer à tout, car l'allaitement artificiel est déplorable ; si l'enfant est trop faible pour téter, donner le lait trait dans une cuiller flambée, pur et sans coupage par la bouche ou le nez ; on peut aussi passagèrement employer le *gavage artificiel* (v. plus haut). Lait d'ânesse : cru, coupé par moitié d'eau distillée avec 3 grammes de sucre pour 100. Lait humanisé de Backhaus : donne de bons résultats. On peut aider la digestion du lait avec : pepsine ou papaïne ou dyspeptine (suc gastrique du porc). Le lait sera pris à la cuiller ou par le nez, surtout par gavage. — Nombre des repas : d'autant plus considérable que l'enfant sera plus débile ou pèsera moins, par ex. toutes les 2 heures, ou même toutes les heures. Le nombre et l'abondance des tétées seront normaux à partir de 2.000 grammes. Un débile de 2.000 grammes prendra le 1/5 de son poids, soit 400 grammes en 10 ou 12 tétées. Au-dessous de 2.000 grammes on ne dépassera pas le 1/6 du poids de l'enfant.

B. — SEVRAGE (*Du latin Separare*)

Séparation complète de l'enfant et du sein : il n'existe par conséquent que dans l'allaitement naturel ; il est donc postérieur aux premières bouillies, sauf dans le sevrage brusque. Le sevrage brusque et précoce n'est plus appliqué que par nécessité ; le sevrage *progressif* est le seul employé. On réduit en 1 à 2 mois le nombre des tétées ; lorsque l'enfant est à *une* tétée, on peut le sevrer sans danger.

Age : la moyenne est de 12 à 14 mois. Le sevrage tardif est favorable à l'enfant, quand il n'est pas nuisible à sa mère ; on pourra donc le reculer jusqu'à 15 et 18 mois, sans cependant se tenir exclusivement au lait jusque-là ; le lait de femme aide en effet l'enfant à digérer les autres aliments liquides ou solides. *Dentition :* ne pas sevrer l'enfant au moment où il fait ses dents. *Saison :* ni dans les grands froids, ni dans les grandes chaleurs ; d'où interdiction du 15 juin au 15 septembre et du 15 décembre au 15 mars.

On peut donc commencer à donner à l'enfant du lait stérilisé pur vers le 6e mois s'il a une nourrice, et vers le 4e quand il est allaité par sa mère : 5 à 6 c. à soupe de lait tiède sucré ou non, au goût de l'enfant ; on le donnera à la place d'une tétée. Si l'enfant regimbe, on le laissera avoir faim ou on lui donnera une cuillerée d'eau ; si l'enfant ne peut absolument pas prendre de lait, on lui fera immédiatement une soupe ou une bouillie avec l'un des succédanés du lait. Suppression du sein [52].

Baisse de poids. Il n'est pas rare de constater au moment du sevrage, une perte pouvant atteindre en quelques jours 150 à 200 grammes.

Bouillies : rarement données avant le 8e mois ; à cet âge l'enfant prend 1 litre de lait, quantité à ne jamais dépasser. Donner des bouillies si le poids reste stationnaire, ce qui indique une insuffisance de nourriture. Prendre le lait destiné à la bouillie (150 gr.) sur le litre de lait que l'enfant doit absorber en 24 heures ; la donner à la même heure que le biberon qu'elle remplace.

Exemple d'alimentation au 9e mois.

Matin 6 h. 1/2	1 tétée.	Midi 1/2	tétée.
— 9 h. 1/2	soupe.	4 h.	soupe.
		7 h.	tétée.

La nuit l'enfant sera absolument sevré de toute alimentation : s'il crie, une cuillerée d'eau.

Succédanés du lait : destinés à le remplacer en tout ou en partie : ce sont pour la plupart des féculents.

Classification générale des féculents. — 1° *Gruaux :* grains dépouillés de leurs enveloppes extérieures ; gruaux de blé, avoine, sarrasin, riz. 2° *Flocons :* gruaux aplatis, surtout flocons d'avoine. 3° *Semoules :* gruaux fragmentés. 4° *Farines :* obtenues par mouture des grains (gruaux). Farines *simples :* froment, seigle, fèves, haricots blancs et rouges, lentilles, pois, chataignes, orge, maïs, avoine (contre la constipation), arrow-root, tapioca, riz (tendance diarrhéique). Farines *composées :* mélange fait à la maison avec du sucre et avec ou sans lait. Farines *industrielles* : Farine lactée Nestlé : *lait*, farine de blé, sucre. Phosphatine Fallières : crème de riz, fécule de pomme de terre, d'arrow-root, de tapioca, phosphate de chaux : c'est donc un mélange de farine et de fécule auquel on ajoute de la poudre de cacao. Racahout : farine de riz, fécule de pomme de terre, salep, sucre, vanille et cacao. Céréaline. Aristose. Aliment Benedictus. 5° *Fécules :* représentent l'amidon des farines ; sont moins nutritives mais plus digestives : riz, pomme de terre, salep, arrow-root. 6° *Dérivés* des farines : pain, surtout grillé (au four ; le pain doit être passé). Pâtes alimentaires : vermicelle, nouilles, macaroni, biscuits, biscottes, pâtisseries.

Préparation des aliments. — **Bouillie** : verser 1 c. café de farine dans 2 c. soupe d'eau froide, mélanger, puis verser dans 150 grammes de lait bouillant (pris sur le litre de la journée) et faire cuire 10 minutes en agitant pour éviter la formation de grumeaux. Ajouter à la fin un peu de sel et de sucre. — **Farines diastasées, soupes de malt** : on mélange 2/3 de litre d'eau à 1/3 de litre de lait, on ajoute 120 grammes de farine et 25 grammes de sucre ; quand la bouillie est faite, laisser refroidir à 70° et ajouter 1 c. à café d'extrait de Malt. — **Panades** : aliment plus nutritif, mais plus lourd ; donc ne pas en user à moins d'un an. Délayer du pain dans de l'eau et du lait, faire bouillir avec beurre et sel, ajouter un jaune d'œuf ou un œuf entier ; employer pain grillé, biscottes de Bruxelles, grissinis.

Menu de l'enfant sevré.

De 1 à 2 ans : 4 petits repas par jour. 1er à 7 h. du matin : 1 bouillie avec 150 grammes de lait ; à midi : 1 panade avec ou sans jaune d'œuf ou 1 purée (pommes de terre, lentilles, châtaignes). Vers 1 an 1/2 : fruits cuits, légumes verts cuits ; à 4 h. : 1 bouillie ou 150 grammes de lait ; à 7 heures : 1 légère bouillie ou purée. On peut laisser grignoter une croûte de pain, un biscuit sec. — *Œuf*. On peut à partir de 1 an ajouter à une bouillie un jaune d'œuf (pas le blanc) ; ce n'est qu'après 15 mois qu'on donnera l'œuf entier, très frais (œuf à la coque). Certains enfants ne digèrent les œufs qu'à 2 ou 3 ans ou même plus tard ; l'ingestion d'un œuf leur donne : langue sale, selle fétide, poussée d'eczéma ou de prurigo. En tout cas ne jamais abuser des œufs.

Vers 1 an, on peut commencer à donner du bouillon de poulet ou du bouillon de bœuf bien dégraissé (les enfants digèrent souvent très mal le bouillon).

Vers 2 ans : 4 repas. Réduire la quantité de lait, donner purées ou crèmes, fruits cuits, riz, pâtes. La meilleure *boisson* est le lait ou l'eau pure (1/2 verre par repas). — **Viande** : jamais avant l'apparition des canines, faites pour déchirer la viande, c'est-à-dire au plus tôt vers le 17e mois ; ne pas en donner tous les jours ; commencer par la viande blanche bien cuite (cervelle, poulet, côtelette d'agneau, de veau), ou maigre de jambon cuit. La viande sera prise très hachée, toujours au repas de midi, jamais le soir jusqu'à 7 ans. En résumé, donner la viande le *plus tard* et le *moins* possible : jusqu'à 3 ans l'enfant sera surtout végétarien ; on peut autoriser aussi le poisson blanc très bouilli et bien écrasé (sole, merlan). Les repas doivent être pris à heures fixes. Ne permettre absolument rien dans l'intervalle.

HYGIÈNE DE LA DEUXIÈME ENFANCE ET DE L'ADOLESCENCE

I. **Alimentation**. Jusqu'à 10 ans : 4 repas par jour. Matin : soupe ou bouillie, pain et lait, café au lait, chocolat, cacao. Goûter : un bol de lait ou pain avec confitures, beurre ou chocolat. Aux 2 grands repas : une viande rôtie ou grillée ou œufs, ou poisson avec un légume cuit, un dessert (gâteau sec, compote, fruit). Au repas du soir, aliments légers, peu de viande. *Boisson* : lait ou eau jusqu'à 5 ans ; après, eau rougie ; quantité : à 5 ans 150 gr., à 10 ans 250 gr. Le pain sera de préférence du pain dit de ménage et rassis. Durée du repas : une 1/2 heure, pour permettre la mastication lente. L'enfant ne travaillera pas dès le repas, mais prendra l'exercice modérément. — Ce plan sera variable suivant le développement ou les tendances morbides de chaque enfant. La nourriture que l'on donnera à l'enfant ayant tendance à l'obésité ne sera pas la même que celle indiquée dans des cas de maigreur, nervosisme, dyspepsie, constipation, hérédo-arthritisme, etc.

II. **Soins hygiéniques**. *Bouche et dents :* les dents seront essuyées, puis brossées le matin, et même le soir au coucher, à moins de faire rincer la bouche après chaque repas. *Chevelure :* coupée ras chez les garçons ; le cuir chevelu sera savonné fréquemment, puis lotionné à l'alcool faible. *Nez*, *Oreilles*, v. ces mots. — *Propreté :* un tub le matin est une très bonne habitude ; bains de pieds, grands bains fréquents ; toilette du soir, avant le coucher, très utile. — *Vêtements :* non serrés, pas de jarretières ; corset souple et supportant les jupes et pantalon (v. Corset). — *Sommeil :* le cou doit être bien dégagé, nullement serré ; sommeil *diurne* (*sieste*) : l'enfant peut dormir 2 heures dans l'après-midi jusqu'à 4 ans ; jusqu'à 8 ans, il sera couché sitôt après le dîner. L'enfant aura 9 heures de lit jusqu'à la puberté ; le lit sera sans rideau, le sommier un peu dur. Les filles à la puberté, coucheront sur un matelas plutôt dur, sans oreiller, surtout s'il y a une tendance à scoliose. Pas de veilleuse. — Les *études* seront surveillées au point de vue des mauvaises attitudes (d'où myopie, scoliose). Les *exercices physiques* avec méthode et sans abus seront très utiles, à la condition de suivre un *entraînement* progressif. — *Jouets* lavables, sans peinture toxique (aniline, plomb) ; on ne doit ni les prêter, ni les emprunter (à cause du risque de transmission de maladies contagieuses).

III. **Croissance** (v. 4 et 148) et **Puberté** (v. 271).

THÉRAPEUTIQUE GÉNÉRALE

I. — ALIMENTATION DES ENFANTS MALADES

I. Régimes.

1° **Diète hydrique**. — Supprimer toute alimentation : l'enfant ne meurt jamais de faim ; mais remplacer le lait par une quantité d'eau au moins égale : eau pure ; eau bouillie ; eau d'Evian, Pougues ; on peut ajouter un peu de sucre au bout de quelques heures. Quantité : à 6 mois : 1 litre ; à 1 an : 1 l. 1/2 ; donner l'eau (avec biberon, timbale ou cuiller) par petites quantités : 25 gr. tous les 1/4 d'heure ; puis 50 gr. par 1/2 h en augmentant la quantité, à mesure qu'on éloigne les prises. Température : moyenne (l'eau froide donne des coliques). Durée : au moins 12 h. jusqu'à 36 ou 48 au maximum ; on la cessera après la durée moyenne de 12 à 24 h, si les accidents ont disparu (vomissements, diarrhée, température) ; l'emploi des décoctions végétales permet de la prolonger. On peut, si nécessaire, ajouter quelques gouttes d'alcool (cognac) à chaque biberon. Le sérum en injections aide à bien supporter la diète hydrique.

2° **Bouillons de légumes. Décoctions de céréales.** — A. Simples **Décoctions végétales**, peu nutritives, pouvant dissimuler la longueur de la diète hydrique absolue. — 1) *Décoction de riz :* 2 c. à soupe de riz dans 1/2 litre d'eau froide pendant quelques heures, alors ajouter 1/2 litre d'eau bouillante, puis faire bouillir, filtrer sur étamine et sucrer. — 2) *Décoction d'orge :* 1 c. à soupe d'orge perlé dans 1 litre d'eau, faire bouillir pendant 1/2 heure ; puis passer sur étamine. — 3) *Eau panée.* Emietter pain grillé dans eau, puis faire bouillir longtemps, filtrer et sucrer légèrement.

B. **Bouillons de légumes**. Formules plus compliquées. 1) Formule de Méry. [Carottes et pommes de terre : āā 65 gr. ; navets et pois ou haricots secs : āā 25 gr. ; eau : 1 litre], faire bouillir 3 h., mettre 5 gr. de sel, ajouter eau bouillie pour ramener à 1 litre ; passer ; enfin ajouter 1 c. à café de farine de riz par 100 gr. de bouillon et laisser cuire 1/4 h. Donner le bouillon sans farine pendant les 3 ou 4 premiers mois, sans farine aussi pendant 1 jour ou 2 chez les nourrissons plus âgés. — 2) F. de Comby [proportions égales des légumes (lentilles, haricots blancs, pois secs) et des céréales (blé, orge perlé, maïs concassé)], le tout brut ou décortiqué ; faire bouillir 1 c. à soupe (30 gr.) de chaque dans 3 l. d'eau pendant 3 h. Ajouter à la fin 5 gr. de sel, passer ; il reste 1 l. de bouillon. — 3) F. de Variot ; plus simple : bouillon de riz fait avec 50 gr. (2 c. à soupe) de riz ordinaire pour 1 l. d'eau ; cuire pendant 1 h., filtrer, puis ajouter 4 gr. de sel marin. — 4) F. de Péhu, qui supprime les pesées : pour 1 litre de liquide, prendre 1 poignée de riz et 1 de lentilles (c'est-à-dire pour chaque 65 à 70 gr.), 1 grosse pomme de terre, 1 carotte, 1 poireau ; faire cuire 2 h. ; passer et ajouter 5 gr. de sel marin.

Ces bouillons doivent être renouvelés tous les jours ; on les répartira immédiatement dans les biberons, mis ensuite au frais. Quantité par jour et par biberon : comme pour le lait. Durée : pourraient être donnés pendant 1 semaine et même plus ; sont très bien supportés, même par les plus jeunes enfants. Reprise du lait : remplacer progressivement, biberon par biberon, le bouillon par le lait, d'abord coupé de bouillon. — L'emploi du bouillon peut quelquefois déterminer des *œdèmes* partiels ou généralisés, par rétention des *chlorures ;* ne pas les confondre avec anasarque des néphrites, œdème ou sclérème du nouveau-né ou du prématuré ; supprimer le sel qu'on peut remplacer par du sucre. *Indns :* infections digestives aiguës ; il se donne après la diète hydrique de 24 h. ou plus, en attendant le lait. Gastro-entérite chronique pour reposer de temps en temps l'intestin. Chez les prématurés (Terrien) ou les débiles quand le lait, même d'ânesse, est mal supporté.

3° **Laits fermentés.** — 1. **Babeurre** ou **lait de beurre** : partie liquide que laisse l'extraction du beurre par procédé mécanique (battage, centrifugation) ; le donner pur, ou mieux en soupe de babeurre (de Baginski), longue et difficile à faire ; elle comprend, avec le babeurre, 20 gr. de farines diverses et 80 gr. de sucre de canne ; enfin le babeurre est tout préparé en solution concentrée dans des boîtes scellées ; le diluer avec 2 fois son poids d'eau bouillie. Dose : comme le lait ordinaire ; débuter avec prudence par 1 biberon de 30 à 50 gr. ; terminer en le remplaçant progressivement par le lait. *Indns* : gastro-entérite refroidie après disparition des phénomènes aigus, quand la diète hydrique suivie de quelques jours de bouillon de légumes n'a pas rétabli la digestion normale (il peut être donné pur, mélangé au bouillon ou au lait) ; dermatoses, strophulus, eczéma en particulier : résultats très bons. *Contre-indns* : gastro-entérites aiguës, intolérance pour le lait, cachexie, athrepsie, aff. respiratoires. Le babeurre donne souvent de la fièvre qui disparaît vite ; cependant en suspendre l'emploi si la fièvre dépasse 39 et si l'état général est mauvais. Les indications et les résultats sont les mêmes dans la 2e que dans la 1re enfance.

2. **Kéfir** ou **képhir** : obtenu par la fermentation du lait de vache *complet*. Plusieurs variétés : 1. *Kéfir maigre* : préparé avec lait écrémé : très facile à digérer. 2. *Kéfir peu acide* (n° 1) : utile surtout contre la constipation. 3. *Kéfir acide* (n° 2) : indiqué chez les nourrissons en cas d'intolérance pour le lait à la suite de la gastro-entérite. Doses : les mêmes que le lait ; si le kéfir est donné dans un biberon, mettre tétine avec trou assez gros. *Indns* : tr. digestifs subaigus ou chroniques et dans tous les cas où il y a intolérance pour le lait ; peut être employé comme régime de transition, seul ou mieux avec autres aliments (bouillon de légumes, bouillies maltosées, soit séparément, soit en mélange égal, et enfin alternativement avec lait naturel). Antiémétique : très utile contre vomissements habituels, paroxystiques, rebelles.

3. **Koumys** : lait de jument fermenté ; peu recommandé actuellement.

4. **Lait caillé Bulgare** ou **Yoghourt** : ressemble au fromage blanc. Doses : les mêmes que le lait ; peut être continué plusieurs mois. *Indns* : idem à kéfir ; bon contre dermatoses, acné, eczéma, furonculose ; utile quand dégoût du lait.

4° **Bouillies diastasées, maltosées, soupes de malt** : exécution difficile à la maison ; il en existe de très bonnes préparations ; on peut en simplifier la technique en adjoignant à une bouillie quelconque, au moment de l'emploi, 1 ou 2 c. café d'extrait d'orge germé, comme l'amylodiastase. Leur emploi doit être précédé de quelques jours de bouillon de légumes, auquel on substituera l'une d'elles progressivement, en la coupant au début de moitié d'eau, de bouillon ou de lait Bulgare. Après quelques semaines, reprise progressive du lait. *Ind*[ns] : gastro-entérites subaiguës ou chroniques ; suites des gastro-entérites aiguës, quand la digestion du lait, encore difficile, pourra être facilitée par la transformation partielle due à la diastase. *Contre-ind*[ns] : états aigus, fébriles ; intolérance gastrique absolue ; vomissements.

5° **Régime sec** : dans les diarrhées et tr. digestifs de l'enfance (proposé par Gallois). Diminuer la quantité d'eau au lieu de l'augmenter. 1° *Nourrisson :* donner à la cuiller, pendant 2 jours toutes les 2 h., une petite crème d'environ 75 gr. de lait formée d'une c. soupe de fromage « Petit Suisse », d'une c. soupe de lait et de sucre ; puis chaque jour suivant, remplacer un repas par une quantité de lait proportionnée au poids et à l'âge de l'enfant ; le 5° jour l'enfant est remis complètement au lait. — 2° *Enfant sevré :* matin, 1 jaune d'œuf battu, sucré, dans 60 à 100 gr. de lait ; à 10 h., 1 gâteau sec ; à midi, 1 c. soupe de fromage sucré, mélangé au lait jusqu'à consistance crémeuse ; à 5 h., 1 gâteau sec ; à 7 h., 1 bouillie avec 100 gr. ou 150 gr. de lait ; ne pas continuer ce régime plus de 48 à 72 h. Résultat (d'après Gallois) : cessation immédiate des vomissements et diarrhée ; reprise très facilitée de l'alimentation, lactée surtout.

6° **Régime féculent** : très utile dans les troubles digestifs chroniques de la 2° année, surtout au moment du sevrage ; constipation, dilatation gastrique, entérites glaireuse, muco-membraneuse ; vomissements cycliques ; dyspepsie du lait de vache de 2 à 5 ans. Il faut en même temps supprimer les aliments azotés et même le lait ; on peut y joindre l'acide chlorhydrique.

7° **Aliments azotés.** — 1. **Viande crue** : Dose : 30 à 60 gr. suivant l'âge ; peut être donnée même chez très jeunes enfants en commençant par 10 gr. de viande crue de mouton ou de cheval. La viande est râpée et non hachée pour la séparer des tendons et de la graisse, puis mise en boulettes et recouverte de sucre en poudre ou de sel ; on la donne encore unie au tapioca, au bouillon de légumes, à la gelée de coing, à la conserve de Damas (mélange de poudre de viande, de sucre et de conserves de roses). Assurer sa digestion par l'acide chlorhydrique, la pepsine, etc. La donner 3 semaines, puis reposer l'intestin par le régime féculent pendant 3 semaines. — *Ind*[ns] : diarrhée chronique rebelle de toutes origines (même tuberculeuse), très efficace ; très utile dans tuberculose pulmonaire, anémie, chlorose des jeunes enfants. *Contre-ind*[ns] : réapparition de la diarrhée ou fétidité des selles pendant son emploi ; constipation, entéro-colite. — 2. **Zomothérapie** (emploi du suc musculaire) : faire macérer de la viande de mouton dans 1/4 de son poids d'eau, puis la comprimer à l'aide d'une presse, aussi fort que possible : on obtient 15 à 20 centimètres cubes de suc pour 100 gr. de viande (suc très altérable, à utiliser immédiatement ou mettre au frais) ; le rendre plus agréable avec un peu de sel, de jus de citron, de sirop de groseille, ou en le mélangeant à du bouillon très concentré, à de la purée de légumes, surtout lentilles. Quantité : 15 c. c. par kilogr. de malade ; il est très bien toléré ; à continuer longtemps. *Ind*^ns^ : tuberculose de toute nature : pulmonaire (au début, à période de ramollissement) ; chirurgicale.

8° **Emploi du chlorure de sodium**. — 1. **Régime chloruré** ou **hyperchloruré** : on a proposé, pour obtenir une augmentation de poids chez les nourrissons et surtout chez les prématurés, de donner de petites doses de sel (0,25 ctgr.) : bon résultat. On a préconisé aussi le sel contre anorexie, lientérie, constipation. — 2. **Régime hypo** ou **déchloruré** : l'enfant supporte très bien la privation de sel. Pas de lait (chaque litre renferme 1 gr. 50 de NaCl) ; donner viandes blanches ou rouges, poissons d'eau douce, œufs, riz, pois, pommes de terre, carottes, laitues, haricots verts, etc., avec ou sans vinaigre ou citron ; sucreries, chocolat, pâtisseries sans sel ; pain spécial sans sel. Boissons : eau ou vin modérément. *Ind*^ns^ : l'iodure de potassium, les bromures, surtout le bromure de potassium, agissent mieux et sans intoxication bromique, d'où l'utilité dans l'épilepsie. Œdèmes dus au sel des bouillons de légumes [63] : disparaissent avec sa suppression. Epanchement des séreuses, œdème, anasarque, dans cardiopathie ou néphrite. Scarlatine, comme préventif des accidents rénaux.

II. Indications. Première Enfance.

Troubles digestifs aigus. 1re période : diète hydrique au début, 15 à 48 h. suivant indications. 2° pér. de *transition* : bouillons de légumes (peuvent être alternés) pendant 3 ou 4 jours. 3° pér. de *réalimentation* ou de *refroidissement* (c'est-à-dire pas avant la disparition des phénomènes aigus). Lait : mettre l'enfant au sein ; si impossible : lait animal, surtout ânesse ou lait humanisé, lait de Backhaus ou lait cru (prendre alors toutes précautions) ; le kéfir est très utile, le babeurre pourrait être essayé avec précautions. Arriver progressivement au lait normal. Chez enfant continuant à présenter intolérance pour le lait : kéfir, bouillies maltosées, régime féculent pendant quelquefois plusieurs semaines, régime sec. — **Etat cachectique** : débiles, prématurés, athrepsiques : bouillon de légumes, bouillies maltosées, féculents, lait d'ânesse, lait humanisé, babeurre ; NaCl à petite dose. — **Convalescence traînante, Cachexie chronique** (dans tuberculose, anémie, chlorose) : viande crue, zomothérapie. — **Vomissements** : kéfir, surtout maigre. — **Gastro-entérite chronique** : bouillon de légumes pour reposer de temps en temps l'intestin, babeurre, bouillies maltosées. — **Dermatoses** : strophulus, eczéma, etc. : babeurre, yoghourt.

Deuxième enfance.

Troubles digestifs chroniques : réduire alimentation, régime féculent. — **Régime de reconstitution** : lait, jaunes d'œuf, fromage, miel, glycérine, peptone, suc de viande, viande crue très assimilable ; puis viandes grillées, poissons bouillis, purées de légumes : haricots, lentilles, pois, pommes de terre ; légumes verts, fruits en compote, marmelades. Boissons : bière, extrait de malt, vin de Bordeaux. Varier le menu, surveiller avec le plus grand soin le tube digestif. *Indns* : convalescence, croissance, états cachectiques, scrofule, prédisposition à la tuberculose. — **Suralimentation** : (si on le juge nécessaire dans l'un des états précédents) : à proportionner à la capacité de l'appareil digestif. — **Diathèse arthritique** : v. Arthritisme[100].

II. — AGENTS EXTERNES, PHYSIQUES

Les plus utiles dans la 1re enfance.

Aérothérapie. — **Cure d'air** : consiste à donner le plus d'air possible. Choisir une région sèche, protégée du vent. — **Cure d'altitude** : bonne chez anémiques, névropathes, prétuberculeux. On ne doit pas aller en montagne à plus de 1.000 mètres. Choisir un endroit à température régulière. — **Cure forestière**, quand l'air trop vif peut être dangereux : dans tuberculose avec crainte de poussées congestives ou fébriles. — **Cure hydro-minérale** : p. 33 ; les eaux et cures utiles dans telle ou telle maladie sont indiquées dans l'article la concernant. — **Cure marine.** *Air marin.* Contre-indns (plus ou moins absolues) : âge, moins de 2 ans ; grande faiblesse ; rhumatismes ; maladie de cœur, foie, reins, app. respiratoire (asthme, bronchite chronique, emphysème, tuberculose pulmonaire dès le début) ; troubles de la menstruation (dysménorrhée) ; anémie profonde, névroses (chorée, hystérie, épilepsie). *Indns* : rachitisme, lymphatisme, scrofule, convalescence des maladies infectieuses, anémie légère, tuberculose locale, ganglionnaire ou osseuse (mal de Pott) ou articulaire (tumeur blanche) avec ou sans fistule. *Choix de la plage* : envoyer le plus tôt possible les enfants mous, lymphatiques, anémiés sur les plages stimulantes de la Manche ; les plages douces du Midi seront réservées aux enfants arthritiques et nerveux. **Bains de mer froids** : pas avant 4 ou 5 ans ; loin des repas (3 h. après), choisir le moment où le soleil aura réchauffé eau et atmosphère, à marée haute si possible ; laisser l'enfant s'acclimater 4 jours, puis donner un 1er bain de 2 minutes ; les suivants, toujours courts, de 5 min. au max. et terminés avant le frisson. Plonger l'enfant vivement et d'un seul coup, le forcer à remuer constamment ; puis l'essuyer rapidement et légèrement ; on peut ajouter un bain de pieds chaud. Si les premiers bains sont cause d'un peu d'excitation cérébrale (céphalée, insomnie, instabilité), les espacer de 1 ou 2 jours. *Bains de mer chauds* de 5 à 10 min. pour les enfants supportant mal l'immersion en pleine mer.

Héliothérapie. — Bain solaire du corps nu, tête abritée, progression prudente de durée et d'intensité. Indications : anémie, convalescence difficile, et même tuberculose ; employée localement contre arthrite et même plaies rebelles.

Antithermiques externes. — Réfrigération externe par eau de toutes manières. — **Cataplasme de fécule** froid : antithermique décongestionnant, renouvelé souvent (toutes les 2 ou 3 h.) : excellent dans dermites aiguës, érythèmes médicamenteux ou autres, brûlures superficielles. Préparation : délayer dans 3 c. à soupe d'eau tiède, une c. à soupe de fécule ; puis verser la fécule délayée dans 2 grands verres d'eau bouillante ; il se forme une gelée par refroidissement, qu'on étend sur tarlatane ou gaze posée sur plaque de marbre ou plat bien lavés ; épaisseur : 1 doigt environ ; vaseliner les bords pour les empêcher de coller.

Bains : suivant la température : très froid : 15 à 20° ; — froid ou frais : 22 à 25° — tiède : 26 à 32° — chaud 32 à 38°.

Bain très froid (15 à 20°) mauvais et impressionnant : l'enfant asphyxie, devient bleu, se raidit ; ne l'employer que dans les cas extrêmes, *devant* le médecin ; les bains seront d'autant plus courts que plus froids.

Bain froid (25° environ). Durée : moins de 2 ans, 5 à 6 minutes ; de 3 à 5 ans, 5 à 10 ; de 5 à 10 ans, 10 à 15 ; retirer l'enfant dès qu'un frisson un peu marqué se produit ; à 2 ou 3 reprises, verser l'eau du bain sur la tête recouverte d'une compresse. Pendant le bain on peut refroidir l'eau jusqu'à 22°. La température rectale sera prise avant le bain, et reprise 1/4 d'heure après ; l'abaissement devra être de 1°. On pourra renouveler le bain toutes les 3 h. si la température rectale atteint 39° ou plus. *Ind^ns* : hyperthermies ; fièvre violente accompagnant les états infectieux graves, fièvres éruptives, typhoïde, érysipèle, pneumonie, rhumatisme cérébral ; de même, phénomènes nerveux graves : agitation extrême, convulsions, délire, stupeur, adynamie. Le bain froid est moins indiqué dans la broncho-pneumonie. *Contre-ind^ns* : 1re année, car alors la réaction est très difficile ; cachexie, présence ou menace de lésion cardiaque, faiblessse du cœur avec collapsus imminent. Surveiller l'enfant dans le bain ; ne pas continuer s'il y a tendance au refroidissement et au collapsus.

Bain progressivement refroidi : le commencer à 2° au-dessous de la température rectale, par ex. à 38° si elle est à 40°, et l'abaisser peu à peu jusqu'à la température désirée.

Bain tiède (26 à 32°). Durée : 7 à 8 minutes ; ne donne jamais d'asphyxie ; ne pas s'occuper du moment où l'enfant a pris quelque chose, s'il n'a pris que du lait. Donner le 1er bain à 2° de moins que la température de l'enfant, puis descendre progressivement jusqu'au 28 ou 26. On prend la température avant et après le bain comme toujours : il ne doit y avoir que 4 à 6 dixièmes de degré en moins. Si la température ne descend que de 2/10, descendre celle du bain de plus en plus bas. Affusions pendant le bain avec eau du bain. Il est inutile le plus souvent de descendre au-dessous de 28°. Le bain peut être renouvelé toutes les 2 ou 3 h. jusqu'à ce qu'il se produise une chute sérieuse ; tenir compte de l'heure, car la chute sera plus accusée à la fin de la nuit. Dans la pneumonie, se rappeler que la température peut brusquement tomber. Aussi toujours la prendre avant le bain. *Indns* : le bain tiède, plus pratique et moins dangereux que le bain froid, donne de très bons résultats ; l'employer contre les phénomènes nerveux : agitation, insomnies, etc., les états fébriles particulièrement dans la pneumonie et surtout la broncho-pneumonie ; l'employer toujours chez nouveau-nés, nourrissons de moins de 1 an, cachectiques, cardiaques. — *Contre indns* : aucune.

Bain tiède sinapisé : dans cyanose, tendance au collapsus [70].

Bain chaud, à 38° (méthode de Renaut de Lyon) : laisser dans l'eau 10 à 20 minutes, avec une compresse froide sur la tête pendant tout le bain, et faire boire de temps en temps un peu de grog ou de champagne étendu d'eau. *Indns* : température rectale de 39°, dyspnée, fréquence extrême du pouls, phénomènes nerveux (agitation, insomnie, etc). Très bons résultats ; toutefois sont déprimants et d'effet moins rapide que les bains tièdes. *Contre-indns* : lésion cardiaque. — Les bains très chauds sont employés aussi pour ramener la vitalité chez les prématurés.

Manière de donner le bain. — On tend à employer surtout, actuellement, les bains courts et fréquents ; immerger l'enfant jusqu'aux épaules : pendant le B, compresses ou affusions froides sur sa tête ; au sortir du bain, l'essuyer sommairement, l'envelopper dans une couverture de laine après l'avoir frictionné, lui mettre une boule chaude aux pieds et lui faire boire du lait chaud ou une infusion chaude sucrée, avec un peu de cognac. Après 1/4 d'heure le retirer de la couverture, lui remettre une chemise et prendre la température rectale.

Conclusion : ce sont les *bains tièdes* qui conviennent à la majorité des cas, en particulier dans la broncho-pneumonie.

Bains médicamenteux (dans la plupart, prendre garde de ne pas envoyer d'eau dans les yeux ou les fosses nasales). B *alcalin* : carbonate de soude, 60 à 120 gr. ; eau 20 à 60 litres (la baignoire d'enfant contient 25 litres). B *émollients* : B d'*amidon* ou de *son* 250 à 500 gr. suivant capacité du B ; délayer dans eau bouillante puis jeter dans le B. B *sulfureux* : sulfure ou trisulfure de potassium 20 à 60 gr. ; eau chaude, 20 à 60 litres. Le donner dans une baignoire de bois, zinc ou fonte émaillée. B de *valériane :* racine de valériane, 4 gr. ; eau bouillie, 1 litre ; faire infuser et verser dans le bain. B *sinapisé :* moutarde, 3 gr. par litre d'eau d'où une moyenne de 75 gr. (pour une baignoire d'enfant) ; la mettre dans un linge noué et la délayer dans le bain avec un peu d'eau froide, puis verser de l'eau chaude ; le B sinapisé ne doit pas dépasser 35° pour éviter la décomposition de l'essence de moutarde. Immerger l'enfant, l'agiter, le frictionner et le retirer dès qu'il rougit, au maximum après 3 minutes. Ce doit donc être un bain court. B *de tilleul :* fleurs de tilleul, 250 à 500 gr., auxquelles on peut ajouter 100 gr. de feuilles d'oranger ; faire infuser 1 heure. B de *vin :* B chaud ou tiède auquel on ajoute 1 litre (ou 2 chez grand enfant) de gros vin rouge du Midi.

B salé : sel marin, 1 kilog (dans les familles pauvres, on peut faire servir plusieurs fois le même bain en évitant de le souiller ; le recouvrir) ; pour le rendre moins irritant, on peut ajouter : amidon ou son (500 gr. par kg de sel), ou encore carbonate de soude (50 gr. par kg.). Il peut encore être fait avec des eaux-mères de Salins, Salies-de-Béarn, etc.

Indications : B *calmants :* de tilleul dans insomnies, agitation ; B de valériane, de tilleul dans état nerveux, chorée, etc. B *stimulants :* salé, de moutarde, B de vin.

Lymphatisme, scrofulo-tuberculose : B salés, sulfureux.

Électrothérapie (galvanisation, faradisation, franklinisation). On emploie l'électricité dans les *paralysies* obstétricales, infantile [253] (pas dans l'hémiplégie organique ni dans les paralysies spasmodiques). On l'emploie encore dans l'atrophie musculaire, les névroses, l'incontinence d'urine, l'occlusion intestinale, elle est très utile dans le pied plat valgus douloureux [304], la scoliose, et surprenante dans les adénites tuberculeuses (v. c. m.).

Ionisation : semble pouvoir donner de bons résultats. A réserver.

Radiothérapie : est employée ici dans certaines affections cutanées, certaines leucémies. Elle est encore plus à surveiller chez l'enfant que chez l'adulte.

Émissions sanguines. *Saignée générale* exceptionnelle (dans urémie surtout scarlatineuse, asystolie) : jamais avant 4 ou 5 ans. — *Saignée locale : sangsues* et surtout *ventouses scarifiées* (on peut retirer 50 gr par V scarifiée à un enfant de 3 à 5 ans) : très efficace à partir du 15e mois ; mêmes ind[ns] que chez l'adulte : congestion aiguë du poumon, du foie, néphrite avec anurie ou urémie.

Stase hyperémique locale, dite *méthode de Bier :* se fait soit à l'aide de bandes de caoutchouc, soit par ventouses où l'on fait le vide à l'aide d'une poire. Méthode très employée en Allemagne contre les infections aiguës ou chroniques ; à réserver.

Eau en lavage. — L du nez[144]. — L de la gorge[93,172]. — L de l'**estomac** : le faire avec une sonde œsophagienne ou uréthrale n° 30 à l'extrémité inférieure de laquelle on peut faire avec des ciseaux un orifice longitudinal supplémentaire. Distance des lèvres au cardia : environ 18^{cm} chez nourrisson de 50^{cm}. Position : placer l'enfant entouré d'une alèze en position verticale sur les genoux d'un aide. Introduire la sonde mouillée en suivant l'index gauche, qui se place sur l'épiglotte et ferme le larynx ; elle s'enfonce très facilement ; ajouter ou non un tube en caoutchouc, mettre un entonnoir et verser 100 à 150 gr. de liquide (eau bouillie alcaline par ex. bicarbonate de soude à 5 p. 1.000 ou salée à 7 p. 1.000), température tiède (30 à 33°) ou chaude si hypothermie (36 à 38°). Elever l'entonnoir à faible hauteur (10 à 30^{cm}). Abaisser ensuite en siphon, l'enfant rejette l'eau avec les restes alimentaires, les caillots de lait. La quantité du liquide ne devra pas dépasser chaque fois celle de la tétée ou du biberon correspondante à l'âge, mais on recommencera jusqu'à ce que l'eau revienne claire. En faire 1 ou 2 pj. — *Indic^{ns}* : dans infections gastro-intestinales, surtout quand les *vomissements* persistent après une diète hydrique suffisamment prolongée. Il est considéré comme souvent utile, jamais nuisible ; il ne donne aucun résultat d'après Marfan, s'il y a *hypothermie*.

L de l'**intestin** ou **Entéroclyse** : se fait à l'aide d'une sonde uréthrale n° 15 à 20 introduite jusqu'à 10 ou 15^{cm}, unie par un tube de caoutchouc à un bock à peine élevé (15 à 50 centimètres) contenant 1 à 2 litres (*a*). Huiler ou mouiller la sonde, faire couler du liquide pour ne pas injecter d'air, puis la faire pénétrer en faisant passer un peu de liquide, ce qui permet de la faire remonter jusqu'à 15 ou 20 centimètres. *Position* : décubitus latéral *droit*, la hanche gauche relevée, les genoux pliés ; le mieux est de prendre l'enfant sur soi. *Quantité* : 100 à 200 gr. d'eau bouillie tiède suffisent à laver tout le gros intestin du nouveau-né, donner 4 à 500 gr. à 2 ans, 1 litre et plus vers 14 ans ; on peut faire deux lavages par jour. *Température* : 22 à 25°, c'est-à-dire froide en cas de fièvre ; le lavage froid abaisse la température presque autant qu'un bain froid. L'eau sera chaude, à 38°, s'il y a hypothermie ; dans les cas algides on peut la relever d'un 1/2 degré. *Composition* du liquide : pas d'eau bouillie simple qui détruit l'épithélium, ni d'eau boriquée irritante et même toxique chez enfant très jeune, mais eau bouillie avec borate de soude à 2 ou 3 p. 1.000 ; ou mieux eau salée à 7 p. 1.000 ; la décoction de guimauve est égale-

(*a*) On peut remplacer le bock par un entonnoir en verre de 200 gr. ; l'entonnoir à peine vidé, on le renverse sur un seau pour faire ressortir l'eau de lavage. Recommencer 3 ou 4 fois, et faire passer un litre dans l'intestin par petites portions.

ment à conseiller : légèrement mucilagineuse, elle calme les douleurs et facilite l'expulsion des matières glaireuses. *Ind*ns : très bon dans tympanisme abdominal avec selles fétides, survenant après ingestion d'une trop grande quantité de lait, même maternel : dans diarrhée verte, dans dyspepsie infantile avec fièvre ; dans athrepsie. Les grands lavements d'eau froide ont une action remarquable dans les maladies fébriles.

Révulsion. — **Ventouses sèches** : bronchite généralisée, dyspnée, point de côté. **Ventouses scarifiées** : point de côté. — **Pointes de feu**. — **Compresses très chaudes** recouvertes d'imperméable contre douleur surtout dans angines. — **Teinture d'iode**. L'iode en solution dans le chloroforme est préférable [Teinture d'iode et Chloroforme : parties égales] ; ne pas appliquer à la fois plus de la surface d'une paume de main. — **Frictions** à sec avec un morceau de flanelle ; ou avec alcool de lavande, alcool camphré ; l'essence de térébenthine doit être employée avec prudence et chez des enfants déjà âgés, à cause des éruptions à craindre, le mélange d'huile en quantité variable atténue beaucoup ces inconvénients. — **Cataplasme chaud** : se fait avec farine de graine de lin bien *fraîche* pour éviter les irritations cutanées ; (pour enfant de 3 à 5 ans, mettre dans une casserole 2 verres de farine de graine de lin, et même quantité d'eau ; agiter pour éviter la formation de grumeaux, cuire à feu doux en remuant avec cuiller de bois, étaler sur tarlatane ou gaze placée d'avance à plat sur marbre, toile cirée ou grand plat bien lavés, puis replier latéralement) ; il sera très mince, aussi large que possible ; avant de le poser, éprouver sa température *sur le dos de la main* afin de ne pas brûler la peau si sensible de l'enfant ; le recouvrir de taffetas gommé. En enlevant le cataplasme, le remplacer par ouate, pour que l'enfant ne prenne pas froid. — **Cataplasme laudanisé** : c'est-à-dire arrosé d'un peu de laudanum pour le rendre calmant. — **Cataplasme sinapisé** : jeter un peu de poudre de moutarde fraîche (couche uniforme d'environ 1 millimètre) sur le cataplasme, ne le laisser en place que 3 à 10 minutes, surveiller de temps en temps le degré de révulsion qui doit atteindre le rouge écarlate ; ensuite laver à l'eau tiède pour enlever la farine qui pourrait rester, saupoudrer avec talc. — **Enveloppements sinapisés**, préconisés par Heubner pour obtenir une réaction intense et rapide. — **Bains sinapisés** : très employés (v. Bains[69]). — **Compresses imbibées d'eau chloroformée**, recouvertes de taffetas gommé : commodes, mais à surveiller pour éviter l'irritation. — **Thapsia** : ne jamais l'employer. — **Vésicatoire**, très rarement indiqué, sauf dans certaines infections *à évolution lente* : pleurésie, péricardite, tuberculose, à tendances chroniques ; pas avant 3 ou 4 ans. A 4 ans lui donner la grandeur d'une pièce de 5 fr. Le mettre dans une région à l'abri de la pression (parties antéro-latérale ou postéro-inférieure du thorax). Laver d'abord la place à l'alcool, puis appliquer le vésicatoire, toujours recouvert d'une feuille de *papier de soie huilé* qui permet de l'enlever sans rien laisser d'irritant, le maintenir avec ouate et bandage. Durée : 2 à 3 heures jusqu'à 5 ans : on peut plus tard prolonger jusqu'à 6 heures. Si les phlyctènes ne sont pas encore formées, les provoquer à l'aide d'un cataplasme de fécule tiède. On peut percer l'ampoule au point déclive ; recouvrir pendant 48 h. d'une compresse stérilisée, vaselinée. Si la plaie est ulcérée, la laver avec solution de chloral, eau oxygénée, et poudrer avec bismuth (s.-nitrate ou salicyclate), dermatol (gallate de bismuth), aristol, proscrire iodoforme et salol qui donnent des éruptions prurigineuses. Vésicatoire liquide : dissolution de cantharidine qui peut remplacer le vésicatoire. — **Ammoniaque** : en imbiber un morceau d'ouate, que l'on maintient à l'aide d'un verre de montre. — **Enveloppe chauffée** : envelopper l'enfant tout entier dans des linges chauds : très bon moyen d'excitation cutanée. — **Bouillottes** : tout le long du corps ; bien les envelopper pour ne pas risquer de brûler l'enfant. Même résultat. — **Bottes ouatées** : envelopper tout le membre inférieur d'ouate maintenue par une bande très lâche ; laisser toute la nuit ; le matin on trouve des sueurs profuses abondantes ; très bon moyen de réaction.

Cryothérapie (κρύος, froid) : traitement par un refroidissement local ou général. — **Enveloppements humides, froids** ou **frais** ou **compresses mouillées**. Etaler d'abord sur une table un bandage de corps (grande serviette ou bande de flanelle), le recouvrir d'un imperméable (taffetas gommé ou gutta-percha laminée), prendre tarlatane ou vieilles serviettes pliées en plusieurs doubles, les tremper dans eau froide (15° ou température de la chambre) pure ou additionnée de 1/4 d'alcool ou d'alcool camphré ; exprimer fortement, mettre sur le reste, de façon que l'imperméable dépasse de 2 à 3 centimètres pour éviter la dessiccation ; poser sur le dos et rabattre le tout en avant. Ces compresses s'échauffent rapidement ; les renouveler 3 ou 4 fois par jour. Les laisser 1 h chaque fois ; en même temps envelopper les jambes dans bottes ouatées : de cette façon, on réchauffe les extrémités, et on abaisse la température centrale. Action : révulsive, comme celle du drap mouillé, du cataplasme sinapisé ; excellente contre points de côté, dyspnée. — **Drap mouillé** : sur une table ou un lit, mettre une couverture ou une flanelle et par-dessus un drap mouillé plié en 2 ou 4, tordu jusqu'à ce qu'il n'apparaisse plus aucune goutte à la surface. Mettre dedans l'enfant tout nu, l'envelopper jusqu'au cou du drap et de la couverture ; entourer la tête d'une compresse froide ; les pieds seuls sont à sec, dépassant la couverture. L'enfant crie pendant quelques minutes, puis s'endort et la température descend de 1/2 à 1° ; l'y laisser 10 à 20 minutes (plus longtemps s'il dort paisiblement). Le retirer d'habitude quand le drap devient fumant, puis le remettre dans son lit chaud, le frictionner et l'entourer d'une flanelle ou d'un linge chaud ; donner alors à téter. Refaire le drap mouillé fréquemment, comme le bain froid : jamais d'asphyxie. *Ind^ns^* : n'est pas stimulant du système nerveux, du cœur, ni diurétique comme le bain froid ; mais est surtout *révulsif* et provoque vers la peau un afflux sanguin, donc très bon contre hyperthermie. *Contre-ind^ns^* : aucune ; pourra donc s'employer, comme le bain tiède chez nouveau-né et nourrisson cachectique ou cardiaque. Le drap mouillé a donc surtout une action antithermique ; lui préférer par conséquent les bains froids ou tièdes, quand on veut agir sur le système nerveux ou la diurèse. Dans la *rougeole* dont l'éruption sort mal, son action révulsive est bien préférable à celle du bain sinapisé. — **Réfrigération locale** par une vessie de glace. Pour éviter les gelures, interposer une flanelle simple ou double. Ind : contre inflammation, douleur, dans péricardite ou endocardite aiguës, péritonites aiguës générales ou locales, appendicite, céphalée des méningitiques. — **Hydrothérapie** : bain hygiénique quotidien, *lotions* froides à l'éponge, *douche* avec seau ou arrosoir (v. Table).

Massage. 1. Massage général, excellent dans les maladies de la nutrition, par exemple obésité, lymphatisme, arthritisme. 2. Massage local, employé dans parésies, paralysies (paralysie infantile, maladie de Little, hémiplégie) ; dans scoliose pour développer les muscles du rachis ; 3. Massage de *l'abdomen* : excellent contre la constipation des nourrissons (v. c. m.).

Gymnastique, Orthopédie et **Mécanothérapie**. Très employées dans les maladies du squelette, des muscles. La gymnastique *suédoise* est préférable à la gymnastique aux agrès ; elle exerce méthodiquement tous les muscles, surtout ceux du tronc et de l'abdomen.

DICTIONNAIRE MÉDICO-CHIRURGICAL

Explication des abréviations. — Et : Étiologie. — C : Cause. — SP : Symptômes physiques. — SF : Symptômes fonctionnels. — SG : Symptômes généraux. — P : Pronostic. — D : Diagnostic. — Cions : Complications. — T : Traitement.

Le chiffre °° ou l'étoile* après le nom d'un médicament renvoient au Formulaire pour explications et formules.

ABCÈS CÉRÉBRAUX. — Et. Relativement fréquents : soit infection générale (rarement), soit surtout infection locale : presque toujours *otite moyenne chronique suppurée* (dans plus de la moitié des cas); puis traumas (fracture incomplète, et même simple plaie des parties molles). — **S**. 1. Période initiale aiguë, caractérisée par des S d'irritation : céphalée, vomissements, accès épileptiformes, contractures, ou des S de dépression : paralysie, somnolence, tendance au coma ; fièvre élevée, pouls plein et irrégulier. 2. Période d'atténuation, plus ou moins complète, de tous les S; peut durer une ou plusieurs années. 3. Période terminale très courte ; réapparition des S cérébraux : céphalée souvent localisée, pouls irrégulier et ralenti (55 et même 45) avec fièvre à 38°,5 ou 39° (dissociation de pouls et température), vomissements cérébraux faciles, troubles intellectuels, accès convulsifs ; coma. — **D**. Facile sauf au début (début insidieux, et même latence absolue de la 1re phase). **ABCES DU CERVELET**, les plus importants et les plus fréquents : mêmes S, mais céphalée occipitale, vertige marqué, ataxie cérébelleuse avec raideur de la nuque, nystagmus, souvent paralysie des 6e et 7e paires. — **P**. Mort, à moins d'intervention chirurgicale.

T. 1. **Préventif** : surveiller et soigner otorrhée, traumas de la tête, même minimes. — 2. **Curatif** : uniquement chirurgical.

ABCÈS CHAUDS. — Sont ordinairement la conséquence d'adénophlegmons (v. Adénites aiguës[79]) ; ne pas confondre avec ostéo-myélite, qui chez l'enfant en bas âge donne souvent des symptômes locaux rappelant ceux des abcès chauds.

T. 1. *Pér. d'inflammation* : essayer d'empêcher la formation du pus par pansement humide antiseptique, bains aussi chauds que possible, ouate imbibée d'alcool à 90°. — 2. *Pér. de suppuration* ; dès qu'il y a du pus collecté il faut l'évacuer : incision petite au point le plus déclive ; mettre gros drain ou mèche si cavité trop petite, pour empêcher fermeture jusqu'à disparition du pus. Pansements humides. Guérison très rapide. Dans cas spéciaux, ouverture au bistouri boutonné (A rétro-pharyngien [77], A amygdalien [92], etc.), et à la sonde cannelée (A profonds ou dans région dangereuse, par exemple au cou [145]), au thermocautère (A de régions découvertes, pour éviter cicatrices, ou A très infectieux). V. Adénites suppurées [79].

ABCÈS FROIDS. — Tuberculose suppurée. Abcès par congestion; très fréquents.

T. 1. Local. — **1° Injection modificatrice.** Instruments : seringue en verre (de Pravaz ou plus grande), aiguille avec fil d'argent ou trocart avec stylet, d'assez gros calibre, car pus grumeleux (Calot recommande son aiguille n° 3, longue de 9 cm., et de 1 mm. 1/2 de diamètre extérieur). *Liquides modificateurs* (peuvent être alternés) : Ether iodoformé (Iodoforme 5 gr., Ether 100 gr.) (*a*). Naphtol camphré glycériné (Naphtol camphré 2 gr., Glycérine 12 gr.) à agiter vigoureusement pendant une minute et demie et injecter de suite, car très instable. Huile créosotée iodoformée (Huile 70 gr., Ether 30 gr., Créosote 5 gr., Gaïacol 1 gr., Iodoforme 10 gr.) (*b*). — *Opération*. Mettre, sur large surface nettoyée quelque temps à l'avance, teinture d'iode (à enlever avec alcool après la ponction) ; attendre 4 à 5 minutes. Compresse fenêtrée, chlorure d'éthyle. 1. Ponction : *non perpendiculaire* à la surface (car risque de fistule dans peau amincie), mais *obliquement* en peau saine à 1 ou même (Calot) 4 ou 5 cm. de l'A. 2. Evacuation par pression mais surtout par aspiration ; il n'est pas indispensable de vider à fond, quelquefois un lavage à l'eau bouillie est nécessaire pour diluer les grumeaux ; s'arrêter dès qu'apparaît du sang ; si nécessaire désobstruer l'aiguille par fil d'argent. 3. Injection de quelques gouttes à quelques grammes de liquide à abandonner dans la poche : la moitié *au plus* du pus enlevé. 4. Extraction de l'aiguille d'un coup sec ; défaire le parallélisme. Obturation avec ouate collodionnée ou pansement légèrement compressif. — Répéter l'opération quand nécessaire ; 7 à 8 ponctions et injections suffisent ordinairement, à intervalle de 10 j. ; pas d'injection après la dernière ponction, mais pansement compressif pendant 15 j. Durée du T : 2 à 3 mois. Rapprocher les ponctions tous les 2 j. ou même tous les j. si peau compromise (rouge, distendue, amincie). — **2° Incision** franche, et raclage de la paroi (ne l'employer qu'après échec de l'injection, car on a constaté qu'il faut autant que possible ne pas transformer en tuberculose ouverte une tuberculose fermée) ; puis bourrer avec gaze tous les 2 ou 3 j. ; toucher de temps en temps avec teinture d'iode ou naphtol camphré. — **2. Général.** Suralimentation, campagne, *mer*, h. de morue ou iode à l'intérieur.

ABCÈS MULTIPLES DE LA PEAU DES NOURRISSONS. — **Et.** Age : de 0 à 2 ans ; chez débilités, comme complications des autres lésions de la peau ; assez fréquents après maladies infectieuses, sur-

(*a*) L'éther iodoformé est peut-être à préférer pour les grandes poches ; après l'injection, l'éther s'évapore ; éviter que la poche ne se distende, aussi laisser immédiatement s'échapper les gaz par l'aiguille ou la canule, retirer l'instrument, obturer avec ouate collodionnée.

(*b*) Calot ne se sert que de l'huile créosotée iodoformée et du naphtol camphré glycériné ; il recommande d'injecter la 1re (huile) et de réserver le 2e (naphtol) pour le cas où des grumeaux viendraient boucher l'aiguille : alors faire 2 ou 3 injections de naphtol pour liquéfier ces grumeaux, puis revenir à l'huile. Dose : la même pour les deux, c'est-à-dire 2 à 12 gr. suivant âge, et capacité de l'A. Marion recommande la Solution phéniquée forte à 5 p. 100 ou le mélange à parties égales d'Eau oxygénée du commerce et d'acide borique (celui-ci plutôt comme lavage).

tout rougeole, après tr. digestifs toxi-infectieux. — **S.** Petites masses arrondies, grosses comme grain de mil à noyau de cerise, sans réaction ni douleur notables, à siège et nombre variables. — **D.** Avec gomme tuberculeuse ; les gommes syphilitiques sont exceptionnelles.

T. 1. **Général**. Régulariser l'alimentation ; lavages intestinaux, préparations lactiques et para-lactiques. — 2. **Local**. Incision immédiate, *jamais trop précoce* ; inutile d'attendre que la peau devienne rouge et ramollie : dès que le doigt sent l'abcès, si dur qu'il paraisse, c'est que le pus est collecté. Faire saillir l'abcès entre les 2 doigts, puis faire au bistouri une incision petite d'un coup de pointe, plutôt une ponction ; ensuite vider et isoler en recouvrant par une rondelle d'emplâtre adhésif ou une goutte de collodion ; si l'abcès était volumineux, le nettoyer auparavant avec coton trempé dans eau oxygénée au bout d'un stylet. Cicatrisation : 1 à 2 jours. Inciser en même temps tous les A pouvant être palpés pour éviter les nouvelles poussées. Donc pansement sec isolant ; ni bains ni pansement humide ; savonner la peau des régions voisines que l'on peut laver très doucement avec de l'eau d'Alibour [17].

ABCÈS RÉTRO-PHARYNGIENS. — Et. Rares ; fréquents surtout à 1 an, exceptionnels après 4 ans ; secondaires aux infections. — **S.** Début insidieux, par refus de téter comme dans le coryza ; dysphagie très marquée, rejet du lait par bouche et nez ; voix nasonnée typique (cri du *canard*, coin, coin) ; respiration gênée jusqu'à dyspnée, non accélérée comme dans les aff. broncho-pulmonaires, mais lente avec tirage, cornage et cris paroxystiques : la dyspnée est plus marquée chez l'enfant assis que couché. Raideur de la nuque et du cou, avec tête renversée en arrière, un peu inclinée sur le côté, engorgement du ganglion sous maxillaire du même côté que l'abcès. Fièvre en général assez vive. —*Examen*. Vue : tumeur lisse, tendue, ou projection plus ou moins marquée des amygdales, luette, ou voile ; volume : jusqu'à œuf de poule. Toucher digital : l'enfant étant tenu sur les genoux, la bouche ouverte de force, le doigt palpe la paroi postérieure du pharynx en haut, en arrière, en bas, sent au milieu de la résistance des corps vertébraux une tumeur lisse, tendue, fluctuante par *choc en retour* dans la partie la plus saillante ; l'examen peut se faire en se mettant derrière l'enfant assis ou couché. — **D.** Angine simple, coryza, amygdalite, croup, œdème de la glotte, abcès rétro pharyngien d'origine vertébrale, hypertrophie des amygdales, végétations adénoïdes. — **Formes**. Suivant le siège : Abcès *supérieur :* surtout gêne respiratoire nasale ; *moyen :* dysphagie ; *inférieur :* dyspnée. — **P.** Quelques jours ou quelques semaines ; mortel si non traité, quelquefois mort subite ; d'autant plus favorable que l'A est reconnu de meilleure heure.

T. La vie de l'enfant est entre les mains du médecin. Intervenir *dès le D^ic posé* (de la dépressibilité spéciale, fluctuante). Position de l'enfant : de préférence étendu sur une table, tête pendante, inclinée de 3/4 ; dès l'ouverture de l'A, achever de tourner l'enfant pour qu'il soit sur le ventre et rejette le pus au dehors. Incision par la bouche ; le bistouri droit boutonné par diachylon jusqu'à 1 centimètre de sa pointe sera conduit le long de l'index gauche comme indicateur; l'incision sera verticale et exactement sur la paroi médiane du pharynx; agrandir si nécessaire avec sonde cannelée. Après quelques minutes de repos faire un lavage de gorge avec eau bouillie. Si syncope, respiration artificielle : trachéotomie parfois nécessaire. — Les A R P *froids* venant du mal de Pott cervical ne doivent pas être ouverts par la voie pharyngienne.

ABDOMEN. — 1. **Gros ventre**. Chez enfants du 1er âge, chercher, par palpation et percussion, s'il s'agit d'une ascite, d'une tumeur solide ou liquide, d'une hypertrophie du foie ou de la rate. Sinon, il ne reste alors que 2 sortes de gros ventres : 1° *tympanique*, dur, tendu et d'une sonorité éclatante à la percussion; il traduit les gastro-entérites aiguës, les occlusions intestinales, les péritonites ; 2° *flasque*, ou *ventre de batracien*, mou, dépressible, étalé, signe caractéristique des gastro-entérites chroniques des nourrissons [104]. V. aussi Carreau [116].

2. **Tumeurs de l'abdomen**. Après élimination du gros ventre, penser à : **Rein** : le *cancer du rein* [280] est la plus fréquente des tumeurs abdominales; rein mobile; hydronéphrose. — **Foie**, v. Foie gros [190]; surtout Kyste hydatique, formant tumeur indépendante du foie. — **Rate**. Splénomégalie : v. Rate grosse [279]. — **Appendice** : abcès à sièges très variables. — **Mésentère** : Kyste mésentérique, tuberculose des ganglions mésentériques [118]. — **Péritoine** : péritonite tuberculeuse enkystée. — **Vessie** distendue? — **App. génital** féminin : kyste de l'ovaire assez fréquent. — **Abcès par congestion.** — **Pancréas** : tumeurs exceptionnelles. — **Capsules surrénales** : **D** impossible avec les tumeurs rénales dont elles ont les S P. — **Intestin** : tumeur stercorale [130] ?

ACNÉ (ἀκμή, efflorescence). Due à engorgement et inflammation des glandes sébacées. — **Ét.** Tempérament lymphatique, scrofuleux, arthritique, et surtout tr. *digestifs* (dyspepsie, dilatation de l'estomac, constipation, etc.), et tr. dus à l'établissement des fonctions *génitales*, aux approches de la puberté. — **S.** A *ponctuée*, formée de points noirs qui indiquent des glandes engorgées d'où sortent par pression les *comédons*. A *inflammatoire*, soit papuleuse, boutonneuse (petites saillies rouges), soit pustuleuse (sommet présentant une petite collection purulente). L'A *rosée* (*couperose*) est rare chez les enfants. — L'éruption est en général polymorphe, et peut laisser chez quelques sujets des traces indélébiles aussi disgracieuses que celles de la variole. — **D** facile avec furoncle, avec A dû à médicaments (bromure [188], iodure de potassium).

T. 1. *Général.* — Soigner l'appareil digestif avant tout. Recommander de bien mâcher. Régime : peu de viande et de graisse ; ni épices, ni aliments crus, indigestes, fermentés; combattre constipation, faire antisepsie intestinale par naphtol, levure de bière, ferments lactiques. Boissons : seulement eau, lait ou eaux minérales suivant les cas : Uriage, Luchon, la Bourboule, Vichy, Pougues, Vals. Chez lymphatique ou scrofuleux, donner h. de morue, sp d'iodure de fer, sp iodotannique; chez arthritique, donner alcalins. — 2. *Local*, très important, varie suivant cas et résistance de la peau. Il est nécessaire d'expulser les comédons : le faire par expression avec les ongles d'abord savonnés, ou avec une clé de montre flam-

bée à l'alcool ; si leur extraction est difficile, on peut la faciliter en badigeonnant le visage avec la solution :

Acide tartrique	aã 1 à 5 gr.
Acide salicylique	
Résorcine	
Alcool à 60°	50 gr.

Cas légers : faire matin et soir une lotion avec un mélange d'eau tiède et d'eau de Cologne ou d'eau-de-vie camphrée ; on peut se servir de la lotion ou des pommades suivantes :

Pommades.

Vaseline	40 gr.
Lanoline	30 —
Résorcine	5 —
Soufre	1 —

Soufre ou Ichtyol	3 gr.
Vaseline	40 —

Lotion (agiter avant usage).

Soufre précipité	5 gr.
Alcool camphré	15 —
Eau distillée	200 —

Ne pas essuyer.

Savonner le lendemain à l'eau tiède ; puis pommade à l'oxydo de zinc à 1 p. 10.

Les bains sulfureux sont bons. Le savon noir est efficace, mais irritant : aussi le mélanger à parties égales de vaseline, et appliquer matin et soir. — Irritation des parties malades : calmer avec cataplasmes d'amidon froid, vaseline pure, glycérolé d'amidon.

ADÉNITES (ἀδήν, glande). — Toujours secondaires aux *infections* de la région lymphatique tributaire des ganglions atteints : d'où utilité des soins préventifs aux portes d'entrée cutanées ou muqueuses.

I. A aiguës. **A cervicales.** — Très fréquentes dans infections des amygdales (tonsillaires ou pharyngiennes), otites, etc. ; dans maladies infectieuses : scarlatine, rubéole (utiles pour diagnostic), etc. ; v. Polyadénopathie [260], et Cou [146].

S. Tuméfaction du ganglion comme noix ou petit œuf ; puis œdème du tissu périganglionnaire qui durcit et adhère au ganglion ; enfin œdème de la peau qui rougit, et devient violette au point où sortira le pus. S G : douleur, fièvre souvent forte, mauvais état général ; durée 10 à 15 j. — *Fièvre ganglionnaire.* Nom donné à certaines A aiguës fébriles, péri-maxillaires, rétro-mastoïdiennes, quelquefois généralisées (v. Polyadénopathie [260]), dont l'infection causale est introuvable ; la chercher surtout vers nez, gorge (rhinopharyngite, adénoïdite, amygdalite) ou oreilles, d'où antisepsie de nez, gorge et oreilles par lavages, collutoires, etc. V. aussi Croissance [148].

T. 1. Traiter la *cause :* érosion, plaie, carie dentaire, angine, coryza, otite, etc. — 2. *Résolution* possible tant que le ganglion seul est tuméfié, mais reste souple, non adhérent à peau ou tissu cellulaire. La favoriser par pommade iodurée [19], onguent mercuriel, teinture d'iode, appliqués tous les j. ou les 2 j., ou pansement humide très chaud pendant 5 minutes toutes les 2 ou 3 heures ; ou simplement enveloppement ouaté et immobilisation locale ; ni sangsues, ni vésicatoire, ni même cataplasme. — 3. *Suppuration.* Il y a *pus* quand fièvre irrégulière, douleur à la pression, empâtement, œdème dur et même rougeur de la peau : c'est un *adénophlegmon* à ouvrir de suite, dès que se montre l'œdème de la peau. Faire incision de 1 à

2 cm, juste pour mettre un drain ; continuer avec sonde cannelée et dilacérer jusqu'au ganglion qu'on crève ; introduire une pince à forcipressure fermée qu'on retire en écartant les mors ; drain ; pansement sec ou humide antiseptique ; retirer le drain après 4 jours. Guérison en 8 à 15 jours. On pourrait temporiser et favoriser l'adhérence du ganglion à la peau par cataplasme, ou enveloppement de ouate et de gutta ; après 2 à 3 j., quand fluctuation constatée, l'A est *mûr* et le pus sous la peau : inciser la peau, le pus apparaît immédiatement ; drain, etc.

II. **A chroniques**, presque toujours **A tuberculeuses** (sauf **A syphilitiques** et exceptionnellement lymphadénome). — **Et**. Très fréquentes, surtout après 4 ou 5 ans, prédisposition héréditaire ; portes d'entrée : nez, pharynx, carie dentaire, végétations, oreille, etc. Siège habituel : région *cervicale* (particulièrement dans la région carotidienne, le long du sterno-mastoïdien). — **S**. Au début, hypertrophie de 2 ou 3 ganglions (noisette, noix, petit œuf) qui sont isolés, durs, indolores ; puis ramollissement, périadénite et fluctuation ; enfin fistule. Les trois périodes se rencontrent ensemble, souvent avec d'autres manifestations tuberculeuses.

T. 1. **Général**, le plus important, c'est celui de la *scrofulo-tuberculose* [291] : campagne et surtout T[t] *marin*, bains salés, h. de morue, iode en teinture, sirops, arsenic ; fer. Désinfection de nez, bouche, dents, pharynx, oreilles. — 2. **Local**. 1° Période de **crudité** (*A non suppurée*). Révulsion locale : teinture d'iode, pommade iodurée [19] et gaïacolée pendant longtemps ; la résolution n'est pas rare, aussi ne pas se presser et agir seulement quand ramollissement. 2° Pér. de **ramollissement** (*A suppurée*). Dans région non apparente : extirpation mais seulement après essai de ponctions et injections modificatrices. Au cou : ponctions répétées avec aiguille fine, obliquement dans la peau à 1/2 centimètre ou plus de l'abcès, suivies d'injections modificatrices ; technique : v. 76 ; si échec : extirpation. *Séton* presque abandonné ; se fait au cou quand la poche suppurée est superficielle. Une aiguille de Reverdin traverse l'A à sa base de part en part et ramène deux crins de Florence stérilisés dont on noue les extrémités en anse au-dessus de l'A. Evacuation graduelle, pansement sec tous les 4 j. ; suppression de la suppuration au bout d'un mois environ. Pas de cicatrice apparente.

Radiothérapie a donné des résultats surprenants, mais seulement à la période des adénites non ramolllies.

ADÉNOIDES (VÉGÉTATIONS) du pharynx nasal, ou **HYPERTROPHIE** de l'**AMYGDALE PHARYNGÉE**. — **Et**. Surtout dans 2e enfance ; les V A se développent sous l'influence d'irritations ou d'infections locales répétées, chez enfant prédisposé par lymphatisme, scrofule, arthritisme. Régression à l'adolescence. Rares chez nourrissons, mais alors très marquées.

S. L'obstruction cause la suppression plus ou moins complète de la respiration nasale, de la résonance vocale, de la ventilation des oreilles et provoque des tr. de développement de la face (nez et maxillaire supérieur), d'où le *facies adénoïdien*. L'enfant reste la bouche entr'ouverte, l'air hébété ; le nez, qui est aplati transversalement, *pincé*, en lame de couteau, est toujours gargouillant, difficile à moucher ; l'enfant respire par la bouche, ronfle bruyamment, entend mal et articule péniblement les lettres M et N qui deviennent B et D ; le thorax est étroit, aplati latéralement (v. Thorax [309]). La bouche étant ouverte, on voit un palais profond, ogival ; un maxillaire supérieur étroit, d'où des dents mal rangées ; des amygdales souvent grosses, des mucosités jaunâtres descendant sur la paroi pharyngienne postérieure. — Tr. digestifs : souvent embarras gastrique, coïncidence fréquente des V A et de l'entérocolite ; des V A et de l'appendicite, qui apparaît assez souvent après une poussée inflammatoire des V A. — Tr. nerveux fréquents : agitation, toux quinteuse, somnambulisme, terreurs nocturnes, céphalée, accès de laryngisme, d'asthme. — Enfin les V A sont cause d'infections de voisinage : oreilles, nez, pharynx, larynx, etc. ; d'où règle absolue d'examiner le rhino-pharynx chez tout enfant ayant maladie d'oreille, coryza chronique, céphalée rebelle surtout frontale.

Examen direct : Rhinoscopie antérieure et postérieure, mais surtout *Toucher naso-pharyngien :* l'enfant étant assis, le médecin debout se place à sa droite, appuie contre lui la tête de la main gauche dont un doigt enfonce la joue entre les dents, ce qui empêche toute morsure, puis la main droite aseptisée, l'ongle ras, il introduit l'index, la pulpe tournée vers le haut, dans le cavum. Il explore voûte, puis parois latérales. Il sent une masse semblable à un paquet de vers de terre, située sur la ligne médiane de la voûte du pharynx nasal et pouvant descendre bas. Ce toucher donne un léger suintement de sang sur le doigt et par le nez : c'est un bon S de V A, car le toucher dans un cavum sain ne détermine jamais d'hémorragie. Ne jamais le faire au moment d'une poussée infectieuse du rhino-pharynx.

D. Toux quinteuse (coqueluche), expectorations striées de sang (tuberculose), aff. primitive de l'oreille, polype naso-pharyngien, tr. purement nerveux (terreur nocturne, incontinence nocturne d'urine). Penser à V A quand se montre chez jeune enfant crise d'asthme, spasme de la glotte. — P. Marche lente, insidieuse ; donne fréquemment infection secondaire. Régression à puberté.

Nourrisson Particularités. **S.** Surtout troubles respiratoires, dyspnée, spasme, convulsions, impossibilité de téter ; toucher difficile, seul le petit doigt peut entrer ; le mieux est de faire examen et Tt en même temps par la pince. — **D.** Comme plus haut ; différencier le coryza dû au catarrhe rhino-pharyngé par V A, du coryza syphilitique. — **P.** Id ; de plus, les V A chez le nourrisson disposent à athrepsie et surdimutité ; plus tard arrêtent le développement.

T. 1. Général : de lymphatisme, scrofule, arthritisme (h. de morue, iodure de fer, cures marine et saline, etc.). — 2. **Local : Curettage.** Indication quand les V A produisent les tr. locaux et généraux indiqués plus haut ou simplement quand elles sont volumineuses. *Contre-indications :* sont momentanées ; coexistence d'adénoïdite, otite aiguë, fièvre, milieux épidémiques (scarlatine, diphtérie, surtout grippe); ne pas opérer chez les filles réglées, au moment des époques. — Age : moyen, 3 à 7 ans. On peut opérer à tout âge, même dans les 1res semaines de la vie ; l'opération est d'autant plus simple et utile que l'enfant est plus jeune.

Préparation : s'informer s'il n'y a pas d'hémophilie dans la famille ; s'assurer que l'enfant n'a ni adénoïdite, ni dents de lait branlantes. Ausculter le cœur. Ordonner, 3 ou 4 j. avant l'opération, lavages boriqués du nez sans pression ou mieux vaseline mentholée à 1 p. 100, boriquée ou salolée à 1 p. 10. — *Instruments*. Le couteau de Gottstein est parfait, car quelle que soit la maladresse, il ne peut blesser aucun organe important ; la lame sera légèrement émoussée pour diminuer l'hémorragie ; abaisse-langue métallique, pince à débris, ouvre-bouche. — *Anesthésie* préférable : inutile au-dessous de 2 ans. Le chloroforme est délaissé pour le bromure d'éthyle et surtout le chlorure d'éthyle, car ceux-ci permettent la position assise qui diminue l'hémorragie (v. Anesthésie[91]). Opérer à jeun.

Opération. L'enfant enroulé dans un drap est assis sur les genoux d'un aide, qui maintient bras et jambes ; un autre immobilise la tête, qui doit être verticale et non penchée en arrière. Endormir (bouche ouverte pour le chlorure d'éthyle) ; si elle est fermée et quand il y a trismus, en attendre la fin ; puis ouvrir avec abaisse-langue que l'on porte assez loin. Tenir le couteau solidement, à pleine main, comme un couteau à découper avec l'index étendu sur la tige ; l'introduire en inclinant l'anneau de côté pour doubler le voile, derrière lequel on le redresse verticalement. Tirer fortement le voile à soi en abaissant le manche jusqu'à ce que le dos de la lame vienne buter contre le bord postérieur de la cloison ; en le suivant, pousser en haut jusqu'à la voûte. Alors appliquer fortement le couteau contre l'apophyse basilaire sur la ligne médiane et le descendre de même jusqu'à ce qu'il soit arrêté par la base de la langue. Nettoyer ensuite les parois latérales : remonter l'anneau, tandis que le manche est porté le plus en dehors possible ; abaisser alors le couteau en appuyant fortement ; commencer par le côté gauche de l'enfant, car c'est le moins facile à atteindre. On peut ajouter à ces 3 coups de couteau 2 ou 3 supplémentaires. Ramener alors les V A dont une partie est souvent déglutie ou rejetée par le nez. — A l'hôpital, on enlève en général les amygdales dans la même séance.

Hémorragie : dès le 1er coup, le sang s'écoule par la bouche ; par le nez, c'est une bonne preuve que l'on a porté l'instrument assez haut. L'hémorragie s'arrête d'elle-même ou après des irrigations chaudes, faites sans pression ; faire sucer de la glace pilée si nécessaire. Vomissement probable de sang dégluti.

Soins consécutifs. Mettre l'enfant au lit, boucher les oreilles avec de l'ouate, enduire les narines de vaseline mentholée, boriquée ou salolée pendant 8 jours. Au 3e jour l'enfant peut se lever et reprendre son alimentation ordinaire. Faire dans le mois qui suit l'opération quelques attouchements du rhino-pharynx à la glycérine iodée. —

Rééducation respiratoire : il est souvent nécessaire d'apprendre à l'enfant à respirer *par le nez* au lieu de la bouche.

Fautes opératoires. Le voile n'étant pas abaissé, on n'a pu remonter au-dessus de la tumeur dont on laisse la partie la plus élevée. On racle en n'appuyant pas assez sur la voûte, d'où persistance d'une partie de la tumeur. On n'abaisse pas suffisamment la lame, d'où détachement incomplet. Le curettage latéral est insuffisant, surtout à gauche. Le couteau est trop tranchant, d'où hémorragie trop abondante.

Résultats brillants : rétablissement de la perméabilité nasale ; disparition de la surdité, des troubles respiratoires, digestifs ; état général meilleur ; augmentation de l'intelligence, amélioration de la parole. Les V A complètement enlevées ne récidivent pas.

ADÉNOIDITE AIGUE. — C'est l'inflammation aiguë de l'amygdale pharyngée normale ou le plus souvent hypertrophiée (végétations adénoïdes). — **Et** : fréquente de 3 à 7 ans ; rare après 13 ou 14 ans. Primitive, après refroidissement, plus souvent secondaire à maladie générale (surtout grippe, puis rougeole, scarlatine, quelquefois f. typhoïde), souvent consécutive à inflammation de voisinage (coryza aigu, angine). — **S**. Début brusque par fièvre à 40° avec frisson, courbatures ; puis troubles fonctionnels ; respiration nasale embarrassée (d'où bouche ouverte et ronflements, sans coryza net) ; céphalée postérieure ; bourdonnements et douleurs d'oreille, voix enrouée. Examen de la gorge : intégrité des amygdales palatines, présence au fond de la gorge de mucosités descendant du rhino-pharynx. Adénopathie sous-maxillaire. — **P** : bénin, guérison en 8 jours ; mais récidive fréquente; quelquefois, otite moyenne aiguë. La fièvre ganglionnaire semble avoir fréquemment comme cause une infection dont l'amygdale pharyngée serait le point de pénétration, v. p. [79].

T. Lit, quinine [27], lavages de gorge [93, 172], vaseline boriquée ou mentholée [22] dans le nez, fumigations [7]. Surveiller les oreilles, enlever les végétations adénoïdes.

ADÉNOPATHIE TRACHÉO-BRONCHIQUE. — **Et**. Très fréquente chez enfants de 2 à 8 ans ; est la *règle* dans toutes les infections de l'app. respiratoire, surtout broncho-pneumonie de rougeole, coqueluche et bronchite chronique ; surtout tempérament lymphatique et scrofuleux. Cause la plus fréquente : *tuberculose*, surtout de 1 à 3 ans ; elle en est souvent la seule localisation ; elle est presque constante quand il y a tuberculose d'un autre organe.

S. Bien souvent latente. S F par compression des organes du médiastin (manquent dans plus de la moitié des cas) : toux *coqueluchoïde*, rauque, sèche, spasmodique, par quintes ; accès de laryngisme, de spasme de la glotte, de cornage, de dyspnée avec ou sans tirage, pouvant simuler l'accès d'asthme (*asthme ganglionnaire*) ; dysphonie ; ralentissement du pouls (45 et même 30 pulsations) ou tachycardie très élevée, inégalité pupillaire : ces derniers signes sont rares ; la compression des veines est beaucoup plus fréquente : dilatation des veines sous-cutanées du cou et du thorax, cyanose et œdème de la face (débutant par bouffissure des paupières).

S P : souvent seuls ; les rechercher avec soin chez enfant tousseur avec bronchites à répétitions, ou soupçonné de tuberculose. — Inspection : quelquefois diminution de l'expansion thoracique d'un côté, diminution du nombre des respirations avec prolongation de l'inspiration et surtout de l'expiration. — Percussion : se fait dans deux zones normalement sonores : 1. Région sternale, comprenant le manubrium, la partie interne des 2 premiers espaces intercostaux et les articulations sterno-claviculaires, surtout la droite ; la diminution de sonorité à la percussion (celle-ci doit être légère et comparée à celle de l'autre côté) peut aller de la submatité légère à la matité absolue ; en même temps sensation de résistance, de dureté. 2. Région interscapulaire ou plutôt vertébrale correspondant aux 3 premières dorsales ; percuter assez fort les lames vertébrales avec un doigt vertical, placé immédiatement en dehors de la crête épineuse, en comparant de chaque côté ; la tonalité du son peut être plus ou moins abaissée jusqu'à matité absolue ; tenir compte aussi de la résistance au doigt. L'A T B très volumineuse donne seule de la matité dans l'espace inter-vertébro-scapulaire. La percussion de la région sterno-claviculaire est plus sûre que la percussion vertébrale, dont les renseignements sont douteux et inférieurs à ceux de l'auscultation de cette région. — Auscultation. Celle-ci, au contraire de la percussion, est utile surtout en arrière ; faire l'auscultation aux mêmes points que la percussion, dans les 2 régions ganglionnaires. On renforce les S d'auscultation dus à l'A T B en faisant incliner la tête en avant pour ausculter la région postérieure, en arrière pour la région antérieure, on rapproche ainsi les ganglions de la paroi qu'on explore ; la conductibilité établie par les ganglions hypertrophiés entre la grosse bronche et la paroi thoracique donne une grande intensité aux sons et transmet le bruit respiratoire de la trachée. L'expiration prend un timbre soufflant, jusqu'à donner un *souffle* expiratoire bronchique ordinairement unilatéral et plutôt à gauche, quelquefois tubaire, quelquefois amphorique ; ce souffle peut être masqué par un gros *ronchus* bruyant, sonore, dû au rétrécissement bronchique, et exagéré par la transmission ; ces deux causes encore unies peuvent donner à des râles humides le caractère de gargouillement, d'où apparition de signes pseudo-cavitaires. Voix et toux : sont plus retentissantes ; d'Espine recommande d'ausculter avec un petit stéthoscope les apophyses épineuses et de faire prononcer un chiffre sonore (333) ou de faire crier : le retentissement de la voix et du cri (bronchophonie) qui s'entend normalement jusqu'à la 7me cervicale, s'entend en cas d'A T B jusqu'à la 5me dorsale ; l'auscultation de la voix basse donne un chuchotement analogue à la pectoriloquie aphone : pour d'Espine, la *bronchophonie* et le *chuchotement* sont les signes les plus précoces de l'A T B. — Auscultation des poumons (supposer toujours tuberculose sans lésion pulmonaire cliniquement perceptible) : le murmure vésiculaire peut être diminué dans tout un poumon, ou un seul de ses lobes, tandis que la sonorité à la percussion est conservée. — *S de Smith* : renverser fortement en arrière la tête du sujet atteint d'A T B ; on entend au niveau du manubrium sternal, près du bord droit, un murmure veineux, soufflant, continu avec redoublement d'intensité variable, analogue au murmure des veines cervicales des chlorotiques. C'est un S non pathognomonique mais d'une certaine valeur. — Radioscopie, par examen antérieur, postérieur, latéral, oblique : la constatation d'une ombre médiastine peut donner la presque certitude d'A T B, sans que son absence élimine celle-ci ; les résultats sont très inconstants.

S généraux. Ordinairement peu ou pas marqués ; cependant la fièvre existe presque toujours, pendant toute la maladie, par accès.

A T B simple, non tuberculeuse : même S de percussion et d'auscultation ; diffère surtout par manque de fixité des S et rapidité de la guérison.

Formes cliniques. 1. Latente : plus de la moitié des cas. 2. F. frustes, avec prédominance de tel ou tel S. 3. F. complète, étudiée plus haut ; enfin l'A T B peut être unie à la tuberculose pulmonaire dans toutes proportions. — **D**. Présomption d'A T B, quand milieu tuberculeux, aspect lymphatique, végétations adénoïdes ; rougeole, coqueluche, grippe, bronchites répétées ; accès de fièvre sans cause appréciable et surtout *micropolyadénopathie* périphérique (petits ganglions durs, isolés, mobiles, siégeant à nuque, aînes, aisselle). Pour d'Espine la bronchophonie localisée au niveau de la racine des bronches, sur les apophyses épineuses des vertèbres, suffit à elle seule pour dépister une A T B latente. — On peut conclure à l'A T B quand la matité et le souffle expiratoire vont en *augmentant* de la paroi externe à l'axe du corps, ce qui est l'inverse quand ils sont dus au poumon ; l'état général est aussi différent. — Dyspnée intense : fait penser à accès d'asthme, rare chez l'enfant ; aussi toujours rechercher l'A T B. — Toux rauque, tirage, asphyxie à : aff. laryngées, laryngite striduleuse, œdème de la glotte. — Ronflement. Ressemble à celui dû à un obstacle au pharynx : hypertrophie des amygdales, végétations adénoïdes, abcès rétro pharyngien. — Fièvre dans A T B, par accès éphémères, à ne pas prendre pour fièvre de croissance, f. para-typhoïde ou typho-bacillose. — *Toux coqueluchoïde*. Diffère de celle de la *coqueluche* par : absence de reprise, d'expectoration de glaires, d'éternuements, qui sont souvent associés à la quinte de coqueluche ; les vomissements sont rares, le spasme moins violent et les quintes plus courtes ; il y a dans l'A T B les S d'auscultation ; enfin on produit presque toujours une quinte en comprimant la trachée dans la coqueluche, et rarement dans l'A T B. — L'A T B peut modifier les S physiques, et par conséquent l'interprétation (ainsi elle peut produire les signes cavitaires ou effacer ceux d'une cavité existante) ; cette notion est très importante pour l'étude des affections pulmonaires chez l'enfant, dont les S physiques peuvent être susceptibles d'une erreur inconnue chez l'adulte. — Dans l'A T B tuberculeuse on trouvera la chronicité, le gros volume, la micropolyadénopathie, les signes de laboratoire [310] (tuberculine, oculo, cutiréaction, etc.).

P. L'*A T B simple,* non tuberculeuse, bien traitée, finit par guérir ; ses S surtout fonctionnels disparaissent après quelques jours mais peuvent reparaître au moindre refroidissement. — L'*A tuberculeuse* peut guérir, mais, *même latente*, elle est toujours une menace de généralisation et est la cause de l'apparition souvent brusque d'une granulie ou d'une méningite.

T. 1. **Général** : tout convalescent de rougeole, de coqueluche, doit être soumis au T préventif de la tuberculose [320] ; toute A T B, qu'elle qu'en soit la cause *doit être traitée* comme *tuberculeuse*. T[t] de la tuberculose et de la scrofule. Cure marine prolongée [67] (Arcachon, Banyuls, Berck, Cannes, etc.) ; cure d'altitude moins efficace ; héliothérapie (exposition du corps nu à la lumière solaire), h. de foie de morue. Dans l'A T B franchement chronique, donner iode : soit teinture d'iode[19] dans vin sucré ou sirop d'écorce d'or. amères en augmentant chaque jour d'I goutte, III à XX gouttes suivant l'âge ; soit iodures alcalins : KI[19] ou NaI[19] donnés aux doses de 0,20 ctgr. à 2 gr. avec les aliments pour empêcher l'irritation du tube digestif ; soit l'une des spécialités de préparations organiques d'iode. — 2. **Local.** Révulsion continue au niveau des régions sternale et inter-scapulaire : teinture d'iode en badigeonnages, vésicatoires volants, pointes de feu. — 3. **Symptomatique.** *Toux :* calmants et antispasmodiques : bromures[13], antipyrine[10], valériane[32], belladone[12], éther[17], codéine[24], morphine[25] même, en inj. s.-c. si enfant assez âgé. Inhalations d'iodure d'éthyle, de pyridine[27], d'oxygène, d'éther. Weill recommande spécialement la *Quinoléine* synthétique en inhalations : quelques gouttes dans un verre d'eau en ébullition 2 à 3 fois pj. (V. Toux[311]). — *Laryngisme suffocant :* idem et compresse d'eau chaude sur la gorge. *Dyspnée* : idem et ventouses sèches.

ALBINISME. ALBINOS (*Albus*, blanc). — Anomalie congénitale caractérisée par la diminution ou l'absence de pigment au niveau de la peau, des poils (*canitie* congénitale), de l'iris et de la choroïde ; souvent nystagmus, myopie. Consanguinité assez fréquente des générateurs. Les races colorées sont plus souvent atteintes d'A, quelquefois partiel (*nègres pies*).

ALBUMINURIES. — Constater la présence de l'albumine ; doser ; chercher si elle est permanente ou intermittente ; étudier les autres éliminations. Rechercher l'albumine plusieurs fois ; examiner surtout les urines succédant aux repas, à l'orthostatisme, à la marche, etc.

I. A d'origine rénale : *néphrites* et leurs causes si diverses ; tuberculose rénale, hérédo-syphilis rénale, rein amyloïde. — On peut rattacher à une lésion légère des glomérules, sorte de trauma, sans pensée de néphrite les A passagères suivantes : A *fébriles* (disparaissant avec la fièvre) de f. typhoïde, angines, maladies éruptives, diphtérie, pneumonie ; A que provoque presque toujours l'injection de sérum antidiphtérique ; A médicamenteuses (vésicatoires, mercure, b. du Pérou, etc.) pouvant du reste aller jusqu'à néphrite.

II. A d'autre nature (le rein ayant été éliminé après examen). — L'origine de ces A est fort discutée ; il semble qu'actuellement on tende cependant à leur donner presque toujours pour cause le rein, une *débilité rénale héréditaire* ou *acquise ;* en effet, après être restées longtemps légères, intermittentes, les unes disparaissent complètement, mais les autres évoluent vers la néphrite. Nous les classerons de la façon la plus simple au point de vue clinique.

1. **A des nouveau-nés** fréquente, légère, disparaît après 8 à 10 jours.

2. **A intermittentes**, d'autres disent **fonctionnelles** : 1° *A de croissance*, des *adolescents*, de la *puberté*, due probablement à un trouble digestif. 2° *A de la digestion :* après repas, surtout chez enfants dyspeptiques, constipés, avec estomac dilaté, gros foie, entérite chronique. 3° *A de fatigue :* après exercices prolongés, violents, marche, cheval, bicyclette, gymnastique, etc. 4° *A orthostatique :* due seulement à la station debout ; disparaît toujours par le décubitus ; paraît ordinairement dès la 2e enfance. A ce groupe appartient l'*A cyclique des jeunes*

gens ou maladie de Pavy (décrite surtout par Teissier) : l'A apparaît dès le lever, va en augmentant et disparaît après le coucher. On peut peut-être ajouter à ces A fonctionnelles l'A *prétuberculeuse*, passagère, et disparaissant au moment où la tuberculose de latente devient apparente; et le *chloro-brightisme*. — **S.** Rien, ou tr. vagues : pâleur, fatigue, indolence physique et intellectuelle, maigreur, etc. **D.** Ne pas les confondre avec les A intermittentes liées aux néphrites aiguës légères, aux néphrites chroniques, à la tuberculose commençante. **P.** Plutôt bon : disparaît souvent à la puberté ; c'est seulement à ce moment qu'elle apparaît chez d'autres.

T. Peu de l'albumine, surtout de la cause. — *A intermittente* : vie ordinaire, surveiller strictement hygiène et alimentation (on peut permettre œufs, viandes blanches, poissons, crustacés, légumes, etc.), douche chaude (38° à 40°) chaque matin, puis frictions, exercices modérés, pas de fatigue ; éviter froid, humidité ; arsenic en injections [11]. Séjour à Saint Nectaire. — Quand *poussées* : lit, lait ou régime lacto-végétarien déchloruré, lavements froids, purgatifs légers.

ALOPÉCIES (de ἀλωπηξ, renard, parce que cet animal est exposé, dit-on, à perdre ses poils à certaines époques de l'année). — Ce mot indique toute chute partielle ou générale des cheveux. — A congénitale, par agénésie pilaire. A de maladies bien définies : pelade, teignes. A après trauma, brûlures, caustiques (huile de croton, rayons X), furoncle, impétigo, ecthyma : localisée aux points atteints (incurable). — A par maladies de cause interne : surtout f. typhoïde, érysipèle, fièvres éruptives, syphilis (temporo-pariétale, en aires) ; A des neuro-arthritiques, avec pityriasis, séborrhée sèche ou grasse du cuir chevelu (pellicules). Ces A sont curables.

T. *A des maladies aiguës* : couper les cheveux ras, savonner le cuir chevelu, faire matin et soir une lotion à l'alcool, à l'eau de Cologne. *A syphilitique* : id. plus T[t] de la cause. *Séborrhée grasse* : lavages alcalins, lotions ammoniacales. *Séborrhée sèche* : pommades.

AMYGDALES PALATINES (HYPERTROPHIE DES). — **Et.** Prédisposition par hérédité, lymphatisme, et poussées inflammatoires ; surtout de 3 à 10 ans ; les A progressent jusqu'à 15 ans et peuvent régresser ensuite. Hypertrophie toujours bilatérale. — **S.** Examiner en dehors des poussées aiguës qui grossissent les A du double. **S P** : déprimer lentement la langue avec abaisse-langue, faire respirer largement et tranquillement (v. examen de gorge, [201]) ; on voit les 2 A de la grosseur d'une cerise à un œuf de pigeon. Formes pédiculée, enchatonnée lacunaire avec crypte ; coloration normale ou pâle ; souvent adénite sous-maxillaire. Examiner le rhino-pharynx, car coïncidence fréquente de végétations adénoïdes ; souvent pharyngite granuleuse. **S F** : peu marqués, dépendent surtout des végétations adénoïdes ; nausées, toux fréquente, sèche, quinteuse, par accès la nuit, tr. de phonation (surtout pour R et L), voix sourde, nasillarde, enrouement fréquent. — Tr. généraux : peu, mais facilité de maladies infectieuses surtout de celles débutant par la gorge. — *Variétés* : soit dure, soit surtout molle ou adénoïde ; celle-ci est ordinairement associée aux végétations adénoïdes. — D de l'hypertrophie simple avec celles dues à tuberculose, syphilis, épithélioma, lymphadénome.

T. 1. **Général**. Tonique et reconstituants : iodure de potassium [10], arsenic [11], h. de morue, badigeonnages à la glycérine iodée à 1 p. 50, grand air, bord de la mer. Utilité des cures hydrominérales : salines (Salies, Biarritz), sulfureuses (Cauterets, Luchon, Enghien, etc). — 2. **Chirurgical**. Opérer seulement après la disparition de toute poussée inflammatoire. Hypertrophie très légère : l'ignipuncture suffit. Hypertrophie volumineuse : l'*enlèvement* d'une partie de l'organe suffit ordinairement pour guérir. L'anesthésie n'est pas nécessaire ; on peut cependant appliquer quelques minutes un tampon imbibé d'une solution de cocaïne à 1 p. 100. Position : comme pour les végétations adénoïdes, la tête légèrement inclinée en arrière, la bouche largement ouverte avec un ouvre-bouche. On peut commencer par détruire les adhérences pouvant exister avec les piliers à l'aide d'un crochet tranchant ou d'un bistouri.

Opérations. Autant que possible, ne pas opérer un hémophile. 1° *Amygdalotomie* : l'amygdalotome est introduit jusqu'à l'isthme du gosier et on engage l'A dans la lunette aussi profondément que possible ; on pique l'A avec la broche et on tire le manche de l'anneau tranchant qui sectionne alors toute la partie de l'A engagée dans la lunette. — 2° *Sans* amygdalotome : on peut se servir d'un bistouri boutonné en fixant et tirant l'A avec une pince érigne : avoir soin de couper de bas en haut. — 3° Le *morcellement* de l'A avec la pince à emporte-pièce de Ruault a l'avantage de ne causer aucune hémorragie. Commencer par l'A gauche, la plus difficile, pour avoir le maximum de clarté et de docilité. Enfoncer les branches profondément dans la fossette de l'A, au-dessus et au-dessous de celle-ci, refermer et tirer en tordant légèrement. Compléter avec 1 ou 2 prises supplémentaires.

Soins consécutifs : faire gargariser à l'eau froide ou sucer de la glace. — *Hémorragie* : simple compression par tampon monté sur pince et imbibé d'une solution hémostatique (antipyrine, eau oxygénée, adrénaline [9], etc.). Dans les cas très rares où l'hémorragie persiste : cautériser au rouge sombre. — Jours suivants : gargarismes au chloral à 1 p. 100, etc. Chambre : 4 à 5 jours. Aliments mous.

ANASARQUE. — **Et**. Mêmes causes que *Œdèmes* [241]. **D**. Penser chez le nourrisson à l'A due à l'ingestion de bouillon de légumes salé.

ANÉMIES (ἀν, priv., et αἷμα, sang). — **Et**. Peuvent se rencontrer dans toute l'enfance. Causes prédispos. nombreuses : parents anémiques, mauvaise hygiène, croissance, surmenage physique ou intellectuel ; tr. digestifs, alimentation mal dirigée chez enfants petits ou grands, collégiens, rachitisme, végétations adénoïdes, syphilis héréditaire (surtout nourrisson), tuberculose déclarée ou latente, paludisme, néphrite chronique ; vers intestinaux ; suite de grippe, de f. typhoïde, diphtérie, rhumatisme articulaire aigu, saturnisme ; *A oxycarbonée* par chauffage défectueux ou profession (blanchisseuses, cuisinières). Sans cause appréciable : *A essentielle.*

S essentiels, à des degrés très différents : pâleur des téguments et muqueuses, affaiblissement, apathie, tristesse, tr. circulatoires, modifications du sang, avec ou sans grosse rate ; avec ou sans amaigrissement.

I. Nourrissons.

1. **A Symptomatique.** S d'A moyenne ; pas de souffle cardiaque inorganique avant 4 ans (v. p. 42) ; quelquefois souffle veineux du cou. Guérison fréquente, suivant cause. — 2. **Chlorose des nourrissons** : v. 120. — 3. **A avec splénomégalie, A splénique pseudo-leucémique. Et.** Age : toujours chez nourrissons, entre 6 à 20 mois, surtout chez les hérédo-syphilitiques, ou dans pays à paludisme. **S.** Exagération des précédents : ventre gros, tumeur splénique, ferme, indolore, débordant les fausses côtes, et descendant jusqu'à l'ombilic ou même à la crête iliaque ; foie un peu gros ; modification intense du sang ; ni ascite, ni adénopathies, ni hémorragies, ni tr. circulatoires ou respiratoires. Mort fréquente en 6 à 12 mois.

II. Enfances 2e et 3e.

1. **A symptomatique.** — Signes d'A moyenne, souffle inorganique fréquent après 4 ou 5 ans. — 2. **Chlorose** : v. 118. — 3. **A pernicieuse, A pernicieuse progressive.** Rare ; *primitive* ou *secondaire* (presque toujours alors helminthiase : bothryocéphale, ankylostome). — **S** de l'*A intense* : pâleur extrême, hémorragies fréquentes et précoces, pétéchies, purpura, épistaxis, stomatorragies, hématémèse, mélaena, hémorragies de la rétine, dyspnée, palpitations, syncopes ; pouls mou, souffles inorganiques cardiaques et jugulaires ; sang : diminution extrême des hématies, pas de leucocytose ; tr. digestifs plus marqués. Etat normal de foie, rate, ganglions lymphatiques. **P.** Mort habituelle en quelques mois. **D** avec autres anémies ; examen systématique du sang, des selles (recherche des parasites et de leurs œufs).

T. I. A des nourrissons. 1. T[t] de la *cause* : voir chacune, surtout tr. digestifs, végétations, vers, syphilis, tuberculose, paludisme. 2. T[t] symptomatique de l'**Anémie**. Alimentation reconstituante : par ex. farine lactée, phosphatine ; médicaments de même action (le moins possible au-dessous de 8 à 10 mois, en dehors du traitement de la cause) ; h. de morue[23], arsenic[11] (liq. Fowler), arséniate, cacodylate de soude, etc., phosphate de soude en inj. s.-c. ; fer (sirop d'iodure : v. Chlorose des nourrissons[120] ; hémoglobine (sirop). Suc de rate ; ou opothérapie médullaire : moelle osseuse de veau fraîche (en extrait aqueux) : 1 cuill. à soupe de moelle rouge fraîche triturée dans 3 cuill. d'eau, puis filtrée et mélangée au lait. Injections sérothérapiques : sérum hématopoïétique, qui peut être remplacé par sérum anti-diphtérique, ce dernier en injection ou ingestion, plusieurs jours de suite ; ce traitement, sans danger, a donné de bons résultats. Radiothérapie sur la région splénique dans A avec splénomégalie.

II. A. de 2e et 3e enfances. Repos, cure d'air, oxygène, suralimentation ; fer, quinine, hémoglobine, arsenic. Moelle osseuse fraîche dans le lait, ou encore crue, étalée en couche épaisse sur du pain, 3 ou 4 fois p. j. Sérum hématopoïétique ou antidiphtérique (comme plus haut). T[t] de l'helminthiase dans A pernicieuse.

ANESTHÉSIES SYMPTOMATIQUES. — A complète, totale : hystérie. — A paraplégique : fracture de la colonne, mal de Pott (elle n'existe pas dans la maladie de Little). — A dans lésions du plexus brachial ou des nerfs périphériques.

ANESTHÉSIE (ἀν privatif, αἴσθησις, sensibilité). — *Locale :* rarement indiquée avant 12 ou 14 ans, à cause de peur et indocilité : éther, chlorure d'éthyle, cocaïne, stovaïne, novocaïne. *Générale :* très facile, très bénigne (organes sains) ; de préférence à jeun (*a*).

Chloroforme : peut être employé dans tous les cas, même avec cardiopathie ; surtout à surveiller dans péricardite ou symphyse du péricarde. Il n'est pas mauvais de donner un bain la veille, de purger et de mettre à la diète le soir ; le lendemain matin, lavement. — Position : décubitus dorsal, mains et pieds attachés ; oindre de vaseline nez, lèvres, menton. Se servir de compresses de toile de 8 épaisseurs, ayant la surface d'un mouchoir plié ; débuter par doses petites et fréquentes : VIII à X gouttes avec air ; mais la douceur est souvent impossible, car l'enfant se débat et crie : alors le sidérer en quelques inhalations pendant les profondes inspirations dues aux cris et aux sanglots. L'enfant endormi, continuer goutte par goutte : III à V gouttes toutes les 10 ou 15 secondes. La mâchoire doit être maintenue relevée par les 3 derniers doigts même pendant qu'on retourne la compresse, les autres doigts entourent la compresse en empêchant à volonté l'entrée de l'air. Faire respirer par la bouche et non par le nez. Des mucosités peuvent gêner la respiration : arrêter alors le chloroforme, ramasser les mucosités avec tampon d'ouate monté sur pince ; donner de l'oxygène. — Surveillance de : 1. *Respiration :* voir et *entendre* respirer son malade ; 2. *Pouls :* radial ou temporal ; 3. *Pupilles :* dilatées au début de l'A, elles se rétractent progressivement pour rester enfin immobiles ; leur dilatation brusque au cours de l'A indique : ou imminence de réveil et d'effort de vomissements, ou imminence de syncope par chloroformisation poussée trop loin. — Après l'A, ordinairement sommeil calme et assez long : laisser dormir la tête basse, inclinée sur le côté et posée sur une serviette pour recueillir les vomissements possibles. — *Incidents :* rareté des alertes, cyanose, vomissements (*b*), etc. T[t] : Id. à adulte : stimulants, inj. d'éther, nitrite d'amyle, tractions rythmées de la langue[220] et surtout respiration artificielle prolongée[281].

Ether : peut être plus facile à administrer que le chloroforme, mais expose aux inflammations souvent graves de l'appareil respiratoire (poussées de bronchite, de congestion pulmonaire, etc.)

(*a*) Anesthésie générale et gros thymus[310].

(*b*) D'après Castueil, pendant la chloroformisation, les vomissements s'observent chez 31 p. 100 des enfants à jeun, et chez tous ceux qui ont mangé.

Bromure d'éthyle : rapidité d'action et d'élimination, d'où, immédiatement, réveil sans malaise et retour à l'état normal. L'A peut être faite sur le malade assis, le réveil sera préférable étendu. — Préparatifs : malade ausculté d'abord à jeun, débarrassé de tout lien. Masque recouvert de flanelle et de tissu imperméable englobant nez et bouche; y verser toute la quantité prévue d'un coup; puis l'appliquer hermétiquement, asphyxier; l'A survient en 20 à 50 secondes, et dure 1 à 3 minutes. Dose moyenne chez enfant : 5 à 10 grammes. La face devient congestionnée, rouge, vultueuse, mais ne doit pas se cyanoser, les yeux sont ouverts, fixes, quelquefois convulsés en haut; puis vient la période de *résolution* musculaire (la défense disparaît, la main lâche l'objet qu'elle tenait); il faut opérer immédiatement, sinon survient la pér. de *contracture* (trismus) dont il faut attendre la fin; mais le plus souvent alors le réveil vient si vite qu'on n'a pas le temps d'opérer. Réveil calme, étonné. Aucun malaise consécutif.

Chlorure d'éthyle : mêmes avantages que le bromure, mais pas d'asphyxie. Mêmes préparatifs. L'opération peut se faire sans aide (mais comme pis aller), sur l'enfant assis ou étendu. Appareils. 1. Soit *cornet* prenant nez et bouche, formé d'une compresse ou d'un mouchoir maintenu par une épingle double et doublé de tissu imperméable, Mackinstoch, etc. Prendre un tube réservoir à large embouchure si possible pour donner un gros jet, de façon à éviter l'évaporation trop rapide; verser d'un seul coup la dose nécessaire, 10 c. cubes pour une A de 1 à 3 minutes. — 2. Soit *appareil* où l'on ne perd aucune quantité de gaz, par ex., l'appareil de Camus, composé d'un embout de caoutchouc couvrant bouche et nez, d'une boule métallique creuse (chambre d'évaporation) et d'une vessie dilatable; l'appliquer hermétiquement, faire faire quelques aspirations pour habituer le malade, puis casser l'ampoule, et suivre la marche de l'A grâce aux mouvements de la vessie. Doses habituelles : de 2 à 8 ans, 1 c. cube; de 8 à 16, 2 c. cubes; nous employons sans crainte (toutes précautions prises) des doses plus élevées, si nécessaire, et recommençons l'A (mêmes doses) avant que le malade soit réveillé, si l'opération n'est pas terminée; on peut ainsi recommencer 3 ou même 4 fois, en espaçant ainsi les doses toutes les 5 minutes. Après 1/2 à 1 minute arrive l'A complète, qui se reconnaît à la respiration régulière souvent accompagnée d'un ronflement sonore, à la résolution musculaire complète, à l'abolition du réflexe cornéen; il y a ordinairement persistance du relèvement des paupières et convulsion des globes en haut ou en bas; retirer alors le masque. Durée 2 à 3 minutes : réveil très rapide sans aucun malaise. — Il est bon de faire respirer l'anesthésique par la bouche : il y a donc avantage à mettre d'avance l'ouvre-bouche; on peut aussi se servir de deux bouchons de champagne unis solidement par une ficelle et l'un d'eux est mis entre les dents. Ne pas laisser respirer d'air. Pour éviter l'excitation du début il faut que le dégagement des vapeurs soit lent et régulier, ce qui dépend de la température de la pièce; si elle est trop élevée (depuis 16°), refroidir en mettant la boule de l'appareil de Camus dans eau froide ou glace pilée; si elle est trop basse, chauffer cette boule avec la main. — On emploie aussi le chlorure d'éthyle avant le chloroforme, ce qui diminue la période d'excitation et la fréquence des vomissements.

ANGINES AIGUES. (*Angina*, de *angere*, suffoquer). — Les lésions inflammatoires de l'isthme du gosier sont les *Angines*; limitées aux amygdales ce sont les *Amygdalites*; occupant surtout la paroi postérieure du pharynx ce sont les *Pharyngites*.

Et. Les A sont très fréquentes, surtout dans la 2e enfance et l'adolescence et sont toutes contagieuses; causes prédisp : aff. du nez si fréquentes dans l'enfance, d'où respiration surtout buccale, végétations adénoïdes, hypertrophie chronique des amygdales (due souvent à rechutes et récidives des A); une 1re A prédispose à une 2e A. Cause occas. : souvent froid, humidité; contagion fréquente.

S. S généraux : se montrent surtout au début, et d'intensité variable; fièvre légère ou jusqu'à 39 et 40°; souvent agitation, délire ou abattement, quelquefois convulsions, courbatures, souvent nausées, vomissements, constipation. S F : l'enfant ne se plaint de sa gorge qu'après 5 ans; douleur à la pression derrière l'angle de la mâchoire où l'on sent des ganglions tuméfiés, gêne des mouvements de la tête et du cou pouvant aller jusqu'à véritable torticolis. S P : examen de la gorge (v. Gorge sui).

I. Angines rouges. — 1. *A érythémateuse* ou *catarrhale* : rougeur diffuse de la gorge avec amygdales grosses. — 2. *A toxiques* : surtout iode, mercure. — 3. *A secondaires* ou *symptomatiques* : au début des infections fébriles (v. Die).

II. Angines blanches : plus nombreuses. S'assurer de la nature de l'exsudat.

1° Exsudat non membraneux. Caractère discret et discontinu ou lacunaire; l'exsudat se détache facilement de la muqueuse absolument saine; il forme sur l'ouate du stylet de petits grumeaux crémeux, friables, qui se désagrègent sous le doigt et se dissolvent dans l'eau. On trouve :

1. *A pultacées* : amygdales recouvertes de plaques d'un blanc crémeux ou opalin, facilement détachables. — 2. *A folliculeuse* ou amygdalite *cryptique* ou encore *lacunaire* : points blancs gros comme des lentilles, apparaissant à l'ouverture des cryptes de l'amygdale, que l'exsudat remplit. — 3. *A phlegmoneuse* ou *suppurée* ou *Phlegmon de l'amygdale* ordinairement intra-amygdalien. Début comme une A catarrhale; puis une amygdale devient grosse, œdématiée, souvent recouverte d'un enduit pulpeux blanchâtre; ouverture spontanée après 4 ou 5 jours.

2° Exsudat membraneux, dit encore *pseudo-membraneux* ou *Fausse-membrane*. Caractère continu, se détache difficilement et fait saigner la muqueuse; forme souvent sur l'ouate de petits lambeaux continus, pelliculaires, épais, qui ne se désagrègent pas sous le doigt et ne se dissolvent pas dans l'eau. Il groupe les **A membraneuses** :

1. *A diphtérique* [160]. — 2. *A herpétique* : vésicules donnant rapidement de petites ulcérations circulaires couvertes de membranes fibrineuses analogues à celles de la diphtérie ; souvent herpès des lèvres, narines, quelquefois de l'app. génital. — 3. *A diphtéroïdes, pseudo-diphtéries*, ou *A membraneuses proprement dites* : mêmes symptômes que ceux, si variables, de l'A diphtérique, d'où la clinique ne suffit pas pour le Dic, qui est uniquement bactériologique ; on trouve ici des A dues à *streptocoques, pneumocoques, coccus Brisou* et quelquefois à bacilles fusiformes et à spirilles (*A de Vincent*). — 4. *A ulcéro-membraneuse* : de même nature que la stomatite ulcéro-membraneuse [204] avec laquelle elle peut coïncider. **S** : ulcération sur une amygdale, recouverte d'une membrane grisâtre.

D. Penser toujours à examiner la gorge et la région naso-pharyngienne, même quand rien n'attire de ce côté. — Avec amygdalotomie dont la plaie se recouvre de membranes, syphilis dans chancre de l'amygdale ou dans syphilides secondaires de la gorge qui se recouvrent de membranes. Il existe une **A symptomatique** au début de la plupart des infections fébriles de l'enfance : érysipèle, oreillons, grippe, f. typhoïde, rhumatisme articulaire aigu, varicelle, rougeole, variole, scarlatine : chacune a été décrite avec la maladie correspondante. La diphtérie ne pourra être absolument séparée des A blanche, pultacée, à membranes, herpétique, qu'en adjoignant à la clinique l'examen bactériologique.

Cions. Pas ordinairement. 1. *Locales* : diphtérie secondaire, rhinite, otite moyenne suppurée, adéno-phlegmon. 2. *Générales* : albuminurie légère et transitoire, érythèmes infectieux (surtout scarlatiniforme), pseudo-rhumatismes infectieux (arthropathies) dans leurs formes légères [284] ; appendicite.

T. 1. *Préventif*. Isoler toute A aiguë, supprimer amygdales grosses (qui prédisposent à A à répétition) et végétations adénoïdes, soigner l'état de dents, bouche, nez; éviter froid, humidité.

2. *Curatif* : 1° **Antisepsie de la gorge**. Les *lavages* ont surtout un effet mécanique, les *gargarismes* sont difficiles et moins efficaces. Le liquide sera chaud : 35 à 38° et plus : se servir d'eau bouillie ou d'infusions diverses à saveur agréable (eucalyptus, thym, tilleul), ou de solutions alcalines qui détergent mieux les muqueuses (chlorate de potasse, chlorate de soude ou borate de soude à 2 ou 3 p. 100), ou de solutions antiseptiques faibles (acide borique à 4 p. 100, chloral à 3 ou 4 p. 100, acide salicylique, résorcine, eau oxygénée) ; il n'est pas mauvais d'employer 2 sortes de solutions (v. aussi p. 172). — Technique : les lavages ne sont pas toujours faciles à faire; il faut immobiliser l'enfant (v. examen de la Gorge [201]), la tête sur la poitrine de l'aide, qui la penche légèrement en avant, cuvette sous le menton. Employer irrigateur, seringue, bock; canule non en verre. Pour écarter les mâchoires se servir d'un coin en bois, d'un ouvre-bouche ou d'un double bouchon ; en cas de résistance, se servir d'un écarteur tel que celui de Legroux, que l'on glisse le long de l'arcade dentaire jusque derrière la dernière dent, entre les maxillaires, on en écarte alors

les branches. On peut encore enfoncer la canule dans le vestibule pour faire parvenir le jet en dedans de l'arcade dentaire, ce qui provoque un réflexe et fait ouvrir la bouche. L'injection doit être poussée à plein jet, 1/4, 1/2 litre à la fois; 1 à 2 litres par lavage; interrompre de temps en temps pour permettre de respirer, s'arrêter si l'enfant suffoque. Renouveler les lavages suivant le nécessaire, mais pas trop fréquemment; les éloigner des repas pour ne pas provoquer de vomissements alimentaires. — 2. *Attouchements :* utiles surtout dans formes ulcéreuses et pseudo-membraneuses; ils peuvent se faire immédiatement après les lavages avec les mêmes substances, plus concentrées dans collutoire à base de glycérine, de préférence à miel ou sirop : résorcine 1 p. 30; acide salicylique 1 p. 20; bleu de méthylène 2 p. 10 (surtout dans A de Vincent); salol, choral, etc.; U. E.

2° Extérieurement, mettre au devant du cou ouate ou compresses d'eau chaude ou froide, recouvertes de taffetas gommé; bottes d'ouate. Antisepsie nasale, huile mentholée ou résorcinée à 1 p. 100. — Vomitif au début chez jeune enfant. Contre fièvre et céphalalgie : quinine[27], antipyrine[10], aspirine[12] (celle-ci agit très bien contre la douleur locale); chez jeune enfant donner les mêmes médicaments en suppositoires. — Après guérison complète, si les amygdales restent hypertrophiées : les enlever.

A phlegmoneuse. Ordinairement ouverture et évacuation du pus spontanées. Sinon, rechercher avec le doigt le point saillant et fluctuant : c'est là qu'on ouvrira avec un bistouri boutonné de diachylon ou mieux avec une sonde cannelée.

ANGIOMES (ἀγγεῖον, vaisseau). — Affection congénitale, allant des taches (nævi) aux tumeurs, bénignes, indolentes, sans retentissement sur l'état général. Siège : presque toujours **Peau** : 70 p. 100 ; les A cutanés et sous-cutanés ont une région d'élection : la tête et le cou. 1. **A cutané simple**, encore appelé *nævus* (*nævus*, tache), *signe*, *envie*, *grain de beauté* : tache plane allant de l'aspect d'une piqûre de puce à la nappe recouvrant une moitié de la face ou un segment de membre ; couleur rouge vif ou ton violacé, bleuâtre (*tache vineuse*) ; la tache pâlit sous pression, se fonce par cris ou effort ; l'exposition au soleil accroît la pigmentation et fait apparaître de nouvelles taches (*a*); sièges fréquents du nævus chez le nouveau né : nuque, lisière du cuir chevelu, partie interne des paupières supérieures. *A tubéreux*, différant du nævus plan par saillie souvent mamelonnée (mûre, fraise ou framboise). — 2. **A cutané caverneux** : tumeur bosselée, rouge ou bleuâtre, érectile. — 3. **A sous-cutané simple**. — 4. **A sous-cutané caverneux.**

P. Le nævus, très fréquent chez les nouveau-nés, disparaît souvent rapidement et spontanément, ou reste stationnaire ; les tumeurs érectiles tendent à croître surtout à la puberté. Les angiomes présentent le danger, rare du reste, d'envahissement, d'hémorragies, de transformation en *anévrysmes cirsoïdes*.

(*a*) Les éphélides (*taches de rousseur*) [303] ne sont peut-être que des naevi pigmentaires latents, et apparaissant sous l'action du soleil.

T. *Taches punctiformes* (naevus, etc.) : n'y toucher que si tendance à s'étendre; vaccination sur la tumeur souvent efficace, mais cicatrice disgracieuse (a). Enfoncer dans la tumeur une aiguille trempée dans de l'acide nitrique fumant, ou la pointe fine du thermocautère. Extirper en passant assez loin de la tumeur. — *Taches de vin* : sur visage; scarifications linéaires quadrillées. — *Tumeurs* : extirpation, cautérisation ignée, électrolyse. — La radiothérapie et la radiumthérapie ont donné des résultats remarquables dans toutes les formes avec cicatrices à peine visibles.

ANOREXIE (ἀ, privatif; ὄρεξις, appétit). — **Inappétence**. *L'Anorexie* est l'absence d'appétit, l'*Inappétence* est plutôt le dégoût des aliments. Conséquences, le plus souvent de tr. digestifs, d'un mauvais état général ou d'une affection en incubation : donc chercher la cause. A hystérique; *A mentale de la puberté* : coïncide presque toujours avec l'aménorrhée; peut mener à amaigrissement profond, à cachexie rapide.

T. *1re enfance*. Peu de moyens; donner eau de Vichy 1 c. soupe avant chaque tétée, surtout si acidité; ou sp de lactophosphate de chaux, 2 c. café pj.; substituer un lait à un autre, changer de nourrice; gavage si nécessaire. N'employer aucun amer (noix vomique, teinture de colombo, etc.). Envoyer à la campagne si possible. — *2e enfance*. Dans convalescence, dyspepsie atonique, flatulente, on peut employer les amers[66] : gentiane[18] colombo[16], surtout noix vomique ensemble[23] ou séparés, ou encore sulfate de strychnine, avant chacun des 2 principaux repas, dans eau sucrée[23]. — Toujours songer à *A hystérique*, souvent très précoce, à *A mentale*. A traiter uniquement par isolement, suggestion, menace de sondage. — Alimentation substantielle : potages épais, purées, pâtes, œufs, viandes rôties ou grillées, fruits cuits, salades cuites, crème; boire eau ou lait.

ANURIE, OLIGURIE (v. Urémie[329]). — Rares ; sont presque toujours S de néphrite : soit de *néphrite* aigue, soit d'une poussée aiguë au cours d'une néphrite chronique. L'A mécanique (par obstruction calculeuse, ou par compression) est exceptionnelle. L'A peut encore s'observer au cours de toutes les infections graves (médicales ou chirurgicales), surtout des gastro-entérites aiguës, en particulier du choléra infantile. — S de l'A dans néphrite aiguë : bien tolérée au début, puis lassitude générale, météorisme, et S d'intoxication (vomissements incoercibles, myosis, tr. cardiaques, etc) ; coma tardif, précédant de peu la mort. — P très grave.

T : peu efficace. Saignées, ventouses scarifiées, drastiques[236], lavements purgatifs[30], pilocarpine en injections, opothérapie rénale?

APHASIE. (α privatif; φάσις, parole). — **I. A congénitale** : idiots, sourds-muets; *entendants muets* (plutôt mutisme) : ceux-ci entendent, se font comprendre, mais ne parlent pas. — **II. A acquise**. Causes : 1. *Infections aiguës* : surtout f. typhoïde, où elle est tardive (pendant la convalescence) et passagère (1 à 2 semaines). 2. *Intoxications* : hel-

(a) Vacciner de façon que les pustules ne soient pas trop rapprochées (pour ne pas empiéter les unes sur les autres).

minthiase, certains troubles digestifs. 3. *Affections cérébrales*; l'A est fréquente dans les traumas cérébraux (choc, chute sur tête, coup de pied de cheval), méningites aiguës à toutes les périodes (même à convalescence), méningite tuberculeuse; tumeurs cérébrales, abcès, hydrocéphalie, convulsions. 4. *Hystérie*. L'A est alors plutôt mutisme; elle peut être simulée. — P. Médiocre dans affections cérébrales (telles que tumeurs); bon dans infections aiguës, intoxications. L'A de l'entendant muet disparaît vers 4 ans.

APPENDICITE. — Et. Causes prédisp. : hérédité, sexe masculin plus souvent atteint; âge, rare au-dessous de 5 ans, très commune entre *5 et 15 ans*; alimentation abondante, surtout *carnée*. L'A est fréquemment associée à l'*entérite chronique* (comme conséquence de celle-ci ?). Cause occas. : indigestion, boulette fécale, maladies infectieuses générales : grippe, angine, f. typhoïde, tuberculose, rougeole, oreillons, etc.

S. I. **Formes aiguës**. Le début est généralement le même, quelle que soit la marche ultérieure : début brusque par douleur violente dans la fosse iliaque droite, vomissements presque constants, alimentaires, muqueux, bilieux; constipation, quelquefois diarrhée. S P.: douleur au point de Mac Burney (*a*), contracture (défense), et hyperesthésie, localisées au début, généralisées ensuite. Température : 38 à 39°.

1° **A aiguë légère**, ancienne *colique appendiculaire*. Mêmes symptômes; fièvre légère (38°); pouls 80; pas de tuméfaction iliaque; disparition des troubles (si traitée) après 1 à 2 jours.

2° **A avec péritonite localisée** *périappendiculaire* (forme commune) : ancienne *Typhlite*. Fièvre 39 à 40°; pouls 110 à 120; tuméfaction dans la fosse iliaque droite après 24 à 36 heures (*b*). Evolution; résolution le plus souvent (disparition des symptômes et de la tumeur après 7 à 8 jours ou plus), ou passage à la suppuration, c'est-à-dire formation d'*abcès périappendiculaires*, caractérisés par retour de fièvre; au toucher rectal : souvent induration, masse dans le côté droit du bassin; persistance de la tuméfaction; le plus souvent l'abcès est situé au-dessus de l'arcade de Fallope (abcès *inguinal*).

3° **A avec péritonite généralisée**. Deux formes. 1° A avec *péritonite septique diffuse* : caractérisée par absence presque complète de symptômes péritonéaux et gravité d'emblée des symptômes d'intoxication générale; mort en 2 à 4 jours. — 2° A avec *péritonite suppurée généralisée* : très grave dès le début; mort en 2 à 6 jours.

II. **Formes chroniques** : à *rechutes*, à *répétition*; dans l'intervalle : latence absolue, ou troubles digestifs, douleur vague dans fosse iliaque droite. La 1re crise peut être bénigne, mais les autres risquent d'être graves.

(*a*) Le *point de Mac Burney* est situé au milieu de la ligne allant de l'ombilic à l'épine iliaque antéro-supérieure; palper d'abord l'hypochondre gauche, puis la fosse iliaque droite, enfin palper le point avec un seul doigt; le point douloureux peut du reste être remonté ou assez souvent abaissé, par ex. sur la ligne de Lanz, réunissant les 2 épines iliaques antérieure et supérieure, à l'union du tiers externe et des deux tiers internes.

(*b*) C'est le *plaston péritonéal* (par inflammation des surfaces séreuses contiguës) formant une plaque d'abord étroite puis plus ou moins large que la main; en la palpant très légèrement on sent une sorte de blindage doublant la paroi abdominale, douloureux à la pression, submat à la percussion très légère, sonore à la percussion profonde.

C[ions] (en dehors de péritonite) : pleurésie purulente, abcès sous-phrénique, hépatite, abcès du foie, néphrite, etc.

D. — I. **Appendicites aiguës.** Plus difficile que chez l'adulte, à cause de la fréquence des indigestions, des vomissements, de l'entérite, de la propagation à l'abdomen des douleurs pulmonaires ou pleurales ; enfin des difficultés de l'interrogatoire. Le plus important est de diagnostiquer exactement le *point maximum* de la douleur ; celle-ci est souvent très atténuée et fait penser à indigestion, embarras gastrique, f. typhoïde au début ; plus forte, il faut la séparer de la douleur de la colique néphrétique droite, rare chez l'enfant, de la colique hépatique, de la coxalgie, des poussées aiguës d'entéro-côlite. Penser aussi à pneumonie ou à pleurésie droites avec point de côté abdominal et symptômes physiques vagues ou nuls (cas fréquent chez l'enfant) ; à hernie étranglée (examiner la région herniaire, surtout l'ombilic), à occlusion intestinale, et surtout à invagination intestinale (fréquente au niveau du cæcum) ; enfin aux pseudo-appendicites des hystériques, à la dysménorrée et aux douleurs ovariennes de la puberté. D de l'A avec **tuméfaction iliaque** due à typhlite stercorale (accumulation de matières dans le cæcum), invagination iléo-cæcale. psoïtis droit, abcès de fosse iliaque droite, coxalgie. Examen du sang : leucocytose quand suppuration ; pas dans A simple ni péritonite septique. — Les phénomènes péritonéaux sont à différencier de la péritonite à pneumocoques, à gonocoques ou par perforation (f. typhoïde), ou des symptômes de l'empoisonnement. — II. **A chroniques.** S vagues, d'où souvent inaperçues ou prises pour dyspepsies chronique, côlite, etc...

P. I. **A aiguë.** Impossible de porter un P définitif : le réserver et le modifier suivant les événements. Récidive fréquente (15 à 25 p. 100), impossible à prévoir. — II. **A chronique** : expose à crise aiguë ; reste de plus une infirmité (troubles ressentis, précautions à prendre, gêne dans profession).

T. I. **A aiguë.** *Indications.* A avec *péritonite généralisée* ou *gros abcès :* opération d'urgence. A *légère* ou A avec *péritonite localisée* (forme commune) : pas d'opération immédiate, sauf dans les premières vingt-quatre heures ; instituer le T[t] médical, mais opérer sans tarder davantage si pas de mieux après 36 à 48 heures.

T[t] médical. Jamais de purgatif ni de lavement. Immobilisation absolue dans décubitus dorsal, tête peu élevée ; diète rigoureuse : donner par c. café, chaque 1/4 d'h. ou 1/2 h., de l'eau glacée pure ou avec un peu d'alcool ; mettre de façon continue et largement en contact avec la paroi abdominale une vessie pleine de glace pilée sur fosse iliaque droite (flanelle) ; pour éviter refroidissement, envelopper d'ouate le tronc et les membres inférieurs ; *opium* assez dangereux, car cause accalmie trompeuse, le donner seulement quand douleur violente : pilule d'extrait thébaïque de 0,01 toutes les heures, jusqu'à 0,10 chez un enfant de 10 à 12 ans (Broca), piqûre de morphine (1 milligr. paâ, sirop de morphine (2 gr. paâ), v. opium[24]. Si nécessaire, injection de sérum de 2 à 500 gr. suivant âge et état, chaque jour ; inj. d'h. camphrée[15]. — Si le mieux se dessine, continuer jusqu'à disparition complète de fièvre et de douleur ; alors alimentation suivant l'âge (1 litre à 1 litre 1/2 de lait, œuf à la coque, légumes cuits en purées, pâtes alimentaires); puis vider l'intestin par suppositoire glycériné ou par lavement, donné lentement (avec borate de soude à 10 ou 20 p. 1.000, etc.). — Le T médical fait souvent diminuer les symptômes après 36 ou 48 h., et les fait disparaître en quelques semaines; selon les cas, il faut 3 à 6 semaines pour revenir à l'état normal complet, pour transformer l'A aiguë en A *refroidie*. Le mieux alors est de conseiller l'ablation de l'A *à froid* après une 1re crise bien nette, car fréquentes sont les rechutes dont rien ne peut faire prévoir la gravité. — **II. A chronique** Se rencontre presque toujours chez enfants ayant des tr. gastro-intestinaux (aussi toujours surveiller l'appendice au cours de ceux-ci) : dyspepsie, vomissements répétés, constipation chronique, entérite muco-membraneuse. Traiter ces petites crises, quand elles sont bien nettes, comme de vraies crises, et conseiller l'appendicectomie. En cas d'entéro-colite coexistante, celle-ci est souvent (mais pas toujours) améliorée par l'opération.

ARRIÉRÉS. RETARDÉS, ANORMAUX. — 1. Développement *physique* retardé (dentition, marche, etc.) : par rachitisme, syphilis héréditaire, maladies infectieuses, entérite chronique, etc.

T. Hygiène, air, campagne, mer, frictions, bains salés; réglage de l'alimentation; phosphates[26] en médicaments et en aliments, lait, jaune d'œuf, farine d'avoine, poisson; fer[18], arsenic[11]. Insuffisance possible du corps thyroïde, essayer alors l'opothérapie thyroïdienne.

2. Développement *intellectuel* (intelligence, aptitude à l'instruction) : soit passagèrement *retardé* par maladie ou par croissance, soit définitivement retardé ou arrêté : c'est la classe des *Anormaux* proprement dits (v. Idiotie, Imbécillité[2 in]).

T. Education particulière dans maison spécialisée (commencer tôt, de 4 à 6 ans) ; opothérapie thyroïdienne[25].

ARRIÉRÉS. EXAMEN A L'AGE SCOLAIRE. — L'*A scolaire* est, pour Cruchel, « l'enfant qui, au point de vue scolaire, est en retard de 2 à 4 ans sur la moyenne scolaire des enfants de son âge. » Deux groupes, reconnus par un examen pédagogique (*a*), puis par un examen médical.

I. Faux A ou Retardés, A pédagogiques, avec un examen mental normal, et un examen scolaire dénotant un retard évident. Causes : non fréquentation de l'école, troubles de l'ouïe et de la vue *non encore reconnus*; myxœdème; poussées de croissance. Un Tt approprié les remettra rapidement au niveau scolaire de leur âge.

II. Vrais A ou A psychiques, avec retard scolaire, mais aussi mentalité anormale (tares intellectuelles graves).

Examen médical. 1° Le médecin pourra d'abord prier les parents ou le maître de l'enfant signalé comme A de répondre au *questionnaire* suivant, dressé par Régis.

(*a*) Cet examen pédagogique se fait surtout à l'aide de *tests psychiques*, questions simples préparées d'avance, en rapport avec l'âge de l'enfant.

1. *Convulsions, tremblements.* Convulsions généralisées ou localisées; secousses, tics, grimaces, tremblements ou tous autres mouvements involontaires. — 2. *Paralysies.* Impotence musculaire sous toutes ses formes. Tr. de la marche. Tr. urinaires. — 3. *Troubles du langage* de toutes sortes. — 4. *Tr. de la sensibilité et du sommeil.* Exagération ou diminution de la sensibilité physique, douleurs, maux de tête, cauchemars, terreurs nocturnes, somnambulisme, insomnie. — 5. *Tr. de l'intelligence.* Difficulté ou impossibilité de comprendre, d'apprendre, de retenir, de composer, de juger, par rapport aux enfants du même âge. Idées fixes, idées fausses. — 6. *Tr. de l'activité.* Indolence, passivité, dépression, torpeur, instabilité, inattention, agitation, turbulence, irritabilité, colère, violence, tendances et impulsions irrésistibles (en particulier fugues scolaires), mimétisme (tendance à l'imitation). — 7. *Tr. du caractère et de la moralité.* Manque de sensibilité morale et d'affection, tracasseries, méchanceté, cruauté, mensonge, vol, mauvais instincts, mauvaises habitudes, onanisme.

2° Examen médical proprement dit (rendu plus facile, plus complet et plus rapide à l'aide du questionnaire ci-dessus). (V. aussi : Troubles mentaux [230]).

1. *Antécédents familiaux* (parents, frères, sœurs). *Alcoolisme,* tuberculose, syphilis ; tares mentales et nerveuses, maladies aiguës au cours de la grossesse. — 2. *Antécédents personnels.* Demander si l'accouchement a été normal, s'il y a eu retard de la dentition, de la marche, de la parole ; convulsions, incontinence d'urine ; maladies, surtout aiguës. — 3. *Examen physique.* Particularités plus ou moins fréquemment constatées; aspect général souvent chétif, maladif, stigmates légers de dégénérescence; squelette : taille inférieure à la moyenne; crâne brachycéphale, souvent asymétrie cranienne et faciale ; prognathisme inférieur, thorax insuffisamment développé. Appareil digestif : dilatation de l'estomac, entéro-colite. Appareil circulatoire, rien de spécial. App. respiratoire : vég. adénoïdes, souvent respiration insuffisante et inégale des 2 côtés. Corps thyroïde : myxœdème fruste. Système nerveux : noter tics, état des réflexes, habileté manuelle, force musculaire (ordinairement normale). App. génital : retard de développement ; ectopie, phimosis. — 4. *Examen psychique.* Intelligence plus ou moins développée (noter son degré), de préférence vers musique, chant, imitation ou plutôt mimétisme. Attention nulle ou courte. Mémoire de même. Activité, caractère, moralité : v. questionnaire. — L'on aboutira à la constatation d'une anomalie psychique plaçant l'enfant plus ou moins près de l'un des deux extrêmes : l'*asthénique,* classé par exemple avec inertie mentale souvent liée à atonie organique, et l'*instable,* incapable de fixer son attention (instabilité mentale) et de maîtriser ses réactions (instabilité physique, pouvant aller jusqu'aux fugues), et dont on rapproche l'impulsif.

Ces enfants mentalement anormaux ne pourront suivre les cours ordinaires, ce qui serait inutile pour eux et nuisible pour les autres; on a créé dans certains centres, des classes de *perfectionnement* où ils sont soumis au système spécial d'éducation qui convient le mieux à la mentalité de chacun d'eux.

ARTHRALGIES. — Causes principales : chorée, croissance, hystérie, rhumatisme, saturnisme, scarlatine. Pour D^ic et T^t, v. les causes ci-dessus.

ARTHRITISME (ἄρθρον, articulation.) — Maladie générale de la nutrition, d'origine héréditaire, caractérisée par des manifestations variées : les unes légères, les plus fréquentes chez l'enfant ; les autres fortes (goutte, obésité, gravelle, névroses, diabète, etc.), relativement rares mais probables dans l'avenir.

I. **Nourrisson**. Siège : surtout *téguments* et *muqueuses* ; eczéma facilement impétigineux, coryzas fréquents accompagnant souvent les éruptions dentaires, accès de toux et d'éternuments, etc.

II. **Seconde enfance**. — Poussées fluxionnaires brusques, courtes, intenses (40°). Aspect lymphatique et anémique ; léger embonpoint ou débilité. Troubles nerveux : agitation, céphalée rebelle[117], migraine, tics: colère, insomnie, cauchemars, terreurs nocturnes, etc. Tr. digestifs, anorexie ou boulimie, phénomènes spasmodiques (œsophagisme, sténose pylorique, coliques intestinales), constipation opiniâtre, entérite muco-membraneuse, vomissements acétonémiques (v. 6 p. 343) ; grosses amygdales, végétations adénoïdes avec poussées fréquentes d'amygdalite et d'adénoïdite. Tr. respiratoires : coryza, bronchite, congestion pulmonaire aiguë, asthme, épistaxis. Tr. cardiaques : instabilité du pouls (il passe en un moment de 70 à 150 pulsations), palpitations, fréquence de l'hypertrophie dite de croissance. Peau : poussées d'urticaire avec ou sans cause, engelures, psoriasis, séborrhée du visage et du cuir chevelu, acné, prurit anal, œdèmes fugaces (par ex. œdème palpébral). Accès de fièvre sans cause apparente, brusque, de durée variable ; surtout entre 3 et 5 ans.

III. **Adolescence**. — Troubles génitaux ; garçons : pertes séminales nocturnes involontaires ; filles : établissement de la menstruation souvent difficile, irrégulier, douloureux, tardif.

Prédisposition, due à l'A, à contracter certaines maladies : rhumatisme articulaire aigu, érythème polymorphe, érythème noueux, tr. digestifs et hépatiques d'origine infectieuse. — *Antagonisme* avec la *tuberculose* : n'existe pas ; cependant celle-ci progresse très lentement sur terrain arthritique.

T. — **Nourrisson.** Au biberon : pas plus de 1 litre de lait par jour ; pas de viande avant 3 ans. — **Deuxième enfance.** Combattre préventivement l'A par alimentation appropriée, surtout lacto-végétarienne : beaucoup de légumes verts et secs, farineux, fruits et salades cuits ; boisson : eau pure, lait coupé d'eau, infusions ; peu de viande ; défendre épices, gibier, ris de veau, cacao, oseille, épinards à cause de leur acide oxalique ; vin, thé, café. Faire manger lentement et mastiquer soigneusement. Recommander la sobriété. — Vie au grand air, mais pas de climat humide ; éviter refroidissement, logements humides, obscurs, exposés au nord ; hydrothérapie : douches tièdes, et surtout froides dès 5 ans, bains salés[70] ou alcalins, drap mouillé[73]; frictions sèches ou alcooliques, massage général. Exercices physiques de toutes sortes, sans excès ; gymnastique respiratoire. — *Alcalins* de temps en temps, par périodes (1/2 verre de Vichy ou de Vals avant repas). — *Stations* à

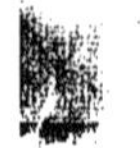

conseiller suivant manifestations : Aix les Bains (arthropathies); Néris, Bagnères de Bigorre (nervosisme), St Nectaire (anémie, albuminurie), la Bourboule (lymphatisme, dermatoses), Chatel-Guyon (constipation, entéro-côlite, obésité), Vichy, Pougues (hépatisme), etc.

ARTHROPATHIES. V. aussi [284] — Se rencontrent dans angines, hémophilie [205], paraplégie du mal de Pott, pneumonie (A monoarticulaire peu grave), purpura rhumatoïde [275], rhumatisme [282 284], scarlatine [287 288], syphilis [300], tuberculose [325], f. typhoïde (rare : ordinairement polyarthrite séreuse subaiguë, avec guérison complète), etc.

ASCITE (ἀσκός, outre). — **Et**. A toutes les époques de l'enfance ; n'est jamais idiopathique, donc en rechercher la cause. — **1. Fœtus** : due le plus souvent à une cirrhose. — **2. Enfant avant 6 ans** : l'A est très rare : la cause n'est pas la péritonite tuberculeuse qui est rare avant 6 ans, mais une *tumeur abdominale* : sarcome, surtout du rein, kyste épiploïque ou mésentérique ou une *cirrhose hépatique*. Chez petit garçon, l'A peut quelquefois être accompagnée d'hydrocèle réductible [211]. — **3. Enfant après 6 ans** ; l'A chronique est presque toujours liée à la *péritonite tuberculeuse;* elle est quelquefois due à une cirrhose hépatique, atrophique ou hypertrophique d'origine infectieuse (et non alcoolique) : syphilis, paludisme, tuberculose.

La *cirrhose cardio-tuberculeuse* peut provoquer l'A sans œdème des membres inférieurs, mais avec très gros foie. Dans les *endocardites*, la *symphyse cardiaque*, l'A n'apparaît qu'après un œdème des membres très marqué. La *néphrite scarlatineuse* avec ou sans anasarque peut encore être la cause d'A. *A essentielle des jeunes filles* [20].

D. Peut être aidé dans petits épanchements par radioscopie (ombre ondulante à partie inférieure de l'abdomen, se modifiant avec position du malade), par réductibilité d'une hydrocèle coexistante. En cas d'A chez un enfant de 6 ans ou plus, la règle est de diagnostiquer *Péritonite tuberculeuse* : si cependant il y a doute, on peut faire une injection à un cobaye. Le cytodiagnostic dans l'A de la péritonite tuberculeuse montre de nombreux *lymphocytes* et de rares polynucléaires.

T de l'A : variera suivant la cause. La *ponction* est indiquée dans toute A dès qu'il y a gêne marquée de la respiration ; elle se fait avec un trocart bouilli ou flambé, sur le milieu d'une ligne allant de l'ombilic à l'épine iliaque antéro-supérieure ; évacuation lente. — A due à *Péritonite tuberculeuse* (forme ascitique) : pronostic plutôt favorable ; guérison fréquente, soit spontanément, soit par Tt. 1. *Médical* : purgatifs, diurétiques, régime lacté et déchloruré, révulsifs (iode, ignipuncture), alternant avec résolutifs (collodion élastique, compression méthodique); traiter la tuberculose [330]. 2. *Chirurgical* : la *laparotomie* est souvent efficace dans la forme ascitique de la péritonite tuberculeuse ; la décider sans trop attendre devant la persistance ou la reproduction de l'épanchement. — *Cirrhose hypertrophique* syphilitique ou paludéenne : le mercure, les iodures, la quinine, ont été quelquefois efficaces. Il est utile de prescrire l'opothérapie hépatique (foie de porc frais, cru, réduit en pulpe : 30 à 60 gr. et mélangé à une purée, ou 5 à 10 gr. d'extrait de foie en poudre). Les ponctions successives sont indiquées. — *A d'origine cardiaque* : régime lacté, déchloruré, purgatifs drastiques, diurétiques, toniques du cœur. — A par *scarlatine* : même T[t].

ASPHYXIE (*asphyxia*, ἀσφυξία, de ἀ privatif, σφύξις, pulsation). — Syndrome causé par la suppression ou l'insuffisance des échanges respiratoires. V. aussi Dyspnée[175]. C très variables : 1. *A accidentelles* par anesthésiques (chloroforme), corps étrangers des voies aériennes ; par submersion, strangulation ou pendaison. 2. *A des nouveau-nés*. 3. *A terminalis*, progressive : dans beaucoup d'affections laryngées, pulmonaires, cardiaques, rénales, nerveuses, etc.

ASPHYXIE LOCALE et **GANGRÈNE SYMÉTRIQUE DES EXTRÉMITÉS** ou **MALADIE DE RAYNAUD**. — **Et.** Assez rare chez enfant ; filles prédisposées. Antécédents héréditaires et personnels : hystérie, épilepsie, chlorose, albuminurie, hémoglobinurie ; maladies infectieuses, surtout syphilis, tuberculose, paludisme ; alcoolisme ; peut-être aussi troubles glandulaires (surrénales, ovaires, thyroïde).

S. *1er stade* (peut ne jamais être dépassé). Troubles vaso-moteurs passagers, après émotions, ou surtout froid (d'où crises plus fréquentes et plus longues par temps froids) ; siège : doigts, orteils, (quelquefois lobule du nez, ourlet de l'oreille) ; S : **syncope locale** ou *doigt mort*, caractérisée par la pâleur soudaine d'un ou plusieurs doigts, accompagnée de refroidissement, d'insensibilité, de difficultés des mouvements ; puis retour à la normale avec ou sans légers fourmillements ou picotements rappelant l'onglée. *2e phase*. *Cyanose locale* ou **Asphyxie locale**, caractérisée par une teinte bleuâtre, cyanique, qui vient se surajouter à la syncope locale, et gagne même quelquefois la main, et par douleurs violentes ; durée de la crise : plusieurs minutes ; peut se reproduire jusqu'à 7 et 8 fois par j. *3e phase* : l'Asphyxie persiste et détermine la **gangrène**, qui n'a pas été notée jusqu'ici chez l'enfant. — **P** sérieux, par durée indéterminée, incapacité passagère ou permanente. — **D** facile, avec engelures, maladie bleue.

T. 1. De la *cause*. Paludisme (quinine[27]) ; syphilis (mercure[22]) ; troubles glandulaires (extraits organiques d'ovaire[369] et surtout de thyroïde[234], particulièrement à puberté), tuberculose, albuminurie, etc. — 2. *Symptomatique*. Éviter froid et émotions. Contre douleur : valériane[32], belladone[12], aspirine[12], etc. Contre *syncope* : frictions, massage avec corps gras. Électricité (courants continus, courants de haute fréquence) et peut-être de préférence air chaud.

ASTHME ESSENTIEL (ἄζειν, souffler). — **Et.** Assez fréquent, surtout après 2 à 3 ans ; hérédité *arthritique* et *nerveuse* directe ou indirecte, semblable ou non ; il alterne souvent avec eczéma. Causes directes de l'accès : id. à adultes, mais surtout *infections des voies respiratoires* : coryza, grippe, etc. — **S.** Au-dessous de 5 ans : l'A est précédée par coryza, puis surviennent une dyspnée rapidement intense, quelques râles, le tout durant 24 à 48 heures, avec rémissions. — *Enfant plus âgé* : id. à adultes avec début brusque de la dyspnée dans la nuit. — *A des foins*. Chez neuro-arthritiques, de mai à juillet : catarrhe de conjonctives, nez, pharynx, larynx et bronches, avec crises dyspnéiques. — **P.** Rarement un accès unique ; habituellement plusieurs dans l'année ou le mois ; l'A de l'enfant est d'autant plus curable qu'il a été plus précoce ; il ne dépasse pas ordinairement l'adolescence, mais peut cependant mener à l'emphysème et ses suites. — D. avec *Dyspnée* : 1. *pulmonaire*, due à broncho-pneumonie, bronchite capillaire, granulie, etc. ; 2. *laryngienne* due à laryngite striduleuse, diphtérie, spasme et œdème de la glotte, croup, corps étranger, etc., avec Asthmes symptomatiques[103].

T. 1. *Accès*. Asseoir l'enfant dans pièce aérée ; bottes d'ouate, ventouses sèches ou compresses humides et chaudes sur thorax ; au début, un vomitif (ipéca[20]) est souvent bienfaisant. Inhalations d'iodure d'éthyle (quelques gouttes sur un mouchoir), de pyridine[27], d'oxygène, d'éther ; fumigations de datura, papier nitré ; injections de morphine[25] ou d'héroïne à un certain âge. — 2. *En dehors des accès*. Hygiène du neuro-arthritique. Alimentation légère : lait, farineux, légumes verts, fruits cuits, eau alcaline ; ni viande rouge, ni vin pur. Climat sec, tempéré, altitude moyenne ; la mer est contre-indiquée ; aguerrir par hydrothérapie : douches écossaises, puis froides, drap mouillé ; bains d'air comprimé ; pneumothérapie[355], gymnastique respiratoire progressive. — *Médicaments* : Iode et arsenic, ensemble ou alternativement sous forme d'iodure[19] de potassium ou de sodium. L'*iodure de potassium* est le médicament de choix ; le donner pendant longtemps, à dose modérée : 1re enfance, en 2 fois dans du lait : 0,10 à 0,20 ; 2e enfance : 0,30 à 0,50, pendant 3 semaines par mois (craindre l'iodisme : 19) ; on peut le remplacer par sirop iodotannique 3 semaines par mois, arsenic[11] 1 semaine. Antispasmodiques[6] : valériane[32], bromure[13], éther[17], belladone[12], morphine[25], lobelia inflata (teinture : 1 à 5 gr.).

Teinture de belladone . . . . . }	Bromure de potassium . . . . . 2 gr.
— de drosera . . . . . . } àà 2 gr.	Sirop de belladone . . . . . } àà 30 c. c.
— de racine d'aconit . . }	— de codéine . . . . . . }
V à X gouttes, 3 fois p. j. suivant âge.	Eau . . . . 120 c. c.
	1 c. café tous les 1/4 d'h., puis toutes les 2 heures.

— *Cures thermales*, dès l'âge de 3 ans : Mont-Dore, Saint-Honoré (si prédominance bronchitique) ; Royat, Néris, Bagnères-de-Bigorre, si tendance spasmodique. Cure d'altitude (Davos). Toujours examiner le rhino-pharynx et le soigner (rhinites, amygdalites, végétations).

ASTHMES SYMPTOMATIQUES ; PSEUDO-ASTHMES ; DYSPNÉE ASTHMATIFORME. — Asthme cardiaque. A dyspeptique, dans dilatation de l'estomac, infection gastro-intestinale. A. de l'hydrocéphalie. A. dans l'hystérie. A. ganglionnaire dû à adénopathie trachéo-bronchique ordinairement tuberculeuse. A. *nasal* ou pharyngien, par hypertrophie des cornets, des amygdales, par végétations adénoïdes, polypes. *A. des foins*. A. du paludisme. A. de l'hérédo-syphilis. A. urémique. A. dartreux, urticarien. A. vermineux.

T. 1. de l'accès ; 2. de la cause.

ASYMÉTRIE FACIALE. — Causes : lésions du squelette dues au rachitisme, hérédo-syphilis, acromégalie, hydrocéphalie, idiotie, dégénérescence ; hémispasme glossolabié, chorée, tétanos, athétose, tics douloureux ou non ; hémiplégie faciale, paralysies bulbaires, atrophie musculaire (myopathies ou amyotrophies).

ASYSTOLIE (ἀ privatif, συστολή, systole) ou mieux **HYPOSYSTOLIE**. — **Et.** rare. 1. **Par le cœur** : *affns valvulaires*, non quand elles sont isolées, mais seulement quand complications : myocardite, péricardite, et surtout *symphyse du péricarde*. — 2. **En dehors du cœur** : affns chroniques de l'app. respiratoire ; pas dans affns aiguës. Asystolie *hépatique* assez fréquente.

S. Dyspnée, cyanose des extrémités ; peu ou pas d'œdème, anasarque, congestion des bases, hydrothorax ; ni bruit de galop, ni insuffisance tricuspidienne ; pouls petit, fréquent, régulier jusqu'à la mort, embryocardie habituelle. Troubles *hépatiques* habituels : foie gros et induré, ascite ; la congestion hépatique est souvent le 1er symptôme (*asystolie hépatique*). — **P.** Apparaît tard, marche vite. Mort en moins de 2 ans.

T. Il doit être commencé dès les premiers symptômes (Affaiblissement du cœur. Pouls rapide. Congestions viscérales). Repos au lit, diète lactée, ou régime mixte déchloruré. Mettre une vessie de glace devant le cœur, 10 minutes, toutes les heures ou les 2 h. ; ventouses scarifiées aux bases pulmonaires ou à la région hépatique, ou purgatif drastique : [Eau-de-vie allemande. Sirop de nerprun... ãã 1 gr. 50 paâ] à prendre dans tasse de café au lait ; si impossible à faire prendre, donner un lavement purgatif (v. sulfate de soude [30]). Puis **digitale** quand se montre la triade symptomatique précédente : Teinture jusqu'à 3 ans ; préférer ensuite Infusion ou mieux Macération, plus active ; Digitaline cristallisée (solution au millième) peut être autorisée à partir de 5 ans : on fait prendre la dose en 1 ou 2 j., et on interrompt 3 semaines au moins. De bons résultats ont été obtenus avec de petites doses de digitaline cristallisée au millième répétées plusieurs j. (par ex. I à II gouttes pendant 6 à 8 j.). En attendant que la digitale agisse, il peut être indiqué de donner de la caféine. — Si *œdème* et *stase veineuse* résistent à 3 jours de digitale, donner *Théobromine* [32] (0,10 ou plus paâ, en deux fois), continuer 3 jours ; ou *Diurétine* (mêmes doses) ; ou *Lactose* (5 gr. paâ) ; ventouses scarifiées sur bases de poumon et de foie ; saignée générale (à déconseiller sauf dans cas de dyspnée intense) : 200 gr. en moyenne; ponction de plèvre, abdomen ; tubes de Southey aux membres (avec asepsie) ; massage méthodique (mouvements passifs, surtout secousses de région précordiale et de dos, ce que les Suédois appellent digitale de la gymnastique).

S'il est nécessaire de soutenir le cœur, en attendant de pouvoir reprendre la digitale, employer la *Caféine* [13] (0,10 paâ et pj. en potion ou inj. s.-c. ; ou encore *Strophantus* [31] (Teinture N C : I goutte paâ, pas avant 4 ans); ou sulfate de *Spartéine* [31] (0,005 mm. paâ, pas avant 3 ans; doses moitié moindres en inj. s.-c.).

Contre tendance du foie cardiaque à dégénérer en cirrhose, prescrire tous les 15 j. : calomel, 5 ctgr. en 5 prises, par 1/2 h. dans la matinée.

ATAXIE (*ataxia*, ἀταξία de ἀ priv., et de τάξις, ordre). — Désordre, déséquilibre. L'Ataxie est un syndrôme pouvant chez l'enfant être divisé en **I. A physiologique** du tout jeune enfant qui ne sait pas encore coordonner ses mouvements. — **II. A pathologique**. C. 1° *Affection cérébrale* : tumeur, inflammation, hydrocéphalie, paralysie générale, aplasie congénitale. 2° *Spinale* : maladie de Friedreich, tabes infantile, poliomyélite postérieure. 3° *Névrite périphérique* toxique (alcoolisme, arsenic, urémie), ou infectieuse (diphtérie, scarlatine). — 4° *Névrose*. — 5° *Maladie générale*. — 6° *Cachexie*.

ATHREPSIE (α privatif; θρέψις, nutrition). **ATROPHIE INFANTILE**. — L'Athrepsie est la cachexie consécutive à l'infection gastro-intestinale chronique des nourrissons n'ayant pas dépassé les 3 premiers mois. L'*Atrophie infantile* représente un degré moins avancé du même processus morbide et se rencontre à partir de 3 mois. Ces 2 termes sont réservés aux états morbides consécutifs aux troubles digestifs. Donc ne pas les confondre avec la cachexie des enfants tuberculeux ou syphilitiques.

Et. Causes prédisp. : état de moindre résistance, naissance avant terme, allaitement insuffisant ou surtout *trop* abondant ; repas irréguliers, lait de mauvaise qualité. L'*A* est donc plus fréquente chez l'enfant au biberon, à la ville, en été. En résumé l'A est « fille de la misère et de l'ignorance des parents » (Lyon).

S. L'enfant, depuis longtemps *dyspeptique*, est atteint d'une infection gastro-intestinale qui en fait un *infecté* : un enfant *athrepsique*. Vomissements et diarrhée rebelles, ulcérations buccales, suppression presque complète des urines, érythèmes cutanés, ulcérations dues à la pression ; adénopathies (ganglions volumineux et mous). — **S** pathognomonique : amaigrissement et déshydratation des tissus, d'où dépression des fontanelles, chevauchement des os du crâne : les malades ressemblent à de petits vieillards, « la maladie ayant fait en quelques jours l'office d'une longue suite d'années » (Parrot) ; torpeur dont ils ne sortent que pour pousser des cris plaintifs de détresse. Température : très basse : 36 à 35°5 ; pouls très ralenti, 80 à 85, au lieu de 130. Chez enfants âgés (Atrophie infantile) on constate des signes de rachitisme.

Cions : sclérème, pemphigus ; infections secondaires très fréquentes, surtout *muguet* et *broncho-pneumonie* ; pyodermites, furoncles, abcès multiples ; érysipèle surtout à ombilic.

Terminaison. Athrepsie : mort presque fatale en 2 à 6 semaines. Atrophie infantile : conduit souvent au rachitisme. — **P** de l'A : par la balance : une perte de poids minime est favorable ; par le thermomètre : une température stationnaire entre 36 et 37° est un bon signe, ou un mauvais si elle baisse à moins de 36°. — **D**. Avec cachexie de la tuberculose chronique : alors il y a peu ou pas de tr. digestifs, il y a micropolyadénopathie (ganglions disséminés, petits et durs, au lieu des ganglions gros et mous de l'A), système pileux très développé ; enfin signes des lésions pulmonaires et de l'adénopathie trachéo-bronchique. Avec cachexie syphilitique, annoncée par lésions cutanées et muqueuses.

T. Le même pour Athrepsie et pour Atrophie infantile. — 1° **Période préathrepsique**. 1. Donner une nourrice ; si c'est impossible, donner lait d'ânesse ; se rappeler que la sécrétion lactée peut se rétablir chez une mère qui a cessé d'allaiter depuis plus d'un mois. 2. Régler l'alimentation. 3. Soins hygiéniques : bains, linge propre, chambre aérée à température constante. Mettre enfant prématuré dans couveuse ou dans ouate, entouré de boules chaudes ; le changer fréquemment de position. — 2° **A confirmée** : on peut ou non débuter par calomel, 0 gr. 03 à 0,05. Diète hydrique [62] le 1er jour (Parrot conseille 10 gr. de cognac) ; on donne en même temps une potion d'acide lactique [162] si les selles sont alcalines ou neutres ; si elles sont acides, de l'eau de chaux [14] ou du bicarbonate de soude (1 gr. pj.), surtout jamais d'opium (laudanum). La diète hydrique sera remplacée par le bouillon de légumes jusqu'à ce que le lait puisse être supporté (*a*) ; si au bout de 8 j. il n'est pas encore toléré, donner le régime mixte avec les bouillies maltosées [64], ou les laits modifiés (par exemple lait de Backhaus). Lavages de l'estomac [71] et de l'intestin [71], avec circonspection. Si les fermentations intestinales persistaient, donner quelques poudres antiseptiques ou astringentes : benzo-naphtol [12], tannalbine [31], tannigène [31]. — *Etat général :* bains chauds [69], bains sinapisés [70], frictions stimulantes alcooliques. Injections de sérum [29] salin à 7 p. 1.000 ou de sérum de Quinton ; les faire à petites doses répétées, chaque jour 20 à 30 gr. en 2 à 3 fois pj. ; on peut les continuer 15 j. et plus. Siège : masses musculaires des fesses, lombes, dos. Ces injections sont très utiles, mais à surveiller, car elles peuvent être cause d'excitation, ou donner des poussées chez enfant en puissance de tuberculose. — Médication : seul le *phosphore* [25] a donné des résultats, soit à l'état organique (jaune d'œuf ou lécithine [31], soit sous forme de phosphates [26], glycérophosphates [26], hypophosphites [26]. — App. respiratoire à surveiller (bronchopneumonie) ; éviter refroidissement. Nez, bouche, à laver plusieurs fois pj avec eau de Vichy pour éviter muguet. Peau : la tenir très propre pour éviter infection secondaire ; laver après selle, urine, avec eau chaude, puis mettre poudre de lycopode ou mieux de talc avec ou sans sous-nitrate de bismuth au 10e. Si excoriation, laver et isoler par *pâte de Lassar* [Oxyde de zinc et Amidon, āā 20 gr. ; Vaseline 40 gr.] ou poudrer avec peroxyde de zinc. — 3° **Convalescence** : éviter de reprendre l'alimentation trop tôt et trop vite. Changement d'air ; phosphore comme plus haut ; cacodylate de soude en inj. s.-c. : 1 à 2 ctgr. pendant 2 à 5 j. de suite [12].

BALANITE et **BALANO-POSTHITE**. — Inflammation du gland et du prépuce, avec prurit, rougeur et souvent paraphimosis. Cause : phimosis qui permet l'irritation par l'urine et les sécrétions ; exceptionnellement uréthrite blennorrhagique [330].

T. Repos, bains émollients et antiseptiques, injections intrapréputiales antiseptiques faibles (par ex. nitrate d'argent à 0,50 p. 100) ; pansement humide. Faire ensuite circoncision.

(*a*) Il est bon d'ajouter au lait du *sucre*, dont la valeur alimentaire est si grande ; on pourrait donner une c. à café de solution saturée de glucose avec chaque prise de lait (par 50 à 60 c. c.).

BÉGAIEMENT (v. aussi Troubles de la prononciation, blésité, etc.[270]). — Prononciation, plusieurs fois de suite au lieu d'une, de la même syllabe, soit au commencement, soit au milieu des mots. — I. **Acquis**, conséquence de maladie cérébrale, de chorée, d'hystérie. — II. **Congénital**. Début de 3 à 7 ans ; sexe masculin presque exclusivement ; hérédité fréquente. — C. occasionnelle : convulsions, émotion, imitation, végétations. — **S.** Le B. est caractérisé par troubles respiratoires plus ou moins marqués, intermittence du B, disparition totale du B dans le chant. — **D** avec bégaiement *hystérique* : ce dernier survient brusquement après émotion, est accompagné de tr. sensitivo-sensoriels et disparaît brusquement. — **P** : peut presque toujours guérir complètement.

T. Ni médicaments, ni appareils, ni chirurgie, mais *rééducation fonctionnelle* : celle-ci consiste à discipliner par une gymnastique appropriée la respiration, la phonation, l'articulation. Combattre le nervosisme et la timidité en inspirant la confiance et l'espoir de la guérison, en affermissant la volonté, l'attention, l'émotivité. Faire prononcer lentement et séparément chaque syllabe, parler et chuchoter devant un miroir, imiter les sons émis par le maître.

BLENNORRAGIE (βλέννα, mucus ; ἐκγνυμι, chasser dehors). — Garçon : *urétrite*[330]. — Filles : urétrite[330] ; vulvite[343]. — *Rhumatisme blennorragique*[284].

BLÉPHARITE (βλέφαρον, paupière). — Fréquente chez l'enfant scrofuleux ; peut être en rapport avec infection de voisinage (rhinite, conjonctivite, dacryo-cystite).

T. 1. **Général**, v. scrofule[291] ; bonne nourriture, préparations iodées[19], h. de foie de morue ; campagne (déconseiller la mer quand ophtalmie). — 2. **Local**. Éviter vent, poussière, fumée ; porter lunettes à coquilles fermées ; si le bord ciliaire est très croûteux, s'il y a en même temps de la gourme, commencer par compresses boriquées tièdes et lotions chaudes avec solution de borate de soude à 1 p.100, infusions de camomille ou de thé. Après disparition de rougeur et d'inflammation, appliquer gros comme un pois d'une des pommades suivantes (v. aussi 22) :

Oxyde jaune de mercure . .	0,20 ctgr.	ou Aristol.	1 gr.
Vaseline	10 gr.	Vaseline.	10 —

ou Résorcine	1 gr.
Vaseline.	10 — (surtout quand prurit).

Ces applications se font par onction du bord ciliaire matin et soir avec un pinceau, ou mieux avec un bout de papier roulé, après nettoyage avec une des lotions chaudes précédentes.

BOUCHE (EXAMEN DE LA). — **I. Squelette**. Prognathisme[260]. — **Voûte palatine ogivale**[343]. — **Dents** (Examen des)[5], [151] ; anomalies de l'éruption, de la conformation ; décalcification ; accidents infectieux.

II. Muqueuse. *Sécheresse* dans maladies infectieuses graves (surtout f. typhoïde), dans tr. digestifs aigus ou chroniques ; *salivation exagérée* dans les stomatites (surtout ulcéreuse et noma). *Coloration* : rougeur augmentée dans angines, dans énanthèmes des f. éruptives surtout rougéole et scarlatine, dans stomatites; ecchymoses (taches punctiformes foncées[47] peu nombreuses) dans purpuras, scorbut infantile; pâleur dans toutes les anémies graves. **Ulcérations** dans les diverses stomatites, dans les infections graves; ulcérations de la voûte palatine chez athrepsique. Syphilis héréditaire ou acquise[290], fissures des commissures labiales (rhagades). Ulcération du frein de la langue[220]. *Exsudats*[92], muguet, stomatites, rougeole (s. de Comby, de Koplick)[285]. *Fausses membranes*[92]. Diphtérie, angine herpétique, impetigo, syphilis.

III. Langue[210]. — **IV.** Luette[222].

V. Tr. fonctionnels. **Douleur** (cris, gêne de succion, de mastication) : stomatites[203]. **Haleine fétide**[203]. **Respiration** par la bouche, obstruction du nez, surtout végét. adénoïdes.

Hygiène et Antisepsie : v. Dentition[153] et infection[217], Antisepsie de la gorge[93], [172], Stomatite[203].

BOUCHE (MALADIES DE LA). — **Dentition**: Accidents[154]. **Stomatites**[203]. **Syphilis de la bouche**[290].

BRONCHECTASIE, BRONCHES (DILATATION DES). — **Et.** Fréquence moyenne, à tout âge, rare cependant avant 3 ans; secondaire à corps étrangers des bronches, mais surtout à broncho-pneumonies subaiguës ou chroniques. — **S.** Début inaperçu, au milieu des S de bronchite chronique diffuse ou de broncho-pneumonie subaiguë. Etat : toux surtout le matin au réveil : grasse, quinteuse, coqueluchoïde; expectoration matinale très abondante, même à 3 ans (quand l'enfant ne sait pas encore cracher) avec odeur assez fétide des crachats et de l'haleine; division par le repos en 3 couches (mucus, liquide, parties purulentes). S physiques : très variables, suivant plénitude ou vacuité de la dilatation. Palpation : vibrations diminuées ou nulles. Percussion : submatité ou matité vraie. Auscultation : S *cavitaires* à une base, surtout la gauche, ou aux deux (râles humides produisant même le bruit de gargouillement, respiration et souffle caverneux, bronchophonie, pectoriloquie aphone). Rétraction du thorax du côté malade. S généraux nuls; pas de fièvre : conservation apparente d'un bon état général. — **Marche** lente; dure des années, avec crises de bronchite générale et fièvre, puis cachexie progressive, avec cyanose de face et extrémités, et doigts hippocratiques : mort par cachexie ou cion. — **C**ions. Pneumonie, broncho-pneumonie, hémoptysie foudroyante, gangrène, tuberculose. — **P** très grave. — **D** souvent difficile, à cause du début insidieux, et de la bonne santé apparente; il faut y penser pour la reconnaître, en particulier par le désaccord des S physiques et des S généraux; la différencier de bronchite chronique simple, de broncho-pneumonie chronique (à laquelle elle est constamment liée), et de la tuberculose subaiguë (mais dans celle-ci : lésions bilatérales siégeant aux sommets, mauvais état général, bacilles dans les crachats, réactions de laboratoire, cependant coexistence fréquente); à période plus avancée : pleurésie purulente interlobaire ouverte dans bronche, cavernes de tuberculose ou de gangrène. D des S cavitaires[321].

T. 1. *Préventif.* Après une broncho-pneumonie, quand l'état général se remet lentement et difficilement : révulsion de toutes façons (teinture d'iode, sinapismes, pointes de feu, vésicatoires[72]); bonne hygiène; toniques (arsenic[11], h. de foie de morue[23]); expectorants[7] (ipéca[20], benzoate de soude[30]) ; balsamiques (tolu[32], goudron, térébenthine, terpine[31], créosote[16], goménol[19], eucalyptol) ; conserver toux non exagérée. — 2. *Curatif*. Campagne, climat chaud et humide (éviter tuberculose). Eaux minérales : arsénicales (la Bourboule, Mont-Dore), sulfureuses (Cauterets, Luchon, Eaux-Bonnes) ; bains d'air comprimé[355]. Contre *fétidité* de l'haleine et des crachats : applications répétées de pointes de feu, inhalations (eucalyptol, hyposulfite de soude à l'intérieur (6 à 8 gr. pj). — Rejeter le T chirurgical : pneumotomie et désinfection de la cavité suppurante.

BRONCHITE AIGUE. — **Et**. Causes prédisposantes : froid, dentition, affections des premières voies (rhino-pharyngite chronique, végétations adénoïdes, hypertrophie des amygdales). Semble contagieuse. Est primitive ou secondaire aux maladies infectieuses, surtout rougeole, coqueluche, grippe, f. typhoïde ou, plus rarement, diphtérie.

S. La B primitive débute toujours par un *coryza* léger (d'où importance de soigner le coryza dès son début[143] ; ce rhume « tombe sur la poitrine ». **1re enfance** : dypsnée, plaintes, toux quinteuse fréquente, pas de crachats avant 6 ans ; agitation, malaise général, fièvre à 38°. S P. Le seul est le *râle* ; aucune modification dans sonorité, vibrations thoraciques, murmure vésiculaire. Au début râles secs ou sonores : soit ronflants, graves (grosses bronches), soit sibilants, aigus (bronches collatérales) ; ces râles ne sont pas modifiés par les efforts de toux et augmentent avec l'accélération du mouvement respiratoire. Période de coction : râles humides ou bulleux disséminés dans les deux poumons, entendus aux deux temps de la respiration : soit à grosses bulles (grosses bronches), soit sous-crépitants (bronches moyennes), soit sous-crépitants fins (bronchioles terminales). **2e enfance** : comme chez adulte; peut indiquer douleur rétro-sternale (*trachéo-bronchite*). — **Durée** : courte. Récidives très fréquentes. — **D** de la toux du début avec la toux pharyngée, amygdalienne, adénoïdienne, coqueluchoïde ; toux *nocturne* des enfants (ne se produit qu'après quelques heures de sommeil et se présente par accès). Penser à la B prémonitoire de rougeole, coqueluche, etc. ; suspecter toux spasmodique violente rappelant toux férine de rougeole, toux convulsive de coqueluche. — **P**. Réservé jusqu'à 3 ans (passage quelquefois à B capillaire ou à Bronchopneumonie) ; bénin au-dessus, sauf chez enfant taré (cardiaque, albuminurique, gibbeux) et dans B prémonitoire qui se transforme facilement en B capillaire ou en broncho-pneumonie. Suspecter toute B *unilatérale* (tuberculose possible).

T. Chambre à 18°, atmosphère humide (vaporisation d'eau simple ou médicamenteuse, feuilles ou teintures d'eucalyptus, de benjoin, etc.) Antisepsie naso-pharyngée. Changer souvent de position l'enfant très jeune. Alimentation : dans cas bénin, diminuer à peine la nourriture; dans cas sérieux, donner seulement lait, bouillon, potages. **1re Période** (malaise général, fièvre, toux quinteuse, fatigante, fréquente) : Ipéca[20] au début; peut être donné chez enfant vigoureux dès qu'il y a quelque chose dans la poitrine, dès qu'il tousse; si impossible, sirop de polygala auquel on peut unir acétate d'ammoniaque[10]. Révulsion : large cataplasme sinapisé[72] suivi d'enveloppement ouaté; bottes ouatées[73], frictions.

Contre *fièvre :* antipyrine[19], quinine[27], bains tièdes[68], enveloppements froids du thorax. Contre *toux :* sirops, tisanes chaudes, pâtes, v. Toux[311]. Contre *adynamie :* alcool[9] (cognac ou rhum), acétate d'ammoniaque[10]. — **2e Période** (quelques râles sibilants, toux encore sèche). On peut dès ce moment employer les *expectorants*[7] : ipéca[20], sirop Désessartz[20], sirop de polygala[26], benzoate de soude[30], poudre de Dower[25] ; si l'expectoration devient très grasse et très abondante, conseiller les antimoniaux, rarement kermès, mais surtout oxyde blanc d'antimoine[10]. — **3e Période** ou de déclin. Tarir les sécrétions, ordonner les balsamiques quand tarde la résolution complète, pas trop tôt car ils pourraient réveiller la toux et sont irritants pour l'estomac : sirop de térébenthine[31], de goudron, de bourgeons de sapin et surtout terpine[31] (en paquet, potion). Dans B *persistante*, tenace, donner les eaux minérales sulfureuses (Eaux-Bonnes, Labassère, etc.), à faible dose : 1 ou 2 c. soupe dans du lait, chaque jour; donner en même temps h. de morue[23], sirops iodotannique[19], d'iodure de fer.

BRONCHITE CHRONIQUE ou plutôt poussées de **BRONCHITE A RÉPÉTITION**. — Et. Beaucoup plus rare que chez adulte ; dépend presque exclusivement du *terrain :* scrofuleux, lymphatique, arthritique. Causes occas. : bronchite aiguë primitive ou secondaire, maladies infectieuses, rougeole, grippe, surtout *coqueluche*, broncho-pneumonie ; la chronicité est favorisée par *obstruction du nez* (rhinite chronique, végétations adénoïdes), par adénopathie trachéo-bronchique, tuberculose, emphysème, maladies du cœur, albuminurie. — S. Toux surtout le matin sèche ou plutôt grasse, sans dyspnée ni emphysème. S P, par auscultation seule : variables, sibilances disséminées, parfois râles muqueux aux bases. — D. Avec les affections provoquant la toux ; rechercher la tuberculose. — P. **Marche**. Evolution lente pendant des mois et des années, avec amélioration l'été, recrudescence l'hiver (quelquefois poussées aiguës). Guérit souvent ; favorise les infections secondaires ; aboutit rarement à l'emphysème, sauf quand il s'y joint de l'asthme. Craindre la tuberculose.

T. 1. *Modifier le terrain* : le T[t] général est plus efficace que le T[t] de la B elle-même, donc traiter scrofule, adénopathie par h. de morue[23], arsenic[11], sirop iodotannique[19], iodure de fer[18], iodure de K[19] (0,50 p. j.). Séjour à la campagne toujours indiqué, stations salines, stations arsenicales; éviter contact avec tuberculeux. Révulsion modérée, mais fréquente, du thorax, surveillance du cœur, de l'alimentation, de la digestion; chez arthritique donner le régime *ad hoc* (v. Arthritisme[100]); rétablir la perméabilité nasale. 2. *curatif. Balsamiques :* acide benzoïque et benzoates[30], térébenthine[31] et plutôt ses dérivés : terpine[31], terpinol; ou d'autres plus antiseptiques, eucalyptus[18], goudron; surtout créosote[16] et ses dérivés, créosotal[16], et goménol[19]. Eaux sulfureuses : Challes, Eaux-Bonnes, etc. — *Toux :* est utile; s'il est nécessaire de l'atténuer : v. Toux[311]. *Poussées* : T[t] de la Bronchite aiguë[109].

BRONCHO-PNEUMONIE ou **PNEUMONIE LOBULAIRE**. —

Et. Age : surtout dans les 2 premières années ; d'autant plus fréquente qu'enfant plus jeune ; cause 1/4 des décès de 0 à 1 an ; rare au-dessus de 5 ans. Presque toujours *secondaire* à maladies aiguës : rougeole, coqueluche, diphtérie, grippe, entérites aiguës. Causes prédisp. : affaiblissement, rachitisme, hérédosyphilis, athrepsie. Elle est *contagieuse*.

S. Début insidieux, se cache *derrière* la maladie causale. S F très importants : absence ordinaire du frisson, des vomissements, pouls à 140 ou plus, toux fréquente, *dyspnée* intense (40 à 60) ; respiration à *type inverse* ou *respiration expiratrice* : l'expiration commence le mouvement respiratoire et la pause survient après l'inspiration. L'inspiration prolongée amplifie l'excursion respiratoire de la poitrine et s'accompagne du *tirage* sous et même sus-sternal ; on trouve aussi le tirage *latéral* (dépression inspiratoire des espaces intercostaux), le battement des ailes du nez. Pâleur et cyanose de la face et des extrémités. Fièvre à courbe très irrégulière ; moyenne : 39°5. S P ; très variables, caractérisés par leur *mobilité extrême* ; ils sont ceux de la bronchite diffuse : râles de tous calibres dont le mélange fait le *bruit de friture* ; le ou *les* foyers soufflants (souffles doux) avec submatité (percuter doucement) sont la marque de la B P, mais sont souvent très difficiles à trouver. Adénopathie trachéobronchique souvent très marquée. Marche très irrégulière, par poussées ; durée très variable, 3 à 20 jours, etc.

Formes : 1. **B P suffocante aiguë ou Bronchite capillaire ou Catarrhe suffocant** : surtout à moins de 2 ans ; favorisée par décubitus dorsal prolongé. S. Apparition, dans une grande étendue, de gros râles et de nombreux râles fins (Bruit de tempête) ; dyspnée intense, asphyxie : c'est une B P généralisée arrêtée par sa généralisation même. Guérison rare. — 2. **B P lobulaire disséminée**, commune avec variétés *abortive, discrète, confluente*. — 3. **B P pseudo-lobulaire**, à signes *fixes* et se rapprochant de la pneumonie franche lobaire. — 4. **B P latente** apyrétique chez enfants cachectiques. — 5. B P prolongée et **chronique** *pseudo-tuberculeuse*, succédant aux précédentes.

P. Suivant l'âge : mort presque fatale à moins de 1 an (entre 3 et 8 jours) ; probable dans la 2e année ; guérison de la majorité à plus de 2 ans ; la bronchite capillaire est la plus grave. — Cions. Laryngisme avec cornage dû à spasme réflexe, souvent confondu avec croup : convulsions, abcès, otite suppurée, entérite fréquente (par déglutition des crachats infectieux) ; pleurésie rare ; pleurésie purulente exceptionnelle. *Séquelles* fréquentes : bronchite chronique, emphysème, dyspnée asthmatiforme, dilatation des bronches, tuberculose.

D. Bronchite généralisée : bronchite avec congestion pulmonaire, congestion pulmonaire, pneumonie, pleurésie ; *tuberculose pulmonaire* avec laquelle le Dic est très difficile[323] ; penser plutôt à tuberculose quand : siège au sommet, ganglions superficiels (micro-polyadénie), foyer de tuberculose locale (os, articulations). Dic avec cavernes pulmonaires gargouillantes : la confluence des divers râles dans la BP simule quelquefois le *gargouillement* ; se rappeler aussi que les cavernes pulmonaires sont très rares chez le jeune enfant. Penser à rechercher la B P, latente chez nourrisson athrepsique et cachectique.

T. 1. Préventif : Antisepsie de bouche, nez, pharynx dans les maladies pouvant se compliquer de B P, aussi bien du reste que d'otite, sinusite, etc. ; antisepsie intestinale (calomel, naphtol, lavements). *Isolement rigoureux* des B P : précautions minutieuses pour éviter propagation (changement de blouse, lavage de mains; après la maladie, désinfection de chambre, literie, vêtements, v. Désinfection[154].

2. **Curatif.** A) **Moyens externes**. *Hygiène thérapeutique* : v. Pneumonie[265]. Chambre spacieuse, aérée, 18°; vaporisations continuelles[7] : acide phénique, thymol, teinture de benjoin[12]; désinfection de bouche et nez (huile mentholée, résorcinée); lavages intestinaux fréquents avec eau bouillie tiède ou froide. *Alimentation* : doit être *suffisante* pour lutter contre la dépression habituelle de la B P; elle doit être liquide, il faut *faire boire beaucoup* : lait, bouillon, décoction de riz et d'orge, jus de viande, crèmes; si vomissements répétés, on peut donner lavements alimentaires. — *Position* : le lit doit être formé de coussins de crin et non de plume, disposés sur un plan incliné pour faciliter la respiration; l'enfant doit être *changé* fréquemment de position, surtout s'il a moins de 3 ans, pour éviter la congestion passive, aussi le prendra-t-on de temps en temps dans les bras; l'enfant plus âgé sera couché d'un côté, puis de l'autre.

Agents physiques : leur prédominance est de plus en plus grande; ils doivent être seuls employés chez les tout jeunes enfants jusqu'à l'âge de 3 mois. 1. *Révulsion cutanée* : larges cataplasmes chauds de farine de lin renouvelés 5 ou 6 fois pj.; la surface peut être saupoudrée de farine de moutarde, dans ce cas laisser 5 minutes seulement; ensuite larges feuilles d'ouate pour éviter refroidissement. Ventouses sèches : le mieux contre dyspnée, angoisse; ventouses scarifiées, contre congestion vive (3 ou 4). Vésicatoires : pas dans *cas aigus*, peut-être dans formes subaiguë et chronique. Ces moyens n'ont qu'une action révulsive passagère. — 2. *Hydrothérapie*. Les **Bains** forment le T[t] principal de la B P. *Bain tiède*, 26 à 32°; le plus employé, *aucune contre-indication*; mode d'emploi : v[68]; la température doit être prise avant le bain, puis reprise 3 h. après : si plus de 39°, nouveau bain. *B froid* ou *frais* 25 à 22° : peu indiqué; 2 bains en 24 h., ou un seul au moment de la plus haute température: est surtout utile dans les cas de *lésion locale restreinte* avec signes très accentués : hyperthermie (40°), dyspnée, agitation; il serait plutôt nuisible quand lésions étendues, orthopnée, faiblesse, tendance au collapsus; en tous cas, contre-indiqué chez les tout jeunes enfants. *B chaud à* 38° : est plutôt déprimant; contre-indiqué quand lésion cardiaque. *B progressivement refroidi* jusqu'à 30° et même moins. *B de tilleul* si agitation. *B tiède sinapisé* : si tendance à assoupissement, à asphyxie, si dyspnée intense; pas quand la peau est touchée. En résumé, les *bains tièdes conviennent dans la majorité des cas;* ne continuer les B que si l'enfant se réchauffe bien et les supporte bien. — *Enveloppements froids*, surtout comme complément des bains et dans leur intervalle, dans les cas de fièvre tenace; soit *drap mouillé*[73] plus puissant, moins pratique; soit *compresses mouillées*[73] en enveloppant la poitrine ou la moitié antérieure du tronc (poitrine et ventre); ils peuvent remplacer le bain quand il est mal supporté, ou quand il existe un érythème fessier pouvant macérer. — *Bottes d'ouate*[73] pour réchauffer les extrémités. *Frictions stimulantes* : celle-ci peuvent se faire dans l'intervalle des bains, sur le thorax avec eau de Cologne, essence de térébenthine ou mieux vin chaud. — L'alimentation sera donnée immédiatement après le bain, dès que l'enfant sera remis dans son lit : lait, bouillon, potage, potion cordiale, puis sommeil.

B) **Moyens internes : médicaments.** — La sérothérapie antistreptococcique n'a rien donné dans B P. Pommade au collargol[11] en frictions de 15 à 20 minutes, ou mieux inj. intra-veineuse d'électrargol[11]. *Antithermiques* : combattre la fièvre seulement quand elle est très élevée; proscrire émétique, salicylate de soude (qui abaisse la température, mais affaiblit le cœur); antipyrine (idem et intoxication) et tous les autres antithermiques en général; il reste : quinine, peu utile, sauf dans B P de nature grippale ou paludique; l'employer surtout comme tonique dans forme subaiguë et chronique de la B P, à petites doses fractionnées (lavements, suppositoires); aconit et belladone, comme antithermiques et narcotiques, peu utiles. En résumé, *le meilleur antithermique est le bain*; la quinine a une action tonique incontestable. — *Vomitifs* : à employer au début, seulement chez enfant vigoureux, pas chez les tout petits; leur action décongestionnante est bien inférieure à celle de l'eau; ipéca[20], utile surtout pour la désobstruction des bronches, aussi le précéder et l'accompagner de stimulants énergiques. — *Expectorants* : kermès, oxyde d'antimoine[10] : inutiles; sauf peut être le benzoate de soude[30]. — *Purgatifs* : si constipation, calomel[14] : 0,05 ctgr. paâ (de préférence à doses fractionnées); aux très jeunes enfants, donner laxatifs doux comme manne[21], sirop de rhubarbe[28]. — *Stimulants, Toniques* : ce sont peut-être les seuls médicaments nécessaires. Stimulants généraux : *Alcool*[9] 10 gr. pj et paâ (cognac, rhum, etc.) : le stimulant par excellence; n'est bien supporté que lorsqu'il y a *fièvre*; savoir le réserver; le donner en liquide très dilué et par doses fractionnées (1 c. café par heure); on peut ajouter à l'alcool : café[10], quinquina, kola, sous forme d'infusion, teintures, sirops. Oxygène en inhalations : très bon, peut être donné pendant toute la B P. Sérum artificiel, en injection[20] : 10 à 50 gr., stimulant du 1er ordre; on peut l'additionner utilement de caféine[13]; éther ou mieux huile camphrée[15] en injections alternant avec inj. de strychnine[23]. Acétate d'ammoniaque dans une potion qu'on peut associer à l'alcool et à l'éther[10]. — Stimulants spéciaux : quand faiblesse du cœur, pouls petit, précipité : digitale[16] (teinture), caféine[13], spartéine[31]. — *Antisepsie respiratoire* : inhalations[7] d'eucalyptol, thymol, quinoléine[27]; créosote. Weill emploie lavements créosotés, suppositoires à la créosote[17] : 0,05 à 0,25 pj. Continuer la désinfection broncho-pulmonaire surtout *après*, pour éviter la réinoculation.

Asphyxie, catarrhe suffocant. Révulsion très active : ventouses sèches, bains sinapisés répétés, enveloppements sinapisés d'Enpner, frictions alcooliques après les bains, inhalations massives d'oxygène, soit 100 litres quotidiennement : très bon ; injections s.-c. stimulantes.

B P chronique ou **subaiguë**, à rechutes successives. Alimentation réparatrice : œufs, crèmes, viande crue pulpée, peptone ; h. de morue[23], arsenic[11], fer[18]. Balsamiques[110], ex. : [Sp de tolu et Sp de térébenthine ää].

Bronchite capillaire. Surtout prophylaxie : lutter contre poussées congestives par ventouses sèches, grands cataplasmes sinapisés, compresses froides. Excitants et stimulants diffusibles (voyez plus haut), frictions excitantes sur extrémités inférieures ; bains tièdes ou froids, prendre fréquemment le nourrisson dans les bras (contre stase).

Convalescence. Soigner la nutrition : h. de morue[23], quinquina[27], sirop iodotannique[19], d'iodure de fer[18], arsenic[11] ; gymnastique respiratoire. Conseiller un changement d'air ; au début, la mer n'est pas indiquée ; plus tard : hiver, Méditerranée ; été : la Bourboule et le Mont-Dore, pour les enfants chétifs, amaigris, suspects de tuberculose ; eaux sulfureuses de Luchon, Eaux-Bonnes, Saint-Honoré pour ceux atteints d'une bronchite persistante ; si les enfants ne peuvent se déplacer, faire prendre 1 verre à Bordeaux d'eau de Labassère tous les matins dans une tasse de lait tiède.

BRULURES. — Pronostic très grave (plus grave que chez adulte) surtout quand les B sont étendues en surface : gravité *locale*, par difficulté de cicatrisation, rétraction, déformation ; mais surtout gravité *générale* immédiate, due au choc nerveux, à la douleur énorme, et à l'intoxication générale. Le jeune enfant présente une fièvre très élevée et meurt en 24 ou 48 h. En cas de survie, se montrent bientôt les Cions pulmonaires ; plus rarement les Cions gastro-intestinales : vomissements, diarrhée, selles sanguinolentes, indiquant l'ulcération du duodénum ; Cions hépatiques, rénales, etc. — **B au 1er degré**. C : flamme passée rapidement, liquide ou solide n'atteignant pas 100°, *coup de soleil* (par rayonnement solaire). S : rougeur vive, diffuse, avec tuméfaction appréciable et douleur cuisante. — **B au 2e degré**. *C* : chaleur plus grande (eau en ébullition) ou action plus durable. S : douleur vive et brûlante, vésicules dues au décollement de l'épiderme et remplies de sérosité (phlyctènes, cloches). — **Autres degrés**. Destruction plus ou moins profonde des tissus.

T. 1. *Préventif*. Surveiller la chaleur des liquides chauds, cataplasmes surtout au ventre, bains de pied, boules. — 2. *Curatif*. Deux grandes règles : désinfection aussi complète que possible ; pansements rares. — **B limitées** : si simple érythème, laver soigneusement puis appliquer vaseline, à laquelle on peut ajouter antipyrine comme analgésique. On a recommandé la *pâte de zinc* (pâte de Lassar[177]) appliquée sur une compresse stérilisée ; par-dessus, ouate hydrophile et bande ; laisser plusieurs jours en place. — B au **second degré** : avec mains aseptisées, désinfecter région et environs par savonnage chaud soigneux et prolongé, en frottant légèrement avec compresse stérile, puis irriguer avec solution antiseptique faible, enfin eau stérilisée; l'anesthésie générale (chloroforme) pour obtenir une désinfection complète peut être nécessaire; il serait alors possible et utile de laver à l'alcool. Seulement après le lavage, ouvrir les phlyctènes à leur point déclive avec aiguille flambée, en ayant soin de conserver l'épiderme soulevé, puis même traitement. *Pansement* : on peut se contenter de mettre sur la plaie bien nettoyée des compresses stérilisées, recouvertes de ouate hydrophile stérilisée, le tout maintenu par bande élastique peu serrée; laisser en place aussi longtemps que possible (8, 10 j.). Quand l'épiderme est arraché, appliquer lint boriqué entouré d'une épaisse couche d'ouate. Le pansement humide à la solution saturée d'*acide picrique* (1 p. 100)) peut être bon sur de petites surfaces dénudées; à surveiller par crainte de phénomènes d'intoxication. La désinfection par la *teinture d'iode* donne de bons résultats; d'abord, nettoyage simple de la peau; puis badigeonnage de toute la région cutanée périphérique avec tampon d'ouate imbibé de teinture d'iode et monté sur une pince; on pourra toucher très légèrement à la teinture d'iode la surface brûlée; enfin pansement sec. Le pansement, composé de pièces absolument aseptiques, restera en place le plus longtemps possible, 8 jours au moins, sauf indication (odeur, douleur, apparition de sérosité, etc.) : pour l'enlever, ne jamais tirer; mouiller si nécessaire. Prévenir cicatrisation vicieuse, par exemple à la main, en écartant les doigts pour éviter soudure. — B **étendues** : rarement profondes mais très graves; tenir le sujet aussi chaudement que possible, l'entourer d'ouate. T^t local : idem.

T^t général : s'il est nécessaire, alcool, caféine, sérum artificiel, oxygène; contre agitation : sirop de chloral ou de morphine, 1 c. café, renouvelable 2 ou 3 fois pj. — Surveiller foie, reins et poumons pour éviter troubles secondaires.

Dans les brûlures par les *acides* (sulfurique, etc.), le liniment oléo-calcaire est avantageux, on peut le rendre antiseptique avec du thymol.

Thymol	0 gr. 10
Eau de chaux	ãã 60 gr.
Huile de lin	

(Werthcimber).

CACHEXIE. — Mauvais état (χακὴ ἕξις) de l'organisme, chronique et très grave. Chez jeune enfant, songer surtout à scrofule, rachitisme et spécialement à syphilis héréditaire (alors aspect sénile, ridé, dépérissement rapide), ou encore à alimentation insuffisante; plus tard, à tuberculose, bronchectasie, paludisme, saturnisme, maladies rénales, surrénales, hépatiques. L'anorexie mentale de la puberté peut mener à amaigrissement et cachexie rapides.

T. Rien de spécial en dehors de : toniques, stimulants, alimentation appropriée.

CARREAU. TUBERCULOSE DES GANGLIONS MÉSENTÉRIQUES. — **Et.** Le carreau primitif sans troubles de l'intestin est très rare; le carreau coïncide habituellement avec d'autres lésions tuberculeuses (poumons, péritoine, intestin, etc.); âge, surtout 1 à 5 ans. — **S.** S P : le *gros ventre* n'est pas, comme on le croyait, un signe de carreau; tumeur très rarement perceptible à la palpation; dilatations veineuses sous-cutanées. S F : rien de spécial; appétit, absence de douleur et de diarrhée à moins de tuberculose intestinale concomitante. S Gx. : ceux de la tuberculose. — **D.** Très difficile, car S obscurs; ne peut être que soupçonné. **Gros ventre** dans rachitisme, péritonite tuberculeuse, dyspepsie chronique : dans celle-ci le ventre est plus gros que dans le carreau. Tumeurs abdominales, surtout dans sarcome : alors rapidement masses très grosses. Accumulation de matières (siège : dans les flancs et surtout au niveau de l'S iliaque), mobile, dépressible, disparition par purgatifs. V. aussi Abdomen[78].

T : de la tuberculose en général[320] et des adénites tuberculeuses[80]; grand air, bonne alimentation, h. de morue[23], préparations iodotanniques[10], iodoferrées[18]; arsenic[11] seulement quand absence de troubles digestifs.

CÉPHALÉES. — Les C habituelles, très fréquentes surtout chez les adolescents, inquiètent beaucoup les parents, qui craignent toujours une méningite. Les causes en sont très nombreuses et on en trouve presque toujours une d'où découlera un T[t] efficace — **D** différentiel avec douleur des dents, nez, cuir chevelu, myalgie des muscles de la tête, douleurs de nature névralgique : v. aussi Migraine, 232.

1. C par **troubles digestifs** : très fréquente surtout chez enfants gloutons, gros mangeurs de viande et aussi par dilatation d'estomac, hyperchlorhydrie, constipation, congestion du foie; aussi par abus des préparations de fer, d'iode, de quinquina. Pour Comby la plupart des C dites « de croissance » sont d'origine dyspeptique. La C digestive occupe tout le crâne, s'exaspère souvent après le repas.

T. Diminution des aliments azotés, eau pure comme seule boisson; repas du soir léger, enfin mastication lente; surveiller les dents, éviter la constipation, défendre le travail immédiatement après le repas; conseiller l'hydrothérapie.

2. C par **troubles nerveux.** C due au *surmenage* intellectuel; repos intellectuel, hydrothérapie, campagne, exercices physiques réguliers. C de l'*hystérie naissante*, celle-ci devra être vite reconnue par la C en *clou* au vertex et les S sensitivo-sensoriels : surtout antipyrine, bains tièdes, électricité statique. C de l'*épilepsie* : avec en général polyurie, incontinence nocturne : Bromure de potassium. C de la *chorée* : antipyrine. C de la *sclérose cérébrale*, C de la *tumeur cérébrale*, C de la *méningite* : rechercher la tuberculose et surtout les antécédents héréditaires; pas de T[t] spécial. C de la *syphilis héréditaire* : y penser toujours; au moindre doute : épreuve du T[t] mixte[301].

3. C par **troubles rénaux.** C de la néphrite chronique surtout après la scarlatine : régime lacté, déchloruré; mais l'analyse des urines doit

toujours être faite, car l'albumine, même intermittente et cyclique, est une cause souvent *inaperçue* de C chez les adolescents.

4. C par *hypertrophie du cœur* (?) : s'assurer de l'absence de celle-ci.

5. C par lésions des **organes des sens**. — *Œil* : conjonctivite, mais surtout iritis, kératite ; vice de réfraction, surtout hypermétropie, astigmatisme et effort d'accommodation de l'œil. Tt : verres ; voir les conditions d'éclairage, les caractères trop fins des livres, etc. — *Oreilles*. C tenaces, par otite aigue ou chronique, et quelquefois par corps étranger oublié depuis des mois dans l'oreille. — *Nez et pharynx* : coryza chronique, ozène, rhinite hypertrophique, végétations adénoïdes, sinusite.

6. C d'*anémie*, de *chlorose*. — Tt : fer[18], etc.

7. C des enfants **arthritiques** : gros mangeurs. Avec névralgies, arthralgies, douleurs musculaires, augmentation de l'urée, des phosphates et surtout des urates; vertiges, nausées, vomissements, diarrhée; troubles vaso-moteurs. La C est souvent à localisation hémicranienne et oculaire, et se montre ordinairement par crises périodiques tous les mois ou les 2 mois avec santé excellente dans l'intervalle.

T. Alimentation surtout végétale, eau comme seule boisson ; exercice régulier, grand air ; laxatifs légers[7], alcalins[6], salicylate de soude à petite dose, 0,25 à 0,30 ctgr. pj ; benzoate de lithine : 0,10 ctgr. paâ à partir de 3 ans.

8. C par **intoxication lente** : oxyde de carbone, poêle mobile.

9.. C par **infection** : rechercher la possibilité de paludisme, rhumatisme, surtout s'il existe de véritables névralgies faciale, temporale ou occipitale. C de *prétuberculose*.

10. C de **croissance**, de l'*adolescence* : on ne doit penser à celle-ci que lorsque les C symptomatiques précédentes auront été éliminées par l'examen ou l'échec du Tt. On la rencontrera chez enfant à hérédité nerveuse, grandissant vite entre 12 et 18 ans; elle est ordinairement frontale ou diffuse et accompagnée de douleurs articulaires, surtout aux genoux avec parfois gonflement épiphysaire; il s'y joint un peu d'anémie, de dyspepsie, d'apathie, de diminution de mémoire, etc. V. Croissance[118]. L'ensemble de ces S prouve que la croissance de l'organisme dans son entier, s'effectue dans de mauvaises conditions: beaucoup d'auteurs considèrent la C de croissance comme uniquement due à des troubles digestifs : il est peut-être plus juste d'y voir un trouble de la nutrition générale portant surtout sur le système nerveux; d'autres disent aussi sur l'insuffisance du phosphore. — **D.** Penser à la simulation possible de l'enfant, du reste beaucoup plus rare que le parti pris des parents à voir un paresseux là où est un malade.

T. Avant tout médicament, régler l'hygiène alimentaire et générale, ordonner la suppression de tout travail intellectuel pendant quelques semaines, envoyer à la campagne et surtout à la montagne dans altitude modérée (600 à 1.000 mètres). Éviter toute fatigue. Hydrothérapie, stimulants cutanés, exercices physiques gradués. *Médicaments:* alterner phosphates[26], arsenic[11], tartrate ferrico-potassique[18], strychnine[23].

T *symptomatique de la C* en attendant le Tt causal). Antipyrine[10], aspirine[12], phénacétine*, salophène. Compresses d'eau fraîche, glace sur tête, topiques divers. Ponction lombaire a été essayée dans cas intenses.

CÉPHALHÉMATOME. — Bosse due à épanchement sanguin qui se fait chez enfant nouveau-né entre le périoste et la surface externe d'un os du crâne, généralement au voisinage de l'une des bosses pariétales. C prédisposantes : primiparité, rétrécissement du bassin, manœuvres obstétricales. — **S.** Apparaît au 2e ou 3e j. après la naissance : forme tumeur saillante, arrondie, élastique, de volume variable, à bord régulier, présentant bientôt un *bourrelet*; après 15 j. résorption, et disparition complète vers 2e ou 3e mois. — **D.** Avec bosse séro-sanguine, méningocèle, kyste dermoïde.

T. Savoir attendre ; protéger ou légèrement comprimer par ouate. Si tension excessive, ponction aspiratrice aseptique.

CÉRUMEN (BOUCHON DE). — **Et.** Toutes causes d'inflammation, d'irritation par ex. corps étrangers, rarement malpropreté. — **S.** *Surdité brusque*, ordinairement après lavage, accompagnée de bourdonnements, souvent de vertiges, de toux opiniâtre et quelquefois de convulsions chez jeune enfant ; puis alternatives brusques de surdité et d'audition. Examen au spéculum, en reportant pavillon en haut et en arrière; on aperçoit au fond une masse brune ou jaune (c'est le bouchon de C) dont le stylet détermine la consistance et l'adhérence.

T. Douceur, pas d'instrument ; considérer et extraire comme un corps étranger de l'oreille. 1. *Ramollir* : soit avec bain d'eau oxygénée à 12 volumes pendant plusieurs minutes (très bon moyen) ; soit avec instillation de XV à XX gouttes de :

Borax	0,15
Glycérine	10 gr.

Fermer avec tampon d'ouate et laisser un à deux jours.

2. *Extraction* : avec injection d'eau bouillie ou boriquée tiède faite comme pour corps étranger [142], en dirigeant le jet sur le bord du bouchon pour l'insinuer entre celui-ci et le conduit. Après l'extraction, on peut, si nécessaire, calmer l'irritation du conduit par h. mentholée à 1 p. 100.

CHÉILOPHAGIE. — C'est l'habitude vicieuse de se mordiller les lèvres. Elle est fréquente chez les jeunes dégénérés, avec les autres *tics* (v. Tics [340]).

CHLOROSE (χλωρός, vert). — **Et.** Fille à la *puberté*; rare avant 14 ans, peut apparaître plus tôt quand règles prématurées. Antécédents héréditaires : chlorose, tuberculose, c'est alors une *déchéance organique héréditaire*. — **S.** Début lent et progressif. — État. Peau jaune verdâtre (*visage de cire*); muqueuses décolorées, œdème sans godet, à face, jambes ; dyspnée et palpitations au moindre effort ; souffles précordiaux, anorganiques, cardio-pulmonaires, systoliques, méso-systoliques, à caractères mobiles ; *rétrécissement mitral* fréquent, souffles *cervicaux* (vasculaires, bruit de diable). Hypertrophie *thyroïdienne* très fréquente (Hayem : 82 p. 100) avec tachycardie, tremblements. Troubles *menstruels* : dysménorrée, leucorrée; aménorrée, ménorragies. Tr. nerveux : vertiges, bourdonnements, névralgies, tr. hystériformes. Tr. de l'app. digestif (d'origine névropathique) : anorexie, gastralgie, dilatation d'estomac, hyper ou hypopepsie; constipation. Sang : fluide, globules moins nombreux (3 millions par millimètre cube au lieu de 5 millions) et altérés dans leurs dimensions et formes; hémoglobine diminuée. — **Formes** variables. *Chloro-brightisme* : union des S de la chlorose et de l'albuminurie. — **D.** Facile avec Anémie symptomatique du saturnisme, des hémorragies répétées, anémie oxycarbonée des blanchisseuses et cuisinières ; avec fausses chloroses de tuberculose ou de syphilis (plus rare). Le D^ic^ repose plus sur âge et sexe que sur Anémie : toute Anémie chronique apparaissant chez fille à la puberté sans cause appréciable sera rattachée à la Chlorose. — **P** réservé.

T. 1. **Préventif**. Près de la puberté, conseiller repos, grand air, bonne alimentation, hydrothérapie, suppression des veilles, h. de morue et sirop iodotannique. — 2. **Curatif.** 1° **Régime** : développer l'appétit par le fer plus que par les stimulants ; donner ce qui *tentera*, ce qui *sera digéré*, et suivant l'*appétit* ; solides : viandes de boucherie, volailles, œufs, poissons maigres, végétaux (surtout épinards et lentilles, riches en fer) ; liquides : lait pur ou coupé, eau pure, eau ferrugineuse (Bussang, Orezza), bière, extrait de malt ; repos horizontal d'1/4 d'heure après repas. — 2° **Hygiène**. Repos au lit d'au moins 9 à 10 h., pas de veilles prolongées ; repos au grand air ; aucun excès, exercices peu fatigants, promenades courtes, graduées, peu ou pas de travail physique ou intellectuel. Hydrothérapie, lotions froides, drap mouillé (douches de préférence à la fin), bains salés, sulfureux ; friction générale quotidienne, sèche ou aromatique ; inhalations d'oxygène ; bains d'air comprimé (très bon). Changement d'air, à altitude moyenne (vers 5 à 600) ; ni mer ni altitudes élevées. Cure d'air : Bourboule, Bussang, Mont-Dore, Spa, Saint-Moritz.

3° **Médicaments**. **Fer**[18] ; le donner à dose faible, peu longtemps (1 à 2 mois environ), toujours au milieu du repas, varier souvent la préparation : 1. Protoxalate de fer[18] 0,20 à 0,40 ctg. pj avec ou sans rhubarbe ou magnésie, en deux fois dans liquide quelconque ou en cachets ; on peut faire suivre (avec ou sans phénomènes d'hypochlorhydrie) d'une c. à soupe diluée, 1/4 d'h. après repas, de [HCl... 2 gr. ; Eau... 200] ; 2. Sirop d'iodure de fer[18] 30 à 50 gr. ; 3. Tartrate ferrico-potassique (0,10 pâa)[18], en potion ; on peut donner aussi albuminate, peptonate de fer, hémoglobine soluble ou eaux minérales ferrugineuses, Bourboule, Orezza, Bussang, Forges, Spa (mais digestibilité difficile et fer en proportion minime) ; le fer en inj. s.-c a été encore peu usité. Emploi du fer : dans C légère, immédiatement ; dans C intense, après 8 jours de repos absolu et de régime. — *Arsenic*[11], ne peut remplacer le fer ; liqueur de Fowler (I à II gouttes paâ) ou eau de la Bourboule : 1 verre pj, ou cacodylate en inj. ; on peut associer fer et arsenic : [Tartrate ferrico-potassique et Liqueur de Fowler... āā 10 gr.] : X gouttes avant le repas. — *Opothérapie* ovarienne[369], semble pouvoir améliorer l'état général et ramener les règles ; aucun résultat par l'ex-

trait de moelle d'os ou de thymus. — 4° **T[t] Symptomatique**. Le **Fer** *fait cesser* la plupart des troubles; tr. menstruels : fer; tr. nerveux (céphalalgie, névralgies, vertiges, palpitations, etc.) : fer et hydrothérapie (enveloppements froids), massage, frictions, pas de bromure; tr. digestifs : anorexie, le fer avant tout; vomissements rebelles : lit, lait, oxygène, compresse humide à l'épigastre; constipation : pas de purgatifs, mais eau de Châtelguyon, ou laxatifs végétaux légers (rhubarbe, cascara, podophyllin) que l'on associera au fer[18]; lavement froid tous les jours.

CHLOROSE DES NOURRISSONS. — Pas assez de fer d'apporté. Âge : surtout entre 1 à 2 ans, chez enfant soumis encore à régime lacté exclusif ou presque. — **S**. Pâleur jaune verdâtre; décoloration des muqueuses; apathie; sang normal, sauf diminution de l'hémoglobine; état normal de poids, croissance, foie, rate, poumons, cœur (pas de souffle extracardiaque à cet âge). — **D** avec anémies, leucémie.

T. Le *fer*[18] amène la guérison rapide (voyez T[t] des Anémies[89]). Préparations solubles : tartrate ferrico-potassique*, hémoglobine[19]; pour Legendre, surtout le protoxalate de fer* aux doses de 0,30 ctgr. à moins de 15 mois; 0,40 à plus de 15 mois, dans lait ou eau sucrée en 2 ou 3 fois. Durée du T[t] : 8 à 10 jours, peut être repris si nécessaire, en variant ou non les préparations ferrugineuses. Régime : donner le plus tôt possible des aliments plus riches en fer que le lait : purées de lentilles, avoine, jaunes d'œufs.

CHORÉE (χορεία, danse) **DE SYDENHAM** ou **CHORÉE VRAIE**, dite **RHUMATISMALE** ou **DANSE DE SAINT-GUY**. — **Et**. Hérédité névropathique fréquente, mais rarement similaire; âge : 2e enfance de 9 à 15 ans; sexe : plus filles, 2 contre 1. Cause occasionnelle : rien, ou frayeur, chute, maladie infectieuse (surtout rhumatisme articulaire aigu et scarlatine).

S. Début lent et progressif, par les troubles mentaux; ils sont légers : agitation, tristesse, émotivité, indocilité, diminution de la mémoire et de l'attention. Tr. sensitifs, variables à tout instant : céphalée, douleurs de membres vagues comme une courbature; ces *douleurs choréiques des membres* (Weill) précèdent de longtemps les troubles moteurs; ne pas les prendre dans les cas récidivants pour douleurs de croissance ou douleurs rhumatismales. Tr. moteurs : *mouvements choréiques*, arythmiques brusques, mais assez lents et prédominant souvent d'un côté; ils existent au repos et pendant l'action volontaire, disparaissent pendant le sommeil, diminuent par l'isolement ou l'alitement; force musculaire et réflexes normaux. Tr. fonctionnels (dus aux précédents) de préhension, mastication, déglutition, station, marche, parole. Tr. cardiaques : arythmie, quelquefois tachycardie, souffle inorganique. Lésion organique extrêmement fréquente (environ 40 à 50 p. 100) : ordinairement *endocardite mitrale*, presque toujours d'origine rhumatismale; apparaît au cours de la C et se traduit par souffle organique en rapport avec insuffisance mitrale, le plus souvent vers 7 ou 8 ans. — **S. généraux** : anémie associée fréquemment avec chlorose de la puberté; apyrexie. — **P**. Durée : 1 à 3 mois; guérison totale; rechute et récidive fréquente, dans 1/3 des cas, succédant de quelques jours, à 5 ou 10 ans. Une première attaque vers 8 ou 10 ans est souvent suivie de récidive à la puberté. Cœur : l'endocardite mitrale passe à l'état chronique.

Formes. C *légère, intense.* C *molle* ou *paralytique* : s'accompagne de paralysie *flasque* sans trouble de sensibilité ni de nutrition et guérit comme la C classique.

D. Avec C *symptomatique* (surtout hémichorée succédant à hémiplégie); avec athétose, tremblements, tics[310] (mouvements toujours semblables, souvent unilatéraux); avec C hystérique (mouvements rythmés, localisés, stigmates). D[ic] de la C molle paralytique avec les paralysies infantiles, diphtérique, hystérique et du mal de Pott. D de l'endocardite : marche insidieuse, très souvent méconnue.

T. La C vraie de Sydenham guérit naturellement; inutile donc d'employer une médication violente ou dangereuse.

1° *Hygiénique.* Suppression de tout travail; isolement relatif ou complet (l'enfant doit oublier sa maladie); la suggestion à l'état de veille, les méthodes psychothérapiques peuvent être utiles ici. Lit, au moins 14 heures; *alitement absolu* très efficace dans les C graves, puis lever progressivement prolongé; il peut être nécessaire d'employer l'alitement absolu avec l'isolement dans l'obscurité. Ne pas attacher le malade, mais l'encadrer de planches matelassées. Alimentation facile à mastiquer et à digérer : surtout panades épaisses avec jus de viande, exclure tous les excitants; ni fourchettes ni couteaux pointus, ni verres, mais gobelets en métal.

2° *Agents physiques* très utiles. Bains de tilleul chauds ou tièdes de 15 minutes, 2 fois par jour, ou tubs tièdes suivis de frictions sèches. Dans C grave, le drap mouillé froid (10 à 12°), recouvert d'une couverture de laine, dans lequel on laisse l'enfant pendant 1/2 heure, après l'avoir frictionné énergiquement, donne, associé au chloral, d'excellents résultats. Pas de bains de mer. Gymnastique utile : faire exécuter des mouvements rythmés de plus en plus lentement, en les accompagnant de chants rythmés (1 séance de 10 minutes pj). Gymnastique suédoise, massage. Électricité, courant continu faible, 6 à 8 milliampères, séance quotidienne progressive de 2 à 5 minutes; ou bain statique quotidien de 10 minutes sans autre excitation que le souffle. — Ponction lombaire, résultats favorables dans cas encore trop peu nombreux.

3° *Médicamenteux.* — **Antipyrine**[10] : agit dans les 2/3 des cas rapidement, en 8 à 15 jours; après 3 semaines, inutile de continuer s'il n'y a pas d'amélioration notable. Dose : 2 gr. pj au minimum, en potion ou en cachets; commencer par 2 gr., augmenter de 0,50 ctgr. pj, jusqu'à 3 et 4 gr. de 6 à 10 ans, 5 et 6 gr. pj de 10 à 15 ans. Dès que diminue l'agitation choréique, diminuer progressivement l'antipyrine jusqu'à 1 gr. 50 et y rester quelques jours. Recommander le régime lacté absolu pendant les 15 premiers jours. Tolérance très grande; la coloration rouge des urines n'est pas une contre-indication, mais une preuve de l'élimination satisfaisante de l'antipyrine. L'antipyrine peut être employée en même temps que l'arsenic.

Arsénic[11] donné sous plusieurs formes. *Liqueur de Boudin* (solution aqueuse d'acide arsénieux à 1 pour 1.000). Comby : de 8 à 10 ans, commencer par 4 gr. de liqueur de Boudin dans un julep simple de 120 gr., par c. à soupe toutes les 2 heures, chaque cuillerée diluée dans une tasse de lait, puis augmenter de 2 gr. pj ; si plus de 10 ans, on peut commencer par 6 gr. en augmentant de 3 gr. pj. de façon à atteindre la dose moyenne de 25 *gr.*, qui suffit en général pour amener une grande amélioration ; alors diminuer progressivement. Il faut adjoindre repos au lit et diète lactée rigoureuse pendant le T^t^. Très bonne méthode ; les seuls accidents d'intoxication sont quelquefois diarrhée et vomissements. Weill associe l'acide arsénieux au beurre. L'antipyrine est associée souvent à l'arsenic avec régime lacté absolu. *Cacodylate de soude :* injection quotidienne en commençant par 2 ctgr. pour s'arrêter à 6, 8 ou 10 ctgr ; on peut continuer sans inconvénient jusqu'à cessation des mouvements choréiques. Pas très efficace. *Arrhénal* en ingestion : mêmes effets, mais est souvent mal toléré. *Liqueur de Fowler* (solution fraîche) pour enfant de 10 ans : IV gouttes le premier jour, augmenter d'I goutte pj jusqu'à XII. redescendre à IV dans du lait, aux repas. — *Chloral.* Joffroy donne un mélange de chloral hydraté et de gelée de groseille épaisse ou de sirop de groseille, de façon à avoir 1 gr. de chloral par c. soupe (20 gr. environ). Doses ; plus de 10 ans : 4 gr. de chloral en 3 prises, après les repas, puis mettre au lit ; avant 10 ans, la 1/2 ou le 1/3 de la dose ; puis mettre au lit. L'on tient ainsi l'enfant, en plusieurs fois, dans un sommeil sans mouvements et la sédation persiste de plus en plus jusqu'à guérison à l'état de veille. Durée : peut être continué 15 jours et même 1 mois. Contre-indiqué quand cœur touché ; alors le remplacer par sulfonal (0,40 à 0,60 ctgr.) ou trional. Le chloral peut être aussi donné, quand phénomènes nerveux intenses, en lavement avec ou sans bromure. — *Salicylate de soude*[28] : doses élevées. de 4 à 6 gr. pj pendant 3 jours de suite, suivis d'un repos égal ; semble assez actif et prévenir les complications cardiaques ou articulaires. — *Bromure*, *Opium* : peu d'action. *Valériane*[32] en teinture, sans inconvénient : de X gouttes à chaque repas augmenter progressivement jusqu'à XX (Brissaud). On a encore recommandé : *pyramidon*[26] (1 à 2 gr.) assez actif ; exalgine, etc..

Direction du T. L'antipyrine, bon médicament des cas moyens, ne vaut pas l'arsenic dans les cas graves. 1. C *légère*. Peu de médicaments. T^t^ hygiénique : repos intellectuel, changement d'air, hydrothérapie, drap mouillé chez névropathes ; bains sulfureux chez rhumatisants, frictions. 2. C *moyenne*. Antipyrine, arsenic et moyens précédents. 3. C *intense*. Alitement absolu, antipyrine, arsenic, chloral surtout ; on y joindra les enveloppements mouillés. Période de décroissance : gymnastique rythmée, douches froides.

Convalescence. — Toniques : fer[18], protoxalate. Hydrothérapie, bains sulfureux très utiles ici (tous les jours ou les 2 jours, à 32 ou

35°, pendant 10 à 20 minutes selon âge), saison à Néris, Bagnères-de-Bigorre, Salins. Gymnastique suédoise.

Dans *C molle paralytique :* même T[t], surtout arsenic[11] auquel on peut adjoindre noix vomique ou strychnine[23]; bains sulfureux[69]. — Contre paralysie choréique : strychnine 1 à 4 milligrammes pj en augmentant lentement.

CIRCONCISION (*circum*, autour; *cædere*, couper). — Indications : phimosis prononcé, excès de peau, balanite, troubles de miction (surtout incontinence). Nettoyer champ opératoire ; injection antiseptique à travers l'orifice. Anesthésie générale : éther, chloroforme ou simplement chlorure d'éthyle. Détruire les adhérences avec ongle ou sonde ; nettoyer. Un aide attire le prépuce en avant, à l'aide de deux pinces hémostatiques. L'index et le pouce gauches limitant et protégeant le gland (*a*), couper au-dessus de ces doigts le prépuce d'un seul coup de ciseaux ; la peau seule touchée se rétracte, mais la muqueuse continue à recouvrir le gland ; couper la muqueuse sur la face dorsale sans aller jusqu'au sillon. Ne pas toucher au frein, à moins qu'il ne soit trop court : alors sectionner et lier l'artère. Couper les angles de la muqueuse et suturer par points séparés (surtout près du frein) au catgut (fin 00), pour ne pas avoir à enlever les fils. Pansement : entourer gland et surface sectionnée, d'une bandelette de gaze antiseptique ou aseptique maintenue par bande de toile ou diachylon ; enlever après 4 à 5 jours : la réunion est faite.

CŒUR. — Examen[12]. Pouls[5]. Asystolie[104]. Cœur forcé[124]. Cyanose[130]. Dilatation[124]. Endocardites aiguës[183], chroniques[184]. Hypertrophie[124]. Insuffisances[284]. Myocardites[283]. Péricardites[257]. Symphyse du péricarde[256]. Rétrécissements[284]. Troubles du rythme[12 123] : Arythmie, Bradycardie, Tachycardie. Œdèmes[241].

CŒUR, TROUBLES DU RYTHME.

Tachycardie (ταχύς, rapide). — **Et.** Fréquente chez enfants ; soit sans cause morbide (cris, mouvements, tétées), soit : 1. *T symptomatique*. Causes nombreuses : fièvre, maladies infectieuses (grippe, tuberculose et prétuberculose, etc.) ; cœur : myocardites, péricardites, endocardites chroniques : système nerveux : compression du pneumogastrique par adénopathie trachéo-bronchique, paralysies bulbaires, maladie de Basedow, etc. — 2. *T essentielle paroxystique*. Rare ; atteint surtout les filles de 11 à 15 ans. Accès de 150 à 250 pulsations passant inaperçus du malade durant quelques heures ou quelques jours. 1 ou 2 accès par an ; continuent à l'âge adulte.

Pas de T[t], sauf repos et diète absolue ou relative.

Arythmie. Bradycardie, (βραδύς, lent). — Fréquentes et ordinairement unies. Causes nombreuses. Système nerveux : simple nervosisme ou maladies (chorée, convulsions, épilepsie, méningite, surtout tuberculeuse, compressions cérébrales par hydrocéphalie, tumeurs) ; maladies infectieuses : très grave (diphtérie) ou passagère (convalescence de maladies graves, telles que f. typhoïde, pneumonie, scarlatine) ; états anémiques, cœur (myocardite ; rare dans endocardites chroniques) ; app. digestif : indigestion, dyspepsies, infections gastro-intesti-

(*a*) On peut séparer la portion de prépuce à enlever avec une pince de Kocher, placée obliquement de haut en bas et d'arrière en avant ; on coupe alors au ras de cette pince, en arrière d'elle.

nales, helminthiase, ictère ; app. urinaire : urémie ; intoxication (opium, chloroforme, oxyde de carbone, digitale, belladone). — P. Variable suivant la cause.

Pouls lent permanent : très rare chez enfants. Semblable à celui de l'adulte.

T. Celui de la cause. Arythmie des *maladies infectieuses* : glace sur région précordiale ; inj. s.-c d'huile camphrée[15], de strychnine[23], de spartéine[31] ; peut-être digitaline[17] à doses très minimes. — La déchloruration[66] semble produire d'heureux effets sur le pouls lent.

CŒUR. HYPERTROPHIE. — **Et.** H *congénitale* rare ; H assez fréquente dans rachitisme. H de *croissance*, discutée ; cause ordinaire : étroitesse de poitrine, surmenage sportif, ou encore dyspepsie, constipation. H du *cœur gauche* surtout dans lésions orificielles, symphyse du péricarde, myocardite ; fréquente et très rapide dans néphrite aiguë : ordinaire dans néphrite chronique. H du *cœur droit* : rare, sauf dans les aff. congénitales ; s'observe quelquefois dans certaines aff. pulmonaires : dilatation bronchique, emphysème, bronchite chronique. — **S.** S F : ceux de la cause. S P : Impulsion cardiaque plus marquée, voussure précordiale, bruit de galop exceptionnel, pointe abaissée dans H du ventricule gauche, déplacée latéralement dans H du ventricule droit ; radioscopie : augmentation de l'ombre normale. — **D.** Péricardite avec épanchement, symphyse du péricarde, rétraction du poumon gauche, dilatation (affaiblit les bruits, souvent associée). — **P** Plutôt favorable vis-à-vis de l'avenir des lésions causales.

T. De la cause : repos ; si excitation du cœur : compresses de Priessnitz, bromures[13], valérianate d'ammoniaque[32].

CŒUR. DILATATION. — **Et.** Secondaire à toutes les aff. chroniques du cœur à la période d'*asystolie* : Surtout myocardites aiguës, néphrites aiguës à frigore ou scarlatineuses. — **S.** Pas de voussure. Impulsion cardiaque moindre, matité augmentée, diminution des bruits ; pouls petit, rythme embryocardique ; dyspnée, angoisse. — **Marche** : ordinairement passagère ou alliée à l'hypertrophie qui fait la compensation. — **D.** Avec hypertrophie, péricardite, symphyse péricardique. — **P.** Par durée et présence d'hypertrophie compensatrice.

CŒUR FORCÉ. — (Dilatation brusque après effort physique exagéré). Rare chez jeune enfant, apparaît avec les exercices sportifs, à partir de 12 à 14 ans. La dilatation peut être passagère si le cœur est sain, d'où pronostic favorable ; il n'en est pas de même quand le myocarde a été touché antérieurement, par infection ou intoxication même légères, souvent inaperçues.

T. Celui des causes, Hygiène évitant tout excès de travail du myocarde ; toniques du cœur et diurétiques (digitale[16], théobromine[32]).

COLÈRE. — Accès violents et fréquents ; presque toujours hérédité nerveuse, alcoolique. Accès violents et brefs dans épilepsie, neurasthénie.

T. 1. *Accès* : ni coups, ni punitions, ni discussions, mais affusions froides du visage ou mieux de tout le corps ; isolement dans pièce sombre où l'enfant ne puisse se blesser. — 2. *Préventif* contre l'hyperexcitabilité nerveuse : alimentation sans aucun excitant, peu de viande. Grand air, exercice méthodique ; hydrothérapie tiède, bromure, valériane alternés. Si nécessaire soustraire au milieu familial (souvent lui-même hypernerveux) et mettre plus ou moins longtemps dans une maison spéciale.

COLIQUES (κῶλον, côlon). — 1. **C** (intestinales) **du nourrisson** dues le plus souvent à trop grande quantité ou à mauvaise qualité du lait. **S.** Cris, contorsions, facies angoissé, ordinairement tympanisme.

T. Eviter suralimentation. Réduire nombre et abondance des tétées ou du lait, examiner lait, biberon, selles (souvent vertes par excès de bile, indice de suralimentation) ; donner avant chaque tétée 1 c. café d'eau alcaline (Vals, Vichy) : calmer la douleur par applications chaudes sur le ventre (ouate, cataplasmes, ouataplasmes, h. de camomille camphrée chaude), par bains calmants de 5 à 10 minutes à 36°, de tilleul, d'amidon ; donner eau de fleurs d'oranger, infusions chaudes, quelques gouttes d'éther dans eau sucrée ; lavement très chaud dès que la colique est terminée ; voir aussi plus loin.

2. **C des enfants plus âgés.** Causes : indigestion simple (surtout abus de fruits crus) ; symptôme habituel des entérites aiguës ou chroniques avec ou sans constipation ; dysenterie, péritonites diverses, obstruction intestinale ; paquets de scybales, lombrics, tænia, refroidissement des pieds, du ventre. C *toxiques* (plomb, mercure, arsenic) : v. Empoisonnements[170]. C *appendiculaires* (symptôme de péritonite appendiculaire localisée[06]). C *nerveuse* (nervosisme, hystérie). C *menstruelles* (très fréquentes avant les 1res règles). C *hépatiques*. C *néphrétiques*.

T. Calmer la douleur par frictions douces, chaleur avec flanelle, cataplasme laudanisé, h. de camomille camphrée chaude ; si la chaleur échoue, employer le froid avec sac de glace et flanelle ; en même temps que chaleur ou froid, lavages de l'intestin chauds ou petits lavements froids. A l'intérieur, même chez nourrissons, infusions chaudes de camomille, badiane, menthe, quelques gouttes d'éther ou de liqueur d'Hoffmann[18] dans eau sucrée, belladone en suppositoire*, chloral en lavement[15] ; s'il s'agit de gaz, introduire une longue canule en caoutchouc. — Plus âgés, employer opiacés[24] : élixir parégorique* dans C intestinales, extrait d'opium[25] en pilule ou suppositoire pour immobiliser l'intestin ; injections de morphine[25] dans C intenses. Le pyramidon[26], l'antipyrine en lavements[18] sont très efficaces dans C nerveuses et prémenstruelles.

COLIQUE NÉPHRÉTIQUE. — V. S, à Rénale lithiase[281].

T. Bains chauds répétés ; dans l'intervalle mettre sur ventre et sur côtés des cataplasmes très chauds ou des compresses humides avec quelques gouttes de chloroforme, ou faire stypage avec tampon imbibé de chlorure de méthyle. Si douleur intolérable, faire respirer un peu de chloroforme ou d'éther sans aller jusqu'à résolution musculaire. Donner morphine[25] et belladone[12] par la bouche si pas de vomissements ; sinon en suppositoires et lavements ; si plus de 5 ans, en injection de morphine (à moins d'albuminurie). Boissons abondantes : lait, tisanes (queues de cerises, chiendent, stigmates de maïs), eaux de Contrexéville, Evian. Lavements froids fréquents. Tt de la lithiase en dehors des crises [281].

COLLAPSUS (de *collapsus*, chute). — Adynamie rapide accompagnée souvent de refroidissement (C algide). — **Et**. Fréquent dans la f. typhoïde, à distinguer alors de perforation intestinale, hémorragie intestinale, Collapsus balnéaire. C du botulisme, dû à aliments avariés.

T. Stimulants, injection sous-cutanée d'éther, d'h. camphrée [15].

COMA (κῶμα, assoupissement). — Facile à différencier de *Syncope* (brièveté) et d'*Asphyxie* (étiologie spéciale). Causes : diabète, v. Coma diabétique, acétonémique, 157, 158 ; empoisonnements (solanées : mydriase ; opiacés : myosis ; champignons ; alcool), épilepsie, méninges (méningites tuberculeuse, cérébro-spinale ; hémorragie méningée : diagnostic par ponction lombaire ; insolation ou grand froid ; paludisme (accès pernicieux) ; traumatismes, tumeurs cérébrales ; urémie.

T. 1. *Général*, évacuer le rectum par lavement purgatif[30] et la vessie par cathétérisme ; sinapismes sur les extrémités ; injections d'éther, h. camphrée[15], caféine[13] ; sangsues aux mastoïdes. — 2. De la *cause*.

CONGESTION PULMONAIRE. — I. C P aiguë par *fluxion*. Très fréquente chez l'enfant, d'autant plus que l'enfant est plus jeune. Causes : presque toujours secondaire à l'une quelconque des maladies de l'app. respiratoire, entre autres la tuberculose ; sinon aux maladies fébriles générales, à celles de l'app. digestif et du système nerveux, aux cachexies. — On a décrit 3 principales formes de C P aiguë. 1. *C P aiguë simple*. Correspond à la maladie de Woillez, et ne semble être qu'une forme atténuée et abortive de la pneumonie. S. ceux de la pneumonie franche, dont elle diffère par mobilité et variabilité des S généraux et des S P, et surtout par courte durée (très rarement plus de 4 à 5 j.) ; souvent herpès, guérison. — 2. *C pleuro-pulmonaire*. Relativement rare dans le jeune âge. Caractérisée par l'intensité de la réaction pleurale (avec légère couche de liquide) dont les S peuvent arriver à masquer les S de congestion. Evolution rapide. — 3. *Spléno-pneumonie* (*Maladie de Grancher*) : C P simulant une pleurésie par ses S P ; plus fréquente chez garçons, à gauche et après 5 ans. **D**. par absence de S de refoulement et par ponction exploratrice (recommencer une ponction blanche) ; examiner aussi sommet du poumon. Est souvent la première manifestation de la tuberculose.

Evolution irrégulière, 8 à 15 jours.

T. *Révulsion* par frictions sèches ou avec alcool camphré, térébenthine (à préférer à teinture d'iode et même au sinapisme) ; faire alterner frictions avec bains tièdes sinapisés (60 gr. de moutarde), 5 minutes de durée. Larges cataplasmes sinapisés et surtout enveloppements froids du thorax fréquents, ventouses même scarifiées ; bottes d'ouate. Si nécessaire, alcool et stimulants diffusibles en inj.

(h. camphrée, etc.). Au début, ipéca [20] si l'enfant n'est pas trop abattu. — Régime lacté, boissons diurétiques.

II. C P subaiguë ou chronique par *stase*. La craindre dans les maladies graves : f. typhoïde, broncho-pneumonie, infections cardiaques, néphrites, cachexies.

T. La prévenir par changements fréquents de position, prise dans les bras, coussins pas trop mous (en crin). Toniques du cœur, caféine [13], digitale [16], spartéine [31].

CONJONCTIVE. — **Blessures et déchirures légères.** — Réparation facile.

T. Seulement lavages avec solution légèrement antiseptique :

Oxycyanure d'hydrargyre	0,10 ctgr.
Eau distillée bouillie	1 litre

Brûlures. — Assez fréquentes (eau chaude, vapeur, alcalis, chaux vive, etc.). Réaction inflammatoire et douleur souvent intenses ; causent fréquemment escarres qui laissent cicatrices, ou adhérences entre les 2 surfaces de la muqueuse (symblépharon).

T. Enlever à la pince les particules solides, puis lavage prolongé avec eau salée bouillie à 7 p. 1.000. Puis applications froides et emploi toutes les 2 h. d'un collyre huileux :

Cocaïne	0,10 ctgr.
Huile d'olive	10 gr.

Chercher à éviter la production des adhérences en écartant souvent les paupières.

Corps étrangers : 141.

Ecchymoses et hémorragies sous-conjonctivales. — Causes : trauma oculaire ; ou spontanément, par ex. après violent accès de toux (surtout dans coqueluche). — **S.** Tache rouge sombre occupant tout ou partie de la C bulbaire. Résorption du sang en 10 à 20 j. Aucune gravité.

CONJONCTIVITES. — Inflammation de la C, par infection. **S** : *injection* de la muqueuse, uniformément rouge et vascularisée dans toute son étendue, *sécrétion* plus ou moins abondante (d'où paupières collées au réveil) ; douleur à la pression des paupières, aux mouvements oculaires.

C dans *fièvres éruptives*, surtout rougeole. Lavages à eau boriquée tiède.

C *congestive* : souvent liée à vice de réfraction. **T**[t] : verres appropriés.

C *phlycténulaire* : v. Ophtalmie phlycténulaire [219].

C *simple* ou *catarrhale* : Très fréquente, sans cause ; très contagieuse ; rapidement bilatérale. — **D** facile ; voir s'il n'y a pas de corps étranger (chercher surtout sous paupière supérieure). — **P.** Dure 15 j. (si n'est pas soignée) ; puis disparition.

T. Lotions d'eau boriquée tiède très faible, collyre au sulfate de zinc à 1 p. 300 ; si la sécrétion tend à devenir muco-purulente, recourir sans tarder aux cautérisations au nitrate d'argent à 1 p. 100 ou au protargol à 5 p. 100. — Eviter contagion à d'autres personnes.

C) purulente ou **Ophtalmie purulente des nouveau-nés.** Presque toujours due à blennorragie ; apparaît vers le 3e jour après la naissance. — **S.** Début par rougeur de la conjonctive, puis sécrétion d'un liquide citrin bientôt purulent ; alors les conjonctives deviennent très tuméfiées, les paupières énormes bombent, leur écartement difficile fait jaillir avec violence le liquide contagieux sur le médecin, d'où précautions à prendre. — **P.** Dépend absolument du **T** et de l'époque où on le commence ; elle peut aboutir à la cécité.

T. 1. *Préventif.* Isolement. Un nouveau-né atteint d'ophtalmie ne doit pas rester dans la salle commune. Désinfecter le vagin avant l'accouchement par lavages antiseptiques (sublimé au 1/1 000). Dès la section du cordon, baigner l'enfant, essuyer ses yeux avec un tampon d'ouate pour enlever les mucosités, puis faire tomber avec un compte-gouttes dans chaque œil, en écartant les paupières, II ou III gouttes de *nitrate d'argent* à 1/150 (la solution à 2 p. 100 est trop forte) ; inutile de neutraliser à l'eau salée, mais enlever l'excès de nitrate d'argent qui reflue au bord des paupières ; ne pas renouveler. On emploie avec moins de succès : solution d'acide citrique à 5/100 ; jus de citron, quelques gouttes, ou insufflation de poudre d'iodoforme. — 2. *Curatif.* Cautérisation, 1 ou 2 fois pj au pinceau (car lavage et instillation seraient insuffisants). Position : l'enfant maintenu est placé en face du médecin qui lui serre la tête entre ses genoux ; alors bien écarter les paupières, enlever le pus des culs-de-sac avec un tampon pointu de coton hydrophile à l'eau boriquée, puis passer sur la conjonctive de chaque paupière, l'une après l'autre, un gros pinceau imbibé de solution de nitrate d'argent à 2 p. 100 ; ou à 3 p. 100 quand inflammation extrêmement vive ; neutraliser immédiatement avec eau salée. On peut remplacer le nitrate d'argent par le *protargol* en solution de 5 à 20 p. 100 : il ne donne pas de douleur et semble être aussi efficace que le nitrate d'argent ; instiller quelques gouttes après lavage préalable, inutile de faire suivre d'eau salée. Les grands lavages avec le *permanganate de potasse* à 1 p. 3.000 semblent très bons, surtout avant l'apparition du pus : [Permanganate de potasse... 20 gr. Eau distillée... 300 gr.] : 1 c. café dans 1 litre d'eau à 25° ou plus. La température des lavages sera assez élevée, 35, 40° et plus. Ne jamais se servir de sublimé ni d'acide phénique. Dans l'intervalle des cautérisations, faire des irrigations boriquées fréquentes pour éviter la stagnation du pus. On peut de plus maintenir devant les yeux, des compresses d'eau boriquée chaude (cela est peu utile). Diminuer peu à peu le taux de la solution caustique de nitrate d'argent de 3 à 2, puis à 1 p. 100, ainsi que le nombre des cautérisations et des lavages. — Quand un seul œil est pris, ce qui est rare chez l'enfant, protéger l'autre par pansement solide ou verre de montre maintenu par bande de diachylon. — Pendant le Tt au nitrate d'argent ou au protargol, surveiller l'état de la conjonctive et de la cornée ; si la susceptibilité de la conjonctive est très grande ou l'effet caustique trop accusé, ce qui est à craindre avec le nitrate d'argent, on le reconnaîtra à la présence sur la conjonctive de petites escarres blanches ou grises ; alors diminuer le taux de la solution caustique, le nombre des cautérisations et des lavages intercalaires.

C diphtérique. Les injections de sérum antidiphtérique sont ici spécifiques comme partout. Lavages très chauds et fréquents à l'eau bouillie à 40 ou 45°, au permanganate de potasse (bons). A pér. de suppuration : Nitrate d'argent.

CONSTIPATION dans la **1re ENFANCE** (0 à 2 ans). — **Et.** 1, **C symptomatique** : dans maladies aiguës, fébriles, (fièvres éruptives. pneumonie, grippe et même f. typhoïde), nerveuses ; méningites surtout tuberculeuses, péritonites aiguës ou tuberculeuses, hydrocéphalie, occlusion intestinale (hernie étranglée, compression, invagination, rétrécissement acquis ou congénital) ; colites, en particulier muco-membraneuse. — 2. **C habituelle ou chronique** due à alimentation par lait de vache (surtout lait bouilli et stérilisé), usage précoce de féculents, malformations congénitales du gros intestin : flexions exagérées, dilatation congénitale du côlon ou mégacôlon congénital (maladie de Hirschprung) ; dans toute constipation opiniâtre traitée sans succès, on doit pratiquer le toucher rectal qui fera quelquefois découvrir un rétrécissement ou une malformation. — **Cions**. Hémorragie et fissure anales, prolapsus du rectum, hernies.

T. — **I. C pendant la 1re année.** 1. **Nourrice** : après avoir donné à la nourrice tout le possible (bière, pommes de terre, etc.), il est très difficile de combattre la tendance à la constipation chez un enfant de cet âge qui ne prend presque que du lait.

2. **Nourrisson.** 1° Avant tout *régler l'alimentation ;* chez enfant au sein, donner lactose dans eau tiède très sucrée [20] ou miel avant la tétée ; chez enfant au lait de vache, couper avec eau lactosée à 10 p. 100 ; chez enfant au lait pur, couper avec lactose 2 p. 100 ; la crème, plus riche en graisse, ajoutée au lait, peut être utile : on peut essayer le lait humanisé, maternisé ; en tous cas, éviter l'excès d'alimentation. Si l'enfant plus âgé prend autre chose que du lait (depuis 9 mois), supprimer l'œuf ou la crème de riz qu'il prend : cela suffit quelquefois.

2° **Tt** actif : 1. *Doigt de la maman* ou *sonde* : l'enduire de graisse, de beurre ou de vaseline, et l'introduire dans le rectum. — 2. *Lavement* : le plus efficace ; 60 gr. dans les 6 premiers mois (4 c. soupe) ; 100 gr. jusqu'à 1 an, 150 après ; se servir d'eau bouillie, simple ou de guimauve, tiède, le lavement froid réussit quelquefois très bien ; donner le lavement avec seringue ou poire en caoutchouc, évacuer l'air auparavant. On peut ajouter : 1 c. soupe d'huile, mais elle reste dans l'instrument, l'émulsionner avec 1/4 ou 1/2 jaune d'œuf ; 1 c. soupe de glycérine, mais elle donne quelquefois des coliques, ne l'employer donc que quand l'huile a échoué ; 1 c. café de gros sel (sel gris) ; 1 à 2 c. café d'huile de ricin. — 3. *Suppositoire* pour remplacer les lavements, soit suppos. fabriqué (glycéricône) pour petit enfant ; soit suppos. creux au beurre de cacao seul ou avec une petite quantité de glycérine : 0,50 pour nouveau-né, 1 gr. pour nourrisson ; si cela est insuffisant conseiller suppos. avec huile de ricin 1 gr., ou calomel 0.02 ctgr. pour beurre de cacao 2 gr. Varier lavements et suppos. pour ne pas habituer à l'un ou l'autre. — 4. *Laxatifs* et *purgatifs* par la bouche : peu dans la 1re année. *Beurre :* un tout petit peu en dehors de repas ou tétée : très bon. *Sirop de chicorée composé* [28] (avec rhubarbe) : très bon ; se donne le matin avant toute alimentation, 1 ou 2 c. à café ; la rhubarbe cause quelquefois de l'érythème anal ; manne 2 gr., mannite 0,50, dans du lait tiède.

II. C après la 1re année. Souvent due à l'alimentation (œufs, surtout viande) : la changer, donner régime végétarien : légumes verts, purée de pommes de terre, fruits cuits (pommes), crus (bananes), jus de pruneaux avec 1 ou 2 gr. de follicules de séné (après 15 mois). — *Purgatifs* [7] : manne [21] ; calomel [14] surtout quand dyspepsie gastro intestinale chronique ; magnésie calcinée 1/2 à 1 c. café, dans la 1re année diluée dans lait ou eau sucrée ; bon mais difficile à donner, car se mélange mal ; scammonée (0,05 ctgr. paà), peut s'unir au calomel [14] ; huile de ricin, le plus sûr des purgatifs pour les petits enfants [28] ; purgatifs salins, eaux purgatives [30] : peu usités, surtout pour éviter les défiances futures. — *Massage de l'abdomen* : à employer après lavements et suppositoires, avant purgatifs ; pendant 5 minutes, tous les matins, faire avec la main enduite de talc ou de vaseline de petites frictions douces et légères de tout l'abdomen, surtout le gros intestin, en cercles concentriques depuis l'ombilic, et en suivant le cours des matières (sens des aiguilles d'une montre). *Compresses humides* sur le ventre ; froides si atonie intestinale, chaude si spasme, le matin pendant 3/4 d'heure.

CONSTIPATION dans la **MOYENNE** (plus de 2 ans) et la **GRANDE ENFANCE**. — 1. Soit **passagère, symptomatique** : passagère au début des maladies aiguës fébriles (f. éruptives, pneumonie, grippe, f. typhoïde) ; plus ou moins opiniâtre, méningites (surtout tuberculeuse), péritonites aiguës ou chroniques ; plus ou moins fréquente dans colites chroniques (surtout muco-membraneuse) ; signe capital des sténoses pyloriques, des occlusions intestinales (causes : hernie étranglée, compression par bride péritonéale, invagination, rétrécissement acquis ou congénital, mégacolon congénital, etc.) 2. Soit **habituelle** : continuation de la constipation congénitale des nourrissons ; ou par perte de la contractilité intestinale, due à vice alimentaire (abus de viande) ; vie sédentaire, selles à heures irrégulières, tempérament nerveux, ou encore météorisme, entérites chroniques ou au contraire contracture spasmodique exagérée. Ces causes déterminent 3 sortes de C : 1. C *atonique* par atonie ou inertie intestinales. 2. C *spasmodique*, souvent suivie d'entérite muco-membraneuse. 3. C souvent *mixte* (atonique avec périodes de spasme). — S. Noter tr. dyspeptiques, quelquefois accumulation des matières dans fosse iliaque, surtout droite, faisant penser à tumeur (*Tumeur stercorale*), fausse diarrhée. Forme atonique : palpation facile, sans douleur. Forme spasmodique : douleur spontanée (colique) ou à palpation, quelquefois on sent la corde du gros intestin spasmé. — Cions : Erosions, fissures anales, prolapsus du rectum, hernie et même *stercorémie* par résorption des produits toxiques, avec fièvre, vomissements, convulsions.

D. Facile (penser aux fausses diarrhées) ; chercher la cause. Cependant, la C exagérée peut simuler (si elle est accompagnée de symptômes appropriés) occlusion intestinale, tumeur de l'abdomen, méningite et même f. typhoïde. « Toutes les fois que chez l'enfant on ne peut qualifier un ensemble confus de symptômes, il faut penser à la C et la combattre. » (Rilliet et Barthez.) La stercorémie est de D difficile.

T. 1. **C Atonique.** — Alimentation : végétaux verts, miel, fruits cuits, pruneaux, pain complet de froment, pain d'épices ; *peu* de lait, œufs, viande, féculents, sucre ou pâtisserie ; éviter l'abus des boissons. Présentation chaque jour à la même heure ; augmenter le volume des matières avec substances mucilagineuses : graines de lin ou de psyllium, 1 à 3 c. café pj. dans eau ou sucre en poudre. Exercices physiques ; massage général et surtout intestinal[130] ; masser méthodiquement l'abdomen en suivant la direction du côlon : effleurements, puis frictions avec paume, ensuite pétrissage avec doigts, massage vibratoire ; hydrothérapie variée, bains salés, enveloppement méthodique de l'abdomen dans compresse d'eau froide : bon moyen. Electrothérapie : faradisation des muscles abdominaux ou galvanisation (un pôle sur le rachis, l'autre au niveau du côlon). Lavements frais chaque jour (employer le bock, 3 à 500 gr.) avec un peu de sel marin, ou lavements d'huile d'olive, de mercuriale ; suppositoires à la glycérine (1 gr. par suppositoire) ; grands lavages intestinaux peu utiles. Par la bouche : h. d'olive pendant 1 semaine : 1 verre le soir ou 2 à 4 cuillerées pj, séné[20] dans compote de pruneaux, sirop de pommes de reinette, manne en larmes[21] (peuvent être associés), mannite[21], magnésie[21], h. de ricin à doses laxatives (1/3 à 1 c. café le matin à jeun, pendant plusieurs jours). Contre constipation *opiniâtre* : calomel[14], en 1 dose le matin à jeun, cascara[15], podophyllin[26], h. de ricin[28], purgatifs salins[30] (ont l'inconvénient de laisser plus constipé). — Agir directement sur les fibres musculaires par la noix vomique[23] (poudre de noix vomique 0,01 paâ ; teinture au 10e : III gttes paâ) : strychnine[23] en solution ou potion ; donner aussi avant repas teintures de noix vomique, gentiane, colombo[23]. Utilité des ferments lactiques[18].

2. **C Spasmodique.** Même alimentation, repos physique et intellectuel ; compresses chaudes sur l'intestin, douches tièdes, bains prolongés. Ni lavements, ni lavages (sauf lavements d'h. d'olive pure, 60 à 200 gr, à introduire lentement, à garder le plus longtemps possible). Médicaments antipasmodiques : belladone[12] (teinture au 10e : II gttes paâ). — Cures thermales très utiles : Chatel-Guyon, Brides (C atonique) ; Plombières (C spasmodique et douloureuse). — L'opothérapie thyroïdienne agit heureusement sur la C des hypothyroïdiens.

CONTAGION (Lutte contre la). — La prophylaxie des maladies contagieuses comprend : 1. **Déclaration**. 1° *Obligatoire* ainsi que la *Désinfection* pour les 13 maladies suivantes : fièvre typhoïde, typhus exanthématique, variole et varioloïde, scarlatine, rougeole, diphtérie, suette miliaire, choléra et maladies cholériformes, peste, fièvre jaune, dysenterie, infections puerpérales et ophtalmie des nouveau-nés (lorsque le secret de l'accouchement n'a pas été réclamé), méningite cérébro-spinale épidémique. 2° *Facultative* pour les maladies suivantes : tuberculose pulmonaire, coqueluche, grippe, pneumonie et broncho-pneumonie, érysipèle, oreillons, lèpre, teigne, conjonctivite purulente et ophtalmie granuleuse. La déclaration obligatoire est à la charge *exclusive* des médecins ou sages-femmes (amende possible de 50 à 200 fr. pour inobservation de cette loi). — 2. **Désinfection**[154]. **Antisepsie**[217]. — 3. **Isolement** des *écoliers malades* : durée, d'après la circul. ministérielle de 1893. Scarlatine : 40 j. à partir du 1er j. de l'invasion. Rougeole : 16 j. id. Diphtérie : 40 j. id. Varicelle : 25 j. id. Oreillons : 10 j. id. (semble trop court). Coqueluche : 20 j. après disparition absolue des quintes caractéristiques. On pourrait ajouter Variole 40 j. Rubéole 20 j. — 4. Mise en **observation quarantenaire** des écoliers *suspects* : d'après le Prof. Layet, en ajoutant à la durée de la période préruptive un coefficient de prévention supplémentaire : 1° S'il n'y a pas d'angine : scarlatine 12 j. ; diphtérie 10 j. ; oreillons 24 j. 2° S'il n'y a pas de phénomènes catarrhaux : rougeole 16 j. ; coqueluche 24 j. ; rubéole 26 j. ; varicelle 20 j.

CONTRACTURES. — **D** avec phénomènes passagers, tels que convulsions toniques, crampes, tics ; avec spasmes, pseudo-contractures consécutives à contusions, myosites, etc. — Variétés. C d'un muscle. C d'un groupe de muscles, C générale. La même cause peut produire des types différents. **C congénitales** : un ou plusieurs muscles sont raides, contracturés en flexion. Mobilisation, sous chloroforme si nécessaire ; massage ; v. aussi maladie de Little[225]. — **C limitée à un muscle.** Causes : affections articulaires ou osseuses voisines (torticolis, trismus), lésion musculaire ; souvent hystérie. — **C** d'un **groupe** de muscles. Causes : arthropathies (coxalgie, tarsalgie), etc., C des mâchoires : v. Trismus[315]. — **C des membres** : v. hémiplégie[204], hystérie[212]. — C à type monoplégique : causées par fractures du crâne avec enfoncement, tumeurs cérébrales, plaques de méningite tuberculeuse, hystérie (le plus souvent). — C à type hémiplégique causées par hémorragie ventriculaire ou méningée, hémiplégie cérébrale infantile, hystérie. — **C** des membres **inférieurs** : maladie de Little, affections et compressions médullaires, myélites, sclérose en plaques, sclérose latérale amyotrophique (exceptionnelle dans l'enfance), tabes spasmodique, tumeur, mal de Pott, hystérie. — **C des extrémités** : v. Tétanie[308]. — **C généralisées** : surtout dans tétanos, empoisonnement par la strychnine. — **C** dans syringomyélie (assez rares). C très importantes dans les méningites, avec des types très variés portant sur les muscles du cou (raideur de la nuque), du dos, sur un seul muscle ou un groupe de muscles.

CONTUSION. — Repos, et compression si épanchement ; il est bon d'écraser avec une pièce de monnaie les bosses sanguines du front et du cuir chevelu. Si suppuration de l'épanchement : large incision.

CONVULSIONS (*convellere*, secouer) ou **ECLAMPSIE INFANTILE** (ἐκλαμπειν, faire explosion). — Syndrome dû à des causes extrêmement variées. — Et. 1. **Causes prédisposantes** : âge avant tout ; les C tiennent chez l'enfant la place du *délire* chez l'adulte ; elles se montrent surtout dans les 6 premiers mois, sont fréquentes jusqu'à 2 ans, puis rares, et disparaissent vers 7 ans. Hérédité névropathique, aidée par alcoolisme, syphilis, tuberculose ; chez ces enfants de névrosés, *tout* peut être cause à C. Antécédents personnels : rachitisme, syphilis, tuberculose, scrofule, paludisme et surtout tr. gastro-intestinaux. — 2. **Causes occasionnelles**, par ordre d'importance : 1° **App. digestif** : dentition douloureuse, une simple indigestion (surcharge, aliments grossiers) ; infections gastro-intestinales, surtout aiguës ; vers (ascarides) ; polype du rectum ; athrepsie ; orifice herniaire ; *hernie*, surtout ombilicale, étranglement du testicule retenu à l'anneau (les C peuvent alors être dues à la pression d'un bandage). — 2° **Peau** : piqûre d'une épingle du maillot, brûlure, vésicatoire. — 3° **Système nerveux** : émotions, terreurs, chute sur la tête, contusion ou hémorragie cérébrale (dans ces 2 cas, C unilatérale). On nomme *éclampsie symptomatique* les C que peuvent provoquer toutes les lésions aiguës ou chroniques des méninges ou du cerveau. Les C sont assez souvent les 1ers symptômes de l'hystérie ou de l'épilepsie. — 4° **Maladies infectieuses** ; les C y sont fréquentes, surtout avec un début brusque par fièvre : angines, scarlatine, rougeole, variole, pneumonie, paludisme, début de paralysie infantile. Peu graves au début de la maladie, les C, à la fin, peuvent faire craindre une lésion cérébrale. — 5° **Intoxications** : par alcool, très convulsivant, car il passe en nature dans le lait de la nourrice ; par oxyde de carbone, fruits de belladone, racine de ciguë, etc. ; par *médicament* : potion alcoolisée, opium, bromoforme, acide phénique, iodoforme, extrait de fougère mâle, plomb, santonine, strychnine. — 6° **App. respiratoire** et circulatoire : surtout dans les phénomènes *asphyxiques*, déterminant un réflexe convulsif : pneumonie, broncho-pneumonie, croup, laryngite striduleuse, laryngo-spasme, quinte de coqueluche, corps étranger des voies respiratoires, obstruction du tube pendant le tubage ; crises dans maladies cardiaques congénitales. — 7° **App. urinaire** : néphrite et urémie, surtout par scarlatine ; exceptionnellement calculs rénaux ou vésicaux. — 8° **Oreilles** : corps étranger ; otite moyenne suppurée, primitive ou secondaire à une maladie infectieuse, cause de C souvent supposées méningitiques, et qui disparaissent dès l'écoulement du pus.

S. Brusquement, la face pâlit ou se cyanose, la tête se renverse, la pupille se cache derrière la paupière supérieure, puis surviennent les C d'abord toniques, ensuite cloniques ; il y a perte absolue de sensibilité et de conscience et souvent miction involontaire. Durée : quelques minutes, puis sommeil naturel. Il peut y avoir en même temps C internes ou spasme de la glotte. Les C peuvent être partielles, limitées à la tête et aux membres supérieurs.

D. Déshabiller l'enfant et le mettre sur un grand lit ; s'informer des antécédents névropathiques, du biberon (pas de plomb ?), de la nourrice (pas d'alcool ?) ; examiner soigneusement la température (fièvre) ; la peau (froideur dans intoxication) ; épingle, trace de brûlure ou de vésicatoire, éruptions, desquamation d'une scarlatine inaperçue ; orifices herniaires (hernie, ectopie testiculaire) ; bouche (dent sur le point de percer la muqueuse, angine) ; oreille (corps étranger, otite) ; selles (vers) ; examen des différents appareils. *Ponction lombaire* : elle pourrait dans certains cas aider le Dic, par ex. pour reconnaître les C dues à méningites aiguës ; méningites tuberculeuses ; hémorragie méningée (liquide sanglant, ne coagule pas, devient clair par repos ou centrifugation. V. Ponction lombaire[260].

P. 1. *Immédiat* : dépend de la cause. 2. *Eloigné* : on relève des attaques de C dans les antécédents de l'épilepsie, de l'arriération mentale (de débilité à idiotie) ; du strabisme (3/4 des cas).

T. 1. **Du symptôme**. 1° *Pendant l'attaque*. Comme l'a fait observer Trousseau, les C cèdent souvent spontanément ou par une intervention simple : donc pas de médication intempestive. Donner de l'air ; déshabiller complètement ; coucher la tête élevée, dans une chambre aérée, fraîche : bonne aspersion d'eau froide, avec une grosse éponge ; lavement composé d'1 ou 2 verres d'eau tiède et d'1 c. soupe de gros sel, ou 3 à 4 d'huile, ou 3 à 4 de glycérine ; provoquer le vomissement en titillant la luette (avec barbe de plume ou poil de pinceau), ou en enfonçant le doigt jusqu'à l'épiglotte, ou par vomitif (ipéca[20]). Si l'attaque continue : inhalation de quelques gouttes d'éther ou de chloroforme (à préférer, car l'éther congestionne), inhal. d'oxygène ; bains tièdes excellents, simples ou de tilleul[82] prolongés jusqu'à 1 ou même 2 heures, en même temps compresses froides sur la tête ; ne pas employer les révulsifs cutanés, sinapismes, bains sinapisés, qui pourraient déterminer de nouvelles convulsions. *Antispasmodiques* : *Bromures*[13], *Chloral*[15], ou encore Musc en teinture (0.20 paâ) ; le choral est contre indiqué en cas de cyanose et asphyxie, de symptômes d'insuffisance cardiaque ; l'action des bromures est moins rapide, mais aussi efficace. Bromures de potassium ou mieux de sodium, d'ammonium ou de camphre ; doses des bromures de 1 à 3 gr. depuis nourrisson à enfant de 10 à 12 ans. Chloral (0,03 à 0,05 ctgr, aux nouveau-nés), par doses fractionnées, tous les 1/4 ou 1/2 heures dans 1 c. café de sirop de groseille ou de lait ; quand l'enfant ne peut avaler, le donner en lavement (doubler doses) avec bromure (v. chloral, [15]) ou musc et camphre (v. musc, [23]), suspendre son emploi quand l'haleine prend une odeur de chloroforme ; il vaut mieux unir bromure et chloral, soit en les donnant ensemble[15], soit en alternant : bromure le jour, chloral la nuit. — Sérum artificiel en inj. : très discuté. Ponction lombaire : sédatif remarquable des C liées à hypertension cranienne : peut agir dans d'autres cas ; est sans danger, sauf peut-être quand tumeur cérébrale. Compression alternative des *carotides*, conseillée par Trousseau en cas d'échec des autres moyens. — Remarque : l'attaque de C ne doit être considérée comme terminée définitivement qu'après une abondante *crise urinaire*. — 2° *Après l'attaque*. Calme absolu ; diète hydrique, ne reprendre l'alimentation qu'après plusieurs heures. Puis élever l'enfant dans l'isolement, le silence, veiller au bon état du tube digestif (ni constipation ni indigestion) ; éviter les émotions, les excitants, tels que sinapismes, vésicatoires, bains salés, de mer, sinapisés, sulfureux, thé, café, etc.

2. **De la cause.** A instituer dès que celle-ci est connue ; nous rappellerons seulement l'importance du régime et de la liberté du ventre dans les C d'origine gastro-intestinale ; du calme, du bromure, de l'hydrothérapie dans les C dites essentielles, chez les enfants nerveux ; du régime lacté, des émissions sanguines dans les C dues à l'urémie ; du T[t] spécifique d'épreuve, même sans apparence de syphilis, quand il y a des symptômes de lésions cérébrales ; de la ponction lombaire dans les C dues aux méningites surtout cérébro spinale, de la quinine en injection dans les C liées au paludisme.

COQUELUCHE (du *coqueluchon* ou *capuchon* dont se couvraient les grippés au XVe siècle). — **Et.** Fréquente surtout de 2 à 5 ans ; la contagion se fait le plus souvent par le voisinage (contact direct), et pendant la période prémonitoire, avant les quintes ; mais la C semble cependant contagieuse à toutes ses périodes. Immunité par une 1re atteinte, récidive exceptionnelle.

S. Incubation impossible à préciser : 8 jours en moyenne. Trois périodes, 1. Pér. *prémonitoire*, catarrhale ou de bronchite simple. Début insidieux ; S de bronchite légère. — 2. Pér. des *quintes*. L'enfant en bonne santé se recueille tout à coup, il médite sa crise ; puis commence la Q par une expiration violente formée de secousses successives jusqu'à signes d'asphyxie véritable ; puis inspiration longue, profonde, sifflante : c'est la *reprise ;* le tout se reproduit 4 à 6 fois dans une Q jusqu'au rejet par la bouche et même le nez de mucosités épaisses et glaireuses souvent accompagnées de vomissements ; la langue est projetée avec violence contre les dents. Durée d'une Q : de quelques secondes à 2 ou 3 minutes ; nombre : une vingtaine p. j. Auscultation : 0 ou quelques râles de bronchite. Bouffissure de la face assez typique, persistant entre les Q. — 3. Pér. de *déclin.* Diminution progressive. Etat général assez bon ; fièvre légère dans la 1re période ; la pér. des Q est apyrétique quand il ne survient pas de complication. L'adénopathie trachéo-bronchique simple, non tuberculeuse, est exceptionnelle dans C sans complications ; si on la trouve dans C sans complications, elle est probablement de nature tuberculeuse. — *Durée* de la maladie : marche très variable. 1re pér., 8 à 15 jours ; 2e pér., 1 à 2 mois ; 3e pér., quelques semaines.

Coqueluchette. Forme légère, surtout observée chez grands enfants ; facilement méconnue, d'où son rôle important dans la transmission de la C.

C[tions]. Apparaissent surtout pendant la période des Q. 1. *Mécaniques ;* Ulcération de la langue par projection du filet contre les incisives médianes : donc n'existe pas avant les 1res dents ; se voit dans le 1/4 des C sérieuses ; vomissements très fréquents, ils accompagnent les Quintes fortes (v. Alimentation, dans C). Tr. de la circulation (stase veineuse) : bouffissure du visage, épistaxis à répétition, ecchymose conjonctivale, emphysème pulmonaire fréquent. Dans formes intenses (mais rarement) : incontinence urinaire et fécale, chute du rectum, hernie surtout ombilicale. — 2. *Nerveuses :* spasme de la glotte, surtout chez jeune enfant, convulsions. — 3. *Infectieuses. Broncho-pneumonie* (cause habituelle de la mort), rare à la ville ; surtout au-dessous de 3 ans ; survient en général à la période quinteuse, s'annonce par l'apparition de la fièvre et la diminution des Q. Tuberculose (v. Pronostic). Maladies infectieuses surajoutées : la scarlatine et la diphtérie ne semblent pas influencer beaucoup la C ; la rougeole très fréquente, est grave, à cause des complications broncho-pulmonaires qui surviennent 2 fois sur 3.

D. Difficile au début ; repose sur la quinte (penser à la C chez chaque enfant toussant un peu spasmodiquement et n'ayant pas encore eu la C) : 1. C *fruste* dans laquelle la toux est banale : assez fréquente. 2. *Toux coqueluchoïde*[311, 83, 81] surtout dans l'adénopathie trachéo-bronchique généralement tuberculeuse et dans certaines tuberculoses pulmonaires. — La présence de l'*expectoration* est presque toujours pathognomonique chez un enfant de moins de 3 ans ou même de 5 ans. Mais la quinte est presque indispensable pour le Dic ; rechercher d'abord l'ulcération du frein de la langue ; c'est un S certain de coqueluche ; mais dont l'absence ne prouve pas le contraire. Essayer de *provoquer la quinte* : 1. appuyer le pouce sur la trachée et frotter assez fortement ; 2. ou encore essayer de titiller brusquement l'épiglotte avec le manche d'une cuiller ou avec le doigt ; l'enfant suffoque une seconde et est pris fréquemment alors d'une Q typique. — P. Bon, sauf au-dessous de 3 ans, à cause de la broncho-pneumonie presque toujours mortelle. La gravité de la C peut être classée suivant le nombre des quintes : formes bénigne, 20 Q pj ; moyenne, 30 : grave, 60 à 80. Danger de la rougeole surajoutée. La C prédispose à la tuberculose mais surtout réveille une tuberculose latente ; survenant chez un tuberculeux avéré elle aggrave sa tuberculose.

T. 1. *Préventif*. Isoler des autres enfants pendant 15 jours après la disparition des Q ; école : interdiction pendant 3 semaines ; pour Weill, la C étant surtout contagieuse avant l'apparition des Q, il faut avant tout interdire l'école aux frères du coquelucheux, éloigner celui-ci de tout sujet ayant une aff. respiratoire, surtout broncho-pneumonie et tuberculose.

2. *Curatif. Hygiène* : tenir au lit ou au moins à la chambre pendant le 1er mois de la C ; chambre vaste, aérée ; vaporisation (eucalyptus, acide phénique à 40 p. 1.000, thymol à 15 p. 1.000) ; antisepsie de bouche (gargarismes), de nez, par h. mentholée ou résorcinée à 1 p. 100, 4 fois pj, après avoir mouché l'enfant. *Air* : utile pour C sans complications : sorties par temps beau, sec, pendant soleil ; changement d'air inutile dans la 1re période, car il n'arrête pas la C ; utile pendant la pér. de déclin, car il fait disparaître beaucoup plus vite les quintes, qui souvent s'éternisent quand on reste au même endroit — *Alimentation* difficile quand les Q produisent des vomissements répétés : alors nourrir aussitôt après les vomissements, et multiplier les repas ; on peut même provoquer la Q pour alimenter immédiatement ensuite avec plus de sécurité ; donner peu à la fois mais souvent, lait, crèmes, lait de poule, œufs, gelées, cervelles, ris de veau, purées de légumes, jus de viande, viande hachée ; le café peut être utile contre les vomissements ; si nécessaire, lavements alimentaires :

Lait	150 gr.	Lait tiède	60 à 100 gr.
Jaune d'œuf	n° 1.	Jaune d'œuf	n° 1.
Sel	une pincée.	Peptone sèche	10 gr.
		NaCl	1 gr.

Quinte : Faire noter chaque jour le nombre des Q. Soins à donner pendant la Q : Asseoir l'enfant et lui soutenir le front ; débarrasser la bouche avec doigt ou tampon, des mucosités qu'il n'a pas toujours la force d'expulser lui-même ; nettoyer ensuite (gargarisme, lavage avec tampon). Si les Q sont très fortes, faire respirer éther ou même chloroforme ; traiter syncope ou convulsions.

Médicaments : I. Contre élément **catarrhal.** Donner chez enfant assez vigoureux un vomitif qui pourra être répété 1 ou 2 fois par semaine : poudre d'ipéca (10 ctgr. paâ) dans 30 gr. de sirop d'ipéca, 1 c. toutes les 5 minutes jusqu'à vomissement. Comme expectorant on peut encore employer l'oxymel scillitique, 2 c. café paâ.

II. Contre élément **spasmodique** de la quinte. — 1. *Belladone*[12]. L'un des meilleurs modérateurs de la toux ; action certaine mais inconstante ; le médecin doit surveiller l'effet lui-même chaque jour, et suspendre si apparaissent les phénomènes d'*intoxication*[131] : dilatation permanente des pupilles, rougeur de la face, sécheresse de la gorge. Teinture * ; moitié moins active dans le N C. Dose : A C : II gouttes paâ, en 3 fois pj, augmenter d'I goutte par prise chaque jour jusqu'à effet physiologique, c'est-à-dire jusqu'à dilatation pupillaire ; N C : dose double. Certains (Cadet de Gassicourt, Marfan) préfèrent le sirop de belladone : celui-ci est d'un tiers moins actif dans le N C : 10 gr. du sp N C = 1 gr. de teinture N C ou environ LVII gouttes. Dose : A C : 1 gr. paâ (de 1 à 10 gr.) ; N C : 1 gr. 50 paâ (de 1 gr. 50 à 15 gr.). On le donnera dans du sirop de tolu (v. Belladone[12]). Ces doses doivent être fractionnées, elles peuvent être augmentées progressivement jusqu'à modération suffisante des Q, en surveillant la face (congestion) et la pupille (dilatation) ; redescendre ensuite progressivement. On peut associer à la belladone[12] l'antipyrine ou le bromure. — 2. *Antipyrine*[10] : très bien tolérée par l'enfant (quand les reins sont sains), peut remplacer la belladone quand l'organisme en est saturé ; mieux supportée par enfant sans fièvre que par fébricitant ; chez ce dernier, elle diminue la diurèse et déprime le cœur. Dose : 0,25 paâ (0 à 1 : 0,05 à 0,25 ctgr. ; 10 : 2 gr. 50) ; elle sera donnée après les crises dans eau de Vals ou Vichy avec sirop, et suivie immédiatement d'une tasse de lait ou de bouillon. Si l'antipyrine est mal supportée par l'estomac, la donner en lavement[10], avec ou sans jaune d'œuf. L'antipyrine est recommandée par Marfan au même titre que la belladone, soit ensemble[12], soit alternativement. — 3. *Bromoforme* : très actif, diminue rapidement le nombre et l'intensité des Q ; un peu toxique, mais les accidents ne se produisent pas brusquement et on peut les éviter en cessant le médicament dès que l'on constate : somnolence un peu prononcée et tendance à la cyanose. Dose : à moins de 6 mois, dose initiale quotidienne : II à III gouttes (commencer par I goutte) ; de 6 mois à 1 an : III à IV gouttes ; au-dessous de 6 ans, donner autant de fois IV gouttes que l'enfant a d'années ; après 6 ans, donner XX gouttes pj : augmenter ensuite de II gouttes pj ; en moyenne ne pas dépasser XXX gouttes pj (37 gouttes de bromoforme pèsent 1 gr.). On peut le faire prendre par gouttes dans du lait, mais on le donne habituellement dans une potion huileuse ou alcoolisée :

Soit en looch (à renouveler chaque jour, car ne se conserve pas) :

Bromoforme	III paâ.
Looch huileux officinal	q. s. p. 60 gr. ; en 3 fois.

Soit :

Bromoforme	2 gr.
Alcool	30 —
Sirop simple	q. s. pour 100 c. c.

IV gouttes par c. café.

ou :

Bromoforme	2 gr.
Alcool	30 —
Teinture belladone A C.	aā XX gouttes.
Alcoolature racines d'aconit A C	aā XX gouttes.
Sp de codéine	q. s. pour 100 c. c.

Chaque c café contient :

Bromoforme	IV gouttes.
Teinture belladone A C.	I —
Alcool. d'aconit A C	I —

4. *Bromures*[13] : moins efficaces que les remèdes précédents ; conviennent surtout aux enfants nerveux quand on craint laryngospasme, convulsions[10] ; D : 0,25 à 0,50 ctgr. paâ ; en potion ou lavement ; peuvent être associés à la belladone[12], à la codéine[24, 363]. — 5. *Chloral :* utile surtout comme hypnotique ; ne pas en faire un usage habituel. D : 0, 20 ctgr. paâ ; peut être uni aux bromures (v. Choral[15]). — 6. *Quinoléine* : en inhalations ; faire bouillir 100 c. c. d'eau à laquelle on ajoute X à XX gouttes par enfant ; 3 à 4 séances d'1 heure pj ; pour Weill, elle agirait aussi bien que le bromoforme et que l'antipyrine, à laquelle on pourrait l'associer. — 7. *Opiacés*[24] : maniement très délicat ; sirop diacode, sirop de codéine. Triboulet et Boyé ont employé la morphine en injection contre l'élément spasmodique, avec succès à partir de 18 mois. Comme précautions : pas d'albumine ; du lait seulement le jour de l'injection ; procéder progressivement : injection de 1/4, 1/3, 1/2 ctgr. Voir tirage de Diphtérie. — 8. *Grindelia robusta* (Teinture de)[19, 367] : bon résultat ; peu toxique, calme toux et dyspnée et facilite l'expectoration ; l'employer par exemple chez les malades saturés de belladone, d'antipyrine, de bromoforme. D : XXX à L gouttes. Après chaque Q, Comby fait prendre X gouttes de :

Teinture de belladone (A C)	aā 10 gr.
— d'aconit (A C)	aā 10 gr.
— de Grindelia robusta	aā 10 gr.

9. *Quinine*[27] : assez bon résultat comme nervin, de temps en temps, (0,10 ctgr. paâ). — 10. *Drosera*[17] (Teinture : V gouttes paâ) : assez bon résultat. — 11. *Valériane*[32] : peu active. — 12. *Aéthone* (orthoformiate d'éthyle)[9, 362] : V à X gouttes, 4 à 10 fois pj dans un peu d'eau sucrée. — 13. *Ether :* en sirop ou inhalations, peut être utile pour modérer Q violente. — 14. *Chloroforme :* en inhalations ou *chloroformisation :* celle-ci est souvent suivie d'un apaisement des Q pendant une huitaine ; pourrait être utile dans C intense. — 15. *Ozone* en inhalations : 3 à 4 de 10 minutes pj ; bon résultat contre quintes. — Bains tièdes diminuent beaucoup l'excitation nerveuse, utiles contre Q spasmodiques très fréquentes ; 3 d'une 1/2 heure pj.

Accidents et complications de la coqueluche. — *Fièvre* : repos au lit ; balnéation chaude à 38°. — Elément *catarrhal, bronchite* : les médicaments ont peu de résultat ; ipéca [20], oxymel scillitique [29], benzoate de soude [30] ; les vaporisations [7] sont un excellent moyen de modérer la congestion bronchique et de favoriser l'expectoration (benjoin, eucalyptus, thym, etc.). Si la bronchite persiste après la disparition des Q, donner les balsamiques [110]. *Broncho-pneumonie* : la prévenir par antisepsie soigneuse de bouche et de nez [247]. — *Vomissements* : faire manger après la Q. Le *café noir* froid ou chaud est très efficace et encore la caféine en potion après vomissements ; eau de seltz, eau de Vichy, v. vomissements [342]. — *Ulcération sublinguale* : toucher avec pinceau trempé dans miel rosat boraté (2 gr. p. 10) ; ou si elle persiste, avec solution de nitrate d'argent à 1 p. 30. — *Hémorragies* : disparaissent seules. Epistaxis [189] : eau chaude, antipyrine, etc.. — *Asphyxie* (Menaces d') suivant les Q : flageller la figure avec linge mouillé ; sinapismes aux membres inférieurs. — *Syncope* : respiration artificielle, traction rythmée de la langue. — *Convulsions* après Q : faire respirer quelques gouttes d'éther ou de chloroforme. — *Agitation*, délire : KBr 0,50 à 1 gr paâ, bains tièdes.

Convalescence. Peu grave, mais peut préparer le terrain à bronchite, tuberculose ; s'accompagne souvent d'adénopathie trachéo-bronchique. Donner alimentation substantielle. Contre l'*anémie* consécutive à toute C intense : amers (gentiane [18], quinquina [27]), h. de morue [23], arsenic [11], iodure de fer [18], mais surtout changement d'*air* ; ce dernier est utile aussi au déclin de la C pour faire cesser les Q (bains d'air comprimé [355]) ; on peut conseiller un séjour à la mer ou à la montagne.

Coqueluche chez les **nourrissons**. Assez rare pendant la 1re année ; fréquemment très grave. Donner le sein ou le biberon sitôt après la Q ; gavage si nécessaire. Bottes ouatées [73] ; vaporisations [7] ; sous le lit de l'enfant mettre : essence de thérébenthine, 10 gr. Médicaments : faire vomir l'enfant tous les 3 jours : ipéca [20] (Dreyfus-Brissac) ; teinture de belladone [12] A C, I à II gouttes pj en augmentant progressivement ; N C, le double ; fractionner et surveiller rougeur, dilatation des pupilles ; antipyrine [10], bromures [13] codéine [24] à tour de rôle. On peut essayer dans le nez la pommade ou la poudre suivante :

Quinine	0.10 ctgr.	Quinine	0,15 à 0,20 ctgr.
Vaseline	10 gr.	Acide borique	2 gr.
		Amidon	10 —

Asphyxie par les *mucosités* : l'éviter en prenant l'enfant dans les bras verticalement quand il tousse, puis l'incliner en avant et enlever les mucosités avec un tampon ; bien nettoyer ensuite. — *Broncho-pneumonie* : la craindre toujours et ne jamais faire sortir le nourrisson quand il fait froid.

CORNAGE. — *Sifflement inspiratoire* à peine marqué ou très intense, dû au *rétrécissement* de : larynx, trachée ou quelquefois bronches dont les parois vibrent pendant l'inspiration au niveau du point rétréci. Il augmente ainsi que les inspirations par marche, efforts, émotions, etc. ; il s'accompagne de dyspnée et souvent de raucité de la voix. — Causes : Toutes les *laryngites* de l'enfance, striduleuse, rougeole, croup, stridor laryngé congénital : en général alors se montre par accès. Sténoses cicatricielles laryngées ou trachéales (par exemple après trachéotomie ou lésion due au tubage) ; il est alors plus constant et souvent plus intense. Corps étrangers du larynx, œdème de la glotte, phtisie laryngée, compression du larynx et de la trachée par le thymus hypertrophié ; compression des bronches (qui ne détermine le C que s'il s'agit d'une grosse bronche). Adénopathie trachéo-bronchique, tumeur du médiastin.

CORPS ÉTRANGERS. — Œsophage. Corps étrangers très fréquents ; soit réguliers, mousses (sous, haricots, billes) : soit irréguliers avec aspérités (os, etc.) — **S.** S F : Le corps étranger est soit dans le pharynx, à l'entrée de l'œsophage, obstruant le larynx : d'où asphyxie immédiate ; soit dans l'œsophage : troubles moins marqués et moins pressants. S P. : Interrogatoire (bien s'assurer qu'il a été réellement avalé) ; existence, nature, siège, durée du séjour. Exploration : palpation du cou ; toucher du pharynx ; cathétérisme œsophagien ; sonde, bougie : panier de Graefe ou crochet de Kirmisson (ces deux-ci seulement pour les corps réguliers et mousses). Sont moyens préférables : radioscopie (pour métaux, os), œsophagoscopie. La narcose relative (chloral, morphine) ou totale est souvent nécessaire.

T. Dans pharynx : enlever avec doigts, pince ; on y arrive quand on a le temps ; sinon : trachéotomie. Dans œsophage : tenter l'extraction rapide du corps étranger, car il est dangereux, mais pas de vomitif. Corps petits et lisses : chercher à les refouler dans l'estomac (sonde avec ou sans éponge au bout ; puis bouillies épaisses). Pour corps réguliers, mousses : *panier de Graefe ;* on fait avec lui l'exploration, on descend au-dessous du corps étranger et du même coup on l'attrape et le remonte ; le danger est d'accrocher le rebord du cricoïde ; on l'évite en faisant avec le doigt, à la base de la langue, une poulie sur laquelle glisse la tige renvoyant le panier vers la paroi postérieure. Le *crochet de Kirmisson*, moins volumineux, est préférable chez les jeunes enfants : il est utile surtout pour les pièces de monnaie ; celles-ci se placent toujours en travers, latéralement : mêmes manœuvres et le plus souvent réussite. Corps irréguliers et ayant séjourné longtemps : l'œsophagotomie externe est le moyen de choix.

Estomac. L'enfant dit avoir avalé quelque chose. Douter jusqu'à constation du corps étranger par radioscopie et radiographie.

Envelopper le corps étranger dans aliments épais : bouillies, purées de pommes de terre ; pas de purgatifs. L'intervention chirurgicale est exceptionnelle (corps blessants, pointus) et pas toujours nécessaire.

Intestins. Radioscopie. — Aider sa progression par alimentation épaisse, à résidu considérable (pommes de terre, panade, riz). Pas de purgatif quand corps irrégulier, capable de blesser la muqueuse.

Larynx, Trachée et Bronches Pois, haricot, perle, crayon. Siège : peut ballotter quelque temps; puis se fixer dans ventricule du larynx, à la bifurcation de la trachée, ou souvent dans la bronche droite. S : crise immédiate de suffocation, avec toux convulsive, cyanose, expectorations souvent sanguinolentes; peut être seule ou suivie d'autres crises semblables. Dans le larynx le C E peut déterminer une dyspnée laryngée progressive avec tirage. Quand une grosse bronche est obstruée on peut constater l'absence du murmure vésiculaire dans le poumon correspondant. **P** : peut être longtemps toléré et même oublié ; quelquefois complications laryngées (ulcération, abcès) bronchiques (dilatation des bronches) ou pulmonaires (abcès, gangrène, hémoptysie). **D** : par anamnèse (début brusque de suffocation en pleine santé), toucher digital de l'orifice laryngé (difficile et peu utile), radiographie, bronchoscopie.

T. Ne pas s'affoler ; rien ne presse, sauf quand asphyxie : alors tête en bas ; si insuccès, trachéotomie ; le corps est souvent alors expulsé avec violence dans une quinte de toux; sinon on peut aller le chercher avec une pince (cela est dangereux) ; si possible s'aider de radioscopie et de trachéo-bronchoscopie.

Fosses nasales. Bouton, noyau, haricot. Siège de prédilection : entre cornet inférieur et plancher. — **S.** Au début, phénomènes réflexes : éternuement, céphalalgie, larmoiement ; puis tolérance. Plus tard, obstruction nasale unilatérale, écoulement fétide par une seule narine, céphalée frontale dans moitié correspondante de la tête. Pour le jeune enfant chez qui sinusite et séquestre syphilitique sont exceptionnels, ces signes sont presque pathognomoniques. Explorer par rhinoscopie antérieure et postérieure, par toucher naso-pharyngien (cocaïne ou chloroforme si nécessaire). Radioscopie pourrait être utile.

T. C E mobile, de petit volume : irrigation faible d'un liquide alcalin, dans le côté sain ou douche d'air avec poire de Politzer. Si C E ancien, plus ou moins enclavé : employer les instruments, sous le contrôle de la vue (pince, curette, serre-nœud) ; *douceur*. Après extraction, gaze stérilisée.

Œil. Conjonctive. Le C E vient toujours se loger sous la paupière supérieure (il est souvent cause de conjonctivite, toujours y penser). Dire de regarder en bas, puis, maintenant d'une main la tête du malade, saisir de l'autre le bord libre de la paupière supérieure entre le pouce en dessous du bord libre et l'index en dessus, placés parallèlement à ce bord libre. Déprimer légèrement la paupière avec l'index, la soulever avec le pouce : on retourne ainsi complètement la paupière supérieure, et le C E apparaît.

Le C E s'enlève facilement à l'aide d'un objet mince et propre. On peut faciliter l'extraction par l'instillation dans le cul-de-sac conjonctival d'I goutte de :

Chlorydrate de cocaïne	0,10 ctgr.
Eau distillée bouillie	2 gr.

Cornée. Copeaux métalliques, grains de charbon, de poudre, éclats de pierre. Examiner à l'éclairage oblique, en concentrant à l'aide d'une loupe les rayons lumineux sur la cornée.

Anesthésie à l'aide du collyre précédent instillé à plusieurs reprises; bien immobiliser la tête; écarter les paupières entre pouce et index gauches, et extraire le C E avec une aiguille à C E ou même une aiguille flambée dont on glisse la pointe derrière le C E; ou avec un aimant. Lavages antiseptiques.

Oreille. Très fréquent : caillou, noyau, boulette, pointe de crayon, insectes (mouche, perce oreilles), etc. **S.** Vont de la simple gêne, avec bourdonnements et surdité plus ou moins complète aux crises épileptiformes et à la perforation du tympan ; souvent otite moyenne suppurée.

T. Commencer avant tout par vérifier de visu la présence du C E. Injection abondante et forte d'eau tiède, avec seringue munie d'un embout en caoutchouc : réussit presque toujours. Faire l'injection en redressant le conduit (tirer le pavillon en arrière), puis diriger le jet vers l'espace resté libre entre le conduit et le C E; recommencer jusqu'à ce que le C E. sorte, puis sécher le conduit avec ouate hydrophile. L'emploi d'instruments est dangereux et peu efficace ; on peut cependant tremper le bout d'une baguette dans collodion, colle forte et tenter l'extraction par adhérence. En tous cas commencer toujours par lavage. Si otite externe (gonflement intense, inflammation), on peut souvent attendre et soigner d'abord l'otite. S'il s'agit d'un *insecte*, le tuer d'abord avec huile, glycérine ou alcool; puis l'enlever avec une injection.

Vagin. Introduction de corps qui ne peuvent plus être retirés et peuvent donner vaginite et ulcérations. Les extraire, puis injections chaudes contre vaginite. L'épingle à cheveux est fréquente; la tête est au fond et les extrémités pénètrent la muqueuse; pour l'extraire enfoncer un peu l'épingle, prendre chaque pointe dans une pince et retirer doucement.

CORSET. — Le C n'est pas nécessaire pour *former la taille* des jeunes filles : donc ne pas en faire porter, à moins d'indications spéciales, avant l'âge de la puberté ; même alors les C ne sont utiles que pour soutenir les seins trop volumineux : préférer ceux qui sont de véritables ceintures sans busc et n'exerçant aucune constriction, respectant par conséquent complètement les fonctions des viscères abdominaux et thoraciques.

CORSETS ORTHOPÉDIQUES. — En silicate, feutre, bois, cuir, celluloïd. Le plus simple est en plâtre. — *Corset de Sayre* : 5 à 6 bandes de tarlatane roulées dans plâtre fin, de 5 mètres de long, 0,10 de large (il en existe de toutes préparées dans le commerce); maillot sans couture, en tricot, allant du cou aux parties génitales; ouate, eau chaude. Mettre l'enfant revêtu du maillot dans suspension de Sayre; à son défaut, installer une tringle attachée par son milieu à une corde passant sur poulie ; une bande attachée à l'une des extrémités de la tringle gagne l'autre, après avoir emboîté le menton et la région postérieure du crâne; un aide tirant sur la tête suffit chez le petit enfant; les pieds ne doivent pas quitter complètement le sol. On se met derrière l'enfant, on place sous le maillot une couche d'ouate devant l'estomac, sur les épines iliaques, les omoplates, sur et autour de la gibbosité. On plonge une bande roulée, peu serrée, dans l'eau tiède jusqu'à ce qu'il ne sorte plus de bulles d'air; on la prend en la remplaçant immédiatement par une autre. On place les bandes sans plis, en allant de bas en haut; dépasser en bas, l'épine iliaque; aller, en haut, au moins jusqu'à l'aisselle dans mal dorso-lombaire; jusqu'à l'occiput dans mal dorsal ou cervical; 10 à 15 tours de bande suffisent; retirer alors la ouate couvrant l'*estomac*.

CORYZAS (κορυς, casque), ou RHINITES.

A. Coryzas aigus.

I. Nouveau-né et 1re enfance. Deux caractères : intensité des troubles respiratoires; facilité de propagation de l'infection. — 1° *C aigu simple primitif.* Cause : refroidissement ou introduction d'eau savonneuse dans les narines. — **S.** Respiration très difficile, crises de suffocations, d'éternuement avec projection de mucosités; jetage séreux, puis muco-purulent, irritant la lèvre supérieure. L'enfant suffoque quand il veut téter ou dormir; il respire assez facilement quand il est droit ou assis sur le bras. Le C produit souvent un bruit analogue au *cornage laryngé*; on le fait disparaître en pinçant le nez.

T. Pas de lavages. Douches sèches, avec poire de Politzer et petit tube en caoutchouc, répétées fréquemment pour permettre la tétée. Introduire dans chaque narine 2 ou 3 fois pj, l'enfant étant en décubitus dorsal, 2 ou 3 gouttes d'huile résorcinée à 3 p. 100 ou mentholée à 0,50 p. 100 ou goménolée; veiller à ce qu'elle ne pénètre pas trop rapidement pour éviter suffocation possible. Faire coucher la tête élevée pour empêcher écoulement des mucosités dans le pharynx; mettre bottes ouatées. Etaler sur le pourtour des narines et la lèvre supérieure de la vaseline avec acide borique à 1 p. 10 ou acide salicylique 1 p. 100. Eviter refroidissement pendant la toilette, sorties par temps humide, surtout chez enfants d'arthritiques. Si impossibilité de téter, nourrir à la cuiller.

2° *Coryza aigu purulent.* Cause : *infection maternelle* par gonocoques ou introduction de sécrétions vaginales quelconques. — **S.** Se montre quelques heures après l'accouchement; est purulent d'emblée. Le coryza blennorragique s'associe à l'ophtalmie. Fréquence de l'otite, de l'infection pulmonaire.

T. 1. *Préventif.* Antisepsie des voies génitales; dans accouchement suspect, nettoyer soigneusement, dès la naissance, l'entrée des fosses nasales avec boulettes de coton imbibées de solution antiseptique. — 2. *Curatif :* celui du C aigu; de plus, faire des lavages du nez avec solution boriquée ou bicarbonatée sodique à 1 p. 100, doucement, non avec un siphon, mais avec une seringue laissant refluer le liquide (telle que la seringue uréthrale en verre; embout en caoutchouc) l'enfant étant penché en avant, injecter 100 à 200 gr. de liquide tiède, ou mieux chaud, sans boucher la narine.

II. Deuxième enfance.

1. 1° *C aigu simple.* Causes prédisp. : scrofule, lymphatisme. Causes locales : surtout végétations adénoïdes. Causes occas. : refroidissement et contagion.

T. 1. *Abortif*. Problématique : on peut essayer dans la 2ᵉ enfance les inhalations mentholées (Menthol 4 gr. Alcool 100 gr.) une c. café dans un verre d'eau recouvert d'un entonnoir en verre, ou les inhalations d'eau iodée : X gouttes de teinture d'iode dans 1 verre d'eau tiède. — 2. *Palliatif* : h. mentholée à 1/50 ou h. résorcinée versée avec prudence par gouttes dans le nez, la tête étant renversée en arrière. Inhalations de vapeur d'eau avec quelques feuilles d'eucalyptus ou 1/2 c. café par litre d'alcool mentholé à 4 p. 100. Enduire de vaseline narines et lèvre supérieure ; maintenir à la chambre ou au lit avec bottes ouatées ; si nécessaire : quinine ou léger purgatif. Empêcher l'enfant de se moucher avec force pour éviter contamination de l'oreille ; pas de lavages à période aiguë ; plus tard, débarrasser le nez de ses obstacles, surtout des végétations adénoïdes.

2° *C aigu secondaire* à une maladie *infectieuse* : surtout rougeole, puis grippe, coqueluche, diphtérie (avec fausses membranes).

T : id à C aigu.

3° *Rhinite spasmodique* ou *rhume des foins* : (prédominance catarrhale) ou *Asthme des foins* (prédominance dyspnéique) : assez fréquent chez arthritiques au printemps, surtout à partir de 15 ans, v. 102.

T : Eviter au printemps soleil et grand air, isoler la pituitaire par vaseline blanche ; dans accès, donner antipyrine et sulfate de quinine[27], valéraniate d'ammoniaque[32] ; badigeonnages à la cocaïne, adrénaline, v. Asthme[102].

4° *C iodique* : cesse par la suppression du médicament : KI ou même KBr contenant une petite quantité d'iodure.

5° *Coryza purulent aigu* : sécrétion purulente d'emblée ; chercher s'il y a des causes : végétations adénoïdes, corps étrangers.

T. Lavage du nez 2 ou 3 fois pj. avec une petite seringue sans pression, en dirigeant le jet horizontalement sur le plancher ; l'enfant a la tête penchée sur la cuvette sans parler ni avaler ; ne pas se moucher pour chasser l'eau qui reste dans le nez ; ni eau froide ni eau pure, mais solution tiède : 32° (ou même plus chaude), d'abord alcaline (bicarbonate de soude à 5 p. 100), puis antiseptique (acide borique à 3 p. 100 ; phéno-salyl à 1 p. 1.000, résorcine à 0,50 p. 100). Dans l'intervalle pommade antiseptique, ou huiles précédentes chaudes.

B. Coryzas chroniques. Rhinites chroniques.

I. Nouveau-né et 1ʳᵉ enfance. — 1. *C symptomatique* de fosses nasales étroites, de végétations adénoïdes.

2. *C syphilitique*[209] : y penser dès qu'il existe un C d'une certaine durée chez un nourrisson. Il se produit 2 à 3 semaines après la naissance et est souvent le 1ᵉʳ S de la syphilis héréditaire. Jetage muco-purulent avec croûtes souvent sanguinolentes ; chercher autres signes de syphilis.

T. Celui de la syphilis : frictions mercurielles avec onguent napolitain surtout si tr. digestifs ; sinon donner à l'intérieur liq.

de Van Swieten portée progressivement de X à XL. gouttes pj. en prises espacées dans du lait; localement mettre sur les croûtes un tampon d'ouate avec pommade au [Calomel... 0,10 ctgr. Vaseline... 10 gr.].

II. **Deuxième enfance.**

1. *C chronique*. Causes prédisp. : lymphatisme, scrofule; locales : végétations adénoïdes, déviation de la cloison. — S. S-P : facies strumeux, narines couvertes de croûtes muco-purulentes, jaunâtres. SF : enchifrènement, céphalalgie plus ou moins persistante, quelquefois toux spasmodique. Cions : otite, céphalée, etc.

T. Chasser l'air successivement de chaque narine avec poire de Politzer plusieurs fois pj (ce qu'on peut apprendre aux parents). Chez tout jeune enfant, h. mentholée à 0,50 p. 100, goménolée; chez enfant plus âgé, vaseline boriquée à 1 p. 10 et aussi à 1 p. 15 comme pour ozène.

2. *C chronique fétide*. Causes : corps étranger du nez avec écoulement unilatéral. Syphilis héréditaire, avec lésion destructive de la cloison. **Ozène** ou *Rhinite atrophique fétide*. S. Atrophie des cornets, aspect agrandi des fosses nasales, croûtes : anosmie, fétidité spéciale ; céphalalgie.

T de l'Ozène. Irrigations mécaniques légèrement antiseptiques : 2 à 4 pj de 1 à 2 litres; préférer vaseline boriquée au 1/4; introduire, 5 fois pj., gros comme une noisette dans chaque narine, puis fermer l'autre et faire renifler en penchant la tête en arrière; on ne mettra jamais trop de pommade. Après 5 à 10 minutes, mouchage léger qui entraîne tout le contenu. Introduire tampon allongé, en ouate hydrophile, imbibé d'h. de vaseline mentholée. en le portant en haut et en dehors vers l'angle externe de l'œil; il est expulsé quelques heures après. — On a essayé en outre des badigeonnages tous les 2 jours avec diverses substances : glycérine iodée à 1 p. 10 ; nitrate d'argent à 1 p. 50 ; naphtol sulforiciné à 1 p. 40. On a employé les injections s.-c. de sérum antidiphtérique. Le meilleur Tt curatif actuel consiste en injections de paraffine à froid sous la muqueuse. — Tt général. H. de morue, iodure de fer, eau saline, sulfureuse.

COU. — *Abcès chaud* : presque toujours d'origine ganglionnaire. *Adéno-phlegmon* : chercher la porte d'entrée, surtout *dentaire*, puis gourme, phtiriase, angines. Porte d'entrée suivant le siège de l'abcès : A sous-mental : érosion au niveau de lèvre inférieure. A sous-maxillaire : alvéole, joue, plancher buccal, amygdales. A carotidien : pharynx, bouche, fosses nasales.

T. Intervenir quand fièvre, fluctuation, compression de voisinage. Faire une *petite* incision de 1 à 2 *cm*. (juste pour le drain) ; continuer à la sonde cannelée; le pus trouvé, introduire une pince à forcipressure que l'on retire ouverte pour agrandir, puis mettre drain et pansement sec. V. adénites aiguës 79. — **Lignes d'incisions.** *Abcès sous-maxillaire* : incision parallèle au bord inférieur du maxillaire et à 1 ou 2 *cm* au-dessous. *A sous-mentonnier* : incision médiane verticale (partant du menton). *A carotidien :* incision parallèle et sur le bord postérieur du sterno-mastoïdien. *A de la nuque :* incision verticale. *A sus claviculaire :* incision oblique en bas et en dehors, parallèle aux vaisseaux et nerfs du membre. *A rétro-pharyngien :* v. [77]. *A froids*, ossifluents ou ganglionnaires : v. Abcès froids [78]. *Adénites :* v. [79].

COXALGIE (hybride de *coxa*, hanche, et ἄλγος, douleur) ou **ARTHRITE TUBERCULEUSE DE LA HANCHE**, ou **ARTHRITE COXO-FÉMORALE**. — Age 5 à 10 ans. — **S.** Début insidieux par *claudication*, boiterie intermittente après fatigue, et *douleur* le plus souvent au genou ; légère adénite inguinale, atrophie du triceps fémoral. Examen du genou : négatif. Examen de la hanche : coucher l'enfant sur table dure, contre laquelle on appuie le creux poplité, en pressant sur le genou : aussitôt se montre l'*ensellure lombaire*, preuve de la flexion de la hanche. Immobiliser l'épine iliaque et imprimer des mouvements à la cuisse : *limitation* des mouvements (constatée par comparaison), douleur (vérifiée elle aussi par comparaison) à la pression sur la tête, au pli de l'aine, à 1 centimètre en dehors de l'artère fémorale, qu'on sent battre. — Etat. *Attitudes vicieuses* : d'abord immobilisation de la cuisse sur le bassin en flexion, abduction, rotation en dehors, allongement apparent (il suffit de voir si les malléoles internes et les talons sont exactement sur le même niveau) ; puis en flexion, adduction, rotation en dedans, raccourcissement. Ces attitudes vicieuses sont masquées par la compensation due à l'ensellure lombaire. — Abcès : extrêmement fréquent (presque dans la moitié des C) ; apparaît 1 an ou 2 après le début appréciable de la C ; annoncé par douleurs, légère fièvre, mais souvent insidieux ; siège variable : surtout au 1/3 supérieur de la cuisse, dans la partie antéro-externe ; le rechercher systématiquement tous les 2 ou 3 mois. — Fistules. — Luxations. — **P.** Marche longue (grave pour vie et pour membre). Atrophie possible de tout le membre du bassin correspondant d'où bassin oblique ovalaire, pouvant entraver l'accouchement. Durée de la maladie prise au début : 18 mois à 2 ans (*a*).

D. Toute claudication (boiterie), toute douleur au genou doit faire examiner la hanche ; toute limitation des mouvements de la hanche doit faire penser à la coxalgie. *Fausses coxalgies* : par arthrites non tuberculeuses (arthrites des maladies infectieuses, en particulier arthrite rhumatismale subaiguë), par hystérie (C hystérique), mal de Pott dorso-lombaire, ostéite de croissance, psoïtis, sacro-coxalgie. — Radiographie au début ; les foyers tuberculeux du fémur donnent des taches plus claires ou plus sombres que l'os avoisinant.

T (en dehors du T[t] général : air, suralimentation, etc.). 1. **Début**. Le simple repos au lit ne guérit que les fausses coxalgies : l'employer quand on hésite sur le diagnostic. 1° *Extension continue* dans rectitude, sur une planche couverte d'un matelas dur (poids 2 à 4 kilos) pendant 15 jours, jusqu'à disparition des douleurs ;

(*a*) La C bien traitée suivant le T actuel, ne laisse habituellement qu'un raccourcissement modéré, d'environ 3 à 4 centimètres. Calot conseille les injections intra-articulaires aussi précoces que possible, pour obtenir des résultats meilleurs et plus rapides.

alors mettre un appareil pour pouvoir transporter à l'air, mais *non pour marcher*. 2° *Immobilisation* de la région malade par *appareil plâtré roulé*. Position : couché sur le dos et pelvi-support, ou debout, appuyé sur la jambe saine ; mettre couche d'ouate sur tronc, étendre l'appareil des mamelles jusqu'au-dessous du genou ; le faire très résistant (3 épaisseurs au moins) ; attelle à la hanche. — 2. *Attitudes vicieuses*. Rectifier la position par extension continue en 15 jours ; si on échoue, faire le redressement brusque sans manœuvre brutale, sous chloroforme, en plusieurs séances si nécessaire ; puis appareil plâtré. — Renouveler l'appareil tous les 2 ou 3 mois pendant 1 ou 2 ans ; ne laisser quitter l'appareil que quand il n'y a *plus de contracture ni de douleur à la pression*. — 3. *Convalescence*. Ne laisser marcher qu'après au moins 1 an pour les cas simples, et qu'avec appareil (plâtré ou non, mais ouvert), en s'appuyant sur la jambe saine soulevée par haute semelle et béquilles, et en surveillant de près ; employer à ce moment frictions, massages, électrisation. *Raccourcissement* et chaussure : négligeable quand moins de 2 centimètres ; au-dessus de 2 centim. 1/2 à 3, mettre une talonnette égale à peu près à la moitié du raccourcissement. — 4. *Abcès* : peuvent survenir à toute période. N'intervenir que s'ils sont volumineux ou s'ils menacent de s'ouvrir seuls à travers la peau rouge, amincie : ponction par trocart, injection d'éther iodoformé (pas plus de 3 gr. d'iodoforme) ou de 20 à 30 gr. d'une solution stérilisée de glycérine iodoformée au 10e ; recommencer après 8 jours. V. Abcès froid[74]. — *Résection* : presque toujours inutile, car les résultats obtenus par T[t] bien dirigé sont meilleurs. *Ankylose* en bonne position : est une des meilleures variétés de guérison quand le T[t] n'a pas été précoce.

CRANE. FRACTURES. — *Nouveau-né*. F dues au forceps : très rares, plutôt dépressions. — *Enfant*. La grande élasticité osseuse rend les *enfoncements* plus fréquents, les F relativement rares et permet à celles-ci de rester limitées à la zone traumatisée sans irradiation à la base. Le P est donc moins grave que chez l'adulte ; cependant dans la phase de développement cérébral, la F peut avoir pour conséquence l'idiotie, l'imbécillité.

T dans trauma cranien : repos, antisepsie soignée des cavités buccale, nasales, auriculaires avec eau oxygénée, chloralée. Ponction lombaire (10 à 30 c. cubes) peut faire disparaître les symptômes généraux de commotion. Trépan quand il y a enfoncement, même quand absence de symptômes cérébraux.

CRÉTINISME. — Forme du myxœdème congénital ou de l'insuffisance thyroïdienne caractérisée par un arrêt du développement intellectuel allant de l'Idiot à l'Arriéré ; accompagné ordinairement d'une *tumeur goitreuse* provenant d'une hypertrophie apparente du corps thyroïde masquant en réalité une atrophie des éléments glandulaires. Il n'y a pas d'infiltration nette des téguments, comme dans le myxœdème. Le C est épidémique et propre à certaines régions montagneuses.

CROISSANCE. — Tableau des moyennes de *Taille* et de *Poids* suivant âge et sexe, v. p. 4.

MALADIES DE LA CROISSANCE. — **Et.** Surtout entre 12 et 15 ans, rares avant et après ; fréquentes à la ville, exceptionnelles à la campagne. Importance des influences héréditaires : syphilis, tuberculose, alcoolisme, saturnisme, arthritisme, nervosisme, âge des parents trop avancé. Alimentation insuffisante ou de mauvaise qualité. Croissance exagérément rapide du *squelette*, causée par toutes les maladies forçant au repos horizontal prolongé, par convalescence de maladies *aiguës*, d'où le danger de plusieurs infections en même temps : surtout après f. typhoïde, pleurésie, fièvres éruptives compliquées ; et aussi après l'ablation d'amygdales, de végétations adénoïdes.

S. Taille : à la suite de ces maladies, elle peut gagner en quelques semaines 10 à 20 centimètres, surtout aux membres inférieurs. Troubles généraux : amaigrissement, lassitude constante, besoin intense de sommeil et de repos. Locomotion : *douleurs* de croissance le long des os des membres inférieurs, surtout au niveau des épiphyses inférieure du fémur et plus encore supérieure du tibia ; réveillée par pression, marche, fatigue ; accompagnée quelquefois de fièvre (due peut-être à ostéite légère) : ce serait la *fièvre de croissance*, qui survient par accès irréguliers et peut elle-même se montrer sans douleur des membres ; exostoses de croissance (débutant et s'arrêtant avec la C, de 10 à 20 ans ; formées par des bosselures indolentes, dures, multiples, faisant corps avec l'os, siégeant surtout aux épiphyses inférieure du fémur et supérieure du tibia) ; scoliose des adolescents ; arthralgie ; tarsalgie des adolescents, d'où pied plat douloureux (V. ces mots). Peau : ici développement moins rapide que les os, d'où *vergetures* aux membres et surtout aux régions tibio-fémorales[336]. Ganglions : poussées ganglionnaires au cou, à la nuque, aux aines, vers 10 à 12 ans, souvent avec fièvre (*Fièvre ganglionnaire*), disparaissant après 3 ou 4 jours ; sans aucun rapport avec lymphatisme, scrofule ou tuberculose. Tr. nerveux : caractère irritable, paresse, fatigue constante, névralgies variées, intercostales, lombo-abdominales ; céphalées de croissance, frontales ou diffuses, tenaces, ramenées par le travail intellectuel (v. Céphalée[147]). Tr. circulatoires : uniquement fonctionnels, car l'hypertrophie cardiaque de la croissance n'est pas probable (v. Hypertrophie du cœur[124]) : palpitations violentes, fréquentes, avec anxiété, dyspnée ; épistaxis, anémie. Tr. digestifs : inappétence, dyspepsie, constipation. Tr. génitaux : difficulté des 1res règles, dysménorrhée. Tr. urinaires : albuminurie légère et transitoire. — **P.** Bénin en général, mais surveiller un terrain momentanément favorable aux infections (surtout ostéomyélite aiguë, f. typhoïde, tuberculose, tuberculose osseuse), et au réveil des névroses (chorée, hystérie, etc.), des diathèses, de la chlorose.

D. On doit faire d'abord celui de chaque symptôme en particulier, surtout migraine, céphalée, palpitations, fièvre, anémie, troubles dyspeptiques, chacun pouvant avoir des causes très diverses. Ce n'est que lorsqu'on aura constaté que les symptômes examinés ne peuvent être rapportés à d'autres causes, et que ceux-ci auront l'air de se rattacher assez nettement à un accroissement trop grand et trop rapide de la *taille*, contrôlé par la mensuration, que l'on pourra dire qu'il s'agit de Troubles de la Croissance. D. avec helminthiase[337].

T. Préventif et Curatif. *Hygiène* : vie au grand air, à la lumière, campagne, bords de la Méditerranée; exercices musculaires réglés; repos physique et intellectuel; sommeil prolongé au moins 8 à 9 heures, respecter la paresse, laisser au lit longtemps. Hydrothérapie utile : douches froides, écossaises, affusions froides très courtes (1/4 de minute); drap mouillé, frictions sèches, frictions stimulantes avec eau de Cologne, huile camphrée, térébenthine, Fioraventi; bains salés, de mer, sulfureux; utiles, sauf peut-être pour névropathes. — Alimentation : régime de *convalescence* (Comby), c'est-à-dire aliments très nutritifs sous petit volume, par conséquent très azotés et très phosphatés : lait, laitages, crème, œufs, pain grillé, purées de légumes secs, compotes de fruits; plus tard, quand l'appétit sera revenu, on pourra donner poisson, cervelle, ris de veau, viande blanche, puis enfin viande rouge, le tout tendre, bien cuit et même en purée. Exclure les mets très farineux, très herbacés, crudités, légumes aqueux et tous les aliments peu nutritifs sous un gros volume. Boissons en quantité suffisante mais modérée : lait, bière ou décoction de céréales (à 3 litres d'eau, ajouter 2 c. à soupe de chaque : avoine, blé, maïs, orge, seigle, son; faire bouillir pendant 3 h., laisser refroidir, passer au tamis fin; on obtient alors 1 litre de décoction pour les 24 h. à prendre pure ou coupée par moitié avec du lait; aromatiser avec sucre, citron, cognac, fleur d'oranger, kirsch, menthe); ni vin ni alcool, peu de vins de quinquina, kola, coca. *Médicaments* : en être sobre; lécithine[21], ovolécithine peuvent être employées : fer quand anémie marquée, mais seulement si bien toléré (par ex. Protoxalate 0,10, à 0,40, avec Rhubarbe[18], en 2 fois); phosphates[26], glycéro-phosphates[26], etc. Comme stimulants nerveux, la strychnine (V. Strychnine et Phosphate de soude[24]).

T[t] *des divers symptômes* : suivant les indications. Céphalée de la C : peu de médicaments, qui échouent en général (antipyrine, etc.), mais repos à la campagne en plein air, sans aucune fatigue physique ou intellectuelle. Douleur osseuse et fièvre : repos au lit. Tr. cardiaques : repos à la campagne. Tr. dyspeptiques : poudres absorbantes, amers[6].

ANOMALIES DE LA CROISSANCE. — I. **RETARD** ou même **ARRET, INFANTILISME.** — Et. Importance des influences héréditaires (v. Croissance) et des maladies *chroniques* (syphilis, tuberculose, cardiopathies, rachitisme, suppurations prolongées; présence de vég. adénoïdes ou de grosses amygdales, alcoolisme chronique, etc.), tandis que les maladies aiguës déterminent au contraire une poussée de croissance. L'insuffisance thyroïdienne est la cause d'arrêt de C et de persistance des caractères de l'enfance (Infantilisme, Nanisme[235]).

T. 1. *Hygiénique* : Alimentation substantielle (œufs, cervelles, farines, etc.). Hydrothérapie : douches, bains salés, etc., frictions, massage, gymnastique suédoise, surtout mouvements développant le thorax et la capacité respiratoire; on a conseillé (Springer) de réveiller l'activité formatrice des cartilages de conjugaison par l'excitation locale ; par exemple application la nuit, au-dessus du genou, de compresses d'une solution saline renfermant des eaux mères ou des sels d'eaux mères. — 2. *Médicamenteux*. Surtout *opothérapie*. 1. T[t] *thyroïdien*; celui-ci est naturellement justifié quand l'arrêt de développement est la conséquence d'un trouble nettement thyroïdien : surtout indiqué chez l'infantile maigre, chez l'obèse à développement génital nul, chez l'efféminé. Quand il y a de plus *cryptorchidie*, la descente des testicules à la suite de ce T[t] précède les améliorations physiques et cérébrales; le T[t] thyroïdien semble encore assez efficace dans les tr. de croissance étrangers à toute lésion thyroïdienne, par ex. après les maladies chroniques. Préparations à employer, doses, accidents : v. Myxœdème[234] : — *T[t] orchitique* : peut être utile dans cryptorchidie, quoique le T[t] thyroïdien soit efficace : glande fraiche de 0,50 ctgr. à 1 gr. ou quantité correspondante de poudre desséchée ou d'extrait. — 3. *Arsenic*[11] peut être uni avec succès aux préparations thyroïdiennes.

— II. **CROISSANCE TROP RAPIDE** (v. Taille 4). — Grande réceptivité pour la tuberculose. **T.** Repos, exercices modérés, alimentation riche en phosphates; déconseiller frictions, massage, hydrothérapie, gymnastique, travail intellectuel. L'opothérapie orchitique pourrait peut-être ralentir une C exagérément rapide, ainsi que la radiothérapie ou la radiumthérapie des cartilages épiphysaires. Précautions préventives contre tuberculose.

CYANOSE (κύανος, bleu) ou **MALADIE BLEUE**. — **Et.** Syndrome lié à une malformation cardiaque, presque toujours au *rétrécissement de l'artère pulmonaire*, plus fréquente chez garçons. Cause prédisp. : hérédité, syphilis.

S. S F : *Cyanose* : coloration bleuâtre, violacée, surtout à la face, aux extrémités ; augmentant avec l'effort le plus minime (cris, toux, émotion, froid surtout avec *dyspnée*) ; apparaît dès la naissance, la 2e enfance ou même seulement très tard (20 ans ou plus) ; peut suivre une maladie intercurrente. S P : dans *rétrécissement pulmonaire*, souffle systolique rude, intense, avec frémissement cataire ; maximum à base du 2e espace intercostal gauche, sur le bord sternal, se dirigeant à gauche vers les clavicules, s'entend dans toute la région cardiaque et même dans le dos; pouls normal; température *périphérique* : 1 à 2° au-dessous de la normale. Doigts *hippocratiques* (renflés en massue) plus fréquents que dans la tuberculose. S Gx : retard de la croissance, de la dentition, de la puberté ; caractère triste, apathique, de vrais animaux à sang froid (Weill) ; accès d'éclampsie très fréquents, pigmentation cutanée marquée. Sang : augmentation du nombre des globules et de l'hémoglobine. — **P.** Grave; tendance aux hémorragies. Mort fréquente dans les 1res années ou à la puberté, par asystolie ou maladie intercurrente de l'appareil respiratoire (surtout tuberculose).

D de la *Cyanose*. Cy dans maladies *acquises* du *cœur* survenant avec les S d'asystolie : œdème, anasarque, congestion viscérale. Cy dans bronchectasie. Cy des *scoliotiques* : apparition tardive et déformation du tronc. Cy passagère des enfants *tuberculeux* par refroidissement

(Weill). Cy *entérogène* dans diarrhées abondantes. Cy avec splénomégalie et hyperglobulie sans lésion cardiaque.

T. Hygiène, vêtements chauds, flanelle sur peau; calme, air pur, climat tempéré et sec; éviter froid, humidité, efforts; craindre rhumes, aff. respiratoires, surtout tuberculose; régime alimentaire léger, régulier, pas de constipation. Stimuler les fonctions cutanées par frictions quotidiennes sèches et alcooliques; favoriser l'hyperglobulie (pour aider l'hématose insuffisante) par médication : fer[18], arsenic[11], opothérapie[25]. — Contre dyspnée, palpitations : oxygène, bromures, médication cardiaque quand défaillance du cœur (v. Asystolie[104]).

CYPHOSE. — Déviation du rachis à concavité *antérieure*, cas habituel du mal de Pott (C pottique). — La C accompagne quelquefois le rachitisme chez les jeunes enfants de 2 à 6 ans (siège : dorso-lombaire). — La C ou *Dos rond* de l'adolescence siège dans la région cervico-dorsale; s'accompagne de lordose (ensellure) lombaire. **Et**. Id à scoliose. **D** avec Mal de Pott : dans C, gibbosité arrondie, absence de raideur vertébrale, de douleur, de contracture, etc.

T : *Id. à Scoliose.* Hydrothérapie froide, électricité, massage, etc., gymnastique orthopédique, exercices avec bâton de gymnastique pour cambrer le dos; faire marcher droit, la tête dans l'extension à l'aide d'un objet en équilibre sur celle-ci; corsets et ceintures avec épaulières de façon à faire porter les 2 épaules en arrière.

CYSTITE (κύστις, vessie). — **Et**. Surtout filles, rare et bénigne. Causes : gastro-entérite et surtout colite; vulvo-vaginite, mais rarement gonococcique; cathétérisme septique. — **S**. Pollakiurie, douleur à la miction; urine purulente. — **P**. Guérison assez rapide : 15 jours.

T. 1. *Période aiguë*. Lit, régime lacté, boissons abondantes, tisane de graines de lin; lavements d'huile ou de miel de mercuriale. Salol[28] : 0,25 à 0,50 pj; urotropine[32]. En cas de spasmes, douleurs vives : bains prolongés (35 à 36°) 2 ou 3 fois pj. Bains de siège chauds, lavements laudanisés, suppositoires à belladone et extrait thébaïque, cataplasmes ou ouataplasmes laudanisés sur hypogastre : cela peut suffire. Pas de lavages, mais instillations de XV à XX gouttes de solution de nitrate d'argent à 1/100, puis à 1/50 et plus. — 2. *Pér. chronique*. Aussi longtemps que l'urine contient du pus, faire des *lavages de vessie* : après écoulement de l'urine, injecter avec une sonde 50 à 100 gr. de liquide suivant l'âge; le laisser 1 ou plusieurs minutes suivant sa force; employer : eau boriquée 1 à 3 p. 100; permanganate de potasse 1 p. 5.000; nitrate d'argent 1 p. 2.000. — Soigner la cause : intestin, vulve. — Eviter les alcalins qui diminuent l'acidité de l'urine et favorisent ainsi sa fermentation. Aussi, dans cystite rebelle, on peut donner acide chlorhydrique dans eau (par ex. : VI gouttes par 24 h.).

DÉLIRES (*de*, hors de; *lira*, sillon : s'écarter du sillon). V. aussi p. 231, 133. — 1. **D dans maladies infectieuses**. Soit D purement *nerveux* dans les pyrexies : antispasmodiques (Bromures[13] ou chloral[15], donné en lavement). — Soit D par *infection* indépendante de l'hyperthermie. — Soit D *fébrile*, par ex. érysipèle, fièvres éruptives, f. typhoïde, grippe, rhumatisme articulaire aigu, pneumonie, broncho-pneumonie, etc. T. Pas d'antithermiques, mais bain froid (dont les contre-indicns sont : aff. cardiaque grave, surtout valvulaire et 1re enfance, dans laquelle on peut remplacer les bains froids par les bains tièdes); glace sur la tête, sédatifs, anti-spasmodiques; la ponction lombaire a souvent fait disparaître le D immédiatement.— Soit D par *toxi-infection* : lait, boissons diurétiques abondantes, purgatifs, lavage de l'intestin, inj. de sérum. — D par insolation.

2. D des **intoxications**. Soit dans les *empoisonnements* aigus ; l'élimination est rapide chez l'enfant ; l'aider par diurétiques, lait, sérum et Tt spécial suivant la cause. — Soit après l'emploi de certains *médicaments* : belladone, salicylate, caféine, digitale, antipyrine, iodoforme, opium. Le D est souvent favorisé ici par l'insuffisance rénale. Tt : aider l'élimination, supprimer le médicament.

3. D des **auto-intoxications** : par ex. gastro-entérite aiguë, insuffisance hépatique, rénale jusqu'à l'urémie, brûlures. Tt : régime lacté absolu ; bains tièdes; calomel fractionné[14].

4. D des maladies organiques du **cœur**, du **poumon**, probablement par auto-intoxication carbonique.

5. D des **névroses**. Chorée : chloral[15]. Epilepsie : bromures[13], alitement. Hystérie : compression des ovaires, hydrothérapie, enveloppement dans drap mouillé, alitement, hypnotiques[104].

6. D de **convalescence** dû souvent à névrose provoquée par la maladie antérieure : repos au grand air, campagne, hydrothérapie, alimentation substantielle.

7. D **vésanique**. V. Folie de l'enfant[230].

DENGUE. — **Et**. Pays chauds ; dans les autres, s'observe surtout en été ; très contagieuse; très fréquente chez l'enfant. Pas d'immunité. — **S**. 1. *Incubation* : 1 à 4 ou 5 j. — 2. *Invasion*. Début brusque par fièvre intense (40, 41°, avec 120 à 160 pulsations), douleurs violentes augmentées par mouvements, S marqués d'embarras gastrique, quelquefois convulsions. Douleurs : céphalalgie intense avec douleurs musculaires : périoculaires (muscles moteurs et élévateurs), rachialgiques, lombaires, enfin du dos ou de la nuque ; moins souvent des membres ; douleurs articulaires ou plutôt périarticulaires siégeant sur les muscles ou tendons voisins des articulations (surtout genoux et articulations des membres supérieurs). Troubles gastriques très marqués : anorexie, soif, langue large, étalée, avec épais enduit saburral et empreintes dentaires, vomissements, constipation. — 3. *Eruption* habituelle (non constante), vers le 2e ou 4e j. après le début, souvent lorsque les autres S et la fièvre ont disparu ; ou très tardive, en pleine convalescence ; elle est quelquefois précédée d'un rash très fugace (rougeur diffuse de la face, avec S de catarre oculo-naso-pharyngien) ; elle consiste en une éruption polymorphe : morbilliforme presque toujours, ou scarlatiniforme (rarement les deux), quelquefois urticarienne ; elle débute par un point quelconque, mais siège surtout à face, mains, avant-bras, poitrine; prurit marqué; durée : 2 à 4 j., puis desquamation furfuracée (quelquefois en lambeaux) pendant 5 à 6 j. — **Formes** très variables : commune, ou avec prédominance d'un S : fébrile, intense, gastrique, rhumatismale, céphalalgique, éruptive. — **P.** Très bénin. Convalescence assez longue. — **C**[ions] Exceptionnelles. — **D.** Facile en cas d'épidémie; sinon, penser à embarras gastrique fébrile, f. typhoïde, typhus exanthématique, paludisme, f. éruptives (rougeole, scarlatine, variole), rhumat. articul. aigu, et surtout grippe (on a dit que la dengue était la grippe des pays chauds), mais dans la dengue les S digestifs et douloureux sont plus intenses, l'éruption plus constante, les S pulmonaires exceptionnels, le P plus bénin).

T. Isolement, désinfection de chambre, literie et vêtements[188]. Repos, diète (lait, tisanes), laxatif ou purgatif (h. de ricin[28], calomel[14]). — Myalgies et arthralgies : salicylate de soude[28] ou mieux aspirine[12], liniments[19] laudanisés, chloroformés, ou au salicylate de méthyle. — Hyperthermie : balnéation, drap mouillé. — Prurit : pommades à l'oxyde de zinc et menthol. — Convalescence : hâtée par toniques (strychnine[28], glycérophosphates[26], arsenic[14]).

DENTITION (**Examen**). — **Date d'apparition** : v. p. 5. Un enfant doit avoir : à 15 mois 12 dents, à 21 mois 16 dents, à 26 mois 20 dents. **Dents temporaires** précoces ou *prématurées* (c'est-à-dire avant 5 mois) : toujours incisives centrales. — **Retard de dentitions temporaire et permanente.** Causes : allaitement artificiel, disposition familiale ; dystrophie héréditaire : syphilis, tuberculose, alcoolisme ; maladies coïncidant avec l'évolution dentaire : fièvres éruptives, troubles gastro-intestinaux avant-coureurs du rachitisme (où la dentition peut être retardée de 6 mois) ; enfin myxœdème, crétinisme, idiotie. — **Anomalies de forme.** *Microdontisme* (généralement localisé à une ou deux dents), fréquent dans syphilis héréditaire. *Mégalodontisme* (surtout incisives médianes supérieures) : fréquent dans idiotie, rare dans syphilis héréditaire. *Erosion dentaire* (atrophie de la dent déterminant une altération de la couronne qui semble usée) : très rare dans idiotie, fréquente dans syphilis héréditaire (Dent d'Hutchinson[200]). — **Implantation défectueuse** : souvent due à voûte palatine ogivale[313]. Curable dans le jeune âge.

Carie dentaire. Souvent très précoce dans certains cas : hérédité, tuberculose, rachitisme, syphilis héréditaire, sert souvent de porte d'entrée à la tuberculose, d'où fréquemment Adénites cervicales tuberculeuses.

T. Dents prématurées : Les dents prématurées sont gênantes pour l'allaitement au sein : ne pas les arracher, mais mettre un bout de sein. — **Dents en retard** : Air, bains salés, phosphate de chaux[26] et T[t] du rachitisme[278].

Carie dentaire. 1. **T. Préventif** : Surveillance des dents de lait, enlever les résidus alimentaires ; brosser les dents sur faces antérieure et *postérieure* ; *lavages* de la bouche après les repas pour combattre l'acidité du milieu buccal avec eau de Vichy ou eau avec une pincée de borate de soude ; ou encore 2 fois pj, frictionner les dents avec un tampon d'ouate imbibé de savon, puis avec une brosse douce trempée dans une eau *dentifrice* antiseptique mais non toxique.

Acide thymique	0,10 ctgr.
Acide benzoïque	3 gr.
Teinture d'eucalyptus	10 —
Eau	1.000 —

7.

Aliments : éviter les aliments acides (fruits acides) ou subissant des fermentations acides (sirops, bonbons, sucreries). Dans les maladies aiguës, fébriles, il est très important de nettoyer souvent la bouche et les dents avec une solution alcaline. — Examen de la bouche tous les 6 mois, et après chaque affection.

2. **T de la carie** *des dents temporaires*. Obturation immédiate, peu d'extractions, mais conservation jusqu'à l'éruption des définitives, pour éviter l'irrégularité de placement des nouvelles dents.

ACCIDENTS DE LA DENTITION. — La dentition ne provoque ni convulsions, ni broncho-pneumonie, ni gastro-entérite; elle cause cependant une prédisposition morbide indéniable. Elle donne enfin lieu à des accidents ou plutôt à des incidents généraux et surtout locaux, presque toujours dus à l'éruption des canines; les incisives sortent facilement. — 1. **Accidents généraux** : agitation, écoulement séreux nasal, tr. digestifs (vomissements, diarrhée), poussées fébriles (*Fièvre de dentition*). éruptions appelées *feux*. Ils cèdent tous à la sortie des dents ; on peut les traiter de leur côté. Contre agitation, insomnie : bain tiède ou bromure de potassium ou sodium [13] : 0,30 ctgr. en 1 fois dans une cuillerée de lait à la dernière tétée du soir, ou en potion. — 2. **Accidents locaux** : prurit dentaire, gingivite légère (congestion, tuméfaction, douleur des gencives). Les soins de la bouche les empêchent ou les atténuent; nettoyage de la bouche comme plus haut. *Hochet* à rejeter à cause de sa dureté, préférer le bâton de guimauve. *Débridement de la gencive* : inutile, car l'ouverture se referme ou s'infecte.

Collutoires contre la douleur, qu'on unit à la friction douce de la gencive avec le doigt plusieurs fois par jour :

1. Borate de soude	1 gr.	2. Safran	3 gr.
Miel rosat	30 —	Tamarin	30 —
Etendre avec un tampon d'ouate.		Miel	200 —
		Eau	100 —

Le n° 2 est la formule du sirop Delabarre. On peut encore employer, mais avec circonspection, les n°s 3 ou 4.

3. Cocaïne	0 gr. 10 ctgr.	4. Sirop de belladone	10 gr.
Saccharine	0 — 05 —	Bromure de potassium	0,30.
Glycérine	20 gr.	Cocaïne	0,10.
Teinture de vanille	XX gouttes.		

Frotter avec le doigt imbibé plusieurs fois dans la journée.

DÉSINFECTION. — Elle est destinée à éviter la transmission indirecte des maladies contagieuses, de même que l'isolement évite la transmission directe. Elle est ordonnée par la loi dans toutes les maladies dont la déclaration est *obligatoire* (Liste : v. Contagion [132]).

I. Procédés de Désinfection.

1. **D par chaleur**. Immersion dans l'eau bouillante, à gros bouillons, dont on élève le point d'ébullition en ajoutant du sel ou du carbonate de soude (25 gr. par litre) : ce dernier est préférable pour les objets empreints de mucus ou de graisse.

2. **Désinfectants chimiques**. — A. **Liquides ou solutions**. D'une manière générale ces solutions ont une action antiseptique bien plus forte si elles sont employées à chaud (40 ou 50°). — 1° *Crésylol sodique :* solution forte à 4 p. 100, solution faible à 1 p. 100. A tous les points de

vue, la valeur de cet antiseptique est assez grande pour qu'il puisse suffire à lui seul à remplacer tous les autres désinfectants liquides (Instruction pour la pratique de la D, adoptée par le conseil sup. d'hygiène publique de France, 1907). 2° Solution de *soude* ou de *potasse* : eau de Javel (hypochlorite de soude) étendue de 50 fois son poids d'eau; lessives chaudes à la cendre de bois ou au carbonate de soude à 1 p. 50; solution chaude de savon de Marseille ou de savon noir (potasse) à 40 p. 1.000. 3° *Sulfate de cuivre :* 50 gr. p. litre (eau bleue), peu coûteux (0 fr. 60 le kilog.), se trouve partout, peu toxique, désodorisant. 4° *Chlorure de chaux* (fraîchement préparé), à 20 gr. p. litre. 5° *Aldéhyde formique* (*formaldéhyde*), 20 gr. p. litre ; la solution commerciale appelée *formol* ou *formaline* renferme 40 p. 100 de formaldéhyde. 6° *Lait de chaux* fraîchement préparé, à 20 p. 100 (*a*). 7° *Sublimé :* caustique, très toxique, attaque les métaux, se coagule avec l'albumine, ce qui garantit les microbes ; on diminue cet inconvénient en ajoutant au sublimé (à 1 gr. p. litre) 10 gr. de sel, ou 1 gr. d'acide tartrique, ou 1 gr. d'acide chlorhydrique. L'*oxycyanure*, de même prix, n'attaque ni les téguments ni les objets métalliques.

B. Désinfectants gazeux. *Aldéhyde formique gazeuse* obtenue à l'aide d'un des appareils autorisés officiellement : bien préférable ici aux vapeurs d'acide sulfureux.

3. **Etuve.**

II. Applications.

1. **Produits morbides.** *Selles, vomissements, urine,* surtout dans f. typhoïde, dysenterie, diarrhée estivale, choléra et maladies cholériformes. Les recevoir dans des vases où on versera d'abord 2 ou 3 grands verres d'une des solutions de Javel, lait de chaux, crésylol forte à 4 p. 100, sulfate de cuivre à 50 p. 1000 (il suffit de 6 grammes de sulfate de cuivre pour 1000 *cent*[m] *cubes* de déjections). Les produits restent à leur contact 2 ou 3 heures au moins, puis sont jetés dans les cabinets ou enfouis loin des sources ou puits potables. — *Crachats* (tuberculose, pneumonie, grippe, f. typhoïde, peste, etc.), *fausses membranes* et *sécrétions de l'arrière-gorge* (diphtérie, scarlatine, rougeole) ; les recueillir non dans des linges (mouchoirs, serviettes), mais dans des vases spéciaux en porcelaine contenant de l'eau pour éviter le dessèchement, ou mieux une solution de sulfate de cuivre à 7 p. 1.000, de phénosalyl à 1 p. 100, de crésylol à 1 p. 100, de formol à 2 à 5 p. 100 ; on peut ensuite faire bouillir le tout pendant 1 h. au moins ou baigner 2 ou 3 h. dans une des solutions désinfectantes. Les crachoirs devront être bouillis de temps en temps dans eau sodée ou carbonatée. — *Pus, croûtes* dans variole, *pellicules* dans scarlatine : destruction par le feu. — Pour aucun de ces produits morbides n'employer les sels de mercure.

2. **Malade.** Dans *convalescence* (surtout variole, scarlatine, rougeole), avant le retour à l'école, faire prendre un grand bain savonneux et savonner aussi le cuir chevelu. Lavages fréquents de la gorge et de la bouche avec une solution antiseptique (acide salicylique à 1 p. 1000).

(*a*) Lait de chaux (Préparation du). Prendre chaux de bonne qualité et la faire se déliter en l'arrosant peu à peu avec moitié de son poids d'eau ; ensuite mettre la poudre obtenue dans un récipient bien bouché et placé dans un endroit sec. Pour l'usage, la délayer dans le double de son volume d'eau, ce qui donne un lait de chaux à environ 20 p. 100 qu'on peut conserver quelques jours dans un vase bien bouché.

3. **Gardes-malades** (le moins nombreux possible). Blouse, chaussures caoutchoucs faciles à nettoyer, les enlever pour sortir; ne pas prendre les repas dans la chambre du malade et se désinfecter figure, barbe et mains avant de manger. — D *des mains:* surtout moyens mécaniques; savonnage prolongé (5 minutes) surtout des ongles, avec brosse dure dans eau chaude. Les *savons* sont bactéricides, les meilleurs sont les savons blancs et durs de Marseille; les désinfectants qu'on y ajoute quelquefois pourraient diminuer leur pouvoir antiseptique en empêchant la décomposition et la dissolution du savon; on peut de plus passer les mains, après rinçage, dans alcool à 80°, en brossant encore; puis pendant 3 minutes, dans solution de sublimé à 1 p. 1 000, phénosalyl à 1 p. 100, lait de chaux à 7 p. 100, lysol à 30 p. 1000 ou encore dans solution commerciale de formol à 1 p. 200. On peut encore après savonnage et rinçage tremper les mains dans solution chaude saturée de permanganate de potasse jusqu'à teinte acajou, puis dans bisulfite de soude à 10 p. 100, ou encore dans solution chaude d'acide oxalique qui les décolore et les stérilise complètement; enlever l'acide oxalique par lavage à l'eau chaude.

4. **Linges.** *D sur place.* On peut les plonger dans un bassin contenant la solution faible de crésylol ou les faire bouillir dans une lessiveuse de ménage pendant 1 h. au moins avec une lessive de carbonate de soude ou une solution forte de savon. Laisser les linges 12 h. au moins dans la solution désinfectante, puis les rincer dans l'eau pure. Pas de formol qui rend indélébiles les taches de sang. *D impossible sur place :* mettre dans sacs de grosse toile isolante et envoyer à l'étuve *à vapeur à pression.*

5. **Ustensiles** (vases, verres, assiettes, etc.) : faire bouillir et nettoyer dans lessive chaude de potasse.

6. **Locaux**. *Chambre:* l'aérer plusieurs fois pj. ; balayer tous les jours après avoir jeté de la sciure de bois imbibée d'une solution désinfectante (phénosalyl à 1 p. 100, crésylol à 4 p. 100); brûler les poussières, ou laver avec lessive bouillante, excellent antiseptique facile à se procurer. *Matelas* : placer sous le malade un tissu imperméable pour éviter les souillures.

7. **Cabinets et fosses** : lait de chaux, 5 litres à 20 p. 100, par mètre cube de matière; solution saturée de sulfate de fer, etc.

8. **Cadavre** : l'envelopper dans linge imbibé de solution de sublimé à 1 p. 2.000 ou d'eau phéniquée à 5 p. 100 : l'entourer, dans le cercueil, de sciure de bois humectée du même liquide.

9. **D après la maladie**. Chambre, parois, mobilier : à l'aide de l'aldéhyde formique après clôture hermétique ; on peut réhabiter après quelques heures ; si impossible, lavage avec une des solutions indiquées.

DIABÈTE (διαβαίνειν, passer à travers) **INSIPIDE, HYDRURIQUE** ou **POLYURIE ESSENTIELLE**. — Et. Assez fréquent, également à toutes les années de l'enfance. Hérédité nerveuse; stigmates de dégénérescence. C occasionnelle : trauma sur le crâne, frayeur, convalescence d'une maladie infectieuse. — S. Début brusque par polyurie : 5 à 6 litres en moyenne, jusqu'à 10 litres d'urine, claire, pâle, limpide, de très faible densité, et ne contenant jamais de sucre ni d'albumine; polydipsie en rapport avec la polyurie. Assez souvent, au début, incontinence d'urine. Aspect général normal. — D. Diabète sucré, simulation, polyurie de lésions rénales (tuberculose, dégénérescence amyloïde). — P. Bénin ; durée très longue, 20, 30 ans ; c'est plutôt une infirmité qu'une maladie.

T. Peu de résultats. On a essayé strychnine[28], antipyrine[10], arsenic[11], belladone[12] et surtout valériane[32], hydrothérapie, électricité ; tâcher de diminuer la quantité des boissons. Le mieux sera souvent la psychothérapie (avec isolement, pilules de bleu de méthylène, etc.).

DIABÈTE SUCRÉ. — Et. Exceptionnel chez enfant ; d'autant moins rare que plus âgé ; 1 p. 100 adultes ; hérédité neuro-arthritique fréquente, souvent du D même ; pas de prédisposition de la race juive chez l'enfant. Cause occas. : quelquefois traumatisme surtout sur le crâne ; maladies infectieuses, surtout hérédo-syphilis, etc. — S. Début insidieux. Polydipsie intense ; polyphagie, constipation ; polyurie de 1 à 3 litres et plus, variable d'un j. à l'autre ; pollakiurie, cause quelquefois d'incontinences. Glycosurie variable, en moyenne 30 à 80 gr. par litre, souvent plus. Urée abondante, rarement albumine. S. généraux : pâleur, amaigrissement excessif (chez l'enfant le D est maigre, jamais gras) : asthénie, apathie physique et cérébrale, anémie extrême, température normale. — P. Le D S est d'autant plus grave que l'enfant est plus jeune ; le pronostic est assez favorable quand le T[t] amène une amélioration immédiate, au contraire très assombri par l'absence d'action immédiate. Les caractère du D S de l'enfant sont la *gravité des S généraux* et la *rapidité de la marche* (2 semaines à 2 ans). Mort le plus souvent, soit par cachexie, soit par complications, surtout broncho-pneumonie, tuberculose aiguë ; soit par *intoxication acétonémique* : diminution brusque du sucre et de l'urine et réaction de Gerhardt (coloration rouge vineuse par perchlorure de fer) ; vomissements, odeur acétonémique de l'haleine et de l'urine, douleur abdominale, hypothermie, dyspnée, puis coma progressif avec ou sans convulsions ; mort en 18 à 36 heures.

D. Difficile à cause de sa rareté ; il faut y penser devant incontinence nocturne d'urine, cystite, D insipide. Le D S est caractérisé par la *glycosurie permanente*, qu'il ne faut pas confondre avec la *Glycosurie passagère* (V. 200). *Coma acétonémique*, s'accompagne souvent d'albumine : peut être confondu avec les autres comas[126], méningitique, urémique, des lésions cérébrales, etc.

T. Avant tout : Hygiène et Régime. *Hygiène* : frictions sèches et alcooliques, hydrothérapie, grand air, soins minutieux de propreté de la bouche et de la peau pour éviter la moindre infection ; pas de travail intellectuel. — *Alimentation*. 1. Nourrissons : ne pas ajouter du sucre au lait ; donner les alcalins : à chaque tétée une cuillerée d'eau de Vichy ou de Vals. Pas de farines au sevrage, les remplacer par bouillon, œufs, beurre, jus de viande, purées de légumes verts, de pommes de terre. 2. 2me Enfance. Aliments interdits : sucre, féculents (pain, pâtisseries, pois, haricots, châtaignes, riz, lentilles, pâtes alimentaires) ; fruits sucrés, lait, chocolat, vin sucré, bière, cidre. Aliments permis : viande, œufs, poissons, graisse, légumes verts (sauf pois) ; pommes de terre bouillies (3 à 4 pj.), fromages, olives, pommes, noix, amandes, pain de gluten ou de soja ; on peut donner de la glycérine 20 à 60 gr., mélangée à vin blanc et eau de Vals. Boissons : eau, vin coupé non sucré, laisser boire l'enfant à sa soif, mais par quantité modérée. — *Médicaments* (*a*). Opothérapie hépatique et pancréatique jusqu'ici sans résultat. Alcalins pendant 10 jours avec repos de 5 jours : 1 à 5 gr. de bicarbonate de soude en 3 doses prises 1/2 h. avant les repas, ou sous forme d'eaux de Vichy, Vals. Toniques très importants : h. de morue[23], quinquina[27], fer[18], quinine[27], arsenic[11] (liqueur de Fowler, arséniate de soude, ou cacodylate en inj.). Nervins : bromure de potassium[13], antipyrine[10], opium[24]. Cures minérales[33] : Vichy, Pougues, La Bourboule.

Coma diabétique toujours mortel. **T** *préventif :* Alimentation variée (pas de viande exclusivement), surveillance de la quantité des urines; éviter émotions et fatigues. T du *Coma :* purgatifs, stimulants (caféine, huile camphrée); bicarbonate de soude à hautes doses (10 à 20 gr.), par voie gastrique ou rectale; ou par voie intra-veineuse, inj. d'une solution de chlorure de sodium à 6 p. 1.000 additionnée de 30 p. 100 de bicarbonate de soude.

DIARRHÉE (διαρρεῖν, couler de toutes parts). — Syndrome d'origines très différentes, qu'on ne peut traiter qu'après avoir reconnu sa cause. — D aqueuse, muqueuse[113] ; cholériforme[114], verte[113].

1. **D de la 1re enfance**. V. Athrepsie[105], Choléra infantile[159], Dentition[154], Dyspepsie des nourrissons[159], Digestifs (Troubles) de la 1re enfance[159].

2. **D de la 2e enfance**. V. Digestifs (Troubles) de la 2e enfance[105], Dysenterie[174], Typhoïde (fièvre)[326], Prétuberculose[222].

DIGESTIF (APPAREIL). — **Alimentation**[36]; des malades[62], [66], des prématurés[59]; dans tr. digestifs[66]. Régimes[62]. — **Examen**[39]. — **Bouche**[107]. **Dents**[153]. Stomatites[293]. **Gorge**[40],[201]. **Langue**[210]. **Estomac**[40]. **Intestin**[40]. Fèces[39]. — **Pharynx**. Examen[81].[201]. Abcès rétro-pharyngiens[77]. Angines[92]. Amygdales (Hypertrophie)[87]. Pharyngite chronique[200]. — **Œsophage**. Corps étranger[140]. Rétrécissement[242]. — **Estomac** et **Intestin**. Tr. digestifs aigus et chroniques de la 1re enfance[159]; de la 2e enfance[105]. Aérophagie[105]. Anorexie[95] Appendicite[96]. Athrepsie[105]. Carreau[116]. Céphalée[116], Choléra infantile[159]. Coliques[125]. Colite[167]. Constipation[129]. Convultions[133]. Corps étranger[140]. Diarrhées[158]. Dysenterie[174]. Dyspepsie[161]. Embarras gastrique[165]. Empoisonnement[179]. Entérite[167], tuberculeuse[166]. Entérocolite[167]. Estomac (Dilatation[193]. Ulcère[193]). Flatulence[195]. Gastralgie[198]. Gastro-intestinaux (Tr.)[199]. Gros ventre[78].[116]. Hématémèses[207], Hernies[208]. Indigestion[159].[165]. Insomnie[217]. Invagination intestinale[218]. Lientérie[164]. Météorisme[107]. Occlusion intestinale[240]. Prolapsus du rectum[279]. Pyloro (obstacle, sténose[198].[341]). Pylorique (Syndrome[341]). Tuberculose intest. des ganglions mésentériques[116]. Ténesme[108]. Tympanisme[78]. Typhlite[96]. — **Foie**[103]. — **Péritoine**. Ascite[101]. Péritonites aiguës[258], tuberculeuses[258].

T. Alcalins[6]. Amers[6]. Antidiarrhéiques[6]. Antiseptiques[6]. Antiémétiques[6]. Carminatifs[6], Eupeptiques[7]. Lavages de gorge[93].[172], d'estomac[71], d'intestins[71]. Lavements, Laxatifs, Purgatifs, Toniques. Vermifuges[7]. Vomitifs[7].

(*a*) On a recommandé, par crainte d'apparition du coma diabétique, de ne pas chercher à *faire disparaître* le sucre, par ex. par opium, antipyrine, arsenic.

DIGESTIFS (TROUBLES) de la PREMIÈRE ENFANCE (0 à 2 ans), ou **GASTRO-ENTERITES** ou **TOXI-INFECTIONS GASTRO-INTESTINALES**. — Dans la 1re enfance, on ne peut séparer l'étude des troubles gastriques et des troubles intestinaux.

I. Gastro-entérites aiguës. — **Et.** Causes prédisp. : âge (1ers mois), naissance prématurée; hérédité (arthritisme, débilité congénitale, hérédo-syphilis); sevrage prématuré, poussée dentaire, refroidissements et surtout *chaleurs* de l'été, agglomérations, crèches, etc. Causes déterm. 1. **Infectieuses** surtout colibacille. 2. **Toxiques** : médicaments, antipyrine, quinine, etc. 3. **Alimentaires,** comprenant : 1° *Suralimentation* par : trop grand nombre de tétées (défaut de réglementation), trop grande abondance des tétées, lait de vache *pur* (excès de caséine); 2° *Altération du lait* : mère, par changement de régime, alcool, médicaments, règles, maladie infectieuse; vache, par altération due à eau impure, stérilisation *tardive* qui détruit les germes mais non les toxines, alimentation vicieuse (drèches, résidus de brasserie). — **S.** 1. App. digestif. Bouche : aphtes, ulcérations, muguet : vomissements peu importants. **Diarrhées** : 1° *Diarrhée muqueuse*, jaune ocre ou brun, avec glaires épaisses ; les mucosités abondantes indiquent l'atteinte du gros intestin ; 2° *D verte* (hypersécrétion biliaire), vert oseille ou épinard plus ou moins liquide, avec ou sans glaires (le calomel donne une couleur verte passagèrement) ; 3° *D aqueuse*, séreuse. Les selles sont ordinairement acides, sauf dans le choléra infantile ; se méfier des selles sans odeur et sans couleur. Abdomen : *tympanisme* dans forme fébrile, etc. : *rétraction* dans forme grave (choléra). 2. Foie : bile abondante (selles vertes) ; foie gros ; ictère rare. 3. App. respiratoire : surtout *congestion pulmonaire* ; toux coqueluchoïde fréquente avec diarrhée légère. 4. Rein : souvent albumine. 5. Système nerveux : convulsions, méningisme ; tétanie exceptionnelle. 6. Peau : pâleur anémique, érythème fessier et des régions voisines dû à diarrhée (c'est une rougeur parsemée de papules rougeâtres qui deviennent des ulcérations à fond rouge vif et saignant ; après la cicatrisation restent longtemps des taches rougeâtres cuivrées rappelant la syphilis : penser à l'origine) ; érythème diffus, purpura. 7. Symptômes généraux : fièvre ordinairement peu élevée : dans forme fébrile 39,5 à 40° : *amaigrissement* très rapide dans choléra à cause de la déshydratation ; dû plus tardivement à la grande difficulté de reprendre l'alimentation normale.

Formes cliniques des gastro-entérites aiguës.

1. **Dyspepsie gastro-intestinale** ou forme **légère, banale** : simple *indigestion* due à alimentation mal réglée ; vomissements de lait coagulé et acide ; diarrhée jaunâtre ou verdâtre, peu fétide avec grumeaux : coliques, ventre souple, insensible. Etat général bon, ni fièvre, ni perte de poids. Durée : 1 à quelques jours.

2. **Forme febrile, pyrétique** ou **typhique** : due aux toxines à doses faibles. Début assez brusque par fièvre à 39, 40° ; pouls 100 à 120 ; diarrhée fréquente, 6 à 10, fétide, verte ou panachée, très irritante, d'où érythème fessier[(e)] ; langue sèche, bord rouge, souvent muguet ; tympanisme, coliques, soif intense ; peau chaude ; albumine ; amaigrissement rapide. Durée : quelques jours.

3. **Forme algide, choléra infantile.** La plus grave ; due aux mêmes toxines, mais à dose plus forte ; se rencontre en été, surtout chez enfants au biberon ou sevré. Début brusque, ou après forme dyspeptique ou

forme fébrile ; diarrhée très *abondante*, 10 à 40 pj, aqueuse, *incolore*, *inodore* ; la *déshydratation* détermine l'amaigrissement immédiat, surtout de face et d'abdomen (rétraction), le dessèchement de la peau devenue blanche, exsangue, gardant les plis (sclérème), la dépression des fontanelles; température centrale normale, mais température périphérique abaissée jusqu'à 35° ou moins ; cyanose des extrémités, pouls filiforme, descendu à 60, 50 ; muguet, collapsus. Mort rapide, guérison rare. — *Choléra sec.* S généraux graves avec S locaux discrets : est exceptionnel.

P. 1. *Dyspepsie* : guérison rapide par Tt ; dangereuse seulement en été, car peut conduire aux formes suivantes. 2. Forme *fébrile, typhique* : guérison fréquente par Tt. 3. Forme *algide, choléra* : mort rapide (foudroyante ou après 2 à 3 jours) dans la moitié des cas au moins. Ces formes peuvent passer à l'état chronique jusqu'à athrepsie et mort. — **D** : Facile ; ne pas prendre pour f. typhoïde, méningite, broncho-pneumonie, coqueluche, maladies éruptives : aussi toujours examiner l'état de l'app. digestif dans tous les cas.

T. 1 *Préventif.* L'hygiène alimentaire est le meilleur moyen d'éviter les tr. gastro-intestinaux ; c'est aussi le 1er moyen à employer contre eux ; donc réglementer les tétées ou biberons comme nombre, intervalle, abondance; redoubler de prudence et diminuer l'alimentation pendant l'été ; propreté rigoureuse du biberon.

2. *Curatif.* **Hygiène alimentaire.** 1° *Nourrisson au sein :* enquête sur l'alimentation de l'enfant, examiner la nourrice au physique et au moral : retour des règles qu'elle cache, troubles dans son alimentation (alcool, mets fermentés, trop de viande, suralimentation) ; lui éviter toutes les émotions : pesées fréquentes, discussion devant elle de l'avenir de l'enfant (sevrage, etc). Les troubles sont dus quelquefois à 2 ou 3 tétées données la nuit pour apaiser les cris : remettre l'enfant à une seule tétée la nuit. La diarrhée peut tenir à ce que le lait de la nourrice n'est plus de qualité suffisante : on l'arrête souvent par un biberon de lait stérilisé. 2° *Nourrisson au biberon :* suralimentation, défaut de réglementation ; lait de mauvaise qualité ou donné pur prématurément. — L'alimentation normale, comme fréquence et abondance des repas, ne sera reprise qu'après le retour à la normale, c'est-à-dire après disparition des régurgitations, des vomissements et modification des selles ; donc avant tout : *hygiène alimentaire.*

Régime alimentaire à suivre *pendant* la maladie (1re période de diète hydrique [62] ; 2e pér. de transition, 3e période de réalimentation) v. [66].

Lavage de l'estomac [71] discuté, plutôt bon ; surtout quand persistance des vomissements, après diète hydrique prolongée ; il est de beaucoup préférable au vomitif; le faire avec 100 à 150 gr. d'eau alcaline. — *Lavage de l'intestin* (*entéroclyse*) [71] ; après diminution des phénomènes aigus et surtout quand selles fréquentes et fétides ; employer eau bouillie ou salée (7 p. 1.000) ou décoction de guimauve. — *Sérum artificiel* en injection [29] : très efficace surtout quand tendance à l'algidité ou perte aqueuse abondante ; ne jamais temporiser ; très bon adjuvant de la diète hydrique. Solution [Chlorure de sodium 7 gr. Eau distillée stérilisée 1 litre], faire 2 à 4 injections pj ; la caféine augmente son efficacité : 0,25 ctgr p. 100 de sérum. Quantité à chaque injection : varie avec le poids : 5 c. cubes par kilog., soit 15 c. cubes près de la naissance, 50 c. cubes à la fin de la 1re année. *Bains :* surtout bains chauds, 35 à 36°, de 5 à 10 minutes, 2 à 4 pj ; au sortir du bain, friction à l'alcool, puis enveloppement ouaté, bottes ouatées, boule chaude.

Médicaments : le moins possible dans formes aiguës. *Eau de chaux*[14] dans diarrhée abondante, liquide, sans changement marqué ; la donner à dose suffisante, 1 c. café par chaque repas. *Eau albumineuse :* idem mais peu d'avantages et facilement fermentescible ; 1 blanc d'œuf, le battre dans 1 verre à bordeaux d'eau ordinaire avec sucre et fleur d'oranger, chez enfant de quelques mois. *Eau de riz :* décoction dans eau sucrée : à partir de 4 à 5 mois ; bon surtout à 1 ou 2 ans. *Bismuth. Sous-nitrate*[12] : id. ; 0,25 ctgr. dans les 6 1ers mois, 0,50 ctgr. dans les 6 derniers ; le donner dans la plus petite quantité possible d'eau ou de lait ; il est bon, mais n'agit que quand il est pris en dehors de toute alimentation, car il n'a d'action que comme poudre absorbante ; ou *Dermatol*[13], mêmes doses. *Lavement d'amidon* : 60 gr. d'eau chaude et 1 pincée d'amidon cuit, de façon à ne pas être trop épais. **Alcalins** *:* avec diarrhée acide, verte, avec tr. gastriques, renvois ; donner bicarbonate de soude, ou eau de Vichy ou de Vals, 5 à 6 c. café, 1 à la fois, de préférence en dehors des repas, quelques minutes avant. **Vomitifs** : mêmes indications que le lavage d'estomac qui pourrait leur être préféré. — **Purgatifs** : indiqués dans constipation, diarrhée légère, selles putrides, glaireuses ; une diarrhée abondante est une contre-indication. *Sulfate de soude* [30] : surtout dans colite, dans diarrhée légère glaireuse sans altération de l'état général ; fondre 1 gr. de sulfate de soude dans une c. café d'eau. *Huile de ricin*[28] : mêmes indications que le sulfate de soude ; 2 à 5 gr. *Hydrate de magnésie*[21] : mêmes indications. *Calomel*[14] : est purgatif et désinfectant de l'intestin ; il agit très lentement, après 3 à 4 heures ; pour avoir une action plus rapide, donner systématiquement un lavement d'eau bouillie tiède, ou lui adjoindre la scammonée[14]. *Manière de donner le calomel* (v. [14]) 1. Dose *purgative* ou massive, donnée en 1 fois quand diarrhée peu abondante, fétide, avec tympanisme, fièvre. 2. Dose *fractionnée, filée* ou *rétractée,* non purgative, quand diarrhée aqueuse, abondante, ventre mou, tendance à l'algidité, résistance à la diète hydrique ; par ex. : 0,05 ctgr. par paquets de 0,01 ctgr. toutes les heures ; prévenir que le calomel donne lui-même une diarrhée légère et verdâtre ; ne renouveler l'emploi du calomel qu'à quelques jours de distance. — *Gélatine :* en solution stérilisée au 10me à la dose de 10 gr. pj ou en gelée que l'on fait fondre au bain-marie pour l'ajouter au biberon de lait tiède (1 gr.

par biberon) ; pour Weill, sauf dans le choléra infantile, la diarrhée même aiguë cède en 1 ou 4 jours.

Désinfectants. 1. *Solubles*. *Acide lactique*[20] est utile surtout dans les G E aiguës ; très indiqué *pendant* la diète hydrique ; très bon aussi *après* la diète hydrique, si l'amélioration tarde ; soit en nature, soit surtout sous forme de culture ou d'aliments fermentés ; dose : autant de grammes pj que l'enfant a d'années, dans une solution à 10 ou 20 p. 100 ; pas toxique (on a fait prendre de 15 à 20 gr. pj à des nourrissons, sans accident) ; il est bien toléré pourvu que la solution soit sucrée et prise à dose filée, elle peut être glacée ; laver ensuite la bouche pour éviter l'acidité favorable au muguet ; on peut le continuer plusieurs jours : il vaudrait mieux ne l'employer qu'un jour, puis essayer de reprendre l'alimentation.

Acide lactique : de 0,50 ctgr, (6 1ers mois) à 1 gr. (6 derniers).
Sirop de sucre . . . . 50 gr.
Essence de citron. . . . . 1 goutte.

1 c. café immédiatement après chaque biberon d'eau, d'où 35 gr. environ pj. Il est inutile de commander à la fois plus de 50 gr. de sirop, car il fermenterait.

Acide lactique pur . . . . 2 gr.
Sirop d'orange, ou de limon ou de coing . . . . 40 —
Eau distillée . . . . 160 —

Une c. café toutes les h. dans l'intervalle des repas.

Cultures lactiques[18], *Aliments fermentés* : sont indiqués surtout lors du *retour* à l'alimentation, contrairement à l'acide lactique. *Acide chlorhydrique*[15] très faible (1 gr. ou 1 gr. 50 p. 1.000) peut être substitué avec avantage à l'acide lactique ; donner 1/2 c. café de la solution par tétée avec ou sans quelques gouttes de sirop d'orange ou de limon. — 2. *Désinfectants insolubles* : action lente, utiles seulement dans les formes subaiguës ou chroniques. *Bismuth Salicyclate*[13], 0,25 ctgr. dans les 6 1ers mois, 0,50 ctgr. dans les 6 derniers. *Benzonaphtol* pur ou associé[13] au Bismuth ; 0,20 ctgr. à 0,50 ctgr. à doses fractionnées, réussit admirablement dans les G E modérées.

Astringents : mêmes indications que les désinfectants insolubles. *Tanin*[31] : ne peut être donné chez l'enfant qu'en combinaisons insipides : *Tanigène*[31] 0,20 ctgr., 2 à 4 fois pj de 6 mois à 1 an ; 1 gr. à 1 gr. 50 pj de 16 mois jusqu'à 5 ans ; par paquets de 0,25 ctgr., à faire prendre dans 1 cuillerée de lait ou d'eau sucrée ; *Tanalbine*[31] par paquets de 0,25 ctgr. 2 à 4 fois pj selon âge, c'est-à-dire 0,50 ctgr. à 1 ou 2 gr. dans une c. café de sirop simple, car la poudre est trop légère pour se mêler au lait.

Opium[24] : à rejeter absolument pendant la période aiguë, car pourrait entraîner la mort ; peut être utile dans la diarrhée chronique non fébrile. Pas avant 10 mois. Laudanum* I goutte, dans potion de 100 gr., à donner par c. café espacées ; 5 c. café = 1/4 goutte. Elixir parégorique[24].

Indications particulières. *Coliques* : cataplasme chaud de farine de lin large et mince pour ne pas peser; le remplacer toutes les 2 heures; ou compresses humides chaudes, ou laudanum. *Faux besoins :* lavement d'eau à 48-50° ; bon résultat. *Vomissements :* diète hydrique glacée, très petites doses repétées, glace pilée, potion de Rivière ; citrate de soude à 1 p. 100 : 1 c. café au début de la tétée ou même dose d'eau minérale bicarbonatée (Vals, Vichy) ; parfois une forte dose de bicarbonate de soude (1 à 2 gr.) réussit bien ; eau chloroformée : quelques c. café ; le lavage de l'estomac est utile. *Agitation. insomnie :* le meilleur est la réglementation des tétées ; eau de fleur d'oranger[25]. *Adynamie,* tendance au collapsus : *alcool* très utile en frictions ; à l'intérieur, 10 à 20 gr. de cognac ou rhum, dans un verre d'eau sucrée ; inj. s.-c. d'éther, 1/2 c. cube (craindre léger sphacèle) ; de caféine[14], préférable, mais très excitante ; d'h. camphrée[15], peu douloureuse ; et surtout de sérum[29], qui tendent à remplacer les précédentes.

Indications générales du T suivant les formes cliniques. Le *régime alimentaire* représente le point le plus important du T[t] (p. [52]) ; rappelons qu'on le divisera en 3 périodes : 1. pér. de diète hydrique[62], de durée variable, très efficace avec suppression de thérapeutique médicamenteuse : de 12 h. au moins à 48 au plus ; 2. pér. de transition, par laquelle il est toujours bon de passer en la prolongeant plus ou moins suivant les indications : donner ici simples décoctions végétales [63] (riz, orge, eau panée), ou bouillon de légumes pendant 4 à 6 j. au plus ; 3. pér. de réalimentation dont les règles peuvent se résumer ainsi : « Pas trop tôt, pas trop vite ». La reprise de l'alimentation, commencée seulement 3 ou 4 j. après la chute de la température, sera donc progressive et lente ; on reviendra à l'alimentation normale en 8 à 15 j., on emploiera les laits naturels, les laits corrigés [58], en particulier les peptonisés, les laits fermentés[64] (babeurre, kéfir, lait caillé, fromage blanc), enfin les bouillies maltosées[64]. — Quant aux *médicaments,* dans les formes aiguës le mieux est *le moins possible.*

Pour fixer les idées, nous allons donner un abrégé de la *marche à suivre* dans les 3 formes étudiées plus haut. 1. *Formes aiguës légères :* diète hydrique, qu'on cessera dès l'amélioration des selles : durée 12 à 24 h. au maximum ; en même temps un purgatif et quelques lavages d'intestin. 2. *F. fébriles :* diète hydrique pendant 2 ou 3 jours et acide lactique, purgatif, lavages de l'intestin et de l'estomac ; soutenir l'état général. 3. *F. algides* (*Choléra infantile*) : même T[t], soutenir surtout l'état général : inj. de sérum caféiné, bains chauds, etc. Utilité de l'isolement du malade, et de la désinfection des déjections.

En résumé, le T[t] comporte surtout : diète hydrique, injections de sérum, bains chauds ; il est donc si simple qu'il n'exige comme le dit Lyon, qu'une baignoire, une seringue, du sel, de l'eau. Ne pas oublier qu'on ne doit pas laisser l'enfant une seconde et qu'il faut l'exciter, le stimuler à tout instant ; employer tous les moyens à la fois. — *Rechutes :* remettre immédiatement l'enfant à la diète hydrique, au calomel à très faible dose ou à la limonade lactique glacée.

II. Gastro-entérites chroniques de la 1re enfance, ou **Diarrhées chroniques** ou **Dyspepsie gastro-intestinale chronique**. — **Et.** Soit primitive, soit après forme aiguë. Cause déterm. : défaut de réglementation, avec en général excès dans l'allaitement, ou chez l'enfant sevré, dans l'alimentation ; sevrage prématuré. — **S.** Vomissements, et non régurgitations immédiates avec grumeaux de lait caillé ; diarrhée, 4 à 6 selles jaunâtres avec ou sans grumeaux de lait ; inappétence, coliques, faux besoins (ceux-ci sont cause fréquente de chute du rectum) ; abdomen volumineux, mou, étalé : *ventre de batracien*, parois flasques, d'où éventration médiane (par écartement des deux droits) ; hernies fréquentes, etc. ; soif constante, boulimie, haleine fétide ; aphtes ; quelquefois œdème des membres spontané ou consécutif à boissons salées, sérum artificiel[241], pas de fièvre. — **P.** L'enfant marche à l'athrepsie s'il a moins de 3 mois, au rachitisme s'il est plus âgé, à moins de complications souvent mortelles, surtout la broncho-pneumonie.

T : 1. *Nourrisson.* — Diminuer l'alimentation (tétée ou biberon) *au-dessous* de la normale, de façon à mettre l'enfant en *diète relative ;* puis régler les repas ; enfin revenir peu à peu à l'alimentation normale, calculée non d'après l'âge, mais d'après le *poids* de l'enfant ; la diminuer à nouveau au moindre indice de digestion imparfaite. Pour un enfant au biberon, une nourrice sera le meilleur des médecins. Les *alcalins* avant les tétées (eaux de Vichy, Vals, chaux) ou la limonade chlorhydrique après les tétées, 1 à 2 c. café, seront de bons adjuvants ; les lavages de l'estomac et de l'intestin pourront être indiqués. — Si l'allaitement au sein est impossible, le remplacer par lait d'ânesse, kéfir[64], babeurre[64], lait caillé, lait de vache à la gélatine, bouillies féculentes maltosées, sucs gastriques. La *viande crue* pourra être essayée momentanément, surtout chez les enfants de plus d'un an : 10 gr. le 1er jour, 20 gr. le 2e jusqu'à 60 à 100 gr. ; la cesser si les selles deviennent trop fétides. — *Médicaments.* Bismuth[12], benzonaphtol contre la diarrhée persistante ; h. de ricin[28], magnésie[21], utiles à employer de temps en temps. — *Tt général :* habituel. — **2.** *Enfant sevré :* il sera indiqué de revenir à l'alimentation lactée exclusive et même de redonner une nourrice ; on pourrait aussi mettre l'enfant uniquement au régime féculent ; lavements de guimauve ou d'amidon ; un purgatif de temps en temps.

Lientérie. Alimentation chaude, repos horizontal après repas, applications chaudes sur l'abdomen ; le laudanum[24] pris avant le repas à la dose de l'âge donne souvent de bons résultats.

Dyspepsie. On peut donner ce nom à la 1re phase de la dyspepsie gastro-intestinale chronique. 1° *Dyspepsie des nourrissons.* Lait de mauvaise qualité, en trop grande quantité, quelquefois impur. **S.** Régurgitations fréquentes, tympanisme, mauvais sommeil ; dans les selles, grumeaux blancs de lait non digéré. P. Cède rapidement au T[t], sinon aboutit à la gastro-entérite chronique. — T[t] par l'hygiène alimentaire (V. Alimentation dans G E chronique). — 2° *Dyspepsie du sevrage* : due à sevrage prématuré ou à sevrage trop brusque : v. id.

III. Constipation de la 1re enfance. V. ce mot[120].

DIGESTIFS (TROUBLES) de la **SECONDE ENFANCE**. — La localisation en est plus précise que chez les nourrissons. Aussi peut-on les diviser en troubles gastriques et troubles intestinaux.

I. Troubles gastriques. A. Aigus.

1. **Indigestion.** — **Et.** Fréquente, mais surtout chez sujet ayant déjà souffert de l'estomac dans la 1re enfance ; cause ordinaire : écart de régime. — **S.** Locaux : 2 à 4 heures après le repas, l'enfant est pris de nausées, vomissements, hoquet, angoisse, coliques et souvent diarrhée fétide. Généraux : souvent fièvre passagère ; troubles nerveux, convulsions, délire, cauchemars, somnolence ; quelquefois même état syncopal. — **D.** Le début brusque, en pleine santé, quelques heures après le repas, est en faveur de l'indigestion ; mais beaucoup de *maladies aiguës fébriles*, débutent brutalement par S d'indigestion et vomissements, à tel point que ces derniers semblent remplacer le frisson : pneumonie, variole, scarlatine, érysipèle, fièvre intermittente, grippe. D[ic] avec f. typhoïde ou méningite, si l'indigestion se continue par embarras gastrique ; avec maladies cérébrales si troubles nerveux marqués ; songer aussi à appendicite.

T. Evacuer l'estomac et l'intestin comme dans l'empoisonnement. Vomitif : ipéca[20] (ou quelquefois simplement eau chaude, thé léger) ; purgatif, si coliques : h. de ricin ; on peut les réunir en éméto-cathartique[20] : Ipéca et Scammonée : ãã 0,25 à 0,50 ctgr. Le lavage de l'estomac, renouvelé jusqu'à ce que l'eau soit rejetée claire, peut être utile. Frictions douces sur abdomen avec h. de camomille ; linges chauds ; cataplasmes, boules chaudes ; bottes d'ouate ; thé au rhum, infusion de tilleul ou de camomille, par ex. :

	Fleurs de tilleul	ãã 2 gr.
	Feuilles d'oranger	
	Eau bouillante	150 gr.
passer et ajouter :	Sirop d'anis	30 —

à prendre tiède, par gorgées en 3 ou 4 fois (Comby)

Diète pendant 1 ou 2 jours, ensuite surveiller l'alimentation et surtout la boisson (1/2 litre seulement par jour en moyenne).

2. **Embarras gastrique.** — **Et.** Secondaire ou primitif : dû souvent à écarts alimentaires. — **S.** Anorexie ; état saburral de la langue qui est *large, étalée* ; haleine fétide, constipation plus souvent que diarrhée ; fièvre modérée ou forte, mais avec rémission matinale marquée ; épigastre sensible à la pression ; troubles nerveux souvent marqués, comme dans indigestion. — **D.** Quelquefois difficile, surtout avec f. typhoïde (notion d'épidémie, séro-réaction), grippe à forme gastrique, dengue, méningite tuberculeuse, typhobacillose ; enfin appendicite chronique simulant l'*embarras gastrique à répétition*, avec vomissements, et révélée par l'examen de la fosse iliaque.

T. Repos au lit, diète hydrique ; tisanes ; grogs légers[1] (v. Indigestion); vomitif : ipéca, 0,50 ctgr. à 1 gr. le matin à jeun; 1 ou 2 jours après, donner h. de ricin, 10 à 15 gr. ou 1 verre d'une eau purgative; si l'embarras gastrique persiste : calomel[14] 0,05 ctgr. paâ. Si vomissements incessants : potion de Rivière, glace, champagne, citrate de soude[30]; le lavage d'estomac[71] peut être utile ainsi que le lavage d'intestin [71], plus facile : v. Vomissements [342]. Reprise de l'alimentation : *lentement*; les régimes de transition peuvent être indiqués avant la reprise du lait, coupé au début d'eau de Vichy, Vals, etc. A ce moment, les ferments lactiques[18] ont leur utilité (comprimés, bouillons de culture).

B. **Dyspepsie chronique** (**gastrite chronique**, catarrhale). — Se traduit par des tr. gastriques suivant 2 types : 1. **hypochlorhydrique** (*Atonie gastrique*, *Dyspepsie flatulente*); et 2. **hyperchlorhydrique**; tous les deux peuvent conduire à la *Dilatation d'estomac* ou *Gastrectasie* [193].
Et. Causes prédisp. et déterm. : Arthritisme, allaitement artificiel, maladies de l'app. digestif, maladies générales, surtout f. typhoïde, sevrage prématuré; surcharge alimentaire, surtout polydipsie; abus des médicaments; dents en mauvais état, mastication insuffisante (*Dyspepsie des collégiens*); surmenage physique et surtout intellectuel. V. aussi gastro-intestinaux (Troubles) [199].

S. Troubles gastriques. 1° Forme *hypochlorhydrique* : inappétence, langue pâteuse, repas suivi après 1/2 h. ou 1 heure d'un malaise épigastrique avec ballonnement de l'estomac, éructations insipides — 2° Forme *hyperchlorhydrique* : douleurs violentes à l'épigastre (*gastralgie*), tardives (3 ou 4 heures après le repas), vives, surtout quand l'estomac est vide, calmées par les aliments; appétit exagéré, polydipsie, langue rouge, constipation opiniâtre. Troubles digestifs : souvent latents ou cachés derrière des types variés : *anémique* : pâleur, amaigrissement, bouffissure; *nerveux* : céphalalgie, sommeil agité, insomnie, terreurs nocturnes, palpitations; *cutané* : urticaire, eczéma, éruptions prurigineuses, prurigo, strophulus. S P : insignifiants, ou S de *dilatation de l'estomac* : sonorité très étendue, de mamelon à ombilic; clapotage persistant [193]. V. Glycosurie [200].

P. Durée indéfinie si non traitée. — **C**ions : souvent épisodes aigus, indigestions, embarras gastrique, vomissements, diarrhée, ictère. — **D.** Difficile quand les troubles digestifs sont peu marqués et que dominent les signes trompeurs signalés : anémie, palpitations, céphalée (cette dernière considérée souvent comme relevant de la croissance), dermatoses, etc. V. Dilatation [193].

T. 1. *Préventif.* Sevrage tardif et gradué; plus tard, régler avec soin les repas, restreindre les boissons. Convalescence : surveiller l'alimentation à ce moment, car l'appétit y est formidable (par ex. après la fièvre typhoïde); éviter les excès de boisson, donner des aliments nutritifs sous un petit volume : viande hachée en poudre, en jus, œufs, crèmes, purées. *Dyspepsie des Collégiens* : l'éviter en surveillant leur alimentation et leur manière de s'alimenter, en empêchant tout surmenage physique ou intellectuel. — **2.** *Curatif.* **Hygiène alimentaire** : repas espacés à heures régulières; 4 pj; deux légers : 8 h. m., 4 h. s., deux substantiels :

midi, 7 h. s. ; 3 repas seulement après 10 ans ; forcer l'enfant à *bien mâcher* ou mettre tout en purée ; ni aliments ni boisson entre les repas. Aliments à conseiller (seront très divisés) : potages épais, œufs, crèmes, poissons bouillis, viandes froides ou chaudes assez cuites ; volaille rôtie, cervelles, ris de veau ; purées de légumes secs (haricots, flageolets, pois, lentilles) ou de pommes de terre au lait, pâtes, jus de viande, fromage frais, fruits cuits en compotes ou gelées, pain grillé ou croûte, biscottes, gâteaux secs. Interdire : alcool, vinaigre, pain non grillé, viandes avancées, charcuterie, conserves, épices, graisse, friture, légumes crus, sucreries, pâtisseries. Boissons : pas en dehors des repas ; quantité selon âge : 100 à 300 gr. à chaque grand repas, 60 à 150 à chaque petit ; pas de vin, surtout rouge ; donner lait écrémé ou coupé (Alet, Evian, Vals), eau pure, bière légère ou extrait de malt ; infusions chaudes, camomille, tilleul, feuilles d'oranger, orge germé. Pas de travail après le repas, exercice modéré ou repos horizontal pendant la 1re heure de digestion. — *T général :* vie au grand air, campagne, mer ; pas ou peu de travail ; hydrothérapie très utile, bains salés ou sulfureux, douches tièdes ou froides ; frictions sèches ou alcooliques sur tout le corps, avec gant de crin.

Constipation : légumes verts très cuits (épinards, haricots verts, chicorée) ; fruits cuits (pruneaux, pommes) ; laxatifs[7], lavements, massage abominal. — *Diarrhée :* poudres absorbantes, astringents, purgatifs ; si nécessaire, *antiseptiques* à petites doses de temps en temps : bétol[28], benzonaphtol[12], salicylate de bismuth[13], peroxyde de magnésium[21]. — *Météorisme, éructations :* carminatifs[6] : badiane, camomille ; poudres de craie, de phosphate de chaux, de magnésie par ex. : [Bicarbonate de soude, Craie, préparée, Carbonate de magnésie ou Magnésie calcinée = aa, 0,25 ctgr.] pour 1 paquet 2 pj avant les repas. — *Atonie* : compresses mouillées froides ou très chaudes ; gentiane[18], quassia[27], teinture de Baumé, strychnine[23] ; massage, électrisation, inhalations d'oxygène. Lavage d'estomac peu employé.

Hypochlorhydrie : acide chlorhydrique[15], solution de 2 à 4 p. 1.000, 1/2 heure après les 2 principaux repas (voir HCl). Donner aussi amers[6], boissons chaudes, pepsine[23], opothérapie. *Hyperchlorhydrie :* alcalins[6] (bicarbonate[30], citrate de soude[30], magnésie[21], eau de chaux[14]), poudres inertes (craie[14], s.-n. de bismuth[12]) ; repos, compresses chaudes sur épigastre. *Gastralgie :* si nécessaire, opiacés[24], belladone[12] ; *eau chloroformée*[16] très utile : la couper à égalité d'eau de tilleul ou de camomille ; dose : 5 à 50 gr. pj selon âge ; régime lacté absolu pendant les crises, par petites doses toutes les 2 heures.

II. Troubles intestinaux. V. aussi **Gastro-intestinaux (Troubles)** [129].

Entéro-colite muco-membraneuse, colite, colopathie mucino-membraneuse (Legendre). **Entérite folliculaire** des Allemands. — **Et.**

2e enfance; surtout classe aisée, et à la ville : saison chaude. Causes prédisp. : hérédité arthritique et surtout *nerveuse*; dyspepsie chronique, constipation habituelle; alimentation azotée trop précoce : œufs et surtout viande. Fréquence relative des infections pharyngées précédant ou accompagnant la colite : angines érythémateuses et pultacées, adénoïdite, chez porteurs de végétations adénoïdes ou d'hypertrophie des amygdales. — **S.** Début insidieux par dyspepsie plus ou moins marquée, digestion pénible et lente; alternatives de diarrhée et de constipation opiniâtre; puis apparition au milieu ou en dehors des selles, de *glaires* semblables à du blanc d'œuf cuit ou cru, à des crachats mousseux, à des filaments de vermicelle; ou, moins fréquemment, de *lambeaux membraneux* blanchâtres (vulgairement *peaux*) ressemblant à des fragments de tænia; en même temps, gravier sablonneux dans les matières (lithiase intestinale); assez souvent sang sous forme de stries légères accompagnant surtout les fausses membranes; ventre souple et mou; douleur plus ou moins marquée prédominant sur certains points du côlon, aux *angles* (points sous-hépatique, sous-splénique), à l'S iliaque, au cæcum (point de Mac Burney); mêmes troubles nerveux que dans la dyspepsie chronique (vertiges, insomnies, palpitations, névralgies, céphalées, etc.). État général : pâleur, amaigrissement, pas de fièvre en dehors des poussées aiguës. — **C**ions digestives : angines, vomissements, appendicite assez fréquente après ou au cours d'une colite; nerveuses : névroses : neurasthénie fréquente, hystérie, chorée, épilepsie; chez jeune sujet, méningisme passager avec convulsions, contractures; éruptives, urticaire, eczéma, etc. De temps en temps *crises aiguës* avec symptômes gastro-intestinaux, coliques, matières striées de sang, ou même hémorragies, terminées par l'expulsion de paquets de glaires, fièvre. Durée quelques jours, mais amaigrissement rapide. — **D.** Surtout avec l'appendicite qui semble l'accompagner souvent. D de méningisme avec méningite tuberculeuse. — **P.** Sérieux : longue durée, danger d'infection, de troubles nerveux (V. Cions plus haut). Guérison souvent apparente, et réapparition de glaires et membranes sous influences diverses et peu importantes : écart de régime, coup de froid, émotions, contrariétés, surmenage.

T. 1. *Préventif.* Surveiller l'intestin (constipation), surtout quand existe hérédité neuro-arthritique; ne commencer que tard l'alimentation azotée. — 2. *Curatif.* 1° **Poussées aiguës.** Repos absolu au lit, cataplasmes, compresses humides chaudes fréquemment renouvelées; diète hydrique ou bouillon de légumes, puis retour prudent et progressif au régime indiqué ci-dessous en passant par reprise de l'alimentation (p. 66). *Diarrhée. Vomissements* : v. ces mots. *Faux besoins, ténesme* : très bien calmés par lavement d'eau chaude de 45 à 48°. 2° **État habituel.** Alimentation très surveillée, rien en dehors des repas, qui doivent être pris à la même heure; défendre viande, poisson, corps gras, beurre cuit, légumes verts même cuits, pain et même œufs; conseiller féculents, bouillons de légumes, farineux en purées, riz, semoule, pâtes alimentaires, biscottes, fruits cuits en compotes; le beurre frais est quelquefois bien toléré. Boissons : réduire leur quantité, ni liquides alcooliques (vin, bière, cidre), ni lait (car il provoque quelquefois une constipation opiniâtre) ; donner infusions chaudes, extrait de malt étendu d'eau. A mesure que l'état s'améliore on ajoutera peu à peu œufs, légumes verts très cuits. poulets, veau, mouton ; le tout très divisé.

Constipation : employer surtout les *grands lavages* de l'intestin, faits dans la position couchée, sous faible pression, 2 ou 3 fois par semaine (1/4 à 1 litre suivant âge) ; employer la décoction de guimauve préparée au moment de s'en servir, tiède ou chaude (40°) ; ajouter ou non 5 à 10 gr. de benzoate de soude ; l'eau amidonnée est aussi d'un bon usage ; pas d'eau boriquée. On réduira rapidement la quantité et le nombre des lavages jusqu'à les suspendre quand l'eau reviendra claire, sans glaire ni membrane ; on les suspendra aussi s'ils augmentent la douleur. *Médicaments :* peu, pas de purgatifs, mais des laxatifs doux dans l'intervalle des lavages : huile d'olive pendant 1 semaine (1 verre tous les soirs ou 2 à 4 cuillerées tous les jours), h. de ricin, 1 c. café le matin, cascara[15], magnésie[21], sulfate de soude[30] ou petits lavements d'huile d'olive, de mercuriale, suppositoires à la glycérine, à l'huile de ricin ; galvano-faradisation dans la constipation rebelle. Spasme intestinal, douleur : sont calmés par belladone[12] avec applications chaudes et humides sur le ventre. — Tr. dyspeptiques : alcalins[6], amers[6], ferments lactiques[18], ferments digestifs. — Tr. nerveux : douches tièdes, bains, valériane, etc.

Cures thermales très utiles : Châtelguyon (source Gubler), surtout quand constipation, troubles digestifs ; Plombières quand prédominance des tr. nerveux et des douleurs.

Constipation dans la *moyenne* (plus de 2 ans) et dans la *grande* enfance V. 130.

DIPHTÉRIE (διφθέρα, membrane). — **Et.** Age : ordinairement de 2 à 7 ans ; fréquente surtout dans agglomération et par temps froid et humide (de janvier à mars). Cause déterm. : bacille de Lœffler, très résistant, pouvant vivre des mois dans les fausses membranes desséchées. La *contagion* va de l'incubation, avant le moindre S jusqu'à la fin de la convalescence, au moins jusqu'au *40e jour* ; elle se fait surtout par les sécrétions du nez et de la gorge ainsi qu'indirectement par les objets (jouets) ; la bouche d'un enfant sain licencié pour D^ie peut contenir le bacille de Lœffler (D^ie *latente*) et il peut, quoique non malade, transmettre la D^ie autour de lui. Immunité courte, car récidives et rechutes fréquentes. D^ie *secondaire* fréquente, très grave après la rougeole. D^ie *aviaire* (poules, pigeons) considérée définitivement comme différente de la D^ie de l'homme et incapable de la transmettre.

Angine diphtérique. — Deux formes : bénigne, qui correspond à la D^ie pure ; maligne, due à la D^ie associée, le plus souvent au streptocoque.

S. 1. Forme commune ou *bénigne* ; début insidieux, abattement, pâleur, légère tuméfaction du visage. On constate que l'amygdale est recouverte d'une fausse membrane qui, blanche d'abord, devient blanc jaunâtre, grise ou foncée, s'étend sur le palais, encapuchonne la luette et se reproduit si on l'enlève ; ganglions sous-maxillaires pris ; peu de fièvre : 38°, albuminurie fréquente, légère. Durée : quelques jours.

2. Forme *maligne*. Les fausses membranes, rapidement épaissies, grisâtres, fétides, envahissent les fosses nasales (coryza et rejet de fausses membranes, *jetage*); engorgement ganglionnaire et péri-adénite sous-maxillaire, d'où masse œdémateuse : *cou proconsulaire*. Etat général grave; fièvre entre 39 et 40°; pouls en rapport. Albuminurie constante,

D. Avec angines blanches (V. 92). Les pseudo-D^ies sont exceptionnelles. On peut considérer toute angine pseudo-membraneuse comme diphtérique, par conséquent le signe pathognomonique de la D^ie, *c'est la fausse membrane* (ses caractères : 92).

C^ions. D^ie du nez, du naso-pharynx; D conjonctivale, croup, myocardite, hémorragies (surtout épistaxis), broncho-pneumonie (surtout à streptocoque) assez fréquente, albuminurie, érythème, arthropathie (V. ces mots). Paralysie diphtérique [231]. — P. La mortalité de 50 p. 100 a été abaissée par la sérothérapie à 10 ou 12 p. 100; quelquefois mort subite, surtout après complication [232].

Croup ou Laryngite diphtérique. — Surtout de 2 à 5 ans; est ordinairement lié à la D non toxique; succède presque toujours à angine (souvent inaperçue) : se montre fréquemment au cours de rougeole, scarlatine, etc. — **S**. Surtout S F : 1. période *dysphonique* : voix, toux et cris se voilent, s'assourdissent, s'éteignent jusqu'à aphonie complète; 2. pér. de *dyspnée*, continue par obstacle, bruyante avec cornage, *tirage* très marqué, sus-sternal, sus-claviculaire, épigastrique, et avec paroxysmes donnant accès de suffocation et dus à spasme de la glotte : 3. pér. d'*asphyxie* jusqu'à la mort. Autres S : gorge : souvent rien, quelquefois rejet de fausses membranes; fièvre à 38, 39°, pouls faible et rapide. — **D**. On peut (pratiquement) affirmer Croup diphtérique quand les troubles laryngés coïncident avec une angine pseudo-membraneuse. D avec laryngite spasmodique, striduleuse ou faux croup : (là, début brusque, nocturne, effrayant; toux rauque, éclatante, aboyante, voix normale; état général bon, sans fièvre). La laryngite habituelle de la rougeole rend le D^ic du croup difficile au cours de celle-ci. Spasme de la glotte, œdème du larynx. Abcès rétro-pharyngien, corps étranger du larynx, adénopathie trachéo-bronchique. — C^ions et **P** : id. à angine diphtérique.

T. 1. *Préventif*. Déclaration obligatoire; isolement scolaire : 40 j. depuis le début. Désinfection (ébullition des objets), blouse, cuvette avec antiseptique pour les mains, etc. A la fin de l'isolement : désinfection de la pièce, de la literie [156]; destruction de jouets du malade; bains savonneux. L'injection *préventive* de sérum préserve de la contagion pendant plusieurs semaines (10 à 25 j.), d'où injecter frères, camarades, rougeoleux à l'hôpital; dose préventive : au-dessous de 8 ans, 5 c. cubes; de 8 à 10 ans, 10 c. cubes.

2. **Sérothérapie antidiphtérique**. Est indiquée formellement toutes les fois qu'on soupçonne la D^ie, et le plus tôt possible; *jamais de contre-indication*, l'injection de sérum antidiphtérique étant inoffensive. Le sérum est mis dans des flacons de 10 à 20 c. cubes, portant la date de la préparation, qui ne doit pas remonter à plus d'un an; il vaut mieux n'employer que du sérum transparent, mais en cas d'urgence il faut se servir de sérum trouble plutôt que d'en attendre du frais. La seringue sera de 20 c. cubes

(comme celle de Roux) ou au moins de 10 c. cubes; l'aiguille de 4 ou 5 centm. de long; un tube en caoutchouc réunira la seringue à l'aiguille permettant d'injecter sans s'occuper des mouvements de l'enfant (une aiguille de seringue ordinaire suffirait si nécessaire). Mettre seringue desserrée, aiguille et tube dans eau froide ou tiède recouvrant le tout, faire alors bouillir pendant 5 minutes; vérifier aiguilles, piston; laisser refroidir la seringue avant d'y mettre le sérum que la chaleur coagulerait. Siège de l'injection : au flanc, au-dessous des fausses côtes où le tissu cellulaire sous-cutané est très lâche; quelquefois à la face antéro-externe de la cuisse. Nettoyage (savon, alcool, sublimé) ; remplir la seringue essayée, refroidie et resserrée. On peut d'abord introduire l'aiguille, puis adapter le tube plein de sérum, on peut aussi prendre la seringue toute montée en tenant l'aiguille par sa base entre le pouce et l'index droits, tandis que la main gauche fait un pli à la peau du flanc, enfoncer l'aiguille pleine de sérum à la base de ce pli horizontalement, pour pénétrer dans le *tissu cellulaire sous-cutané ;* alors injecter lentement et, si nécessaire, laisser l'aiguille en place pour remplir de nouveau la seringue ; enfin retirer vivement l'aiguille, recouvrir de coton hydrophile maintenu par un bandage, inutile de malaxer la peau. Pour éviter la coagulation du sérum dans la seringue et l'aiguille, laver de suite celles-ci avec l'eau de la stérilisation. — *Dose :* d'emblée assez forte : à moins de 1 an : 10 c. cubes; de 1 à 2 ans : 10 à 15 c. cubes ; à plus de 2 ans : 20 c. cubes. 2e et 3e jour : la moitié. Il suffit ordinairement de 2 ou 3 injections ; la 1re même suffit souvent, aussi attendre 24 h. avant de la répéter, mais il ne faut pas craindre de dépasser les doses moyennes en cas de Die grave. Renouveler les injections si persistance de la fièvre, si tendance des fausses membranes à s'étendre, si apparition des symptômes toxiques et surtout si coexistence de croup.

Effets du sérum. Les fausses membranes deviennent blanchâtres, se détachent et tombent au bout de 2 ou 3 jours, elles sont surtout expulsées après un lavage ; l'état général devient meilleur, en même temps que la fièvre tombe rapidement. Dans le croup l'amélioration est plus lente et les fausses membranes laryngées sont expulsées vers le 2e ou 3e jour. — *Accidents du sérum* (ils semblent plus fréquents chez les tuberculeux). Réaction fébrile dès le 1er jour; exanthème précoce du 4e au 6e jour, surtout urticaire avec prurit. Accidents proprement dits : se montrent 10 à 15 jours après l'injection, avec fièvre, courbatures, vomissements; ce sont des *éruptions* fugaces et mobiles, près des articulations, très variables, rappelant celles de la scarlatine, de la rougeole, les érythèmes papuleux, polymorphe, ortié ; arthralgies assez douloureuses ; albuminurie rare et passagère. On peut diminuer et prévenir les accidents du sérum en donnant : Chlorure de calcium, 1 à 3 gr. Accidents locaux, tels qu'œdème et rougeur à la piqûre : compresses d'eau bouillie chaude avec imperméable. — Remarque : le sérum n'aggrave pas l'albuminurie ancienne, il semble diminuer l'albuminurie de la D[ie], et il améliore certainement les paralysies.

3. T[t] *local. Grands lavages* de la gorge dans tous les cas ; ils entraînent les fausses membranes et assurent l'antisepsie de la gorge ; le jet doit être assez fort pour empêcher la déglutition du liquide par la contraction du pharynx ; quantité : 2 litres ; température chaude, ce qui calme la douleur ; nature du liquide peu importante puisque le lavage a surtout un rôle mécanique : soit eau bouillie simple, soit à 2 litres d'eau bouillie simple, ajouter : eau oxygénée à 12 volumes, 4 c. soupe (c'est le meilleur lavage) ; acide salicylique 2 gr. ; chloral 10 gr. ; liqueur de Labarraque 4 c. soupe (environ 50 p. 1.000) ; permanganate de potasse 2 gr. (1 p. 1.000) ; eau boriquée à saturation. Pas de solutions toxiques (acide phénique, sublimé) dans les cas traités par le sérum. Nombre : 1 lavage toutes les 3 h. tant qu'il y a de la fièvre ; respecter cependant le sommeil ; plus tard, matin et soir, enfin chaque matin tant que persiste adénopathie. Méthode : v. p. 92. — *Inhalations :* on peut employer ensemble ou séparément les teintures d'eucalyptus, de benjoin, de menthol, thymol, etc. : v. Benjoin[12]. — *Vaporisations :* aussi utiles dans le croup que les lavages dans l'angine, surtout par l'action de la vapeur d'eau à laquelle on peut ajouter teinture de benjoin (1 ou 2 c. café par bassin), feuilles d'eucalyptus, etc. — *Topiques* : abandonnés ; on peut toucher les ulcérations des amygdales avec eau oxygénée ou même jus de citron. *Pastilles* de sérum antidiphtérique de Martin : heureuse influence locale ; elles paraissent diminuer le danger de paralysie du voile. — Antisepsie du nez : h. mentholée ou résorcinée à 1 ou 2 p. 100. Ganglions cervicaux douloureux : mettre compresses chaudes et un imperméable.

4. T[t] *général.* Hygiène ; alimentation suffisante : lait, œufs, alcool, café, kola ; dès la défervescence, crèmes, chocolat, bouillon, jus de viande, viande crue, cervelle.

5. *Médicaments :* le moins possible ; jamais de teinture d'iode ni de vésicatoire, car les surfaces dénudées favorisent les infections diphtérique ou secondaires ; Netter emploie systématiquement le *collargol*[11] dans la D[ie] comme T[t] préventif et curatif des infections *secondaires,* en friction ou en ingestion ; il semble efficace contre otite, adénite suppurée et suppurations diverses.

6. *Convalescence.* Surveiller l'enfant longtemps ; prolonger plusieurs semaines les lavages de gorge ; séjour au grand air ; montagne ou mer ; l'enfant lymphatique bénéficiera des bains chlorurés sodiques (Salins, Salies de-Béarn, la Bourboule) ; si albuminurie persistante : lit, régime lacté, etc.

Croup. — *Spasme.* Produire une atmosphère chaude et humide, en mettant sur une lampe une casserole d'eau contenant eucalyptus ou teinture de benjoin, ou menthol (v. Fumigations[7]), etc.; bains chauds et courts ; enveloppement froid du thorax qui agit efficacement sur les crises spasmodiques même semblant nécessiter le tubage ; le renouveler toutes les 10 minutes, puis espacer. Le bromure[13] et l'antipyrine[10] sont à recommander. Marfan conseille une potion unissant codéine, NaBr et pyramidon[26].

Indications du tubage et de la **trachéotomie**. — On doit intervenir lorsque le tirage est intense et *permanent depuis 1 heure* (pour fixer les idées), dans l'asphyxie, même en cas de mort apparente.

Tubage[316]. Avantages : rapidité, pas de sang, pas de cicatrice, pas de fautes graves pouvant compromettre la vie, peu de soins consécutifs ; facile à répéter, pas de suites opératoires immédiates (broncho-pneumonie) ou éloignée (tuberculose) ; de plus le tubage n'est pas la dernière chance, car il peut être suivi de la trachéotomie ; il permet enfin une intervention active (bain, etc.). — Inconvénients. Légers : alimentation difficile, aphonie, ulcérations du larynx. Graves : rejet ou obstruction, rares du reste, surtout avec les tubes à anneaux ; la mort est beaucoup moins fréquente par ces causes que par une trachéotomie manquée. — Indications particulières : *toujours à préférer à l'hôpital* ; son emploi peut se discuter en ville où le détubage et le retubage ne peuvent pas être assurés immédiatement, à moins d'un médecin de garde ; on peut cependant tuber dans les conditions suivantes : rester 1 heure après tubage ou détubage, faire 3 visites en 24 h., s'arranger pour venir dans l'heure qui suivra le rejet du tube (l'enfant peut toujours attendre 1 heure). Le tubage est à préférer quand il existe une broncho-pneumonie.

Trachéotomie[312]. Indication : quand tubage manqué et menace de syncope, quand obstruction du tube brusque et récidivante, quand impossibilité de venir plusieurs fois de suite ; enfin elle est indiquée d'emblée dans le croup au cours de la rougeole.

Suites lointaines, inconnues pour tubage. Pour trachéotomie : l'enfant ayant subi la trachéotomie est un candidat à la tuberculose ; peu atteignent 20 ans ; on en voit très peu dans les conseils de révision.

DOULEUR en général. — **T** du syndrome **Douleur**, en dehors des indications causales. 1. Moyens **externes** : teinture d'iode fraîche, avec chloroforme, sinapismes, ventouses, pointes de feu, vésicatoires. Liniments (baume tranquille, chloroforme, laudanum unis ou séparés) en onctions ou frictions (*a*). Salicylate de méthyle en applications, chlorure de méthyle en stypage. Enveloppements humides de la région avec serviette-éponge imbibée d'eau chaude

(*a*) *Liniments calmants.*

Huile d'amandes douces	40 gr.	Extrait de belladone	4 gr.
Chloroforme	4 —	Huile d'olive, ou Vaseline, ou Onguent napolitain	30 —
(Laudanum	2 —)		
Chloroforme	10 gr.		
Baume tranquille	90 —		

ou froide recouverte d'imperméable : renouvelés toutes les 2 heures. Grands bains tièdes, électrisation galvanique ou statique, massage. — 2. **Médicaments analgésiques** : aconit[9], quinine[27], aspirine[12], antipyrine[10] (surveiller rein et quantité d'urine émise dans les 24 heures, éruption cutanée), belladone[12], phénacétine, pyramidon[26], salicylate de soude[28] et surtout opium[24]; le meilleur des agents contre la douleur (extrait thébaïque, laudanum, morphine, codéine, héroïne).

DYSENTERIE (δυς, mal ; ἔντερον, intestin), *colite ulcéreuse, hémorragique*. — La D *amibienne* existe seulement dans les pays chauds où elle est endémique ; dans les pays tempérés on trouve la D *bacillaire* (Bacille de Shiga), épidémique, contagieuse directement et par les selles.

La **Colite dysentériforme** s'en rapproche beaucoup ; elle est due à l'hypervirulence passagère des microbes habituels du gros intestin. Causes prédisp. : âge, surtout 2 à 5 ans ; temps chaud et humide, abus de fruits verts, eau glacée ou de mauvaise qualité, troubles digestifs.

S. 1. *Forme légère* : selles liquides, fréquentes, peu abondantes, contenant des *glaires* blanchâtres, opalines, puis des masses membraneuses sanguinolentes ; chaque selle est précédée de coliques, épreintes, ténesme. Etat général assez bon, fièvre le soir 38°5, anorexie, soif, agitation. Amélioration annoncée par *retour de la coloration bilieuse* des selles, jusque-là grises ou verdâtres. — 2. *Forme grave* : selles très fréquentes, 2 à 4 par heure, avec débris membraneux, pus ; vomissements, fièvre élevée. Etat général rapidement altéré, refroidissement et mort dans hypothermie au bout d'une semaine. Quelquefois guérison. Les 2 formes laissent une grande susceptibilité de l'intestin et même des troubles de colite chronique. — **P** : très sérieux dans forme grave, rechute fréquente. — **D.** L'absence de bile, la présence de sang et le nombre extrême des selles la séparent des colites aiguës, glaireuses, muco-membraneuses ; penser aussi à invagination intestinale.

T. 1. *Préventif* : hygiène, alimentation sévère pendant les temps chauds ; éviter la contagion comme pour les typhiques. — 2. *Curatif*. Commencer par purgatif : h. de ricin ou mieux calomel (dose en 1 fois) ; ensuite l'*ipéca spécifique* suivant la méthode brésilienne, c'est-à-dire soumis à une décoction prolongée pour lui faire perdre ses propriétés émétiques.

Ipéca en potion.

Ipéca concassé	4 gr.
Eau	250 —

faire bouillir à petit feu pour réduire à 125 gr. 1 c. café par 2 heures : interrompre si nausées, pour reprendre ensuite. — En *lavement*, si non toléré par la bouche : 5 à 10 gr. d'ipéca concassé bouilli dans 60 à 150 gr. d'eau : faire garder.

On a essayé avec succès l'*eau oxygénée* en lavements : 1 c. à soupe pour 100 gr. ou par exemple la formule de Roger :

Eau oxygénée	50 à 100 grammes.
Chlorure de sodium	5 —
Phosphate de soude	3 —
Bicarbonate de soude	0,50
Eau bouillie	q. s. pour un litre.

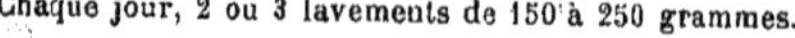

Chaque jour, 2 ou 3 lavements de 150 à 250 grammes.

Sérothérapie : à ajouter à ce traitement dans forme bacillaire ; sérum antidysentérique de l'Institut Pasteur : mêmes doses et mode que le sérum antidiphtérique ; en inj. s.-c. (*a*). Très bons résultats. Peut être employé à titre préventif chez enfant en contact avec un dysentérique (5 à 10 c. cubes) ce qui donne une immunité d'une dizaine de jours.

Alimentation dans la période aiguë : diète hydrique, eau albumineuse, bouillon de légumes ; décoction de riz ; peuvent être glacés et légèrement alcoolisés. Retour prudent à l'alimentation normale. — 3. *Symptomatique*. Coliques, épreintes, ténesme : lavements fréquents d'eau à 45 ou 50° ; lavements d'amidon avec laudanum à plus de 1 an ; applications chaudes ou glacées sur le ventre, cataplasmes laudanisés. *Hémorragie intestinale* abondante : lavements au nitrate d'argent 0,50 à 1 p. 1.000, excellents.

DYSPNÉES (δυς, mal ; πνεῖν, respirer : difficulté de respirer.) — 1. *Polypnée* : accélération des mouvements respiratoires ; elle existe quand ceux-ci dépassent environ 40 chez le nouveau-né, 30 jusqu'à 2 ou 3 ans, 24 ensuite. Causes : maladies aiguës du poumon (surtout broncho-pneumonie), de la plèvre ; fièvre : la dyspnée fébrile au cours d'un état aigu, indique souvent une complication. — 2. *Orthopnée* : Dyspnée avec angoisse forçant à s'asseoir. Causes : obstacles dans les voies aériennes supérieures ou quand début brusque de la gêne respiratoire : asthme et pseudo-asthmes, bronchite capillaire, granulie, œdème aigu du poumon. — 3. *D expiratrice* : gêne à l'expiration. Causes : asthme, emphysème, pseudo-asthmes ou dyspnée asthmatiforme, ou asthme symptomatique. — 4. *D inspiratrice* : gêne à l'inspiration ; s'accompagne d'orthopnée et souvent de cornage et de tirage. Causes : *respiration expiratrice* (mode renversé) de la broncho-pneumonie des enfants. D d'origine nerveuse : paralysie surtout diphtérique ou spasme de la glotte, hystérie, tétanie et tétanos, adénopathie trachéo-bronchique. D d'origine mécanique : corps étrangers, abcès rétro-pharyngien, croup, œdème de la glotte, hypertrophie des amygdales, du thymus. Dans ces cas de D expiratrices ou inspiratrices, la respiration est ralentie (*bradypnée*) tandis que le tirage de la broncho-pneumonie est associé à la polypnée. — 5. *D d'effort* : anémie, chlorose, cardiopathie, brightisme. *D de la puberté* par surmenage, excès (coït, tabac). D *continue*, asystolie ou urémie. — 6. *Apnée* : suspension complète de la respiration : Début de spasme de la glotte, de crise d'épilepsie ; intoxications aiguës : opium, chloroforme. — 7. *Respiration de Cheynes-Stokes*. Causes : méningites de la base (tuberculose), tubercules du cervelet, hémorrhagie cérébrale ou méningée ; urémie chronique et aiguë.

ECTHYMA (ἐχθύειν, faire éruption). — Pyodermite (due au streptocoque) se rencontrant chez enfant cachectique et presque toujours *secondaire* aux autres manifestations cutanées qui lui servent de porte

(*a*) 1er jour : 10 *c. cubes* ; 2e jour idem si selles restent très fréquentes ; dans formes graves 20 à 30 *c. cubes* ; si rechute après le 10e jour, nouvelle dose de 10 *c. cubes*. Le chlorure de calcium par la bouche (1 à 3 gr.), donné dès la 1re piqûre, prévient ou diminue les accidents sériques.

d'entrée : eczéma, gale, impétigo, phtiriase, aff. prurigineuses, urticaire. Contagieuse et réinoculable indéfiniment par pus et transport avec le doigt.

S. Larges *pustules* arrondies, à bords rouges et tuméfiés (contrairement à l'impétigo); rupture de la pustule et ulcération creusante, qui se recouvre d'une croûte noirâtre dont le contour est purulent. Siège : moitié inférieure du corps, surtout sur fesses et membres inférieurs; la lésion est plus profonde que celle de l'impétigo et pénètre jusqu'au derme. L'E s'observe en même temps aux différentes phases de son évolution. — **D.** Avec impétigo ; pemphigus ; gomme tuberculeuse ulcérée ; E syphilitique[176]. — **P.** Durée variable, puis réparation ; mais laisse une cicatrice persistante.

T. A peu près semblable à impétigo. Localement : désinfection par lavages antiseptiques avec solution de sublimé à 1 p. 1.000, ou protargol[11], ou nitrate d'argent[11]. Pour faire tomber les croûtes plus facilement, on peut remplacer les lotions par un bain chaque jour avec acide borique, borate de soude ou sublimé faible. Après la lotion ou le bain, isoler chaque lésion en la recouvrant avec un carré d'emplâtre mercuriel de Vigo, ou d'emplâtre rouge de Vidal (cinabre et minium) ; ces pansements seront renouvelés chaque jour. Emploi de linge stérilisé (Weill). Donner levure de bière; toniques généraux : quinquina, kola, sp. d'iodure de fer[18], h. de morue[23]. Repos, hygiène convenables. — *Ecthyma syphilitique* : les syphilides ecthymateuses seront traitées par les topiques mercuriels; on donnera en même temps le T[t] mixte[301].

ECZÉMA (ἐκζεῖν, bouillonner).

I. **Eczéma des nourrissons**, encore appelé **Croûtes de lait, Feux de dents, Dartres** suintantes, croûteuses, sèches, squameuses.

Et. Age : surtout vers le 2e ou 3e mois, disparaît à la fin de la 2e année ou après le sevrage ; hérédité arthritique. Causes occas. : 1. Nourrice : régime défectueux (alcool, épices, charcuterie, viande en trop grande abondance) ; tempérament arthritique, eczéma. 2. Nourrissons (surtout chez enfants au biberon) : erreurs de régime, lait trop vieux pour l'âge de l'enfant, suralimentation, tétées irrégulières, usage prématuré de bouillies, etc., tr. gastro-intestinaux légers; dentition, dont les poussées peuvent provoquer l'E ou l'exacerber. Causes externes : toute cause d'irritation, chaud, froid, parasites, malpropreté. — **S.** Siège de l'E : presque toujours tête, surtout visage; joues, front, lobules des oreilles, sillons rétro-auriculaires. Fréquents accès de prurit. **Variétés.** 1. *E humide, suintant, croûteux :* le plus fréquent; rougeur en plaques, avec épaississement de la peau, exsudat, desquamation de la peau et croûtes gris brunâtre. — 2. *E sec* : surface couverte de squames. — 3. *E compliqué*, par séborrhée ou impétigo (*E impétiginisé*), abcès, adénopathie. — **D.** Avec impétigo (souvent associé), gale, érysipèle, dermatite exfoliatrice, herpès, perlèche, pemphigus, psoriasis, strophulus, sudamina, urticaire, zona. — **P.** : bénin. Durée : quelques semaines à 1 ou 2 ans : disparaît rarement avant le sevrage.

T. 1. *Préventif* : surveiller l'alimentation de la nourrice d'abord et du nourrisson ensuite. — 2. *Curatif*. Alimentation : mettre la nourrice au régime p. 179; nourrisson : avant tout, *réglage des* *tétées*; si l'enfant est au biberon, faire des coupages, donner lait stérilisé, lait bouilli, lait cru, maternisé, seuls ou alternés, babeurre, bouillies maltosées mélangées à un lait fermenté ou enfin allaitement naturel. L'enfant au sein peut au contraire avoir avantage à essayer l'alimentation artificielle. Si pas ou peu de changement, tenter l'alimentation féculente à partir de 5 à 6 mois : farine d'avoine, riz, malt en potages remplaçant 1/3 d'abord, puis la moitié de la quantité de lait devant être prise en 24 h. Dès le début on peut donner les alcalins sous forme d'eau de Vals, Vichy ou de bicarbonate de soude 0,05 à 0,10 ctgr. avant les tétées. De temps en temps libérer le tube digestif par calomel[14] à dose fractionnée 0 gr.01, 3 ou 4 fois pj. — Etat général. La thyroïdine[234] (1, 2, 5, 10 ctgr. pj. suivant âge) a donné des résultats. Il peut être nécessaire d'employer les stimulants diffusibles, surtout dans l'E aigu; dans celui-ci Variot recommande l'emploi systématique d'injections d'eau de mer.

T local. Empêcher l'enfant de se gratter ainsi que de porter les mains aux parties malades : ne jamais laisser celles-ci à découvert; employer comme linge uniquement de la toile, pas de coton et surtout pas de laine.

E humide suintant et *E aigu*. Agir avec prudence; les pansements humides, bains et lotions, sont inutiles et même nuisibles ; commencer par faire tomber les croûtes avec cataplasmes de fécule ou d'amidon froid, à laisser de 3 à 6 h.; les faire petits pour que la chute des croûtes soit progressive. Quand l'E apparaît rouge et enflammé, on peut les continuer ou les remplacer par compresses de vieille toile et eau bouillie; ensuite mettre topiques isolants mais non irritants.

Soit pommade :		Soit pâte : par ex. *Pâte de Lassar*.	
Oxyde de zinc ou Dermatol . . .	5 gr.	Oxyde de zinc	ãã 10 gr.
Lanoline	10 —	Amidon	
Vaseline.	30 —	Lanoline.	
		Vaseline.	

Soit liniment huileux, h. d'olive, liniment oléo-calcaire stérilisé, glycérolé d'amidon si corps gras mal tolérés, chacun additionné d'oxyde de zinc 10 à 30 p. 100 ; on a recommandé aussi les compresses d'h. de foie de morue. Renouveler le topique 2 fois en 24 h. après avoir enlevé le précédent avec un tampon hydrophile imbibé d'eau de guimauve tiède, puis sécher soigneusement avec un tampon exprimé. Pas de poudrage sec. Quand le suintement a presque disparu, on peut alterner le topique avec une poudre formée d'un seul élément : talc, lycopode, s.-n. de bismuth, ou d'un mélange tel que [Oxyde de zinc et Bismuth... ãã 5 gr. Talc... 10 gr.].

E sec, desquamatif : primitif ou secondaire à E suintant. Pas de pansement humide, mais poudres unies ou séparées.

E subaigu ou *chronique*, secondaire aux précédents. Ici ni douleur ni inflammation, mais peau épaissie, prurigineuse, squameuse. On peut alors employer une médication plus active : enlever par lotions ou macérations les squasmes et croûtes, puis appliquer les pommades auxquelles on aura ajouté soufre, goudron, ichthyol, acide salicylique. Commencer par faible dose : 0 gr. 50 p. 30 gr. d'excipient et augmenter suivant l'effet produit, car toujours craindre l'exacerbation. On peut aussi employer l'huile de cade, d'abord à petites doses : 1 p. 10 d'huile d'olive, puis en proportions croissantes jusqu'à parties égales.

E séborrhéique du cuir chevelu. Les sécrétions sébacées forment une carapace grisâtre, le *chapeau*, respectée dans le peuple par crainte superstitieuse de la méningite et qui devient la cause provocatrice de l'E. Enlever préventivement le chapeau par friction de la tête avec un jaune d'œuf, puis lavage au savon; traiter ensuite l'E si nécessaire.

E du siège : entretenu par macération dans l'urine. Faire uriner l'enfant après chaque tétée, 20 minutes après environ ; le changer fréquemment, même s'il faut le réveiller, et à chaque change, couvrir abondamment de pommade au dermatol ou à l'oxyde de zinc (v. Pommade d'Eczéma humide). Quand l'E redevient sec, mettre poudres inertes, talc, etc.

E très étendu chez *enfant très jeune*. On peut avec avantage placer l'enfant tout nu sur une couche épaisse de son; celui-ci absorbe rapidement les déjections et empêche ainsi irritation et macération; en changer chaque jour la couche superficielle; mettre sous la tête un oreiller.

E généralisé : le traiter par territoires successifs, car on risque de déterminer une poussée nouvelle ou même des accidents mortels : en principe, laisser toujours largement la moitié du corps sans pansement. *Troubles symptomatiques. Prurit, démangeaisons*, dus surtout à dessèchement trop rapide de la surface; donc éviter celui-ci; on obtient de bons résultats par les petites douches d'eau bouillie ou d'eau de chaux chaude, suivies d'un bon séchage et renouvelées fréquemment; ou les corps gras, pommade, liniment oléo-calcaire auquel on peut ajouter menthol à 1, 2 p. 100 ou plus, ou sous forme d'huile mentholée. Pas de pansement humide avec eau bouillie ou antiseptique; éviter grattage. Quand prurit intense dans E chronique, employer un moyen très efficace : l'*enveloppement imperméable* des parties atteintes, cuir chevelu, visage ou membres, par de la toile caoutchoutée ou du taffetas gommé. — *Agitation, insomnie* : donner calmants (sauf opium) : KBr ^{13}, antipyrine ^{10}, trional, sulfonal, tétronal, tous à la dose de 0,05 à 0,10 ctgr. pj et pàâ. — *Vomissements* : indiquent intolérance gastrique, surveiller de près alimentation et état du tube digestif.

II. Eczéma de la 2e enfance. — 1. *E rubrum* : rougeur et prurit. — 2. *E compliqué.* — 3. *E chronique* : devient sec avec prurit intense. — 4. *E des scrofuleux, lymphatiques* : caractérisé par sa marche torpide et chronique sans érythème ni douleur ; il commence au cuir chevelu, atteint le visage et détermine souvent un écoulement nasal qui amène par irritation l'*hypertrophie de la lèvre supérieure* (facies scrofuleux).

T. Alimentation : écarter les aliments trop acides, salés, sucrés ou épicés ; pas de poissons, crustacés, salaisons, charcuterie, gibier, choux, asperges, tomates, crudités, salades, fraises. Peu de viande et surtout pas trop tôt ; pas de sucreries ; les fruits cuits peuvent se donner à toute époque. Boissons : peu, et jamais entre les repas : lait pur coupé ou écrémé, eau pure, eau d'Evian, d'Alet, tisane de houblon. Ni alcool (vin, bière, cidre), ni thé, ni café. —

T local : 1. E rubrum : cataplasmes de fécule ou compresses humides. — 2. E compliqué : faire tomber les croûtes, puis lavages légèrement antiseptiques et vaseline salicylée, résorcinée, boriquée (pas salolée). — 3. E chronique : enveloppement imperméable avec taffetas gommé ou toile caoutchoutée. — T[t] *général* : médicaments internes (pas avant le sevrage) surtout h. de f. de morue 1, 2, 3 c. soupe ou sirop iodotannique 1, 2, 3 c. café pj. Recommander la campagne, mais non la mer. — *Stations thermales* : pas avant 4 à 5 ans ; utiles surtout dans E chronique d'origine diathésique. Enfants lymphatiques, scrofuleux : La Bourboule, puis eaux sulfureuses de Luchon, Cauterets, Barèges, Uriage, Challes, Saint-Honoré, Aix, Louèche, Saint-Sauveur, Le Vernet, Enghien, etc. Enfants arthritiques et nerveux : Vichy, Vals, Royat, Saint-Nectaire, Saint-Gervais (surtout chez très nerveux).

T symptomatique : v. E des nourrissons. Remarque : surveiller les substances actives employées dans le T local car elles pourraient être le point de départ d'une poussée eczémateuse.

EMPHYSÈME (ἐμφυσᾶν, souffler dedans). — L'E *généralisé* est rare chez l'enfant ; on constate assez souvent l'E *partiel* des sommets et bords antérieurs des poumons. Causes : maladies de l'app. respiratoire, surtout broncho-pneumonie chronique, coqueluche et tuberculose (dont l'E est un signe précoce) ; — S. A peu près semblables à ceux de l'adulte.

T. 1. De la *cause*. — 2. De l'*emphysème*. Air pur, climat tempéré ; bains d'air comprimé ; arsenic[11] ; iodures alcalins à petites doses ; ex :

KI ou NaI	5 gr.
Sirop de térébenthine	50 —
Sirop de tolu	250 —

1 à 3 c. soupe pj.

T[t] hydrominéral au Mont-Dore, à la Bourboule, etc. — T *symptomatique*. Toux : balsamiques, sulfureux alcalins. Dyspnée : inhalations de pyridine[27], injections de morphine[25].

EMPOISONNENENTS. INTOXICATIONS.

I. **Traitement général**. — *Evacuer l'estomac* par vomissements ; titillation de la luette, vomitifs : ipéca 0 gr. 50 à 1 gr. en 3 paquets coup sur coup, apomorphine[11]. Lavage d'estomac[71] (préférable), avec tube ordinaire faisant siphon, ou poire aspirante et foulante; comme liquide, si on ne connaît pas le poison : eau simple bouillie, tiède, jusqu'à ce qu'elle ressorte claire. *Evacuer l'intestin,* par purgatif, bouche ou sonde : sulfate de soude 5 à 20 gr.; lavement : sulfate de soude 5 à 20 gr. dans infusion de follicules de séné 1 à 6 gr. *Diurèse* ou *Diaphorèse* : chaleur (boissons, enveloppements), injections de sérum. *Douleurs :* cataplasme chaud, laudanum au point douloureux; ajouter eau chloroformée dans eau du lavage; donner opium et même morphine. *Refroidissement* : Chaleur (boissons, enveloppements, boules); frictions. *Dépression nerveuse et cardiaque.* Stimulants : injection rectale de 1 c. café de cognac ou rhum dans 1 ou 2 tasses d'infusion de café, ou de sérum ; inj. s.-c. de sérum, éther, h. camphrée, caféine[13], compresses très chaudes sur région précordiale, affusions froides sur nuque, flagellation, frictions, sinapismes. Respiration artificielle prolongée [281]. Tractions rythmées de la langue prolongées [220].

II. **Traitement spécial.** — **Acides** : *nitrique, chlorhydrique, sulfurique.* Lavages d'estomac (manier la sonde doucement). Neutraliser par : alcalins en boisson ou par sonde : eau de savon (15 gr. de savon blanc pour 2 litres d'eau); eau de chaux; surtout magnésie calcinée. Lait, huile, eau albumineuse (4 blancs d'œufs et plus pour 1 litre). Ni eau pure ni bicarbonates alcalins. Si œdème laryngé : tubage, trachéotomie.

Alcalis : *potasse, soude, ammoniaque.* Neutraliser par acide quelconque, pourvu que la dilution soit convenable; eau vinaigrée (100 gr. pour 1 litre). Jus de citron, d'orange.

Alcaloïdes. Evacuer (v. I). Il est toujours utile de faire prendre l'une des préparations suivantes qui précipitent les alcaloïdes : *Tanin* : solution à 5 p. 1000. *Solution iodoiodurée* [Iode... 0,20. KI... 0,40. Eau... 1.000]. Médication stimulante (I). Respiration artificielle prolongée, au besoin plusieurs heures, ainsi que tractions rythmées de la langue.

Alcool : accidents aigus très rares. Evacuation; calmants (bromure, chloral), ou stimulants (éther, café, caféine), suivant les symptômes.

Aliments avariés. *Viandes avariées* (*botulisme*, de botulus, boudin, spécialement pour la charcuterie), *moules* ; intoxication par *crèmes* et *gâteaux* (due aux altérations de lait, beurre, œufs, farine, etc.). — Début après 12 à 36 h. Tr. digestifs (douleur épigastrique, coliques, vomissements, diarrhée fétide) ; asthénie, céphalée, délire, vertiges, collapsus; érythèmes variés (urticaire et prurit des moules). Les S sont ceux de gastro-entérite infectieuse à forme légère, aiguë, cholériforme, nerveuse.

T. Evacuation par lavages de l'estomac et de l'intestin, ou vomitif; charbon végétal ou animal à forte dose (10 à 20 gr. ou plus) dans eau pure ou aromatisée, par sonde si nécessaire; plus tard calomel à dose fractionnée; stimulants; puis diète lactée.

Lait. Intoxication par le lait maternel due à maladie infectieuse[46]; retour des règles[50]; par passage de médicaments dans le lait[50], par une mauvaise alimentation [49], par altération des autres laits.

Arsenic : soit arsenic contenu dans *couleurs d'aniline* employées quelquefois pour colorer bonbons ou boissons, chaussures ; soit *médicaments : acide arsénieux, arséniates.* — 1. *Intoxication aiguë.* Chaleur âcre à la gorge, nausées, vomissements, soif intense, douleur épigastrique, diarrhée, céphalalgie, crampes, pouls petit, irrégulier. Mort fréquente en 6 à 20 h. — 2. *Intoxication chronique.* Nausées, soif intense, diarrhée, pouls irrégulier, grande faiblesse, éruption cutanée, teinte grisâtre de la peau, paralysies, surtout paraplégie.

T. 1. Général (évacuation, etc.). 2. Neutralisation par *sesquioxyde de fer hydraté :* 1 à 2 c. café dans 1/2 verre d'eau sucrée tous les quarts d'heure; ou *magnésie calcinée* délayée dans de l'eau (sans sucre) tous les quarts d'heure ; lait, eau albumineuse. Pas d'alcalins, pas de purgatifs. On peut prescrire :

Magnésie calcinée	10 gr.
Sulfate de fer	20 —
Eau	200 —

1 c. à soupe de quart d'h. en quart d'heure.

Belladone. Atropine. Empoisonnement *accidentel* par les baies. — 1. Intoxication *médicamenteuse :* mydriase, sécheresse de la bouche, congestion du visage, légère diarrhée. — 2. Intoxication *aiguë :* arrêt de la salive, extrême mydriase, congestion intense du visage, délire, hallucinations visuelles, quelquefois éruptions scarlatiniformes, surtout thoraciques.

T[t] 1. général. 2. des alcaloïdes. Morphine? peu de résultats appréciables.

Champignons. Souvent longue période latente 5, 16, 24 h. Douleurs épigastriques, vomissements, diarrhée, troubles nerveux, myosis, collapsus. P très grave.

T. Général. Evacuation : lavage plutôt que vomitif; absorption d'urgence de *charbon* végétal ou animal (v. aliments avariés, 131); injections hypodermiques de *sulfate neutre d'atropine* : 1/10 de milligr. à 1 milligramme. — Régime lacté pendant convalescence.

Chloroforme. *Eau chloroformée* saturée : v. p. 90.

Cocaïne. Agitation, délire, pâleur, pouls faible et irrégulier, syncopes.

T. Décubitus horizontal, frictions énergiques, boissons chaudes, injections d'éther, inhalations de nitrite d'amyle, d'éther, de chloroforme, respiration artificielle.

Cuivre. T[t] général; eau sucrée saturée en ingestions ou lavages, eau albumineuse, magnésie, lait.

Digitale. Nausées, goût amer, puis vomissements, coliques, diarrhée; pouls lent et irrégulier, dyspnée, prostration, tr. de la vue (dilatation pupillaire, diminution de l'acuité visuelle), convulsions, coma.

T. 1. général; 2. des alcaloïdes (sol. de tanin), teinture d'aconit :

II à IV gttes à répéter; café, cognac, caféine, éther, etc. Décubitus dorsal.

Gaz toxiques, *oxyde de carbone* : ventilation, respiration artificielle, oxygène, frictions, stimulants de toutes sortes, lavements de café chaud.

Iode. Eau d'amidon, opium.

Mercure. 1. Intoxication aiguë par ingestion ou injection massive : vomissements, selles sanguinolentes, hématurie, délire, stomatites. — T général; évacuation; eau albumineuse, lait.

2. Intoxication subaiguë, par friction, emplâtre. **T**. Hygiène générale. Stomatite: V.[295].

Opium : Délire, agitation, céphalalgie, langue rouge, sèche, vomissements, constipation, myosis, coma.

T. 1. général. 2. des alcaloïdes (tanin, sol. iodo-iodurée); excitants et stimulants : inj. d'éther, h. camphrée; flagellation, sinapismes, et surtout lavements chauds de café très fort et inj. de caféine; inj. d'atropine discutée (v. Belladone); oxygène, respiration artificielle. Permanganate de potasse : sol. à 1 p. 1.000, une c. à soupe par 10 minutes.

Phosphore : *allumettes ; h. de f. de morue phosphorée*. — Haleine alliacée, nausées, vomissements, diarrhée, douleur épigastrique, matières vomies et selles : lumineuses et d'odeur alliacée; plus tard, ictère et gros foie, hémorrhagies diverses, mort en 6 à 12 jours.

T: Evacuation de l'estomac même longtemps après l'ingestion (2 jours), par lavage avec eau simple ou eau oxygénée, par vomitif, apomorphine. *Essence de térébenthine* : 2, 4, 6 gr. en capsules, ou 5 à 25 gr. de sirop par jour, à continuer. Ne donner *ni lait, ni graisses*.

Plomb. Saturnisme. — Intoxication fréquente due aux causes habituelles auxquelles on peut ajouter particulièrement chez l'enfant : jouets, papier d'étain du chocolat ou bonbons, boîte de couleurs, toile cirée blanche, tétine. — S. 1. *Intox. aiguë*. Vomissements, coliques violentes, constipation ou diarrhée : le tout rappelant la gastro-entérite aiguë. — 2. *Intox. chronique*. S. Semblables à ceux de l'adulte avec prédominance des tr. nerveux; paralysie frappant plutôt les membres inférieurs (le contraire chez l'adulte). Le liséré de Burton manque dans 50 cas sur 100. — D. Très difficile, fait ordinairement par hasard.

T. *Intox. aiguë*. Lavages de l'estomac; donner limonade sulfurique, sulfate de magnésie ou de soude (10 à 15 gr.). — *Intox. chronique* : bains sulfureux, diète lactée, iodure de potassium[19].

Santonine (Intoxication par la). Urine jaune intense; xanthopsie (on voit tout en jaune); puis coliques, nausées, vomissements, diarrhée, faiblesse, mydriase, convulsions.

Antidotes : à l'intérieur, hydrate de chloral[15]; en inhalation, chloroforme. La guérison est en général rapide, l'intoxication est due le plus souvent à des doses excessives (0 gr. 20 à 0 gr. 30; mais on a vu quelquefois des accidents avec 0 gr. 10).

ENDOCARDITES AIGUES. — **Et.** Surtout 2e enfance; plus fréquentes chez filles. Causes : secondaires à infection, presque toujours *rhumatisme articulaire aigu* (60 p. 100 des cas) sous toutes ses formes, même les plus légères; la présence due au rhumatisme, des *nodosités sous-cutanées* ou *nodules de Meynet* est presque sûrement la preuve d'endocardite. Ensuite chorée, scarlatine. Beaucoup plus loin, érythème noueux, tuberculose, variole.

S. 1. E **bénigne**, la plus fréquente, S F rares : palpitations, dyspnée, tachycardie. S P : uniquement auscultation; le vrai S est le *souffle systolique de la pointe, rude*, avec *propagation dans l'aisselle*, le long du dos; mais il apparaît tardivement, quelquefois après 30, 50 jours; pour Potain, un souffle net au début d'une E serait la preuve évidente d'une lésion cardiaque *antérieure*. — 2. E **maligne, infectieuse** : très rare; mêmes causes (et surtout ostéomyélite). Les symptômes lui font prendre l'aspect de f. *typhoïde* ou de *pyémie*.

D. Toujours **ausculter**, dans la moindre infection, chez l'enfant, car les manifestations cardiaques, traduites presque uniquement par des S d'auscultation, passeraient inaperçues. Reconnaître l'origine rhumatismale de torticolis, arthralgies, prises souvent pour douleurs de croissance. *Souffle* : le distinguer du souffle anémique, rare au-dessous de 4 ans; le souffle cardio-pulmonaire disparaît quand on appuie fortement avec le stéthoscope (d'après Weill). Siège du souffle : ordinairement mitral. — **P.** 1. E bénigne : guérison possible, difficile à contrôler; passe ordinairement à l'état chronique 2. E. maligne : aussi grave que chez l'adulte.

T. 1. **Préventif.** Dans rhumatisme articulaire aigu, même le plus léger, prescrire toujours repos, diète lactée, salicylate de soude. — 2. **Endocardite constituée** : id., puis *Salicylate de soude*[28] dans E rhumatismale ou quand absence de cause précise (donc presque toujours) ; il est très bien toléré par l'enfant (intolérance exceptionnelle p. 28) ; (doses : jusqu'à 1 an, 0 gr. 50; jusqu'à 3 ans, 2 gr.; jusqu'à 10 ans, 3 à 5 gr.) ; le continuer jusqu'à disparition des souffles. — *Collargol*[11], ni caustique ni irritant, a donné des résultats favorables dans les E aiguës, surtout *infectieuses;* l'employer le plus tôt possible, dès que le D^ic est fait, soit en frictions*, 1 ou 2 fois pj avec 1 à 4 gr. de la pommade à 15 p. 100*; soit inj. intraveineuses*, à préférer, car beaucoup plus actives; doses pour inj. intravein. de Collargol ou d'*Electrargol* (préférable) : à moins de 5 ans, 0 gr. 01 à 0 gr. 02; de 3 à 5, 0 gr. 03; jusqu'à 16 ans, 0 gr. 05. Formule [Collargol ou Electrargol... 0 gr. 10, Eau dist. téril... 10 c. cubes] 0 gr. 01 par c. cube; renouveler les inj. toutes les 24 h. jusqu'à chute de la fièvre. — *Révulsion* précordiale (saignée générale, ou locale par vent. scarifiées, ventouses, iode, pointes de feu, vésicat. volants) : inutile à cette période; cependant, la douleur précordiale disparaît, et les battements deviennent moins fréquents par compresses froides ou vessies de *glace* sur région précordiale. — *Médicaments cardiaques.* Administrer la *digitale*[16] dès qu'indices d'*Asthénie cardiaque* (arythmie, pouls mou ou trop fréquent par rapport à âge ou température); teinture*, poudre*; digitaline cristallisée[17] (pas avant 5 ans); et succédanés.

3. **État subaigu** (quand les bruits de souffle semblent persister, ou devenir plus intenses). *Révulsifs* (pointes de feu, *vésicatoires* volants, larges comme pièce de 5 fr., à laisser 2 à 3 h., à renouveler tous les 4 ou 5 jours). En même temps, *iodures*[19] (KI ou NaI, 0,20 à 0,50 pj), 15 jours chaque mois. Régime alimentaire surveillé, exercice modéré; massage, gymnastique suédoise. *Cure thermale* souvent utile : Royat, Bourbon-Lancy, Nauheim. *Bains carbogazeux*, 185.

ENDOCARDITES CHRONIQUES. — **Et.** Secondaires à E. aiguës, donc dues surtout à rhumatisme articulaire aigu et à chorée. — **S. S P.** Frémissements cataires fréquents; quelquefois voussure précordiale. *Souffles* semblables aux souffles des adultes, mais plus aigus, plus rudes, plus stridents, à propagation plus étendue, surtout *dans le dos*, dans toute la hauteur duquel on peut les percevoir. Cette diffusion et la fréquence du pouls, qui diminuent avec l'âge, gênent pour la localisation du souffle. Pouls reste régulier, même dans formes graves (à cause de l'intégrité du myocarde). Rareté de : œdèmes, congestions viscérales, attaque d'asystolie. S F et Gx. *Latence absolue* dans la moitié des cas (découverts par hasard). Les S F les moins rares sont : palpitations, dyspnée d'effort; on les trouve surtout dans l'insuffisance aortique.

D. 1. Du *souffle organique* : avec souffles extracardiaques (mésosystoliques, modifiés par changement du rythme respiratoire), frottements péricardiques [257] et souffles vrais, dus à lésions congénitales non orificielles. — 2. De la *variété*. **Insuffisance mitrale.** Voussure précordiale, extension de la matité cardiaque. Pointe : déplacée en dehors et en bas, frémissement cataire systolique. Souffle systolique à la pointe, à timbre rude et élevé, se propage vers l'aisselle et s'entend dans presque toute la poitrine et le dos. Régularité normale des battements cardiaques et du pouls. — **Rétrécissement mitral pur.** Plus fréquent chez filles; rare avant puberté. A la pointe : frémissement cataire, roulement diastolique, souffle présystolique. A la base : dédoublement du 2e bruit. Ces signes sont plus ou moins nets; ils disparaissent quand le cœur est accéléré. Le rétrécissement mitral s'accompagne quelquefois d'un arrêt général de développement : *nanisme mitral*. L'insuffisance mitrale associée (*maladie mitrale*) se traduit par un souffle systolique. — **Rétrécissement aortique** : très rare. Souffle systolique rude, à maximum au foyer aortique (3e espace). — **Insuffisance aortique** : rare. Extension de la matité cardiaque : souffle diastolique à maximum au foyer aortique et propagation le long du sternum; pouls de Corrigan; double souffle crural, etc. *S F assez fréquents* : pâleur, palpitations, dyspnée d'efforts. *Mort* généralement avant la puberté en 2 ou 3 ans, subite ou après asystolie. — **Rétrécissement pulmonaire** [150, 318]. — **Insuffisance tricuspidienne** : exceptionnelle.

P. Tolérance presque absolue dans l'enfance pour la lésion *isolée*, sauf l'insuffisance aortique (celle-ci, plus grave chez l'enfant que chez l'adulte, donne souvent la mort avant la puberté); beaucoup plus grave quand association de lésion mitrale et aortique, ou du myocarde, ou du péricarde. Formule de Weill : « chez l'enfant, les maladies du cœur bénignes sont beaucoup plus bénignes que chez les adultes; graves, elles sont plus graves que chez l'adulte. »

T. 1. *Lésion bien compensée* (*Eusystolie*). Médicaments cardiaques : *pas*; les réserver pour asystolie. *Hygiène uniquement* : air, campagne, climat sec, tempéré; ni altitudes élevées (plus de 6 à 800 m.), ni climat marin. Exercice *nécessaire*, mais modéré; défendre jeux de force ou d'émulation; mais faire faire *gymnastique suédoise*, et mouvements passifs, lents et méthodiques, de flexion et d'extension des membres inférieurs et du tronc; promenades en terrain plat ou cure de terrain d'Oertel (promenade de plus en plus longue sur terrain de plus en plus incliné, d'un pas lent et régulier, avec arrêts fréquents); endurcir contre le froid par frictions quotidiennes, lotions froides; faire porter vêtements chauds, flanelle; déconseiller corset, ceinture et tout vêtement qui comprime la taille. *Bains carbo-gazeux* naturels ou artificiels chez l'enfant : utiles surtout dans l'insuffisance mitrale, quand la compensation commence à fléchir; puis dans asthénie cardiaque, dans myocardites des maladies aiguës ; pas dans symphyse cardiaque. Pas d'études fatigantes ou trop prolongées. Régime alimentaire : heures régulières, peu de boissons ; éviter mets excitants et toute cause de troubles digestifs; il peut être utile de diminuer le sel. Sommeil, veiller à ce qu'il soit suffisant; si *insomnie*, préférer bromures[13] et trional[32] à chloral (dépresseur du cœur). Dans rétrécissement mitral congénital, surveiller attentivement l'époque de la *menstruation* (si nécessaire, chaise-longue, lait et même digitale). Eviter toute récidive de rhumatisme artic. aigu, surveiller app. respiratoire. — 2. *Lésion mal compensée*. V. Asystolie[104].

ENGELURES (Erythème pernio). — **Et**. Causes prédisp. : enfance, sexe féminin, anémie, scrofule, syphilis.

T. 1. *Préventif*. Protéger les extrémités par chaussettes et gants de laine épais, éviter vent, froid et surtout froid humide; prévenir la formation des E par lotions astringentes, alun, feuilles de noyer, eau blanche, etc., frictions alcooliques (eau de Cologne, eau-de-vie camphrée) ; après lavage tiède, bien sécher immédiatement et poudrer (v. plus bas). — 2. *Général*. Suivant l'état : fer[18], quinquina[27], h. de morue[23], sirop iodo-tanique[19], arsenic[11]. Bains salés, bains de mer l'été, très bons. — 3. *Local*. E non ulcérées : ne pas se chauffer mains ni pieds; lotions journalières des E avec eau blanche, chlorhydrate d'ammoniaque à 1 p. 10; alcool camphré. Badigeonnages avec teinture d'iode, glycérine iodée (parties égales) collodion iodé à 1 p. 40, ou encore avec les pommades suivantes :

Oxyde de zinc.	ãã 1 gr.	Lanoline	10 gr.
S.-n. de Bismuth		Benjoin	1 —
Acide salicylique		Menthol	0,50 ctgr.
Vaseline	30 gr.	surtout quand E douloureuses ou prurigineuses.	

On emploie quelquefois, de plus, bains de pieds ou de mains aussi chauds que possible, astringents, de décoction de feuilles de noyer avec alun ou gros sel; pansement la nuit avec gants graissés par les pommades. Poudrer le jour avec [Salicylate de bismuth 5 gr. et p. de riz 45 gr.]. E *ulcérées* : pansement sec, gaze salolée; vaseline boriquée ou salolée ou encore glycérine pure ou mélangée à jus de citron. On peut se contenter de bandelettes imbriquées d'emplâtre à l'oxyde de zinc.

ENTÉRITE TUBERCULEUSE. — **Et.** Relativement rare. Primitive (par ingestion de lait bacillifère) ou secondaire à tuberculose pulmonaire (ingestion des crachats). — **S.** Diarrhée abondante, chronique, tenace, persistante; 4 à 6 selles, plus ou moins liquides, très fétides; coliques avec maximum dans fosse iliaque droite; abdomen ordinairement normal; amaigrissement rapide. — **C**ions rares; hémorragie, perforation, invagination intestinales. — **P.** Très grave. — **D.** Difficile; rechercher bacilles dans les selles.

T. Antidiarrhéiques; bismuth[12], benzonaphtol[12], bétol[28], poudre de talc à hautes doses, 30 à 40 gr. dans une petite tasse de lait. Lavements amidonnés. Opium[24] si âge suffisant. Sont aussi indiqués : créosote[16], iodoforme, tanin[31]; acide lactique[20] en solution à 20 p. 1.000; bleu de méthylène[13] 0,20 ctgr. à 0,40 ctgr. — Régime : œufs, viandes, poissons, féculents, viande crue finement râpée (très utile). — Révulsion abdominale : chlorure de méthyle ou teinture d'iode quand douleurs vives et tympanisme.

ÉPILEPSIE essentielle (ἐπιλαμβάνειν, saisir, parce que les accidents surviennent brusquement, à l'improviste). — **Et.** Age : la grande attaque débute de 7 à 15 ans, le petit mal, qui la précède souvent; de 4 à 12. Sexe indifférent. Causes prédisp. 1. héréditaires : hérédité similaire (sautant quelquefois une génération), plus souvent de transformation (chorée, hystérie, folie, paralysie générale); alcoolisme; consanguinité, qui n'agit qu'en augmentant les chances de transmission; maladie infectieuse de la mère pendant la grossesse; 2. personnelles : maladie infectieuse (rougeole, scarlatine, coqueluche). Causes occas. : frayeur, émotion et surtout *sommeil* (la plupart des crises débutent la nuit). — **S.** *Signes de présomption* : crises de convulsions dans les premières années; colères violentes sans cause; rire saccadé, accès de tics convulsifs; fugues, absences, somnambulisme fréquent, vagabondage, incontinence nocturne d'urine survenant à intervalles relativement éloignés.

I. **Petit mal.** Plusieurs formes. 1° *Absence* : l'enfant pâlit brusquement, son regard devient fixe, il est insensible, sans chute ni convulsion pendant quelques secondes, puis il reprend le mouvement commencé. 2° *Vertige* . brusquement perte de connaissance, chute sans convulsions. 3° *Élément convulsif seul* : spasme de la glotte, incontinence nocturne d'urine ou même secousse d'un bras, peur subite, etc. 4° *Troubles psychiques* : moins fréquents que chez adulte, ce sont ceux notés aux S de présomption; de plus, l'intelligence se développe souvent mal, les épileptiques sont précocement arriérés ou imbéciles.

II. Grand ou Haut mal. Surtout la nuit. *Aura* ordinairement motrice, d'autant plus souvent que l'enfant est plus jeune; contraction ou tremblement des muscles d'une extrémité. *Crise* : début brusque, l'enfant pâlit, pousse un cri, tombe sans connaissance; phase des convulsions toniques avec raideur générale, trismus et souvent morsure de la langue ; cyanose de la face et des extrémités ; écume quelquefois sanglante aux lèvres (rechercher la bave sur l'oreiller), incontinence urinaire et quelquefois fécale ; durée 20 à 30 secondes ; phase de convulsions cloniques : 1 à quelques minutes ; phase de stertor avec sommeil profond : 1 à quelques heures. Après la crise, fatigue marquée, aucune souvenance. Fréquence des accès : variable jusqu'à *état de mal* (accès subintrants).

P. Sérieux, plus grave que chez l'adulte : l'E mène souvent à l'imbécilité ou à la démence : le petit mal est le plus grave, et d'autant plus que l'enfant est plus jeune. L'épileptique est dangereux pour les autres enfants. — D. Très difficile pour le petit mal : tics, chorée au début. L'attaque passe souvent inaperçue quand elle a lieu la nuit, ce qui est fréquent ; elle se révèle surtout par la fatigue du matin et l'incontinence nocturne d'urine : celle-ci doit toujours faire rechercher l'E. Différencier l'attaque du vrai mal comitial, de l'attaque d'hystérie, de l'attaque simulée, des convulsions, des épilepsies symptomatiques (fausses épilepsies).

T. 1. *Préventif.* Lui éviter émotions, surmenage intellectuel ; vie au grand air ; le coucher dans un lit bas sur un oreiller de crin pour éviter asphyxie ; le surveiller la nuit ; prévenir onanisme. La puberté, surtout chez les jeunes filles, nécessite toujours une recrudescence de soins. — 2. *Curatif.* 1° **Hygiénique.** Vie calme au grand air. Alimentation facile à digérer : beaucoup de lait, pas d'alcool ; le régime *hypo* ou *déchloruré* permet de réduire de moitié les doses de bromures en augmentant l'action de ceux-ci. *Hydrothérapie* tiède ou froide (douches courtes en jet, pluie) : très efficace, unie à bromure et déchloruration, contre grande attaque dans l'intervalle des accès aussi bien que contre petit mal, surtout vertiges et incontinence nocturne d'urine. Pour le moral, se montrer calme, ferme, mais bienveillant ; suggestion sans résultat.

2° **Médicamenteux : Bromure de potassium** [13] chimiquement pur, seul ou associé aux autres bromures ; dose quotidienne de 3 à 4 ans : maximum = 2 à 3 gr. ; de 5 à 10 ans : max. = 5 à 10 gr. ; après 10 ans on peut donner les doses de l'adulte ; la *déchloruration* (ou mieux l'hypochloruration) permet de réduire les doses de moitié (*a*). Administration : donner la dose dans du lait, de l'eau alcaline, Vichy, Vals ou de la tisane sucrée en 2 ou 3 fois, de préférence au moment du repas ; la plus grande dose le soir quand les accès ont lieu la nuit. Tâter la susceptibilité du malade en commençant par de petites doses : 0,50 ou 1 gr., et en augmentant progressivement jusqu'à dose suffisante, indiquée par suppression du réflexe pharyngien, dilatation et paresse de la pupille, tendance au sommeil et surtout disparition des crises. Quand un certain temps se sera passé sans accès, on diminuera les doses (*b*) ; plus tard on sus-

(*a*) Avec la déchloruration, il ne faut donner que de petites doses de bromure ; chez l'enfant, 2 gr. pj sont alors une dose très suffisante ; 3 gr. sont une dose forte, et 4 gr. peuvent être une dose toxique.

(*b*) Il n'est pas mauvais, 1 j. par mois, de suspendre ou de réduire le bromure ; on

pendra 1 semaine par mois, puis 1 mois sur 2. Le mélange des 3 bromures, médication *polybromurée*, réussit quelquefois là où un seul a échoué.

Bromure de Potassium	30 gr.
Bromure de Sodium	15 —
Bromure d'Ammonium	15 —
Eau distillée	1 litre (Ball).

1 gr. de Bromures par c. soupe.
A donner dans tisane fortement sucrée.

On a recommandé le Bromure de calcium (mêmes doses).

Le T[t] bromuré doit être continué *tous les jours*, même pendant les règles ; il ne doit être *interrompu* qu'en cas de bromisme aigu ou de maladie aiguë grave ; le bromure, en effet, est un « aliment pour l'épileptique », il ne fait pas disparaître la maladie, mais il lui met une « muselière ». Le bromure convient à *toutes les formes de l'E* : grand mal, petit mal et forme larvée. — **Bromisme.** 1° *Léger :* haleine fétide, tr. digestifs, éruptions cutanées, surtout *acné*, disséminée particulièrement à front, partie supérieure du dos, bras. Le prévenir par propreté de la peau, hygiène alimentaire, purgatifs salins, diurétiques, surtout lait et lactose ; hydrothérapie très utile. 2° *Chronique :* pâleur du visage, hébétude, somnolence, amaigrissement, asthénie, langue sèche, diarrhée, diminution de la mémoire et de l'intelligence : c'est la *cachexie bromique*. Suspendre immédiatement le bromure, l'éliminer par purgatifs drastiques ou lavements purgatifs. 3° *Aigu :* excitation extrême pouvant aller jusqu'à coma et mort. Même T[t].

Autres médicaments. Bien loin derrière les bromures viennent : opium, belladone, jusquiame, valériane, chloral, borate de soude. *Ponction lombaire* pendant état de mal : action *sédative assez nette* ; préventivement : rien, car irrégularité des crises.

3° **Accès**. Etendre sur un matelas, desserrer les vêtements, prévenir les blessures, la morsure de la langue. Laisser reposer après l'accès. Dans *accès subintrants* (*état de mal*) on peut essayer chloroformisation, inhalations de nitrite d'amyle, affusions froides, bains tièdes prolongés. Pendant la crise, supprimer le bromure, purger, diète hydrique[62] (bouillon de légumes) ; lavages intestinaux. Chloral[15], si nécessaire. — Céphalagie : antipyrine[10]. Anémie : fer[18], arsenic[11], indispensables de temps à autre.

ÉPILEPSIE PARTIELLE ou **JACKSONIENNE**. — S. Aura prodromique constante, motrice, sensitive, sensorielle ou psychique. Convulsions limitées au début de l'accès à un membre, à une moitié de la face, et survenant en pleine connaissance. — D. 1. *Différentiel.* Hystérie et surtout épilepsie vulgaire (absence fréquente d'aura, perte de connaissance originelle, généralisation d'emblée des convulsions, amnésie de la crise, etc.). — 2. De la *cause*. 1° Lésion *encéphalique*

peut alors purger avec sels (sulfate de soude[30] ou de magnésie[31]), et mettre 1 ou 2 j. à la diète hydrique (bouillon de légumes[63]).

localisée : trauma crânien ancien ou récent, lésion syphilitique héréditaire (gomme), tuberculose cérébrale, tumeur cérébrale (gliome, sarcome, kyste, hématome, etc.), sclérose cérébrale. 2° Irritation nerveuse d'origine réflexe : intoxication et auto-intoxication (saturnisme, urémie, troubles digestifs) ; accès épileptiformes dus à cicatrisation douloureuse, névrome, corps étrangers, vers intestinaux. etc.

T. Antispasmodiques, mais presque uniquement T[t] de la *cause*. Noter en particulier que le trauma, les tumeurs, feront poser la question de trépanation ; que la syphilis devra être combattue par un T[t] spécifique intense[301] : frictions et surtout injections mercurielles ; KI à dose élevée.

ÉPISTAXIS (ἐπί, sur, στάζειν couler goutte à goutte). — **Et.** *Nourrisson :* E exceptionnel (suintement sanguinolent dans coryza syphilitique). — *Enfance* et *adolescence*. Causes locales : trauma, érosion *variqueuse* de la cloison fréquente chez jeunes gens ; ulcérations dues à polypes, polypes naso-pharyngiens, tumeurs ; végétations adénoïdes ; congestion céphalique due à la vie scolaire, aux atmosphères confinées et chaudes. E dans anémie, arthritisme, hémophilie, leucémie, paludisme ; E précédant souvent l'établissement de la menstruation ; E de la coqueluche, des aff. mitrales ; E des maladies infectieuses (dans celles-ci sont en général insignifiantes au début, graves au contraire à la période d'état), comme dans f. typhoïde, diphtérie ; E dans les formes hémorragiques de f. typhoïde, de maladies éruptives, surtout variole et scarlatine, de purpuras.

D. Avec hémoptysie ou hématémèse. — Les E rapprochées doivent faire faire l'analyse des urines, dans lesquelles on trouve souvent *albumine insoupçonnée*, que l'on peut alors suivre quelquefois jusqu'à ses causes habituelles : néphrite scarlatineuse, troubles dyspeptiques ou hépatiques, etc. ; ou encore albuminurie intermittente cyclique ; on doit aussi examiner le *foie* (souvent gros, sensible ou non), la *rate* (paludique, amyloïde), le *cœur* (quelquefois rétrécissement mitral, le plus souvent souffle d'anémie).

T. 1. *De l'hémorragie*. L'E tend à s'arrêter d'elle-même ; certaines doivent être respectées comme l'E *supplémentaire* des petites filles précocement réglées. Moyens classiques : élévation des bras, clef dans le dos, moins efficace que sinapisme entre les épaules : faire renifler eau froide ou chaude, 48° ; compression digitale : presser les ailes du nez contre la cloison pendant 5 à 10 minutes, en inclinant la tête en avant ; unir compression et solution hémostatique (pas de perchlorure de fer) ; faire moucher le malade pour expulser le caillot, et mettre un tampon imbibé d'une des solutions suivantes (en faisant pencher la tête en avant pour empêcher le liquide de pénétrer dans le pharynx) : antipyrine, solution à 1 p. 10 ; cocaïne à 10 p. 100 (pas celle-ci chez jeunes enfants ; de plus l'E reprend souvent ensuite) ; adrénaline très diluée ; *eau oxygénée* à 12 volumes, le meilleur hémostatique, car est antiseptique sans aucune toxicité ; penghawar, prendre avec une pince quelques filaments de cette fougère arborescente qu'on applique sur le point d'où vient le sang ; les filaments sont expulsés spontanément quand le malade se mouche.

E *abondante* ou *persistante* : Cautériser le point saignant avec galvano-cautère, acide chromique, nitrate d'argent fondu à la pointe d'un stylet. *Tamponnement antérieur* : consiste non pas seulement à obturer l'orifice antérieur des fosses nasales, mais aussi à comprimer le point saignant ; rechercher le lieu d'élection, qui se trouve très fréquemment à la partie antéro-inférieure de la cloison osseuse et au milieu de la cloison intercartilagineuse ; relever fortement l'aile du nez, ce qui découvre la partie inférieure de la cloison ; on suit une ligne oblique en haut et en arrière : c'est à 2 ctm. environ sur cette ligne que se trouve le point qui saigne. Prendre un spéculum nasi et introduire une mèche de gaze large de 2 travers de doigt et longue d'un mètre ; pour faciliter son introduction et son extraction, on peut l'imbiber d'huile de vaseline stérilisée. Le tamponnement antérieur n'est pas douloureux ; le laisser 12 h. ou jusqu'à 24 h. ; si la gaze adhère, faciliter l'extraction en versant un peu d'eau bouillie tiède ; on peut faire le tamponnement antérieur avec un gros drain imperforé et maintenu par bande de gaze entre pituitaire et caoutchouc. Si le tamponnement antérieur ne suffit pas, c'est-à-dire si l'E reparaît après le tamponnement : cautériser comme plus haut. Le tamponnement *postérieur* est désagréable, douloureux et presque toujours inutile. — Chlorure de calcium [14] : utile surtout dans hémophilie, dans E toxi-infectieuses ; 2 à 4 gr. pj pendant 2 à 4 j. en potion ; si les E continuent, faire inj. s.-c. de sérum antidiphtérique (10 c. cubes) pendant plusieurs jours.

2. Des maladies *causales* : anémie [89], chlorose [118], des causes de l'albumine. Donner quinine dans pays à paludisme [250].

ÉRYSIPÈLE (ἐρεύθειν, teindre en rouge ; πέλλα, peau ?). C. streptocoque.

I. É des nouveau-nés (c'est-à-dire survenant de naissance à chute du cordon et formation de cicatrice ombilicale). — Et. Cause : infection puerpérale de la mère ; la contagion se fait après l'accouchement ; porte d'entrée : plaie ombilicale. Apparition dès les 1ers jours. — **S.** Début d'apparence bénigne par accidents locaux, rougeur débutant non à l'ombilic, mais à l'hypogastre ; ni grand frisson, ni grande fièvre ; mais dès le 2me j. apparaissent les S généraux : fièvre à 40°, extension de la plaque qui gagne scrotum, vulve, membres inférieurs, ensuite tout l'abdomen ; rougeur intense limitée par bourrelet, tuméfaction dure et résistante du tissu cellulaire due à infiltration. — **D.** Facile avec eczéma rubrum, érythème, lymphangite péri-ombilicale. — P. Mort presque toujours en 7 à 8 jours.

T. *Préventif.* Très important et tout-puissant : séparer l'enfant de la mère ayant une fièvre puerpérale ; asepsie dans le pansement du cordon. *E déclaré :* surtout continuer l'alimentation pour soutenir les forces ; laver l'ombilic avec solution boriquée et compresses id. ; pas d'*eau phéniquée,* très toxique pour les nouveau-nés. Injections salines si nécessaire ; pas de sérothérapie.

II. **É. commun.** — **Et.** Cause : solution de continuité, vaccination, circoncision, etc. — **S.** Troubles généraux : frissons, céphalée, vomissements et fièvre à 39, 40° ; puis *plaque* (débutant ordinairement à l'angle interne de l'œil ou à l'orifice nasal) rouge, chaude, dure, douloureuse ; limitée par un *bourrelet* saillant, elle envahit souvent le cuir chevelu ; elle détermine un gonflement énorme des régions à tissu lâche (paupières), accompagné de douleurs violentes dans les régions où il est serré ; ganglions sous-maxillaires gonflés et douloureux ; quelques S nerveux : céphalalgie, insomnie, rarement convulsions ; albuminurie rare ; fièvre à 39, 40° pendant 3 à 6 j. Déclin après 5 à 7 j. avec chute brusque de température à 37° ; desquamation furfuracée de la plaque pendant 7 à 8 j — **Formes.** 1. *Commune.* 2. *Bénigne*, atténuée quant aux phénomènes généraux, assez fréquente. 3. *Grave*, très rare. 4. *E à répétitions* (nouvelles poussées qui sont des rechutes) ; surtout après forme légère. La récidive n'est pas rare après plusieurs mois et années. — **C**[ions] rares ; sont surtout pulmonaires : broncho-pneumonie. — **P.** Bénin à plus de 3 mois ; grave de 2 à 3 mois. — **D.** Facile. Fluxion dentaire, dacryocystite, furoncle de la face, lymphangite, phlegmon, urticaire, érythème noueux, ér. simple, ér. des topiques [102], ér. solaire, eczéma rubrum, oreillons.

T. 1. *Préventif.* Surveiller cavités nasales et auriculaires qui sont souvent le point de départ de l'E de la face. Isolement du malade. 2. *Curatif.* Lit, boissons abondantes, lavements fréquents d'eau bouillie ; h. mentholée dans les narines, applications aseptiques émollientes chaudes, fréquemment renouvelées (p. ex. eau de sureau) ; on a conseillé les onctions matin et soir avec :

Ichtyol	3 grammes	
Vaseline.	30 —	(Comby

Soutenir l'état général : par ex. Potion avec acétate d'ammoniaque, cognac [10], etc. Si température élevée : antipyrine 2 à 3 gr. ou même *bains* généraux tièdes ou froids (30, 32, 34°, de 10 à 15 minutes, 2 ou 3 fois pj), ou lotions, drap mouillé. Etat saburral : purgatifs, calomel, h. de ricin. — *Sérum antistreptococcique* (Institut Pasteur) : résultat discuté ; comme il n'est pas dangereux (accidents semblables à ceux du sérum antidiphtérique), il peut y avoir utilité d'employer le sérum dans les cas graves : 10 à 20 c. cubes chez nouveau-nés, 30 à 40 c. cubes chez enfants de 1 mois à 3 ans. A renouveler si nécessaire tous les 3 jours.

ÉRYTHÈMES (ἐρύθημα, rougeur de la peau). — On désigne ainsi toute hypérémie cutanée. Cliniquement les E sont formés de taches rouges plus ou moins étendues et intenses, disparaissant à la pression du doigt et de courte durée. De variété extrême, presque toujours *symptomatiques*, nous les rattacherons à leurs principales causes chez l'enfant, sous le nom qu'on leur donne, par ordre alphabétique, en mettant cependant en tête les E spéciaux à la 1re enfance.

A. **É propres aux nouveau-nés et aux nourrissons**, souvent appelés *rougeurs*. 1. **E simple**, léger, caractérisé par rougeur diffuse de fesses, périnée, bourses, racines des cuisses : dû uniquement au contact des selles acides et diarrhées vertes, capable, s'il est négligé de se transformer en *E papulo érosif* (a).

T. Agir énergiquement contre les tr. digestifs; régler tétées ou biberons ; pas de bains ; ni eau ni pommades sur les parties malades; mais passer après chaque selle eau bouillie tiède avec ouate stérilisée ; puis poudrage large et fréquent [7].

2. Intertrigo : causé par contact prolongé des urines et des matières, par frottement des surfaces opposées (abdomen, cuisses, fesses, aisselles) ou par frottement contre brassières et langes rudes ou malpropres.

T. Changer souvent les couches, lavages fréquents avec eau de son, eau boriquée ; séchage avec poudre de talc, lycopode, amidon, avec ou sans bismuth 1 p. 10 ; ni pommade ni vaseline. N'employer que linge stérilisé ayant passé à l'étuve (Weill) ; combattre anémie, tr. digestifs, faiblesse.

B. **É symptomatiques**. — *E alimentaire :* chez enfant sevré, après aliments tels que poisson, coquillages, porc, gibier faisandé, blanc d'œuf, vanille, fraises, biscuits. — *E de la dentition* : T[t] : bromures, antisepsie intestinale. — *E des dyspeptiques :* v. Dyspepsie [159] ; des *gastro-entérites**. — *E du froid* ou *Engelures*, E pernio, v. Engelures [185]. — *E des infections :* f. typhoïde, diphtérie, angine, diarrhée ; syphilis (roséole spécifique) : vaccine. T de la maladie causale.

E médicamenteux : très fréquent, soit rubéoliforme (roséole), scarlatiniforme, ortié. *Liste des médicaments pouvant causer un Erythème :* Antipyrine, atropine, bromures, calomel, chloral (surtout s'il est donné en même temps que vin ou alcool), cubèbe, iodures, phénacétine, pyramidon, quinine, préparations salicylées, térébenthine ; sérum antidiphtérique, vaccin.

T. Suppression du médicament, boissons abondantes ; avant de donner un médicament, s'enquérir toujours des prédispositions héréditaires ou individuelles déjà remarquées à son sujet.

E des topiques, pouvant aller, par leur application, jusqu'à dermite artificielle : arnica, eau sédative, iode, iodoforme, mercure, orthoforme acides phénique, salicylique, salol.

T. Cataplasmes émollients, pommades à l'oxyde de zinc.

E scarlatiniforme desquamatif : souvent causé par contact ou ingestion d'iode ou de mercure, mais aussi par poisons microbiens par ex. diphtérique ; s'accompagne de prurit violent; desquamation précoce au contraire de scarlatine ; v. Prurit pour T[t 270].

E noueux et *papuleux :* infectieux, toxique, ou de nature rhumatismale. **S**. : fièvre légère, puis éruption en 2 ou 3 poussées, de nodosités rouges et assez douloureuses sur les jambes, quelquefois aux cuisses et aux bras.

T. Lit jusqu'à disparition des nodosités ; purgatif (h. de ricin) ; liniment calmant, puis enveloppement ouaté ; alcalins.

(a) Penser aux syphilides érythémateuses et papulo-érosives [290] mais il y a contre elles ici un fond érythémateux, des vésicules, l'absence de tare spécifique (cutanée, osseuse, viscérale...) ; enfin un bon état général.

E polymorphe, causes : infections ou toxines. — *E rubéoliforme* ou *Roséole* : v. ce mot [284]. — *E solaire* ou *coup de soleil*, T : poudre de talc, liniment oléo-calcaire. — *E sudoral* : v. Roséole [284].

ESTOMAC (DILATATION DE L'). — Et. I. **Symptomatique** d'un obstacle au niveau du pylore (V. Sténoses du pylore [198, 341]). — **II. Idiopathique**, généralement associée à la Dyspepsie chronique. Mêmes causes prédisposantes, surtout affections gastro-intestinales dues à mauvaise hygiène alimentaire. Age : à partir de 3 ans, et surtout de 6 ans. — S. 1. Troubles digestifs ; la dilatation de l'estomac accompagne presque toujours l'hypochlorhydrie ; appétit diminué, soif augmentée, éructations fréquentes souvent fétides ; rareté des vomissements et de la gastralgie ; ballonnement de l'épigastre après le repas ; constipation habituelle. Examen de l'abdomen : normal, rarement distendu, indolore à la palpation ; percussion (on considère comme dilaté un estomac dont le bord inférieur dépasse une ligne droite allant de l'ombilic au rebord costal gauche) : sonorité tympanique dans régions épigastrique et ombilicale ; bruit de *clapotage stomacal* : le chercher à jeun ou 4 à 5 heures après le repas, l'estomac doit alors être vide, d'où impossibilité du clapotage ; son existence indique la dilatation ; le rechercher par la palpation à petites secousses brusques avec les pulpes des 4 doigts réunis ; on obtient de plus ainsi la limite inférieure de l'estomac. 2. Tr. nerveux : céphalalgie, vertiges, éblouissements, insomnies, rêves, terreurs nocturnes. 3. Tr. circulatoires : palpitations, souffles anorganiques. 4. Tr. respiratoires : asthme dyspeptique. 5. Tr. cutanés : dermatoses très communes (acné, prurigo, eczéma, urticaire, furonculose, etc.). 6. Tr. osseux : les tr. chroniques de la digestion conduisent souvent au rachitisme chez nourrisson, à la scoliose chez adolescent. — Cions. Troubles gastro-intestinaux aigus, appendicite, ictère catarrhal ; prédisposition à tuberculose, fièvre typhoïde. — P. Sérieux pour l'avenir. — D. Erreur facile avec affection cardiaque, pulmonaire, rénale, nerveuse, cutanée (dans toutes les dermatoses de l'enfance, passagères ou chroniques, il est important de s'informer de l'état des fonctions digestives).

T. V. Dyspepsie, p. 166.

ESTOMAC (ULCERE SIMPLE, ou ROND DE L'). — Exceptionnel avant 6 ans ; plus fréquent après 10. — S. Soit latence, et brusquement hémorragie ou perforation, soit plus souvent troubles digestifs variés : douleurs gastriques provoquées ou non par les aliments, ou vomissements, ou S d'hyperchlorhydrie, ou S de sténose pylorique (341). Les hématémèses, avec ou sans meléna, seront très variables comme abondance, couleur, fréquence. La perforation sera rapidement mortelle par péritonite aiguë. — D. Ordinairement méconnu chez les jeunes enfants jusqu'à hémorragie [207], ou perforation et péritonite. V. Gastralgie [198].

T. Régime sévère. Alimentation lactée, froide ou glacée, pendant plusieurs mois. Après disparition absolue des douleurs d'estomac, autoriser bouillies, crèmes ; puis aliments solides avec prudence. — **T** des symptômes : *Gastralgie* : alcalins, plâtrage de l'estomac (198). *Hématémèses* : 207. *Perforation* : opérer d'urgence.

ÉTATS dans la 1re enfance. **I. État ataxique**. Même T que pour les convulsions (v. 134) ; surtout bain tiède ; pas de bain froid ; mais ici le meilleur est l'affusion d'eau froide jetée sur l'enfant dans une baignoire. — **II. Etat adynamique** après insuffisance alimentaire, diarrhée, broncho-pneumonie, etc. **T**. Stimulants de toutes sortes, surtout bains sinapisés [70], bouillotes, frictions alcoolisées ; alcool, si fièvre. Inj. d'h. camphrée [15], de caféine [13], de sérum caféiné [14]. *Bains froids* : 15 à 20°, moyen souverain ; le seul cas où il faille des bains froids (et non tièdes), car pas de congestion à craindre. 1 à 2 minutes ; le donner soi-même ; on peut ajouter de la moutarde : 3 gr. par litre d'eau du bain.

FIÈVRE en général (φέδομαι, trembler). — **T du symptôme Fièvre** en dehors des indications causales. Régime lacté, boissons abondantes. 1. Médication *externe : réfrigérante*, la meilleure ; hydrothérapie de toutes façons : compresses sur certains points (front, poignets), lotions, drap mouillé, bains tièdes ou froids. — 2. Médicaments *antithermiques* (à doses fractionnées) ; antipyrine [10] surtout dans certaines fièvres éruptives ; pyramidon [26] id ; cryogénine [16] surtout chez tuberculeux et typhiques ; quinine [27] (grippe-f. typhoïde, paludisme) ; acide salicylique [28] (rhumatisme articulaire aigu). Fièvre et Alcool [9], [113].

Fièvre de la 1re enfance, envisagée en elle-même, en dehors des causes productrices qu'on ne voit pas. 1. **F. modérée**, après refroidissement : quinine, en suppos. [27] ; *antipyrine*, en lavement [10,27] petit, pour être gardé (très bon moyen) ; à employer si plus de 38°5 ; elle est très bien supportée par les petits enfants ; on craint chez eux les éruptions possibles, qui pourraient faire croire au début d'une fièvre éruptive. Dreyfus-Brissac n'a jamais vu d'éruption d'antipyrine chez le nouveau-né ; de plus, les fièvres éruptives sont très rares dans la 1re enfance. 2. **Grands mouvements fébriles** (pneumonie, etc...). Pas de bain froid dans la 1re enfance, mais drap mouillé, ou *bain tiède* (32 à 33°) 2 à 3 min., toutes les 3 h., jusqu'à chute sérieuse, mais tenir compte de l'heure : la chute est plus accusée la nuit ; de même la température peut brusquement tomber (ex. : pneumonie) ; aussi toujours la prendre *avant le bain*.

ETATS FÉBRILES. — La fièvre est très fréquente à tous les âges de l'enfance, souvent sans cause ni localisation appréciables : début brusque, intensité souvent élevée (40° et plus) ; très bien supportée, au point de n'être fréquemment découverte que par hasard, dans un bon état général apparent. Cause prédisposante : arthritisme [100].

Formes très variables : F passagères, *intermittentes*, rémittentes, continues. — 1. *F éphémère*, accès de fièvre (39, 40°) survenant en bonne santé, sans cause apparente, disparaissant en quelques heures, ou en un ou deux jours. — 2. *F de dentition* [154]. — 3 *F de digestion* : accès fébriles dus à *tr. digestifs*, se rencontrent dans la 1re et la 2e enfances ; dus dans les 2 cas à des conditions alimentaires défectueuses ; ils sont souvent accompagnés de tr. dyspeptiques. **T**. Débarrasser l'app.

digestif par vomitifs, purgatifs, lavements ; puis réglementer l'alimentation. — 4. F par *infection*. Paludisme [240] : n'y penser qu'après avoir éliminé toutes les autres causes de F. Rougeole (et autres F éruptives), grippe, F typhoïde, F de Malte, dengue, méningites, adénoïdites, etc. *Tuberculose* dans ses diverses manifestations (explorer poumon, plèvre, intestin, péritoine, ganglions [325]) ; F prétuberculeuse [319], [322]. *F de suppuration* (explorer surtout plèvre, foie, ganglions, os). — 5. *F ganglionnaire* [70], [148], [240], [266]. — 6. *F herpétique* [200]. — 7. *F amygdalienne*. — 8. *F de croissance* [148], [246]. — 9. *F par surmenage* [298] intellectuel et surtout physique : se rapproche beaucoup de la F de croissance. — V. table. p. XIV.

FIÈVRE MÉDITERRANÉENNE, F ONDULANTE ou **FIEVRE DE MALTE**. — **Et.** Surtout entre 6 et 13 ans ; non contagieuse ; quelquefois épidémique. — **S.** Incubation : 5 à 15 j. Début par malaise, céphalée ; puis tableau clinique de la f. typhoïde ; f. rémittente (d'où le nom de *f. ondulante*), hypertrophie du foie et surtout de la rate. — **C**ions. Douleurs rhumatoïdes, mobiles et passagères, éruptions variées, névralgies, orchi-épididymite assez fréquente. — **P.** Bénin (mort : 2 p. 100). — **D.** F typhoïde, dont se différencie par fièvre à marche particulière, absence de taches rosées, de diarrhée ; présence de douleurs articulaires, d'orchite, séro-diagnostic (agglutination du sérum dès le 5e jour).

T. Purement symptomatique. Régime de la f. typhoïde.

FLATULENCE. — Surabondance de gaz dans le tube digestif et plus particulièrement dans l'estomac : d'où distension de celui-ci, avec sensation de gêne, de plénitude, éructations. Causes : fermentations gastriques (v. Dyspepsie [161], [166]) ; *aérophagie* (déglutition anormale d'air chez névropathes, hystériques, tiqueurs).

T. Dépister l'aérophagie. L'empêcher en rendant impossible, aux heures où elle se produit, la fermeture de la bouche (par ex. par crayon). Tt semblable à celui de gastrite : supprimer les aliments très fermentescibles (graisses, charcuterie, poissons gras, choux, pâtisseries, sucre, chocolat, bonbons, etc.). Ne prendre les féculents que décortiqués, en bouillies, réduire le pain surtout quand peu cuit. Boissons : eau pure ou minérale, tisanes chaudes. Poudres absorbantes de charbon, magnésie [21], craie [14] préparée, s.-n. bismuth [12]. Médicaments excito-moteurs ; nervins (valérianate d'ammoniaque, bromures, de préférence en lavements). Grande utilité du massage général et gastrique, de l'hydrothérapie froide, chaude, drap et maillot humides.

FOIE. — **Abcès**. Assez rares. Causes : trauma abdominal, surtout dans la région hépatique, ascaris lombricoïde, appendicite ; rarement dysenterie. — **Amyloïde** (Infiltration ; Dégénérescence) du foie. Causes : infection et toxi-infection chroniques, par ex. *suppuration* chronique des os, des ganglions (tuberculose, syphilis, ostéomyélite, etc.). S. Foie très gros, régulier, bord antérieur rond et mou. S de la *maladie amyloïde* : splénomégalie, polyurie claire, albuminurie, vomissements, diarrhée ; faiblesse, amaigrissement, hémorragies. Cachexie et mort.

Cancer : exception. Primitif ou secondaire à cancer du rein ; dans les 2 cas c'est presque toujours un sarcome. Foie volumineux, dur, irrégulier : ni ictère, ni ascite, ni grosse rate, cachexie rapide. Mort en quelques semaines.

Cirrhoses hépatiques. Rares ; 3 grandes divisions qui ne s'excluent pas : I. *Ci infectieuses*. 1. *Ci syphilitique*. v. Syphilis hépatique. 2. *Ci tuberculeuse*, v. Tuberculose hépatique. 3. *Ci paludique* assez rare. 4. *Ci infectieuses* non classées (après fièvres éruptives, surtout scarlatine, infection intestinale, suppuration chronique). On trouve ici plusieurs formes de Ci, par exemple la *Ci hypertrophique biliaire* ou *maladie de Hanot*. — II. *Ci toxiques :* surtout alcooliques ordinairement atrophiques. — III. *Ci mécaniques :* surtout *Ci cardiaque*, *Ci cardio-tuberculeuse*. T[t] préventif : v. Congestion du Foie.

Congestion hépatique. 1. *Active :* dans infection et intoxication aiguës : fièvre éruptive, diphtérie, infection gastro-intestinale, broncho-pneumonie, puis fièvre typhoïde, paludisme, dysenterie. **S.** Ordinairement masqués par ceux de la maladie générale. Foie gros ; pas d'ictère (quelquefois subictère). Urine : oligurie, coloration foncée, diminution de l'urée, présence de l'urobiline ; albuminurie modérée et intermittente. **T.** Surtout *préventif*. Après maladie infectieuse, éviter la transformation cirrhotique possible en surveillant le régime, en examinant le foie fréquemment. Si foie *gros* et *sensible :* antisepsie intestinale, purgatif (calomel) ; révulsion (sinapismes, ventouses, pointes de feu, vésicatoires volants). — 2. *Passive* ou *Foie cardiaque*, due à toutes les infections chroniques du cœur, surtout *péricardite chronique avec symphyse ;* rhumatismale ou tuberculeuse ; ensuite symphyse pleurale, adénopathie trachéo-bronchique, dilatation des bronches, emphysème, tuberculose fibreuse, déformation rachitique du thorax, mal de Pott. La cardiopathie peut rester plus ou moins latente et l'on trouve surtout des S hépatiques (Foie gros, rate grosse, ascite, etc.) : c'est l'*asystolie hépatique*[104].

Foie gros, Hépatomégalie : se rencontre dans : Abcès du foie. Amyloïde (Infiltration, Dégénérescence). Asystolie hépatique (v. Congestion hépatique et Asystolie). Cancer. Congestion hépatique active ou passive. Cirrhoses. Kyste hydatique (forme souvent tumeur indépendante du foie). Stéatose. Syphilis. Tuberculose.

Foie infectieux et **toxi-infectieux.** Se présente sous 3 formes. 1. Congestion hépatique. 2. Stéatose hépatique. 3. Amyloïde (Dégénérescence). v. ces mots.

Kyste hydatique du foie. Rare (plus fréquent en Islande, République Argentine, Australie). — S : comme chez adultes ; longtemps latents ; tumeur lisse, globuleuse, régulière, arrondie, ferme, indolore, formée par le foie, ou une portion de foie, pouvant ou non bomber vers le thorax (S thoraciques), ou vers l'hypochondre (S de compressions diverses) ; ni fièvre, ni ictère, ni ascite ; bon état général. — **P.** Sérieux : danger de compression, rupture traumatique, suppuration, — **D** (pas de ponction exploratrice) avec tumeurs du ventre ; kyste supérieur avec épanchement pleural. — **T.** Exclusivement chirurgical ; il semble utile de faire une injection parasiticide (formol au 100°), dans la poche avant son ouverture.

Stéatose. Dégénérescence graisseuse, Foie gras. — **Et.** Très fréquente ; due à intoxication (phosphore, alcool), à infections d'après leur virulence (fièvres éruptives graves, septicémies, diphtérie) ou leur durée (suppurations prolongées, inf. digestives graves, rachitisme,

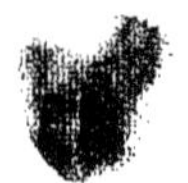

tuberculose). — S. Foie très gros, mou, indolore, à bord légèrement émoussé; absence de : ascite, ictère, circulation collatérale, périhépatite, ainsi que de splénomégalie. S d'insuffisance hépatique plus ou moins marqués : peau terreuse, selles dures, décolorées, fétides, troubles digestifs, érythèmes, amaigrissement.

T. Calomel en petites doses répétées, grands lavements froids. Opothérapie hépatique utile et à continuer longtemps.

Syphilis : toujours héréditaire. 1re enfance : accompagne les autres signes de syphilis héréditaire; rate grosse; mort habituelle. — 2e enfance : mêmes S que chez adulte : tr. digestifs, hémorragies, ascite; foie irrégulièrement gros, ficelé, grosse rate ; pas d'ictère. **P.** Sérieux. **T[t]** mercuriel intensif.

Tuberculose. Se rencontre sous forme de congestion, stéatose, amyloïde, abcès tuberculeux.

FRACTURES (*frangere*, briser). — Cause prédisp. : rachitisme. — S particulier : très souvent elles sont *sous-périostées*, d'où chevauchement rare ; quelquefois incomplètes (en bois vert) : il en résulte peu de tendance aux déplacements. — D souvent difficile en l'absence de crépitations et de mobilité anormale : la douleur localisée fera admettre la F ; radiographie.

T. Réduction (chloroforme, souvent utile aussi pour le D) et immobilisation immédiate dans plâtre, pendant 1/3 de temps de moins que l'adulte ; surveiller les articulations voisines ; puis massage. T général surtout chez rachitique.

Décollements épiphysaires (siège et crépitation spéciaux, radiographie). **T[t]** : le même.

P. très bon. *Pseudarthrose* très rare : penser alors à hérédo-syphilis ou rachitisme.

FREIN (Brièveté du). Sans inconvénient dans l'enfance, peut être gênante plus tard. Opération. Redresser le gland de la main gauche, pendant qu'un aide écarte le prépuce et tend le frein ; inciser celui-ci aux ciseaux en rasant le gland ; suture de la plaie au catgut, ce qui arrête la petite hémorragie ; sinon lier l'artère du frein.

GALE. — Très fréquente. — **S.** *2e enfance* : id. à adulte ; prurit exclusivement la nuit. — *1re enfance*. Caractères particuliers : ni sillons ni vésicules, mais pustulettes disséminées sur le corps avec prédominance aux mains et pieds ; lésions de grattage ; souvent infections secondaires : impétigo, ecthyma, abcès sous-cutanés.

T. 1° *G simple* : faire sur tout le corps un savonnage soigné dans un bain, puis frictionner avec : soit pommade au naphtol, assez irritante ; soit de préférence un procédé très doux et à recommander :

Baume du Pérou	20 à 30 gr.
Huile d'olive	100 gr.

On peut remplacer le baume du Pérou par Styrax : 20 p. 100, qui est meilleur marché, ou Vaseline soufrée à 5 p. 100. Ces doses sont celles à employer chez les nourrissons (même quand existent des lésions multiples). Méthode : faire une friction chaque soir, laisser la pommade toute la nuit sur la peau, et mettre gants et chaussettes pour la maintenir au contact de ces régions les plus atteintes; au matin donner un bain savonneux. Guérison en 3 jours. — 2° *G compliquée* d'eczéma. impétigo, abcès, etc. : commencer par bain d'amidon, de son, puis pommade à : [Oxyde de zinc 10 gr. Vaseline 50 gr.]. Ensuite T[t] comme précédemment.

Si après le T[t] la peau reste très enflammée, donner bain de son et pommade à l'oxyde de zinc[33]; changer fréquemment de linge; passer le linge à l'étuve; soigner aussi les autres galeux de la famille pour éviter la réinfection.

GASTRALGIE, CRISES GASTRIQUES, CRAMPES D'ESTOMAC. — Causes très variables ; importance de fixer, pour leur recherche, le *début de la douleur:* soit indépendant de tout travail digestif; soit à jeun, avec sensation de faim et calmée par un peu de nourriture, soit après ingestion d'aliments : alors 1. aussitôt après; 2. dans la 1re heure de la digestion ; 3. après la 3e heure ou plus tard.

1. **G symptôme des aff. de l'estomac.** 1° *Hyperesthésie* de la muqueuse gastrique : G immédiatement après l'ingestion ; causes : hystérie, neurasthénie, ulcère de l'estomac; on peut y rattacher la G ordinairement immédiate, elle aussi, due à certains aliments (épices, vins, alcool, souvent pain), ou à certains médicaments : fer, mercure, iodures, quinine, balsamiques. 2° *Hyperchlorhydrie :* celle-ci détermine une crise à jeun ou 3 ou 4 heures après la digestion, accompagnée de régurgitations acides et diminuant après alimentations ou alcalins. 3° *Obstacle pylorique* après la 3e heure de la digestion ou plus tard : spasme, sténose. — 2. **G d'origine réflexe,** c'est-à-dire provoquée par un autre organe que l'estomac : *hystérie* (G tenace, persistante, souvent avec hoquet, aboutissant fréquemment à anorexie intense ou à intolérance gastrique absolue); *neurasthénie* (G très fréquente) ; coliques hépatiques ou néphrétiques souvent frustes (d'où son importance pour leur diagnostic) ; rein mobile, vers intestinaux, varicocèle ; on peut y rattacher la G fréquente à la puberté chez la fille. — 3. **G d'origine dyscrasique** (souvent due à trouble gastrique concomitant : anémie, chlorose, paludisme, tuberculose pulmonaire.

D. Avec névralgies intercostales, appendicite chronique latente, intoxication par le plomb.

T. 1. De la *Cause* : à rechercher avec soin. — 2. Du *Symptôme.* 1° T[t] général : repos physique et moral, changement d'air, hydrothérapie, douches tièdes, bains de tilleul chauds et prolongés. — 2° T[t] local. Repos de l'organe si cela est nécessaire, par diète plus ou moins absolue (pendant laquelle donner lavements et injections de sérum), puis diète lactée, œufs, farineux. — Moyens *externes* : larges compresses d'eau très chaude ou à la température de la chambre pendant la digestion ou seulement la nuit (excellent); révulsifs: sinapismes, cataplasmes, mouches de Milan, pointes de feu, pulvérisations d'éther, de chlorure d'éthyle; faradisation ; massages; topiques : badigeonnages au laudanum, aux liniments opiacés, belladonés, v. [173]. — Moyens *internes*. Médicaments *analgésiques*

(à varier souvent). Opiacés [24] immédiatement avant le repas (laudanum*, élixir parégorique*, codéine*; dans crise très violente, morphine)*; belladone [12], et atropine (surtout dans G par hyperchlorhydrie) ou encore éther, eau chloroformée [16], bromures [13], jusquiame, valériane [32], cannabis indica (surveiller l'irritation possible de l'estomac par la plupart de ces médicaments). 2. Médicaments *gastriques* : sels de soude [30] (bicardonate*, citrate*), de chaux [14], craie préparée*; eau de chaux*, de magnésie [21] (hydratée, calcinée*), sulfate de soude [30]; s.-nitrate de bismuth en plâtrage (le faire à jeun : agiter 5 à 10 gr. dans 100 gr. d'eau, faire avaler rapidement, puis étendre successivement sur le dos, le ventre et les flancs). — Lavages de l'estomac [70] : seulement dans stase alimentaire, avec eau tiède ou chaude, un tous les 2 jours.

GASTRO-INTESTINAUX (TROUBLES). — Dans : Arthritisme [100], Chlorose [118], Croissance [148], Diabète [137], Neurasthénie [238], Puberté [272], Rachitisme [276], Scoliose [280], Syphilis héréditaire [300], Tétanie [308]. Ils sont importants encore dans l'alcoolisme infantile, la maladie d'Addison, etc.

GÉNITAL (Appareil). — Examen [29]. — Principaux articles en rapport avec App. génital. Aménorrhée, dysménorrhée, leucorrhée [272]. Balanite [106], Balanoposthite [106]. Blennorragie [107]. Circoncision [123]. Frein [107]. Hydrocèle [214]. Hymen [274]. Menstruation précoce [230]. Onanisme, masturbation [243]. Opothérapie ovarienne [380], testiculaire [150]. Phimosis [200]. Paraphimosis [200]. Prépuce (Adhérence) [123]. Priapisme [200]. Prurit vulvaire [272]. Puberté [35-271], Syphilis acquise [208]. Testicules [300] (Ectopie, Orchite, Syphilis, Tuberculose, Tumeurs). Uréthrites [329]. Vagin (Corps étranger [142]). Vaginale (Injection [344]). Varicocèle [334]. Vulvite et vulvo-vaginite [343].

GENU VALGUM (Genou de cagneux). — Déviation de la jambe en dehors, d'où accentuation de la saillie du genou en dedans : très fréquent, surtout chez enfants de la classe ouvrière (rachitiques ayant marché). Son apparition chez adolescents (14 à 20 ans) pourrait être due à rachitisme tardif, à croissance trop active.

T médical du rachitisme jusque vers 5 à 7 ans ; alimentation bien réglée, grands bains salés, aération ou air de mer, phosphates. Repos sévère au lit ; on peut y joindre des manœuvres douces de redressement et l'application d'appareil à attelles tendant à réduire : on obtient ainsi très fréquemment, le redressement spontané. Après 5 à 7 ans, opération : ostéoclasie, ou mieux ostéotomie sus-condylienne.

GLOTTE (Œdème de la), ou plutôt **Œdème du larynx, Laryngite œdémateuse.** — **Causes** : froid brusque, brûlures, traumas, corps étranger, liquide corrosif; ou secondaire à néphrite surtout scarlatineuse, à rougeole, grippe, f. typhoïde, très rarement à syphilis ou tuberculose du larynx, à abcès pharyngien on sus-hyoïdien, à intoxication générale par iode, iodures même à petites doses. Siège : surtout région sous-glottique. — **S.** Déglutition douloureuse, anxiété, toux sèche et douloureuse, cornage, dyspnée avec tirage et accès de suffocation. — **D.** Croup, laryngite striduleuse, abcès rétro-pharyngien, spasme de la glotte.

T. Lit et silence absolu. T de l'œdème : déglutition de glace, compresses très chaudes ou glacées autour du cou, pédiluves sinapisés, bottes ouatées[73], fumigations, antispasmodiques[6], purgatifs drastiques. Si asphyxie menaçante : tubage [316] (expose à ulcération et sténose consécutive[317]) ou mieux trachéotomie[312].

GLOTTE. SPASMES. LARYNGO-SPASMES. CONVULSIONS INTERNES. — Age : 12 à 15 mois. Rare avant 2 mois et après 2 ans. Syndrome consistant en un accès de suffocation brusque, de courte durée (quelques secondes à une minute), pouvant aller jusqu'à l'asphyxie, survenant en pleine santé et disparaissant sans traces : il s'y ajoute quelquefois des convulsions et des signes de tétanie (contracture des extrémités). Marche de l'accès ; très rapide, quelques secondes; rarement unique : plusieurs accès dans la même journée, peuvent se répéter les semaines suivantes. Durée : quelques jours, quelques semaines ou même quelques mois. — **P.** Grave : mort dans 40 p. 100 des cas ; serait presque toujours la cause de la *mort subite des nourrissons*. — **Et.** Causes prédispos. très variées ; *âge :* 1re année, temps froid, hérédité nerveuse, troubles digestifs, dentition, rachitisme, *végétations adénoïdes*, tétanie, hypertrophie du thymus. — **D** appuyé sur l'âge et la bonne santé entre les accès : avec abcès rétro-pharyngiens, œdème de la glotte ; spasme symptomatique de laryngite aiguë striduleuse (faux croup), diphtérique (croup) et spasmes dans adénopathie trachéo-bronchique, coqueluche, rougeole, broncho-pneumonie.

T. 1. *Préventif.* Surveiller tube digestif, régler régime, enlever adénoïdes ; Tt général : arsenic, phosphores. 2. Des *accès* : eau froide sur le corps, éponges chaudes devant le cou, titillation de l'épiglotte avec le doigt, ce qui *ramène* la langue en avant, inhalations de sels, d'éther, de chloroforme, sinapisation, bains de pieds ou grands bains sinapisés; si mort apparente : respiration artificielle, traction rythmée de la langue, tubage et ensuite trachéotomie suivie de tentatives prolongées de respiration artificielle. Contre l'*élément spasmodique* : charger l'air de vapeur d'eau, simple ou non; on peut disposer la *tente de vapeur*, c'est-à-dire entourer le berceau d'un drap, et à l'intérieur mettre une casserole pleine d'eau qui bout ; éponge ou compresse d'eau chaude devant le cou; bain chaud avec tilleul (très bon) ; antispasmodiques : bromures[13], 2 à 3 gr. ; chloral[15], 1 à 2 gr. chez enfant de 1 an, par doses fractionnées, mais fréquentes, jusqu'à disparition des accès; on peut encore donner éther, aconit[9], antipyrine[10], codéine[24] et même morphine; dans l'intervalle des accès, calme absolu; continuer les antispasmodiques à dose élevée (particulièrement valériane et dérivés [32], bromures, chloral).

GLYCOSURIE. — Deux sortes. 1. *G permanente :* Diabète sucré (v. 157). 2. *G passagère.* Assez fréquente chez l'enfant : elle se rencontre dans la convalescence de certaines maladies (rougeole, scarlatine, f. typhoïde, diphtérie), dans certaines affections nerveuses et surtout dans la *dyspepsie gastro-intestinale ;* de plus, chez le nourrisson, l'urine renferme souvent des corps réduisant la liqueur de Fehling et provenant probablement du lactose.

GOITRE. (Hypertrophie persistante du corps thyroïde). — Assez fréquent dans l'enfance ; hérédité, origine hydrique ? — **S**. La compression détermine chez les nouveau-nés une dyspnée surtout inspiratoire pouvant déterminer des crises d'asphyxie amenant la mort dans les 1ers jours ou les 1ers mois de la vie ; chez l'enfant plus âgé les S F disparaissent ; quelquefois légère dyspnée ; la tumeur constitue le seul S. — **P**. Grave ; chez nouveau-né : mort dans 60 p. 100 des cas ; chez enfants plus âgés, le P non défavorable pour G superficiel est à réserver pour G profond ou rétro-sternal. — **D**. Asphyxie ; G rétro-sternal et hypertrophie du thymus, G asymétrique et kyste branchial.

T. Dans pays à G, surveiller eau de boisson; faire changer de pays. T médical : *iode*[19] (teinture d'iode, sirop d'iodure de fer); séjour prolongé à la mer. Opothérapie thyroïdienne[234] donne de bons résultats surtout quand le G est compliqué de myxœdème ou de crétinisme. T chirurgical : thyroïdectomie partielle.

GOITRE EXOPHTALMIQUE, ou **MALADIE DE GRAVES**, de **BASEDOW**. — Peu fréquent; plus chez filles ; surtout à puberté. — **S**. 1er S : tachycardie (100 à 120 pulsations au maximum) ; augmentation du corps thyroïde (1er S une fois sur 5) ; hypertrophie régulière et modérée; tremblements 1 fois sur 8; exophtalmie inconstante et peu prononcée ; autres troubles nerveux : inattention, irritabilité, phobies, cauchemars, tr. vaso-moteurs (bouffées de chaleur, éruptions purpuriques, sueurs profuses, œdème passager) ; tr. gastro-intestinaux : dyspepsie, diarrhée séreuse; état général : anémie, amaigrissement marqué. — **Evolution**. Début souvent brusque avec apparition rapide des S ; disparition souvent semblable ; paroxysmes fréquents. Durée : de quelques mois à 2 ou 3 ans. — **P**. Guérison spontanée dans la moitié des cas ; quelquefois transformation en myxœdème. — **D**. Facile.

T. Bains hydro-électriques à courant sinusoïdal : bon ; radiothérapie : id. Salicylate de soude[28] à 2 ou 3 gr., en solution très diluée : le plus efficace des médicaments. Médication thyroïdienne[234], en cas d'échec des méthodes précédentes : injections de sérum d'animaux éthyroïdisés. Calmer palpitations, état nerveux par hydrothérapie tiède, bromures. — Tt chirurgical à rejeter.

GOMMES. — Noyaux circonscrits siégeant dans couches profondes du derme ou dans tissu cellulaire sous-cutané. — 1. *G sous-cutanées* d'origine *scrofulo-tuberculeuse :* fréquentes chez tout jeune enfant ; siège : surtout fesses et face postérieure des cuisses ; se résorbent ordinairement. Quelquefois nécessité d'inciser ; surtout traitement médical. — 2. *G syphilitiques*. 1° *non ulcérées :* essayer de les résorber par Tt mixte; 2° *ulcérées :* topiques mercuriels, surtout emplâtre de Vigo.

GORGE. EXAMEN. — La gorge chez l'enfant doit toujours être suspectée, d'autant qu'il ne s'en plaint pas avant 5 ans ; donc toujours l'examiner, même si *rien* dans l'état morbide n'attire de ce côté. (Dans un examen général, réserver la gorge pour la fin.) L'enfant, suivant son âge, est enveloppé dans un drap et appuyé sur la poitrine d'un aide qui immobilise la tête et les membres ; les pieds déchaussés sont maintenus entre les genoux. La tête est placée en pleine lumière. Si nécessaire, pincer les narines pour forcer la bouche à s'ouvrir. Abaisser la langue avec un abaisse-langue ou le manche d'une cuiller sans appuyer sur le *maxillaire inférieur ;* alors examiner tranquillement et l'un après l'autre tous les points indispensables ; si l'enfant résiste, s'arrêter, laisser reposer, puis reprendre. Pour bien voir toutes les parties importantes de la gorge déplacer l'instrument à droite, à gauche, en arrière et en appuyant enfin sur la base de la langue, ce qui fait mieux apparaître les amygdales et les piliers postérieurs. Pour amadouer l'enfant, on peut commencer en faisant semblant d'examiner à l'aide de l'instrument la face interne des joues, les dents, sans toucher à la langue et en lui montrant qu'on ne lui fait pas mal. L'examen du pharynx sera facilité si l'on fait prononcer longuement aaaa ou éééé. Après l'examen de la gorge, faire toujours l'examen des fosses nasales et celui des ganglions. — **Antisepsie** : v. 93, 172.

GOURME. — Nom populaire qui signifie non seulement Eczéma de la face et de la tête, mais aussi Impétigo et toutes Dermatoses de ces régions.

GRIPPE ou **INFLUENZA**. — **Et**. Contagion directe et indirecte. Age : tous (moins fréquente jusqu'à 2 ans) ; immunité temporaire, récidives très fréquentes. — **S**. Incubation : 24 à 48 heures. Invasion : début brusque par fièvre élevée (39, 40°) ; pouls, 130, 150 ; abattement, agitation, céphalalgie ; catarrhe oculo-nasal avec éternuement, larmes, toux quinteuse, pharynx rouge ; convulsions exceptionnelles La fièvre à type rémittent tombe après 2 à 3 jours ; cependant elle peut se prolonger 8, 10, 15 jours ; la G apyrétique est assez fréquente. Il reste ensuite pâleur, prostration extrême. — **Formes**. 1. *Thoracique :* coryza, laryngite, trachéo-bronchite, quelques râles de bronchite. 2. *Nerveuse :* douleurs (céphalalgie, rachialgie, douleurs musculaires) ; vertiges, dépression, quelquefois méningisme grippal. 3. *Gastro-intestinal* : troubles digestifs marqués, simulant embarras gastrique, f. typhoïde. — **Cions**. Broncho-pneumonie beaucoup moins fréquente que chez l'adulte ; pleurésie purulente, appendicite, méningite, adénoïdite, amygdalite, otite moyenne très fréquente, pseudo-rhumatisme infectieux, érythèmes, souvent réveil de tuberculose. — **D**. Facile au début ; avec rougeole, embarras gastrique, dengue, — **P**. Moins grave que chez l'adulte, ordinairement bénigne et courte.

T. 1. *Préventif.* Isolement difficile. Une mère ayant la grippe fera mieux de cesser l'allaitement quelques jours. — 2. *Curatif.* Lit, diète lactée ; *Quinine*[27] : 0,10 ctgr. paâ ; doubler les doses en lavement ou suppositoire ; une forte dose est inutile, souvent une dose suffit, sinon renouveler 2 ou 3 jours ; on peut associer l'*antipyrine*[10], 0, 25 ctgr. paâ. Contre la fièvre on préfère souvent à la quinine l'*eau froide* en lotions, draps mouillés, bains froids. Douleurs, céphalée : antipyrine. Phénomènes nerveux : bains tièdes, glace sur la tête. Adynamie : café[13], alcool[9], caféine, éther, camphre[15]. Embarras gastrique, constipation : purgatifs : h. ricin, calomel[14] (0,05 ctgr. paâ), citrate de magnésie. Vomissements : potion de Rivière ; citrate de soude[30], café léger glacé, glace pilée, mélangée à jus de citron ou d'orange ; contre vomissements incoercibles : II à X gouttes de teinture d'iode dans eau sucrée glacée.

3. **Infections secondaires**. *T^t Préventif*. Antisepsie du nez : menthol, résorcine, goménol; pas d'irrigation des fosses nasales. Gorge : lavages salicylés, etc. [93]. Les bains chauds répétés semblent préventifs contre les complications pulmonaires. — Bronchite : bains chauds, cataplasmes sinapisés, ventouses sèches, benzoate de soude[30]; ipéca à dose nauséeuse[20], enveloppements froids du thorax très bons. Broncho-pneumonie : id., bains sinapisés, enveloppements du thorax, ventouses sèches; ni vomitifs, ni expectorants, ni vésicatoires.

4. **Convalescence traînante** : Cure d'air ou d'altitude, hydrothérapie, massage, frictions excitantes, h. de morue[23], fer[18], aliments copieux. Anorexie : amers[6], gentiane[18], colombo[16], strychnine[23], acide chlorhydrique[15] à 3 ou 4 p. 1.000; dyspeptine.

HABITUDES (MAUVAISES). — Excessivement nombreuses dans l'enfance. *Attitudes* et *marche* défectueuses sans autre cause qu'une mauvaise habitude. *Tics*[310], en particulier Chéilophagie[118] et Onychophagie[243]. *Prononciation*[270] : Bégaiement[107], Blésité[270], Onanisme[243], etc.

HALEINE FÉTIDE. — Causes très variées. *Dentaires* : carie, tartre, périostite; *buccales*: gingivite suppurée, stomatites; *pharyngées*: amygdalites, végétations adénoïdes; *nasales*: rhinite chronique, ozène; *broncho-pulmonaires* : bronchite chronique et bronchectasie, gangrène pulmonaire; *dyspepsie* habituelle, surtout avec gastrectasie et constipation; diabète sucré.

HÉMATURIE (αἷμα, sang ; οὐρεῖν, uriner). — Extrêmement fréquente. L'urine est plus ou moins colorée suivant la quantité de sang et la durée de son séjour dans la vessie (de rose à rouge vif ou foncé), et contient : globules rouges, albumine, en proportion avec le sang.

D. 1. Positif. Reconnaître la présence du sang, si cela est nécessaire, par microscope, spectroscope, examen chimique.

2. **Différentiel**. Ecarter 1° les *substances* changeant la couleur de l'urine, soit naturelles; bile, urobiline, soit médicamenteuses : rhubarbe, séné, semen contra, phénol, salol, etc.; 2° les autres *hémorragies* : hémorragies vulvaire, vaginale, utérine, menstruation précoce; hémoglobinurie.

3. D de l'**origine** : urètre, vessie ou rein; caractères habituels.

4. D **étiologique**. 1° **Urètre** : chute à califourchon; urétrite blennorragique (complic. de vulvite). 2° **Vessie**. Traumas (coup ou chute sur périnée, fracture du bassin); cystite, calcul vésical, tuberculose; très rarement néoplasme). — 3° **Rein**. Les H rénales sont de beaucoup les plus fréquentes. 1. *H de cause locale* : Traumas, lithiase rénale, néoplasme (sarcome), tuberculose, *néphrite* aiguë (presque toujours hématurique), subaiguë ou chronique, infarctus du rein, thrombose de la veine rénale, rein mobile. H *parasitaire*, seulement dans les pays chauds (Bilharzia, filaria, strongle). — 2. *H de cause générale*. Ordinairement au cours d'une *maladie générale*, avec d'autres hémorragies : formes hémorragiques des maladies infectieuses (variole, scarlatine, rougeole, f. typhoïde, diphtérie, ictère grave, maladie bronzée hématurique, etc.); ou dans les maladies *dyscrasiques* : scorbut, purpura, maladie hémorragique des nouveau-nés, leucocythémie, hémophilie; dans certaines

maladies de la peau : pemphigus, eczéma, impétigo. *H toxique* : rare du reste, après usage externe d'eau phéniquée, sublimé, abus de bains sulfureux. — 3. *H essentielles* de cause indéterminée : assez rares, par ex. hémophilie. La plupart dépendent de 2 grandes causes : tuberculose rénale, néphrite chronique (bien les rechercher avant de dire H essentielle). — **P.** Dépend de l'abondance et de la cause : L'H, dans la néphrite, n'a pas d'intérêt pour le P.

T. 1. *Médical.* 1. Contre H : lit, régime lacté absolu, ventouses sèches ou scarifiées sur la région lombaire; vessie de glace sur l'abdomen : ergotine[17], adrénaline[9] (pas dans les H par néphrites), chlorure de calcium[14]. — 2. *T de l'affection causale*; dans H essentielle, la *térébenthine* semble quelquefois favorable (sirop de térébenthine : 5 gr. paâ; capsules d'essence : 1 paâ, 6 à 12 suivant âge). T[1] chirurgical suivant la cause de l'H ; s'emploie pour toutes les H vésicales; l'H rénale très abondante est souvent guérie par la simple *néphrotomie*, ce qui peut faire de celle-ci un T systématique.

HÉMIPLÉGIE CÉRÉBRALE INFANTILE (ἥμισυς, moitié; πλήσσειν, frapper). — **Et.** Causes prédisp. : hérédité névropathique; âge, quelquefois congénitale; surtout fréquente dans les 3 1res années; après 9 ans, ressemble à l'H des adultes. Cause déterm. impossible à trouver la plupart du temps; semble fréquemment être une infection générale (scarlatine, rougeole, f. typhoïde, diphtérie, paludisme, etc... hérédo-syphilis). — **S.** 1. Pér. *initiale.* En bonne santé; début brusque, par convulsions suivies de paralysie après quelques heures. — 2. Pér. d'*hémiplégie.* H flasque ; face peu ou pas touchée ; aboutit après quelques mois à contracture spasmodique : membres supérieurs en flexion et adduction ; membres inférieurs en extension (varus équin) : tr. de la sensibilité nuls ; tr. trophiques (dénommés atrophie, à tort) ; véritable arrêt de développement du côté paralysé; intelligence diminuée. — 3. Pér. d'*épilepsie hémiplégique.* Se montre sans prodromes, après 3 à 8 ans, avec accès fréquents jusqu'à 30 ans. — **D.** Au début, avec convulsions d'autres sources. A pér. hémiplégique : paralysie infantile à type hémiplégique; hémiplégie hystérique ; syndrome de Little, paralysie obstétricale ; pseudo-paralysie de Parrot. — **P.** Infirmité incurable.

T. N'est que symptomatique. Convulsions : bromures[13], chloral[15], chloroforme[15], éther[17], bains tièdes ; purgatifs. — *Paralysie* : massage, électrothérapie (pas quand H spasmodique) ; révulsion à la nuque; toujours essayer le traitement mixte pendant 1 ou 2 mois. Epilepsie : traitement ordinaire, bromures. Attitudes vicieuses : mécanothérapie, mouvements passifs, appareils orthopédiques, sections tendineuses.

HÉMOGLOBINURIE. — Présence d'hémoglobine dans les urines avec absence de tout *globule rouge.* — **Et.** 1. **H secondaire,** symptomatique, transitoire : *infections aigues* dont elle indique l'intensité et assombrit le pronostic (scarlatine, variole hémorragique, rhumatisme articulaire aigu, typhus, fièvre jaune, ictère grave); *intoxications* (acide phénique, pyrogallique, naphtol, chlorate de potasse, aniline, antipyrine); elle se rencontre aussi après hémorragies, brûlures étendues, etc. — 2. H **paroxystique**, dite **essentielle**, permanente. La cause en est aujourd'hui le plus souvent connue ; très fréquemment *syphilis héréditaire*, puis paludisme, quelquefois néphrite. C occasionnelles : surtout froid : puis fatigue, marche, etc. **S**. Urines rouge brun, acides, albumineuses, contenant de l'hémoglobine, mais pas de globules rouges (d'où D facile avec hématurie). *Accès paroxystiques* : début brusque par céphalalgie, puis courbature générale, pâleur, fièvre légère (38 à 38°5) ; foie et rate un peu tuméfiés, enfin sueurs, indiquant fin de l'accès; durée : quelques heures ; nombre par an très variable, de 1 à beaucoup. — **P** : variable, très amélioré par traitement.

T. 1. *Préventif.* Défendre du froid (flanelle, etc.) : régime reconstituant, fer[18], hémoglobine[19]; traitement des affections causales T spécifique (mercure et iodure[301]) quand hérédosyphilis ou même au moindre doute (résultats excellents) même quand aucun stigmate. 2. *De l'accès,* lit, chaleur, lait ; on peut faire cesser rapidement l'accès par injection de sérum antidiphtérique ou même de sérum normal.

HÉMOPHILIE. — **Et**. Apparaît le plus souvent dans les deux premières années, très rarement après la 10e, presque toujours familiale et héréditaire; presque uniquement chez les *garçons* (90 p. 100); mais la maladie n'est transmise que par les filles, qui sont elles-mêmes indemnes; rare dans pays chauds, rare en France, fréquente en Allemagne. — **S**. Se révèle par hémorragies sans cause ou après légers traumas : contusions, écorchures, ou opération chirurgicale (circoncision, vaccination, extraction de dent, ablation d'amygdales, de végétations adénoïdes). *Hémorragies* ; siège : peau (pétéchies, ecchymoses, hématomes) : muqueuses (nez, bouche, intestins, bronches, voies urinaires), jamais d'hémorragie du cordon ombilical ; quantité : une hémorragie massive de 1/2 à 1 litre, ou plusieurs petites, mais abondantes par leurs répétitions. *Arthropathies hémophiliques* par épanchement de sang : fréquentes, surtout aux genoux. — **P**. Mort fréquente après hémorragie abondante, surtout épistaxis. — **D**. (par facilité et caractère familial des hémorragies), avec scorbut infantile, purpura hémorragique, leucémie. D des arthropathies avec arthrite tuberculeuse (surtout par oubli de l'Hémophilie).

T. 1. *Préventif.* Prévenir toute occasion d'hémorragie : chocs, jeux violents, opérations même petites (dents, amygdales, etc.). Régime tonique : h. de morue[23], fer[18], quinquina[27], arsenic[11], eaux minérales chlorurées sodiques ; acides (limonades citrique, tartrique, sulfurique, jus de citron); purgatifs salins à petite dose, fréquents (sulfate de soude[30]) ; chlorure de calcium[14] ; climats chauds. — 2. *Curatif.* Contre l'*hémorragie*. Hémostatiques locaux : antipyrine[10], adrénaline[9], et en applications locales; compression ou tamponnement (gaze). Hémostatiques généraux : chlorure de calcium[14], ergotine[17], injection de sérum artificiel[29, 8]. Le *sérum frais* de l'homme ou d'un animal quelconque (pourvu que non stérilisé par la chaleur) arrête plus ou moins vite l'hémorragie; il rend après 24 heures le sang plus coagulable pour environ 15 jours; l'application de ce sérum sur une plaie est hémostatique (notion utile pour opération). Le *sérum antidiphtérique* est le plus facile à se procurer : on l'emploie comme dans la diphtérie, 20 c. cubes en injection; et en applications locales, en pansement sur la plaie qui saigne. Le sérum *antitétanique* peut servir de même. — *Arthropathies* : immobilisation complète et compression; mobilisation tardive.

HÉMOPTYSIE (πτύσις, crachement). — **Et.** Très rare chez enfant, Causes : app. respiratoire : apoplexie, congestion pulmonaire, gangrène pulmonaire, kyste hydatique du poumon, mais surtout *tuberculose*, coqueluche, effort violent, traumatisme. H *supplémentaire* chez jeunes filles non encore réglées, vers 12 à 14 ans. Chez le petit enfant, l'H peut être méconnue, car il n'y a pas d'expectoration, quelquefois il s'écoule une bave sanglante par la bouche ou le nez, ou il survient un vomissement de sang ou encore on retrouve le sang dans les selles (faux melæna). **D.** avec hématémèse.

T. Id. à adulte. Ne pas ausculter à ce moment : repos absolu au lit et au calme dans une pièce fraîche, fenêtre ouverte ; défense de parler. Alimentation légère, lait glacé, glace ; bottes d'ouate ou sinapismes aux jambes, ventouses sèches sur le thorax; grands lavements chauds à 45 ou 50°. Soutenir l'état général par stimulants[7] diffusibles. Ergotine[17] par bouche ou inj. s.-c. ; opiacés[24], plus énergiques que l'ergot, mais ne peuvent être employés avec sécurité avant 8 à 10 ans; ipéca à doses nauséeuses[20]; en cas d'H abondante ; la poudre de Dower[25] peut être prescrite ; chlorure de calcium[14]; l'opium peut être uni avec ipéca[25], chlorure de calcium[14]. Guinon recommande de faire respirer quelques gouttes de nitrite d'amyle (vaso-dilatateur énergique) à la distance de 15 centimètres. Pas d'adrénaline actuellement, ni de sérum gélatiné, ni de perchlorure de fer.

HÉMORRAGIES (αἷμα, sang ; ῥήγνυμι, je romps). — 1. **H externe** : compression, ligature, torsion, etc. — 2. **H viscérale.** Soit interne (pâleur, pouls petit, syncope), soit écoulement de sang par les orifices naturels.

T. Immobilisation absolue, emploi local du froid (sauf chez nouveau-nés); chaleur aux extrémités (enveloppements, boules, frictions).

Hémostatiques (ni perchlorure de fer, ni sérum gélatiné) : ergotine[17], ratanhia[27], chlorure de calcium[14] (ne pas le donner avec le lait, qu'il coagule), gélatine: adrénaline[9] en badigeonnages, tamponnements, ou à l'intérieur; antipyrine en tamponnement.

Etat général. Très surveillé : si nécessaire, toniques, stimulants (alcool[9], éther[17], h. camphrée[15], caféine[13]; sérum artificiel[29] en inj. s.-c. 10 à 20 c. cubes dans la 1re année ; années suivantes : 100 à 800 suivant âge et pertes).

HÉMORRAGIES DES NOUVEAU-NÉS. — 1. **H ombilicales** : **omphalorragies** rares. — **Et.** Soit cause locale : dès la naissance; ne se produit pas normalement, même en l'absence de ligature du cordon; se produit quand, avec ligature mal faite, il y a insuffisance de l'aspiration pulmonaire, ou obstacle à la circulation; soit cause générale : fin de la 1re semaine, par infection, surtout septicémie.

T. 1. *Préventif* : chez débiles, asphyxiques, soigner ligature (bouchon de champagne) et surveiller. 2. *Curatif* : tampon d'ouate imbibé de solution d'antipyrine au 1/10e, comprimer par corps solide (tranche de bouchon) et bandage serré. Enveloppements ouatés, boules chaudes, couveuse ; pas de glace. Stimulants : alcool[9], éther[17], sérum 5 à 10 c. cubes, bains chauds ; inhalations d'oxygène ; hémostatiques : chlorure de calcium[14] (0,20 à 1 gr. par bouche ou lavement) ; ergotine[17], injection 1/4 de c. cube et surtout adrénaline (sol. à 1 p. 100) : III gouttes dans une c. café d'eau sucrée.

2. **H gastro-intestinales : hématémèse, melæna.** — (Soit une seule ou les deux) : surviennent sans causes connues, soupçonner hémophilie ou dans septicémie hémorragique (avec autres hémorragies), dans dégénérescence aiguë du foie (après infection ombilicale ou hérédo-syphilis) ; se montrent dans les 4 premiers jours. **P.** très grave. — **D.** Déglutition de sang dans utérus ou vagin ; d'une gerçure du mamelon ; H buccale accidentelle, section du filet, manœuvres des doigts dans la bouche pour dégager la tête ; méconium et sa teinte brune.

T. Id. à plus haut : supprimer les tétées quelques heures, faire sucer quelques morceaux de glace ou donner à boire de l'eau glacée ; quelques gouttes d'alcool dans le lait ; inj. de sérum (20 c. cubes chaque) ; Tt antisyphilitique au moindre soupçon (inj., frictions mercurielles). Si hémophilie possible, faire inj. de sérum antidiphtérique comme hémostatique général : 5 c. cubes 1 ou 2 fois par jour.

3. **H broncho-pulmonaires.** Rares ; se montrent dès la naissance ; mort dans asphyxie.

4. **H vulvaire.** Assez fréquente du 3 au 7e jour, sans gravité. **T.** : bains tièdes, lavements chauds.

5. **H méningée** : Rare : après accouchement laborieux : grave. V[225].

HÉMORRAGIES DE L'ENFANCE. — 1. **H nasale** : v. *Epistaxis*[189]. — 2. **H pulmonaire** : v. Hémoptysie[206], rare. — 3. **H stomacale** : *gastrorragie, hématémèse* (*a*). Repos absolu, décubitus horizontal ; suppression de toute alimentation par la bouche, sauf petits morceaux de glace ; donner lavements nutritifs (peptone*) ; mettre vessie de glace sur épigastre, sans peser (interposer flanelle). Ne reprendre l'alimentation qu'après 24 h. sans hématémèse ; commencer par eau alcaline glacée. Hygiène générale des H. — 4. **H intestinale** : *Melæna* (*a*). Repos absolu

(*a*) **Causes des H gastro-intestinales** : trauma abdominal, ingestion de corps étranger, de liquides brûlants ou caustiques (apparition à la chute des escarres) ; ulcère de l'estomac ou du duodénum, invagination intestinale ; f. typhoïde[326], colites, dysenterie, tuberculose intestinale, néoplasmes, syphilis, purpura, formes hémorragiques de variole, scarlatine, rougeole ; néphrites, brûlures étendues de la peau, mercure ; hémophilie, aff. du foie et de la veine porte, asystolie.

au lit (dans f. typhoïde, cesser balnéation); glace sur le ventre (flanelle), suspendue à cerceau pour ne pas peser; suppression de l'alimentation; donner opium[24] à doses réfractées : 0,005 à 0, 01 d'h. en h. ou inj. de morphine chez enfant assez âgé; chlorure de calcium[14] semble bon; on peut l'associer avec de grands lavements très chauds (48°), sans pression, ou le mettre dans le lavement; ergotine[17] : peu d'action; sérum en injections. Dans dysenterie : lavement au nitrate d'argent, décoction de racine d'ipéca (v. Dysenterie[174]). — 5. **H rénale** : v. Hématurie[203]. — 6. **H cérébrale** : exceptionnelle. — 7. **H méningées**. Rares ; se montrent surtout dans les 2 premières années. V Maladie de Little[263] Tt : repos, anti-spasmodiques (Kbr) : et surtout ponction lombaire.

HÉRÉDITÉ. — Loi biologique d'après laquelle les êtres tendent à se répéter dans leurs descendants et à leur transmettre leurs propriétés; l'enfant possède donc une H *normale* et une H *pathologique*. La **Consanguinité** n'exerce par elle-même aucune influence, elle agit seulement en additionnant, par conséquent en accentuant les caractères héréditaires bons ou mauvais. — **Maladies hérédo-familiales,** ou plus particulièrement héréditaires. Système nerveux avant tout : maladie de Friedreich, et certaines paralysies, amyotrophies; maladies mentales : idiotie, démence précoce, folie périodique, épilepsie, hystérie, etc. Sens : daltonisme, surdi-mutité. Sang : hémophilie. Foie : cholémie familiale. Rein : polyurie ou albuminurie familiales. Peau : naevi, ichtyose, etc. — **Malformations congénitales** héréditaires. Surtout bec de lièvre, anomalies dentaires, affections oculaires (rétinite pigmentaire, cataracte congénitale, etc.), fistules branchiales du cou, spina bifida, déviations de la colonne vertébrale, pied bot, luxation congénitale de la hanche, hernies, anomalies génitales (hypospadias, ectopie testiculaire, etc.). — **H. de terrain.** *Nerveux*, prédisposant aux manifestations nerveuses souvent intenses à la moindre occasion : les craindre dans les plus petites infections. *Arthritique* et arthritico-nerveux : H similaire ou dissemblable de diabète, obésité, gravelle, lithiase biliaire, goutte, etc. — **H** dans *infection*. Surtout syphilis ; tuberculose exceptionnelle. — **H** dans *intoxication*. Alcoolisme, puis saturnisme, etc. — **H** de l'*immunité* naturelle dans certaines races ou espèces.

HERNIES. — I. **Hernie inguinale** : très fréquente. 1 .**H ordinaire.** Enfant prématuré, rachitique, faible, quelquefois le contraire; hérédité importante; presque uniquement chez garçons. Apparaît dans les deux 1res années après cris, quintes, efforts par phimosis, constipation; beaucoup moins fréquente après 5 ans. — **S**. La mère a vu une boule sortir et rentrer. Examen : explorer l'anneau qui est dilaté ; en faisant crier, on sent l'impulsion. La H, est de petit volume, mais gagne vite les bourses; contenu : ordinairement intestin grêle seul. Très souvent bilatérale et coexistant avec H ombilicale. — **D**. Avec ascite, hydrocèle communicante, hydrocèle vagino-péritonéale, kyste du cordon ; quelquefois coexistence de ceux-ci avec la H. — **P** : bénin, souvent guérison spontanée; mais il est utile d'aider la nature par un bandage. — 2. **H étranglée** : rare, sauf chez nourrisson ; cris, vomissements ; tumeur dure et tendue ; absence de selles et de gaz.

T. Au-dessous de 3 ans : bandage à porter 6 mois nuit et jour; puis le jour seulement, très longtemps, jusqu'à l'adolescence.

1re année; bandage *double* en caoutchouc, à pelotes à air et sous-cuisses (*a*). 2e enfance : bandage à ressort à pelote imperméable (peut être simple). A partir de 5 ans la cure radicale est indiquée pour les H qui ont résisté au bandage.

H avec ectopie testiculaire. Nouveau-né : pas de bandage qui empêcherait la fin très fréquente de la migration; laisser en état; opérer si étranglement ou tr. digestifs. Plus tard bandage si on peut isoler (?) la hernie du testicule, sinon rien, jusqu'à 3 à 7 ans : alors opérer.

Hernie étranglée : un bain tiède, un taxis très modéré la réduisent presque toujours; sinon kélotomie et cure radicale.

Cure radicale : indiquée dans H étranglée. Dans H ordinaire : après 5 ans, quand persistance de la H, malgré bandage; depuis 3 ans (éviter avant), dans H douloureuse ou avec ectopie testiculaire, ou après plusieurs menaces d'étranglement. Récidive exceptionnelle.

II. — **Hernie ombilicale.** La plus fréquente, très fréquente à moins d'1 an, très rare après 7 ans. Mêmes causes occasionnelles que la H inguinale; plus fréquente chez garçons (par phimosis).

T. Guérit presque toujours toute seule; l'aider par un bandage. Réduire par un tampon d'ouate sur lequel on place un bouton ou une pièce de monnaie, maintenir par une bande de toile, caoutchouc ou diachylon (mais ce dernier irrite vite) ou bandage en caoutchouc avec pelote à air. Vers 5 ans, si la H persiste : cure radicale.

III, **Hernie crurale**. Rare ; pelote très difficile à maintenir; cure radicale.

HERPÈS (ἕρπειν, ramper). — Très commun; soit primitif, soit secondaire, comme épiphénomène d'une maladie aiguë fébrile : pneumonie, méningite cérébro-spinale, fièvre intermittente, fièvre de surmenage ou encore après fatigue, refroidissement, excès alimentaires, auto-intoxications diverses. Localisations : bouche, *stomatite herpétique*; gorge, *angine herpétique*, surtout chez nourrissons ; lèvres, oreilles, face chez enfants plus âgés. H *génital* et *facial* de la jeune fille au moment des règles. *Fièvre herpétique* quelquefois : éruption simultanée de nombreux groupes d'H. — **S**. Eruption précédée ou non de fièvre pendant 1 à 2 jours; peau : éruption de vésicules limpides, petites, égales, en groupe, sur zone rouge ; démangeaisons ; bientôt remplacées par croûtes jaunâtres; muqueuses : vésicules qui donnent bientôt des exulcérations superficielles, arrondies, jaunâtres. Guérison rapide, en 1 semaine. — **D** : avec éléments de varicelle, impétigo, eczéma, zona (*H zoster*). — **P**. Très bénin.

T. 1. Contre *fièvre* : chambre, lait, purgatifs. 2. *Local* : antiseptiques en poudre (salicylate de bismuth[13], aristol, peroxyde de zinc*)

(*a*) Il est bon de mettre une toile entre caoutchouc et peau. La H peut sortir facilement ; la surveiller, pour la réduire avant de remettre le bandage.

ou en pommade (vaseline salolée au 1/10); cure à Saint-Christau utile souvent contre H de la jeune fille.

HOQUET. — I. **T du Symptôme.** Suspendre la respiration aussi longtemps que possible, en buvant très lentement un verre de liquide; faire une série de mouvements respiratoires ininterrompus, profonds, rapides (45 à 50 par minute); croquer un morceau de sucre imbibé de vinaigre; avaler quelques fragments de glace. Comprimer l'épigastre, y faire des applications chaudes, froides ou glacées, y mettre des sinapismes; comprimer fortement pendant quelques instants l'un ou les 2 phréniques (surtout le gauche) entre les 2 chefs sterno-claviculaires du muscle sterno-cléido-mastoïdien; faire peur à l'enfant, pour arrêter le H par secousse nerveuse; inhalations d'oxygène; drap mouillé ou douches froides; la traction de la langue est un des meilleurs procédés; galvanisation du phrénique (placer pôle positif sur trajet du phrénique au niveau du cou et promener l'électrode négatif sur la base du thorax au niveau des insertions du diaphragme). *Médicaments* : éther, X à XX gouttes sur sucre; chloral[15], valérianate d'ammoniaque[32], ammoniaque liquide, bromures[13], sulfate de quinine[27], antipyrine[10], cocaïne[16], menthol[22].

II. **T** de la **Cause.** Le H dû à *tr. digestifs* est le plus fréquent. H du nourrisson qu'on laisse téter trop rapidement ou boire au biberon en déglutissant de l'air. T[t] : réglementer l'alimentation. H des enfant plus âgés qui boivent trop et trop vite. H S de dyspepsies, de tympanite, de vers intestinaux. T[t] de la cause. H des hyperchlorhydriques : donner alcalins. — H des maladies de l'app. *respiratoire* : spasme de la glotte, coqueluche, adénopathie trachéo-bronchique, pleurésie diaphragmatique. — H de l'app. *circulatoire* : péricardite. — H du système *nerveux* : méningite. — *H hystérique* : le plus rebelle, débute souvent brusquement, sans aucun stigmate; il est bruyant, à timbre rauque et éclatant, continu ou par accès. T[t] : médicaments précédents, hydrothérapie, électricité, lavages d'estomac, suggestion hypnotique. — H dans certaines *intoxications* (saturnisme) : faire disparaître la cause; dans obstruction intestinale; dans urémie : cède au régime lacté. — H fréquent dans maladies *infectieuses* : choléra, appendicite, péritonite, grippe, f. typhoïde (il indique toujours dans cette dernière une intoxication profonde : donner bains, sérum artificiel ; il peut tenir aussi à une perforation intestinale).

HYDARTHROSE DU GENOU. — A surveiller attentivement, car pourrait être le 1er symptôme d'une tumeur blanche (examen cytologique); quant l'H, malgré ponction et compression, dure plus de 5 à 6 semaines, elle est presque toujours S d'H tuberculeuse. L'H double doit faire penser à la syphilis (surtout si antécédents).

T. On peut commencer ou non par la ponction simple absolument aseptique; immobilisation non rigoureuse, par ex. dans la gouttière en fil de fer et compression ouatée depuis l'extrémité du membre ; révulsifs : iode en badigeonnage, pointes de feu.

HYDROCÈLE (ὕδωρ, eau; κήλη, tumeur). — Epanchement séreux dans la tunique vaginale. Deux espèces.

I. **H vaginale.** — 1. **H infantile ou des nouveau-nés.** Fréquente même dès la naissance; fermée; ordinairement bi-latérale; tumeur ovoïde, régulière, lisse, indolore, rénitente; transparente, du volume d'un œuf de pigeon ou plus; peau normale; elle entoure le testicule qu'on ne peut en séparer. Guérison spontanée en 4 à 6 semaines. Une H persistante et surtout bilatérale doit faire songer à *syphilis testiculaire* [808] (D par autres S, et par constatation, après ponction, d'un testicule gros et dur [306]). — 2. **H congénitale ou communicante** (avec la cavité péritonéale). Tumeur molle, fluctuante, rénitente, transparente, entourant complètement le testicule. *Réductibilité* de la tumeur par pression lente et continue, mais mieux par réduction spontanée : après décubitus prolongé, on ne constate rien le matin, tandis qu'après quelques heures le liquide est revenu ; cette constatation est souvent faite par les parents eux-mêmes. Une H réductible peut accompagner une ascite [104]. — 3. **H à canal fermé.** S semblables à adulte. — **D.** Avec kyste du cordon (surtout par siège et différence des rapports avec testicule : l'H vaginale entoure le testicule, le kyste est au-dessus et distinct); hernie (l'H en diffère par transparence, mode de réduction : lente, difficile jusqu'à rester douteuse dans l'H ; brusque avec gargouillement dans la hernie ; enfin par la reproduction : lente dans l'H ; brusque souvent après toux ou effort dans la hernie).

T. *Nouveau-né* : résorption spontanée assez fréquente ; se contenter de petits moyens qui réussissent souvent : compression légère, bandage à pelote d'air sur trajet inguinal; compresses imbibées d'une solution saturée de chlorhydrate d'ammoniaque ; sinon après 18 à 24 mois intervenir quand H gênante par son volume (soupçonner syphilis quand H double persistante, d'où traitement mercuriel, frictions, etc.). — 1. *Ponction de la vaginale.* Ne doit pas être simple, car le liquide se reproduirait, mais suivie d'une injection modificatrice. Evacuer 1 ou 2 seringues de Pravaz, en injecter 1 d'alcool pur; réaction légère, guérison habituelle. Ne pas oublier la communication abdominale possible dans les 2 premières années : aussi pendant l'injection, presser avec le doigt sur le cordon, au niveau de l'orifice inguinal cutané. Vers 2 ans on peut choisir entre ponction suivie d'injection irritante (alcool ou teinture d'iode) ou de préférence opération. — 2. *Ouverture de la poche*, avec extirpation du canal péritonéo-vaginal si l'H est communicante, avec retournement de la vaginale dans l'autre cas. Débuter chez l'enfant par incision inguinale.

II. **H enkystée du cordon,** ou mieux **Kyste du cordon** (kyste du canal vagino-péritonéal). — Fréquent, surtout dans les 2 premières années ; quelquefois chez fille (*kyste du canal de Nück*). — **S.** Tumeur arrondie ou ovoïde, tendue, résistante, transparente, de petit volume (rarement plus d'une noix), très mobile transversalement ou verticalement, indépendante du testicule; siège élevé, souvent à l'orifice du canal inguinal ou même au-dedans; le K est souvent accompagné d'une hernie. — Marche : augmente peu à peu, ou se résorbe spontanément. — D avec hydrocèle vaginale (v. plus haut), avec hernie.

T. Rien avant 18 mois, à moins de gêne; prévenir de la possibilité d'une hernie future; compresses résolutives de chlorhydrate d'ammoniaque. En cas de gros volume ou de gêne : ponction, puis injection de 1 à 2 grammes d'alcool absolu. Après 18 mois, opération (véritable cure radicale de la hernie).

HYDROCÉPHALIE. — Et. Ordinairement interne, ventriculaire. Soit congénitale : ordinairement hérédo-syphilis; soit acquise, vers 6e mois (infection gastro-intestinale, tumeurs du cerveau, tubercules, gliome, gomme). — S. S P. Augmentation progressive du volume du crâne dans tous les diamètres; fontanelles tardivement soudées, veines sous-cutanées développées; face normale. S F : de compression des centres nerveux; tr. de vision précoces, tr. moteurs (convulsions, paralysies); tr. de sensibilité peu marqués; tr. de l'intelligence jusqu'à l'idiotie. Etat général en retard. — D. Avec rachitisme. — P. Marche lente, mort par cachexie, maladie intercurrente, ordinairement dans les 1res années.

T. Tt antisyphilitique (mercure à côté d'iodure [301]). Ponction du *crâne* (à l'angle externe de la grande fontanelle et non sur la ligne médiane, à cause du sinus longitudinal supérieur). Ponction lombaire aussi efficace et moins dangereuse [266]; ne jamais évacuer plus de 100 c. cubes.

HYPOTHYROIDIE BÉNIGNE caractérisée par les *petits signes de l'insuffisance thyroïdienne.* — Ce nom désigne un certain nombre de symptômes réunis ou séparés qui semblent la conséquence d'une insuffisance thyroïdienne, à cause de l'efficacité contre eux de la médication thyroïdienne. — I. **Petits signes** : sont permanents. 1° *Tr. nerveux* : céphalée, tr. intellectuels (retard de la parole et plus tard difficulté d'assimilation : *véritable arriération mentale*), tr. vaso-moteurs (refroidissement et cyanose des extrémités), tr. des réflexes vésicaux (en particulier incontinence d'urine). 2° *Modification des téguments* ; obésité (peut être seule); manque d'abondance des cheveux, des sourcils. 3° *Tr. digestifs*; anorexie sans cause gastrique, constipation. — II. **Petits accidents**, essentiellement transitoires. 1. *Téguments* : œdème localisé, indolent, siégeant surtout à la face (région frontale, malaire ou paupières). 2. *Tr. de menstruation* : règles fréquentes souvent très douloureuses, quelquefois très abondantes. 3. *Tr. nerveux* : accès de pleurs, de colère, de mélancolie, de vertiges, de céphalée violente.

L'hypothyroïdie bénigne doit être traitée par l'opothérapie thyroïdienne, à doses petites et surveillées [234].

HYSTÉRIE (ὑστέρα, utérus). — Et. Causes prédisp. : âge (rare dans la 1re enfance), surtout de 8 à 15 ans; sexe indifférent; très fréquemment *hérédité* similaire ou de transformation chez les ascendants : névropathies et surtout psychoses (hystérie, épilepsie), arthritisme, alcoolisme, tuberculose, syphilis. Causes occas. : trauma surtout céphalique, émotion, frayeur, 1re menstrue ; jalousie, imitation, maladies infectieuses, helminthiase, paludisme, syphilis. — **S.** Extrêmement variés. Les stigmates manquent ou sont difficiles à reconnaître. Les signes pourraient former 3 variétés : 1. *H larvée* ; enfant nerveux, à l'esprit mobile, égoïste, facilement suggestionnable ; insomnies, convulsions, terreurs nocturnes, mictions involontaires, vomissements nerveux, onychophagie et souvent myosis, rétrécissement du champ visuel, abolition du réflexe pharyngien. 2. *H dissociée* ; chez les filles, à la puberté : céphalalgie, vertiges, anorexie, tr. digestifs pouvant simuler appendicite, péritonite aiguë ou tuberculeuse ; tr. urinaires (polyurie, anurie), tr. trophiques cutanés et vaso-moteurs (asphyxie locale des extrémités, sueurs, éruptions diverses, œdème des pieds et mains), bégaiement, hoquet, toux spasmodique, surdi-mutité, aphasie (ou plutôt mutisme) ; tr. de sensibilité (rarement anesthésie, mais fréquemment hyperesthésie avec myalgies, arthralgies) ; tr. moteurs fréquents : contractures (torticolis spasmodique, coxalgie hystérique, scoliose, pseudo-mal de Pott) ; paralysies (mono, hémiplégie, etc.), astasie-abasie (*a*), tremblement, chorée rythmée, etc. ; méningisme. 3. *H complète* ou *grande H* : idem à adulte ; 4 périodes : convulsions, contorsions ou grands mouvements, attitudes passionnelles, délire. — **D.** Difficile, car il s'agit souvent d'un accident particulier, seul : l'H chez l'enfant, est presque toujours *monosymptomatique* ; se reporter à chaque symptôme par ex. : Anorexie [95], Hoquet [210], Paralysie [252], etc.). Se baser sur marche, répétition, phénomènes paroxystiques, conservation de la santé ; distinguer la grande H de l'épilepsie (dans celle-ci : accès la nuit, morsure de la langue, incontinence d'urine, durée courte, pas d'attitudes passionnelles, perte absolue de conscience et mémoire, pas de stigmates) ; elles peuvent se superposer ; simulation possible. — **P.** L'H infantile ne tient pas, si elle est traitée de bonne heure (Charcot).

T. 1. *Préventif.* L'enfant des névropathes, neurasthéniques, doit être *séparé* de sa famille dont la fréquentation serait une 2e hérédité. Alimentation surveillée ; régime surtout végétarien, eau en boisson ; pas d'excitants. Hygiène psychique (douceur, fermeté, absence d'émotions, lectures surveillées) et physique : hydrothérapie tiède, vie au grand air, séjour à la montagne, stations marines à climat doux et sédatif : Arcachon ; cures thermales : Bagnères-de-Bigorre, Luchon, Néris, Lamalou, Plombières ; surveiller l'approche de la puberté. — 2. *Curatif.* Antispasmodiques, bromure peu utile ; surtout *Valériane* [82] (Valérianate de zinc, de quinine, extrait, poudre ou décoction de Valériane en pilules, lavements, bains). *Strychnine* [23], très utile pour ramener à la normale les grandes fonctions nerveuses ; électrothérapie, surtout statique : idem.

*T*t *symptomatique.* Grands phénomènes d'*excitation* : drap mouillé, douches tièdes, bains tièdes prolongés. Attaques convulsives : moyens immédiats, compression des ovaires ou des nerfs sus-orbitaires. Grands phénomènes psychiques : isolement (maison spéciale), très utile aussi contre anorexie, vomissements incoer-

(*a*) *Astasie-abasie.* Manifestation hystérique dans laquelle la marche et la station debout sont impossibles, par dérobement des jambes à la moindre tentative de lever ; au lit, au contraire, tous les mouvements sont possibles. Guérison rapide par suggestion.

cibles. Anesthésie : suggestion indirecte, métallothérapie, aimants, pilules au bleu de méthylène, pilules fulminantes (mica panis). Anorexie[95]. Paralysies et contractures : id. et rééducation.

ICTÈRES. — Et. Fréquents chez le nouveau-né ; rares dans l'enfance.

I. Ictères du nouveau-né.

I. **I idiopathique** ou **physiologique** des nouveau-nés : très fréquent (1/2 des nouveau-nés), surtout chez débiles, prématurés. **S** : l'I est le seul S ; il apparaît du 2e au 3e jour et disparaît en 4 à 8 jours ; foie normal, selles colorées, urines claires sans pigments biliaires, sclérotiques pas ou peu colorées. Etat général bon, sauf que la perte de poids habituelle des 1ers jours est plus marquée et plus prolongée. **P** : très bénin.

2. **I symptomatique** (en général très grave). 1° I par *interruption* ou *oblitération congénitale* des voies biliaires. Exceptionnel ; I intense; permanent, urine bilieuse, selles décolorées, hémorragies, mort. — 2° *Hérédo-syphilis* s'accompagne fréquemment d'I avec toujours rate volumineuse. — 3° I par *infection de la plaie ombilicale*, quelquefois consécutif à l'infection puerpérale de la mère. Apparaît 2 jours après l'accouchement ; foie normal, selles colorées, vomissements, cyanose : mort dans 3/4 des cas. La forme la plus grave est la *maladie bronzée hématurique* des nouveau-nés; l'I s'accompagne de S d'intoxication, de cyanose des extrémités, d'hématurie : mort en 3 ou 4 jours.

II. I des 2e et 3e enfances. Beaucoup plus rares que ceux des nouveau-nés.

1. **I par stase sanguine** : soit foie cardiaque, cirrhose biliaire : rare, soit par oblitération due à calcul dans lithiase biliaire : exceptionnel.

2. **I infectieux.** Tenir compte des prédispositions hépatiques provenant d'un état cholémique relevant souvent d'une dispositiou familiale (*Cholémie familiale*). 1° *I catarrhal* : surtout vers 13 ou 14 ans ; sporadique ou épidémique, secondaire en général à une infection gastro-intestinale, au 3e jour de laquelle apparaît l'I; urine bilieuse, selles décolorées, foie gros, fièvre légère, pouls rapide (plutôt que ralenti comme chez l'adulte). Durée : 8 à 15 jours jusqu'à 40 et 60; bénin. — — 2° *I grave des grands enfants* : rare ; semblable à celui des adultes.

T. 1. De l'**Ictère.** Lit. Boissons abondantes : lait écrémé coupé de bicarbonate ou de salicylate de soude ou d'eaux alcalines (Vals, Vichy), ou diurétiques (Evian, Vittel, Contrexéville) ; tisanes (chiendent, queues de cerises). Grands lavements froids (de 500 à 1.500 gr. par lavement suivant l'âge), 3 ou 4 par jour; porter haut avec longue canule et lentement dans position horizontale : eau bouillie simple à 15 ou 20°, eau naphtolée à 0,20 p. 1.000, eau boriquée saturée. Antiseptiques intestinaux : calomel[11] à petites doses, benzonaphtol[12], inhalations d'oxygène. — *Démangeaisons* : bains chauds, lotions très chaudes d'eau vinaigrée, d'eau chloralée; vaseline mentholée, cocaïnée; enveloppement dans ouate hydrophile.

2. De la **Cause**. I. *I des nouveau-nés*. I idiopathique : aucun T ; régler avec soin l'allaitement. — I par interruption ; congestion des voies biliaires : opération? sans espérance. — I dans hérédo-

syphilis apparente ou même soupçonnée : mercure en frictions ; calomel, liqueur de Van Swieten. — I par infection ombilicale : T[t] préventif : antisepsie de l'ombilic ; relever le cordon et l'attacher au-dessus de l'ombilic pour éviter l'urine. T[t] curatif : idem ; soutenir forces (alcool, chaleur) ; nourrice. — II. *I de l'enfance*. — I infectieux, d'origine intestinale. 1. I catarrhal. Diète hydrique courte, purgatif (calomel), lavages intestinaux. Après 8 j. de lit et régime lacté, permettre la chambre et purées, pâtes, compotes de fruits. En face d'I chronique ou à répétition, conseiller cure à Vichy, Pougues. 2. I grave. Bains, onguent mercuriel belladoné sur le foie, toniques[7].

IDIOTIE (ἰδιώτης, un simple particulier), **IMBÉCILLITÉ** et **DÉBILITÉ MENTALE**. — Arrêt plus ou moins absolu du développement de l'intelligence. *Idiotie congénitale* : due à dégénérescence héréditaire par alcoolisme des parents, croisement de névropathes, d'aliénés. — *Idiotie acquise* : par altération des méninges et du cerveau, conséquence de troubles nutritifs d'origine digestive ou de maladies infectieuses, héréditaires ou acquises telles que f. typhoïde, fièvres éruptives, syphilis. — *Imbécillité* : faiblesse mentale congénitale supérieure cependant à l'idiotie ; les facultés de relation étant plus développées, l'imbécile peut se suffire à lui-même s'il est guidé. — *Débilité mentale* : dans cas moins accentué encore. — *Idiotie myxœdémateuse* : v. Myxœdème[233].

T. 1. *Préventif* : combattre les tr. digestifs chroniques, isoler des maladies contagieuses, traiter la syphilis héréditaire. 2. *Curatif* : peu satisfaisant, sauf dans l'Imbécillité et la Débilité mentale où le T[t] par l'éducation physique et morale dans des maisons spéciales donne des résultats appréciables. Hygiène sous toutes ses formes.

IMPETIGO (*Gourme* quand siège à la face). — Infection contagieuse, inoculable, soit primitive, soit secondaire à une autre lésion cutanée antérieure : ecthyma, eczéma, vaccine, varicelle : on dit que cette lésion s'est impétiginisée. C prédisposante : lymphatisme. La phtiriase du cuir chevelu s'accompagne d'*I granulata* (ainsi nommé parce qu'il est formé de croûtes morcelées adhérentes aux cheveux. — **S**. Éruption de vésicules qui deviennent rapidement vésico-pustules, puis pustules ; se rompent et forment des croûtes épaisses, molles, jaune grisâtre ; la lésion est superficielle et tend à la guérison en quelques semaines sans laisser de trace ; siège : surtout à la face (*gourme*) ; en particulier à la lèvre supérieure, d'où il peut s'étendre sur le reste. L'I se trouve aussi sur le cuir chevelu (où il forme des alopécies ressemblant aux plaques de pelade[255]), les membres ; il se développe difficilement sur les parties couvertes ; il se montre souvent aussi sur les muqueuses : conjonctives, nez, lèvre supérieure. — **D**. Facile avec eczéma (alors prurit plus marqué, peau épaissie, éléments plus petits, plus rapprochés, en placard), avec ecthyma (alors plus nettement pustules, base enflammée, siège surtout à membres inférieurs), avec herpès. — **P** : bénin.

T. 1. *Préventif* : interdire l'école. — 2. *Curatif*. Enlever les croûtes après les avoir ramollies par cataplasmes de fécule de pomme de terre, compresses humides d'eau boriquée, ouataplasme, ou compresses humides d'eau d'Alibour[17] étendue de 3/4 d'eau bouillie (renouveler les pansements tous les 3 j.). Quand les croûtes sont tombées, faire des attouchements avec : soit solution de protargol à 10 p. 100 (Weill) et recouvrir largement de talc, recommencer si nécessaire 3 ou 4 fois; soit attouchements à l'eau d'Alibour, puis recouvrir de glycérolé d'amidon boriqué à 1 p. 10, ou vaseline au salol ou poudre d'aristol. Vers la fin, pommade au bismuth ou à l'oxyde de zinc au 10e. Pour *I du cuir chevelu* : couper les cheveux ras avec des ciseaux et non un rasoir; si abcès : ouvrir; faire disparaître les poux; puis même T.

Hygiène alimentaire. Nourrisson : régler l'abondance du lait. Enfant plus âgé : interdire, comme dans toutes les affections cutanées, poissons, gibier, viandes fumées, charcuterie, salaisons, épices, vin, thé, café. — Dans I prolongé, traiter l'état général. Reconstituants : fer[18], arsenic[11], sp. d'iodure de fer[18], iodotannique[19], de raifort iodé[19]; toniques[7], amers[6] : quinquina[27], quassia[27], petite centaurée, coca; h. de morue[23].

INFECTION en général, ou **MALADIES INFECTIEUSES. — Indications communes à toutes les maladies infectieuses aiguës.** — Il faut ouvrir les émonctoires, augmenter les éliminations, soutenir le malade; les mêmes agents qui obtiennent ces résultats sont aussi ici les meilleurs *antipyrétiques*: donc employer le moins possible les antipyrétiques proprement dits et les antiseptiques, dont l'action est en général discutable et qui risquent souvent de fermer le rein.

Boissons abondantes : lotions tièdes, froides, à l'éponge; enveloppements humides[73] chauds, tièdes, froids; bains chauds, tièdes, refroidis ou froids, de 10 minutes, 4 à 6 pj. mettre compresses d'eau froide sur le front, pendant la durée et affusions froides à la fin sur la tête et les épaules (v. Bains[68]); grands lavements, véritables douches rectales[71], donnés lentement et sans presque de pression, 1 litre environ, au moins 2 fois pj jusqu'à 4 à 8 fois, surtout quand les bains sont impossibles. Purgatifs : calomel[14], sulfate de soude[30], etc... Diurétiques (théobromine[32], caféine[13]). Lavage du sang avec sérum[29] salé à 7 p. 1.000; injection quotidienne, quantité variable suivant l'âge. — Émissions sanguines : ventouses scarifiées, rarement saignée. Pour *soutenir le malade* : 1. régime liquide, mais non la diète d'autrefois, qui empêchait l'organisme de se défendre par lui-même : lait, potages, bouillon avec jus de viande, pâtes, poudres alimentaires, alcool, eau vineuse, thé ou café léger; faire un petit repas toutes les 2 heures jour et nuit, sauf sommeil; si albumine dans l'urine en quantité dosable : lait exclusivement. 2. Contre adynamie et hypotension artérielle : stimulants, éther, acétate d'ammoniaque[40], alcool à petite dose[9], injection de sérum [29], de sérum caféiné [13], de caféine seule [18], d'h. camphrée [15]. — *Hygiène* du malade (importance d'éviter les I secondaires). Tenir le malade très propre; changer souvent de linge de corps, de draps; lavage de mains et figure plusieurs fois pj avec eau tiède aromatisée; frictions douces sur les membres avec alcool, lavande, eau de Cologne. Antisepsie de la bouche : laver la bouche, essuyer ou frotter les dents après chaque petit repas, surtout après lait. Gorge : grands lavages si possible très chauds avec pression v. Gorge [93], [172]. Nez : ni lavages ni injections : déposer quelques gouttes d'h. ou de vaseline mentholée à 1 ou 2 pour 300 ou résorcinée à 1 p. 100, ou goménolée à 5,10 pour 100; inhalations mentholées. Yeux : eau boriquée chaude à 25 p. 1.000. Oreilles : soir et matin, quelques gouttes d'eau oxygénée diluée à 1 p. 20. Intestin : lavages, suppositoires, laxatifs, purgatifs. Voies respiratoires : inhalations médicamenteuses [7]. Vulve : lavages à l'eau chaude, puis au sublimé à 1 p. 1.000 ou au permanganate à 2 p. 1.000. — *Chambre* aérée souvent et largement, température 16 à 18°; feu de bois; saturer de *vapeur* simple ou médicamenteuse (casserole sur réchaud).

Convalescence : alimenter rapidement, progressivement. Toniques généraux, arsenic [11], préparations phosphorées [26], kola [20], quinquina [27], etc.

Isolement des maladies contagieuses : 132. — Désinfection : 154.

INSOMNIE. — Le sommeil *diurne* peut cesser sans anomalie après 3 ans 1/2.

I. I chez les nourrissons. Due presque toujours à *troubles digestifs* ou à repas du soir trop abondant, ou (mais rarement) pas assez abondant : alors I, cauchemar, terreur nocturne. La nourriture excitante, l'alcool bu par la nourrice, jouent un grand rôle. La dentition n'agit que comme affection douloureuse.

T. Supprimer les causes possibles venant de la nourrice. Pour l'enfant : diminuer la tétée du soir; remplacer le bain du matin par un bain le soir (vers 5 heures), auquel on ajoutera du tilleul ou de la camomille : surtout utile chez enfant agité, névropathe. Eau de fleurs d'oranger : 1 à 2 c. café dans 2 c. soupe d'eau sucrée le soir; très bon résultat. Bromure de potassium si I très prononcée, bien toléré par l'enfant [13]; doses : de 0 gr. 25 à 0,50 paâ (1re année : 0,05 à 0,50 ctgr.); le donner avec la dernière prise de lait ou dans de la tisane sucrée.

II. I de la 2e Enfance (3 à 4 ans et au delà).

1. *I par* **troubles digestifs** : cause la plus fréquente d'I; ils sont souvent indiqués par agitation, transpiration et toux sèche nocturnes, ils sont dus à : constipation, alimentation trop abondante ou indigeste; à *vers* intestinaux (toujours y penser).

T. Laxatifs et lavages de l'intestin fréquents; diminuer l'alimentation, surtout le soir; supprimer les aliments excitants ou indigestes, charcuterie, moules, coquillages, céleris, asperges, gâteaux sucreries, café, alcool, vin tonique; il peut être utile de supprimer la viande quelque temps. Si helminthiase : T[t] spécifique.

2. *I par maladies du système nerveux* : congestion cérébrale aiguë par froid vif ou chaleur extrême ; méningite (l'I peut être un S de présomption à longue échéance), sclérose cérébrale; tumeurs cérébrales; hystérie, épilepsie; chorée (où l'I est toujours un signe de gravité) : *neurasthénie*. Elle peut être due aussi à la céphalée dite de croissance, au surmenage ou seulement au nervosisme d'enfants issus de parents arthritiques ou névropathes.

T. 1° *Hygiénique* : repos intellectuel, hydrothérapie tiède, reporter les bains au soir et les lotions au matin, électrisation statique, gymnastique méthodique; ce sera le plus efficace dans les I, dues à céphalée de croissance ou de surmenage, hystérie, neurasthénie.

2° *Médicamenteux. Bromure de potassium*[18], le meilleur contre nervosisme, épilepsie, congestion cérébrale. *Chloral*[13] : excellent hypnotique que l'on peut employer sans craintes chez l'enfant; se donne surtout en lavement. Dans la chorée, où il est particulièrement employé, il est bon d'y joindre l'antipyrine[10]. *Trional*[32] : assez bon contre l'insomnie nerveuse proprement dite des enfants nés d'alcoolique, épileptique, hystérique (0,10 paâ). *Uréthane*[32] : bon dans l'insomnie de causes nerveuses, très peu toxique (0,20 paâ).

3. *I toxique*, soit par *poison* : café, thé, alcool, tabac ; soit *médicament*, caféine, kola, glycérophosphate, strychnine, lécithine, arsenic. — T. La suppression fait disparaître l'I.

4. *I des maladies fébriles* : disparaît rapidement avec sa cause ; on peut donner bains tièdes, bromure à petite dose.

5. *I dans diphtérie* est toujours le signe d'une intoxication grave.

6. *I* dans *fièvre intermittente* : Quinine[27].

7. *I* dans *syphilis infantile* est souvent l'un des signes du début ; ne disparaît que par le T[t] spécifique.

8. *I* due aux affections *prurigineuses* de la *peau* : bromure, bains tièdes et surtout enveloppement dans taffetas gommé.

9. *I* due à *végétations adénoïdes*. Y penser.

10. *I* de la *convalescence* : cède habituellement à la reprise de l'alimentation.

INVAGINATION INTESTINALE. — Introduction d'une portion d'intestin dans la portion voisine. Siège variable mais surtout gros intestin et variété iléo-cæcale. Rare en France, assez fréquente en pays anglo-saxons, particulièrement Angleterre. Age : surtout au-dessous de 1 an (68 p. 100) ; sexe : surtout garçons (70 p. 100). — **S.** 1. **I aiguë** (rare). Début brusque par douleur provoquant cris, vomissements précoces d'abord alimentaires puis bilieux ; sang plus ou moins abondant accompagnant les fèces ; celles-ci sont bientôt supprimées, il y a alors occlusion complète. (La douleur survient par paroxysmes dont le flanc droit est ordinairement le point de départ; le mélæna se montre dans 80 p. 100, il est répété mais peu abondant). S Gx : prostration, collapsus, hypothermie, dyspnée, anurie. Examen de l'abdomen : dans

l'intervalle des crises la palpation fait sentir une tumeur qui correspond au *boudin d'invagination*; le toucher rectal fait quelquefois sentir une masse arrondie, molle, séparée de la paroi rectale par un sillon profond ; assez fréquemment la tumeur fait issue au dehors simulant le prolapsus du rectum (mais ici existe un sillon dont le doigt ou le stylet n'atteint pas le fond). — 2. I **chronique** : la plus fréquente. Début par tr. digestifs banaux : indigestion, coliques, puis crises intestinales douloureuses avec vomissements alimentaires et bilieux ; alternatives de constipation et diarrhée; selles muco-sanguinolentes ; amaigrissement, cachexie. Examen : tumeur ressemblant à cylindre mobile de consistance variable. — **Marche.** *I aiguë* : Mort en 7 à 8 j. à moins d'intervention. *I chronique* : mort habituelle en quelques mois. — P grave, mais amélioré par la chirurgie. — **D**. Il importe de faire un D précoce; y penser devant mélæna avec douleur et prostration rapide. D avec dysenterie, colite dysentériforme, appendicite. D de l'I prolabée avec polype rectal et prolapsus du rectum. L'I chronique est souvent confondue avec colite chronique, dysenterie, tuberculose intestinale ou péritonéale, appendicite.

T. 1. *Médical*. Inefficace et dangereux; on a essayé dans I du gros intestin et dans les premières heures la distension de l'intestin par l'eau tiède sous légère pression (peu à recommander). — 2. Tt *chirurgical*. Le seul efficace; réussit seulement dans intervention précoce. Désinvagination simple ; si impossible, résection.

KÉRATITES (Inflammations de la cornée, κέρας). — **K phlycténulaire** : presque toujours associée à la conjonctivite, ce qui forme l'*ophtalmie phlycténulaire*. Causes prédisp. ; scrofule, gourme, impétigo, végétations adénoïdes. — T. 1. *Général* : des causes prédisp. 2. *Local* : laver souvent l'œil à l'eau boriquée chaude ; mettre matin et soir dans culs-de-sac conjonctivaux, gros comme un pois de pommade à l' [Oxyde jaune de mercure... 0,10 à 0,30 ctgr. Vaseline... 10 gr.] que l'on répartit sur le globe par léger massage circulaire à travers la paupière ; ou encore insufflation de calomel à la vapeur. — **K vasculaire** ou **Pannus scrofuleux** : consécutive à la précédente. Compresses boriquées chaudes, et pommade à l'oxyde jaune de mercure à 1 p. 10. — **K hérédo-syphilitique**. Apparaît le plus souvent de 10 à 15 ans. Peut laisser de graves lésions. Tt local : instillations d'atropine, compresses chaudes, pommades au calomel et à l'oxyde jaune.

KÉRATOMALACIE. — Affection fréquente dans 1re enfance, surtout de 3 à 10 mois. — Et. Toute cause d'affaiblissement grave et prolongée : alimentation défectueuse, troubles de nutrition avec diarrhée, vomissements, aff. gastro-intestinales, athrepsie ; hérédo-syphilis. — S. Bilatéralité ; la conjonctive devient sèche, puis survient une hyperémie périkératique, point de départ des troubles cornéens, qui peuvent aller jusqu'à la perforation et même la fonte de l'œil.

T. 1. *Local* : compresses chaudes, pansement occlusif. — 2. *Général* : avant tout, combattre l'état de faiblesse.

LANGUE. — **Desquamation épithéliale. Langue géographique** ou **Glossite exfoliatrice marginée**. Surtout de 1 à 4 ans chez enfants nourris au biberon ; coïncide ordinairement avec troubles digestifs. Plaque blanchâtre, indolente, irrégulière, sur le bord de la langue. Aucune importance; pas de rapport avec la syphilis. T[t] : Borate de soude à 1 p. 10.

États médicaux où l'aspect spécial de la langue peut aider au diagnostic. — Embarras gastrique : L large, *étalée* au point de porter la marque des molaires, *chargée*, blanc grisâtre. — Muguet : enduit crémeux, blanc nacré. — L *noire* (coloration noire du dos de la L) se rencontre quelquefois dans les tr. digestifs; longue durée, guérison; aucune signification, aucun traitement. — Maladies infectieuses ; L très sèche, *rotie*, trémulante surtout dans f. typhoïde (L pointue, blanche au centre, rouge aux bords). Scarlatine : L *framboisée* ou *vernissée*.

Glossites. Dues presque toujours à liquides trop chauds. Faire sucer un morceau de glace, pastilles de chlorate de potasse.

Plaies. Combattre hémorragie par suture au catgut, et infection par lavages de bouche fréquents à eau chloralée ou oxygénée.

Tremblements [314].

Ulcérations de la langue. Dues à dents cariées, eczéma, tuberculose, syphilis; v. aussi Stomatites.

Frein de la langue. — **Filet** : quand le frein est trop court ou inséré trop en avant; en général aucun trouble. S'il y a gêne pour succion, voir s'il faut couper le filet; dans ce cas, engager le frein dans la fente du pavillon d'une sonde cannelée ; au-dessous du pavillon qui protège la langue et les veines ranines, couper avec des ciseaux 2 à 3 millimètres et débrider avec l'ongle ; s'il y a légère hémorragie, faire téter de suite. — **Ulcérations** dans quintes de coqueluche [135], par projection violente de la langue contre les incisives inférieures : signe à rechercher quand on n'a pas entendu les quintes. T[t] : toucher à la teinture d'iode. — **Subglossite diphtéroïde ou maladie de Riga. Et.** : petite lésion bénigne du frein de la langue, constituée par une ulcération diphtéroïde saignante ou papillomateuse. Cause purement mécanique : se montre chez les nourrissons après issue des incisives médianes inférieures, quand il y a coqueluche ou habitude de projeter la langue en dehors. Durée longue. T : limer les bords des dents; attouchement à la teinture d'iode.

LANGUE. TRACTIONS RYTHMÉES. — **Indications** : mort apparente des nouveau-nés, asphyxie par corps étrangers, strangulation, submersion, pendaison, fulguration, oxyde de carbone, coup de chaleur, syncope chloroformique ; peut être indiquée après tubage ou trachéotomie.

Saisir la langue avec une pince ou avec les doigts entourés d'un linge, et faire 15 à 20 fortes tractions rythmiques, suivies de relâchement. Continuer sans arrêt jusqu'à succès, quelquefois 1 heure et plus. Y adjoindre respiration artificielle [281].

LARMOIEMENT, ÉPIPHORA. — Se rencontre dans paralysie du facial supérieur, dans imperméabilité du canal lacrymo-nasal, cause de presque toutes les affections des voies lacrymales.

LARYNGITES AIGUES. — 1. **Laryngite simple ou catarrhale aiguë.** — **Et.** Froid, vapeurs irritantes, poussées dentaires; localisation de maladie générale, rougeole, coqueluche, grippe, etc.). — **S.** Voix enrouée, mais claire, toux sèche, puis grasse, pas de tr. respiratoires.

T. Repos de la voix. Mettre autour du cou iode et ouate ou cataplasme sinapisé; inhalations[7] de vapeur d'eau simple ou médicamenteuse; antisepsie nasale, bottes d'ouate[73] ou pédiluve sinapisé. Contre la toux : infusions *béchiques* : violette, capillaire, bourrache, édulcorées avec sirop de tolu ou de gomme; sirop de codéine[24]; quand la toux devient grasse, terpine[31] ou sirop sulfureux.

2. **Laryngite striduleuse ou Faux croup ou** *L suffocante spasmodique* ou *L sous-glottique*. **Et**, Mêmes causes prédisposantes : terrain lymphatique, neuro-arthritique; de 2 à 7 ans; sexe féminin, grosses amydales. végétations adénoïdes. — **S**. Début habituel par léger rhume. Accès brusque, la nuit, de dyspnée intense, tirage énorme, voix et toux rauques comme un aboiement étouffé, mais non éteintes, face vultueuse, sueurs, dyspnée paroxystique, pouls fréquent, mais pas ou peu de fièvre, bon état général. Durée variable (1 à 2 h.). Après l'accès le pouls et la respiration redeviennent normaux, l'angoisse disparait; sommeil profond : au réveil, reste seulement toux rauque avec voix claire. Un ou plusieurs accès augmentant d'abord, puis diminuant d'intensité. Durée totale : 8 à 10 j. — **D**. Croup [170], abcès rétro-pharyngien, corps étranger, asthme, spasmes de la glotte [200], œdème de la glotte [199]. Se rappeler que la L striduleuse peut être le début d'une maladie telle que rougeole ou grippe. — **P**. Bénin ; récidives assez fréquentes, après 6 mois, 1 an.

T. Repos et silence. T[t] de la laryngite aiguë, surtout éponge ou compresse avec eau très chaude à renouveler tous les quarts d'heure; après l'accès, vomitif (ipéca); contre l'élément spasmodique : vapeurs, bains tièdes ou bains chauds très efficaces, drap mouillé, antispasmodiques[6] (éther, codéine[24], antipyrine[10], aconit et belladone[9], KBr et belladone); si asphyxie imminente : tubage; celui-ci peut être rendu très difficile et dangereux par le spasme, la durée anormale, la violence des pressions favorisant l'ulcération : aussi ne pas se hâter d'intervenir. Quand le D reste douteux avec la diphtérie : injecter sérum antidiphtérique.

3. **Laryngite diphtérique ou Croup** : 170.

4. **Spasmes de la glotte** : 200.

5. **Œdème de la glotte, du larynx** : 199.

6. **Laryngite ulcéreuse. Et**. Rougeole et surtout tubage, par lésion d'introduction, d'extraction, de compression. — **P**. Danger de rétrécissement cicatriciel du larynx.

7. **Laryngites spécifiques**. — *I. Tuberculose du larynx :* relativement rare. 1. Type *granulique :* n'est pas diagnostiqué. 2. Type *ulcéreux*, analogue à celui de l'adulte, se rencontre à la période cavitaire.

II. Laryngite syphilitique héréditaire : 1. *Précoce*, assez fréquente chez le nourrisson. S de sténose laryngée avec accès de suffocation ou simplement raucité de la voix et de la toux. D facile quand existent d'autres manifeslations de syphilis, sinon difficile avec stridor congénital, laryngites septiques, corps étranger. — 2. *Tardive* entre 10 et 16 ans; coexiste avec d'autres accidents syphilitiques. P grave.

LEUCÉMIE. LEUCOCYTHÉMIE. — Et. Assez rare; caractérisée

par l'augmentation des globules blancs en proportions énormes. Autres signes : rate très grosse, foie gros, amygdales grosses, ganglions légèrement augmentés ; signes d'anémie (pâleur, etc.), tendance aux *hémorragies* de toutes sortes (en particulier rétiniennes, auriculaires, cérébrales) ; cachexie. Mort en quelques semaines. — **D** (par examen du sang) avec leucocytoses, affections spléniques. V. Lymphadénie.

T[t] de l'anémie, de la lymphadénie. Contre hémorragies : chlorure de calcium, adrénaline, etc.

LÈVRE SUPÉRIEURE (HYPERTROPHIE DE LA). — Se rencontre chez les scrofuleux ; due à lymphangite chronique causée par lésions impétiginisées, écoulements de coryza. — T[t] Soigner ces lésions.

LIPOME. — Fréquent chez enfant, extirpation facile ; quelquefois en rapport avec Angiome.

LORDOSE. — Déviation du rachis à convexité *antérieure* (ensellure). Beaucoup moins importante que la cyphose. Ordinairement secondaire à la cyphose des adolescents, des petits rachitiques, fréquente dans la scoliose. L paralytique (paralysie des muscles spinaux ou au contraire abdominaux). **D** avec luxation congénitale de la hanche, coxalgie.

T : id à cyphose.

LUETTE. — Hypertrophie congénitale, ou consécutive à angines fréquentes. Polypes. — **T.** Excision de la luette avec anse galvanique, ou avec ciseaux ; si hémorragie, cautérisation ou pince.

LYMPHADÉNIE. — Caractérisée par l'hypertrophie des ganglions et du tissu hématopoïétique. Deux formes. — 1. **Lymphadénie leucémique** (ou *avec* Leucémie), c'est-à-dire avec augmentation des globules blancs. Assez rare. **S.** Hypertrophie des ganglions durs, indolores, non adhérents ; rate énorme, dure, indolore ; foie légèrement gros ; anémie, maigreur, hémorragies, etc. (v. Leucémie). Mort assez rapide. — 2. **Lymphadénie aleucémique** (sans Leucémie) ou **Adénie.** Ici globules blancs en quantité normale ; seules, adénopathie et splénomégalie : c'est ce qu'on entend par *Anémies spléniques pseudo-leucémiques*, ou *Adénopathie chronique généralisée* ou *Pseudo-leucémie.*

T. Vie au grand air, à la mer, oxygène, alimentation reconstituante (viande crue indiquée). H. de morue[29], iode et iodures[19] fer[18], quinine[27], et surtout arsenic[11] (cacodylate de soude*, arrhénal*, atoxyl*). Cures d'eaux minérales : la Bourboule, Salins, Saint-Nectaire. — Opothérapie : moelle osseuse ou extrait de rate (v. 89). Radiothérapie (associée à l'opothérapie) : irradiations vers rate, ganglions, extrémités osseuses ; elle semble reculer l'échéance fatale. *T chirurgical* : extirpation des tumeurs glanglionnaires ; splénectomie à rejeter, car récidive rapide.

Lymphatisme. — Le tempérament lymphatique réclame le même T[t] que la *scrofule.*

MAIGREUR. AMAIGRISSEMENT. — *1re enfance.* La M est anormale ; les causes en seront quelquefois faciles à reconnaître :

fautes alimentaires. Penser aussi aux troubles digestifs *latents*, au rachitisme débutant, à la syphilis héréditaire non apparente. — *2e enfance* et *adolescence*. Soit normale, héréditaire avec bonne santé ; ici il est souvent impossible de la faire disparaître. Soit morbide : alimentation quelquefois insuffisante ; plus souvent mal réglée, trop abondante en viande et pas assez en hydrates de carbone ; S habituel des maladies chroniques ; troubles digestifs à peine marqués dus souvent à appendicite chronique ; névroses au début, hystérie, neurasthénie, *anorexie mentale* des fillettes nerveuses à la puberté, goitre exophtalmique ; onanisme, ennui ; vie sédentaire ; surmenage cérébral, tuberculose latente.

T. Chercher la cause souvent impossible à trouver ; même alors, il est bon de conseiller une cure de repos intellectuel et physique : chaise longue 1 ou 2 heures pendant quelques jours, de temps à autre, et prolongation du séjour au lit, affusions tièdes ou chaude le matin (30 à 40°), puis frictions sèches ou alcooliques ; alimentation riche en féculents, sucres, corps gras faciles à digérer (beurre, crème), œufs, poissons, viande rôtie ou grillée ; 4 repas p. j., manger lentement ; h. de morue[23] à doses élevées ; préparations arsenicales[11].

MAIN. — DÉFORMATIONS DANS CERTAINES MALADIES. — *M d'accoucheur*, en adduction : tétanie[308]. *M bote* (nette en étendant brusquement la main de l'enfant), avec convexité dorsale exagérée : maladie de Friedreich, paralysie infantile. *M idiote*, à carpe large et épais, doigts courts, gros, à bouts carrés, avec onychophagie fréquente : idiotie. *M* de l'ostéo-arthropathie hypertrophiante pneumique : phalangette volumineuse, avec ongle élargi, incurvé, lui donnant, vu de profil, l'aspect d'un bec de perroquet. *M achondroplasique*, courte et épaisse, avec doigts s'écartant les uns des autres (M en trident). *M succulente*, arrondie, potelée, bouffie : syringomyélie.

MAL DE POTT. — TUBERCULOSE VERTÉBRALE. — Et. Age : surtout 2 à 10 ans. Causes prédisp. : celles de la *tuberculose* ; maladies antérieures : rougeole, scarlatine ; siège ordinaire : région dorso-lombaire. — **S.** Début par *douleurs spontanées*, irradiant loin du rachis, mais *bilatérales* (quelquefois crises épileptiformes). Faire alors l'*examen du rachis* sur l'enfant nu et debout ; étudier : 1. marche : raide, à petits pas, tronc immobile ; 2. mouvements de la tête : ne tourne qu'avec le corps ; 3. mouvements du rachis (flexion, extension, objet à ramasser) : l'enfant sain fléchit la colonne, l'autre plie ses membres inférieurs, gardant toujours la *raideur du rachis*, l'*immobilisation vertébrale* ; en même temps, contractures des muscles des gouttières constatée par main mise à plat sur celles-ci. Sur l'enfant étendu à plat ventre sur une table, en soulevant les membres inférieurs, on constatera la même raideur à l'endroit suspect, au lieu du fléchissement normal. Chez enfants très jeunes, imprimer soi-même des mouvements au rachis. — Siège de la lésion : constaté par douleurs provoquées en un point *limité* ; sujet debout, talons joints ; presser méthodiquement, puis percuter de même avec le doigt chaque apophyse épineuse, transverse, et lame : si rien, chercher encore en exerçant une pression graduée sur les 2 épaules. — *Gibbosité* : chez enfant, est précoce ; souvent 1er S. Saillie graduelle et *silencieuse*, médiane, plus ou moins angulaire, d'une, puis de plusieurs apophyses épineuses. — ***Abcès froid, ossifluent, par congestion;*** le rechercher aux lieux d'élection (pour région lombaire : fosse iliaque, triangle de Scarpa, face interne de la cuisse près du petit trochanter); très difficile à reconnaître au début; plus tard on trouve les caractères d'une collection liquide non douloureuse. — ***Troubles nerveux.*** 1. Sensibles : peu ou pas. 2. Moteurs : apparaissent progressivement, après la gibbosité : parésie puis *paraplégie* complète, ***flasque***, suivie quelquefois de *contractures* cloniques ou toniques, intermittentes ou permanentes, prévues par exagération des réflexes et trépidation épileptoïde. — **D.** *Penser toujours au rachis* quand douleurs cervicales, intercostales, sciatiques, lombaires; elles pourraient être de *pseudo-névralgies pottiques.* Distinguer gibbosité de scoliose[280], de cyphose[151]; D de la paraplégie[204]. — **P.** Evolution lente; guérison lente : 3 à 6 ans.

T. 1. *Au début* (avant gibbosité) : *immobilisation absolue dans décubitus horizontal* jusqu'à convalescence (1 an 1/2, 2 ans) à l'aide d'un appareil permettant la cure d'air, par ex. sur une planche recouverte d'un matelas dur et munie de 2 poignées pour transport facile (on peut y joindre extension continue). Le plus possible : air, lumière, suralimentation. On peut souvent ainsi éviter abcès, paraplégie et même gibbosité, certains mettent dès le début un corset plâtré. — 2. **Gibbosité** : ne pas chercher à la redresser; mettre corset plâtré (ou autre) pendant suspension par la tête (sans que les pieds quittent le sol) qui corrige un peu. — 3. **Abcès par congestion.** Intervenir à temps, c'est-à-dire pendant que la peau est encore absolument saine; commencer par percuter soigneusement l'abcès, pour s'assurer qu'il n'y a entre lui et la paroi aucune anse intestinale interposée; puis ponction (et non incision) aseptique, et injection d'éther iodoformé; à renouveler (v. Abcès froids : 75). — 4. *Paraplégie* : disparaît quelquefois par ponction d'un abcès ou redressement léger dû à la suspension. Surveiller vessie et rectum.

5. **Convalescence.** Existe seulement quand gibbosité stationnaire et absence de douleur à pression, d'abcès, de paralysie. La position du début *doit* être continuée jusque là; alors seulement permettre marche; soutenir par corset orthopédique protecteur (plâtre, celluloïd, etc.).

Mal sous-occipital ou Tuberculose des articulations de la tête avec le rachis. — **S.** *Douleur* : 1. spontanée, de siège variable; surtout à régions sous-occipitale et rétro-mastoïdienne; 2. provoquée : fossette sous-occipitale; apophyse épineuse de l'axis; apophyse transversale des 2 premières cervicales et leur face antérieure (par toucher pharyngien). Contracture musculaire : d'où immobilisation du cou, attitudes vicieuses (comme torticolis persistant). Déformations variées. Abcès froids le plus souvent rétro-pharyngiens. Troubles nerveux : paralysies flasques de toutes variétés, avec *exagération* des réflexes. — **D.** Avec torticolis musculaire (mais dans M P : douleur, limitation des mouvements; de plus, du côté où la tête s'incline, effacement du sterno-mastoïdien, quelquefois tendu du côté opposé); avec arthrites aiguës de la région cervicale; après fièvres éruptives, angines, rhumatismes, guérison rapide. — **P.** grave. Craindre mort subite.

T. Id. à celui du mal de Pott. Extension continue longtemps prolongée, dans décubitus horizontal. Abcès : ouvrir par voie latérale. Convalescence : minerve; collier de cuir ou autre à conserver lontemps.

MALADIE DE FRIEDREICH, ou encore **Ataxie héréditaire ou infantile**. — Due à arrêt de développement des cordons postérieurs de la moelle. Affection *familiale*, survenant surtout à la fin de la 2e enfance. La syphilis y est complètement étrangère. — **S.** Réunion très complexe des S de : tabes, affections cérébelleuses, sclérose en plaques, chorée, etc. Les S essentiels sont : ataxie à type *tabéto-cérébelleux*; démarche avec projection des jambes et titubation, tremblement intentionnel, nystagmus, abolition des réflexes rotuliens, puis troubles trophiques tels que scoliose (dorsale), pied bot (équin), main bote. Sensibilité normale; intelligence inférieure à la moyenne. — **P.** Impossible à arrêter ou à guérir; mort par infection quelconque (pneumonie, tuberculose). — **D.** Mie de Little, chorée. etc. — **T** purement symptomatique.

MALADIE DE LITTLE. — Paraplégie spasmodique congénitale, d'origine cérébro-spinale, ancien **Tabes dorsal spasmodique**. — **Et.** Assez fréquente, existe dès la naissance, mais peut n'apparaître qu'à 6, 12, 18 mois, surtout quand l'enfant essaye de marcher. Causes : presque toujours *hémorragie méningée* de la *convexité du cerveau*, au moment de la naissance (traumatisme par forceps, dans naissance prématurée (a), accouchement difficile). — **S.** *Rigidité spasmodique* (sans paralysie vraie), limitée aux membres inférieurs ; quelquefois raideur légère des membres supérieurs. Réflexes tendineux exagérés ; aucun trouble de sensibilité, intelligence, sphincters, développement (c'est-à-dire pas de troubles trophiques). — **D.** Mal de Pott, compression médullaire, sclérose en plaques, tétanie, hémiplégie cérébrale infantile bilatérale. — **P.** Tendance naturelle de la rigidité spasmodique à diminuer.

T. Education des membres : patience et méthode, par mouvements passifs, manuels ou par mécanothérapie ; frictions, massage, gymnastique suédoise ; électrothérapie à surveiller (galvanisation) ; bains salés, douches de vapeur. Sédatifs nerveux : bromures[13], antipyrine[10]. Quelquefois ténotomie.

MAMMITES. — **I. M des nouveaux-nés.** Dans les deux sexes, gonflement fréquent des deux mamelles avec sécrétion d'apparence laiteuse ; apparition du 1er au 6e j. pour durer du 8e au 12e j. L'infection peut alors intervenir, d'où mammite avec douleur, fièvre, mamelles grosses comme noisettes, peau rouge, empâtement. Résolution en quelques jours ; quelquefois suppuration, avec ou sans adénite.

T. Préventif : compression ouatée légère ; pas d'expression manuelle. Si inflammation : compresses chaudes d'eau bouillie recouvertes d'imperméable ; si fluctuation : inciser largement, dans le sens des rayons de l'aréole (éviter de blesser la glande).

II. M de la puberté, ou plutôt *Congestion de développement*. Fréquence égale dans les 2 sexes. Léger gonflement de la glande, du mamelon

(a) La naissance avant terme se rencontrerait dans 82 p. 100 des cas.

avec prurit, et écoulement à pression d'une gouttelette claire ou blanchâtre; bientôt atrophie chez garçon, développement progressif chez fille.

T. Semblable à celui de la M des nouveau-nés.

MASTOIDITES. — **Et.** Cause : le plus souvent Otites moyennes aiguës, au cours desquelles il y a toujours atteinte plus ou moins marquée des cellules mastoïdiennes.

Formes. 1. *Abcès sous-cutané*, qui n'est ordinairement qu'une adénite suppurée due à une érosion du cuir chevelu ou du pavillon, ou à un furoncle : c'est donc un abcès de la région mastoïdienne et non de l'apophyse mastoïde. **S** : tuméfaction ; le sillon rétro-auriculaire est conservé. **T** : ouvrir. — **2.** *Abcès sous-périostique* consécutif à otite moyenne aiguë ou chronique. **S** : douleur, fièvre, tuméfaction, pavillon repoussé en dehors, sillon disparu ; S de suppuration. **T** : incision derrière l'oreille, longue et profonde jusqu'à l'os, pour s'assurer avec sonde cannelée que les cellules mastoïdiennes sont intactes. — 3. *Abcès intra-mastoïdien* (*cellulite mastoïdienne*) par otite moyenne aiguë : propagation et surtout rétention du pus. **S** : douleur à la moindre pression, tuméfaction rouge derrière le pavillon qui n'est pas repoussé au dehors ; sillon rétro-auriculaire conservé, quelquefois fluctuation. **T** : trépanation des cellules mastoïdiennes.

MÉNINGES CÉRÉBRALES (HYPERÉMIE DES). — Causes faciles à trouver : insolation, froid intense, fatigue cérébrale ; tempérament nerveux. — **S.** Soit d'*excitation* : cris, céphalalgie, délire, convulsions ; soit de *dépression* : somnolence, collapsus cardiaque, coma.

T. Contre excitation : ni bruit, ni lumière ; sangsues ou mouches de Milan aux mastoïdes ; révulsifs intestinaux (drastiques, calomel, lavements au sulfate de soude) ; bains froids (18 à 25°), 5 à 15 minutes, avec affusions froides sur tête et nuque ; chloral et bromure associés à doses suffisantes[15]. — Contre dépression : sinapismes au mollet, frictions alcooliques, inj. s.-c. d'huile camphrée, caféine, éther.

MÉNINGISME (ou *Pseudo-méningites* ou *Etats, Réactions méningés*, ou encore *Méningites séreuses* des Allemands). — Syndrome nerveux dû à réaction violente de l'encéphale. Causes très diverses : hyperthermie dans l'invasion des maladies fébriles ; douleurs dentaires ; vers ; intoxications gastro-intestinales ; corps étrangers, surtout de l'oreille ; nervosisme ; hystérie (rare à moins de 6 ans). — **D.** Avec la méningite vraie, facilité par ponction lombaire : dans le méningisme, le liquide est plus abondant que normalement, hypertendu, mais ne présente pas de microbes et ordinairement pas de réaction cellulaire, de leucocytes. — **P** favorable, guérison habituelle sans séquelle.

MÉNINGITES AIGUES. — **Signes communs** de la souffrance des méninges cérébro-spinales. 1. *Trépied méningitique* (1° céphalée intense surtout frontale, constante, opiniâtre ; 2° vomissements alimentaires, muqueux, bilieux, à type cérébral (sans effort ni cause apparente, opiniâtres, survenant en jet, en fusée) ; 3° constipation opiniâtre). 2. *Respiration irrégulière*, ralentie, avec pauses et surtout type Cheynes-Stokes

3. *Pouls* irrégulier, plutôt ralenti (bradycardie). 4. Température et pouls dissociés (*fièvre dissociée*); pulsations normales avec fièvre élevée. 5. *Convulsions*. 6. *Contractures :* raideur de la nuque, des membres inférieurs (chien de fusil, signe de Kernig[291]), rétraction du ventre, ventre en bateau. 7. *Tr. oculaires :* strabisme, diplopie, inégalité pupillaire, ptosis. 8. *Tr. psychiques :* délire, agitation, apathie, somnolence, plaintes vagues.

D des variétés de Méningites. Penser aux antécédents héréditaires (tuberculose, syphilis, nervosisme), à l'entourage (tuberculose, syphilis), aux antécédents personnels (tuberculoses diverses, hérédo-syphilis, otite). Un début *brusque*, en *pleine santé* fera penser à méningisme, méningite cérébro-spinale; un début *brusque*, chez enfant *déjà malade*, fera penser à M tuberculeuse, M syphilitique, M secondaire; un début *lent* fera penser à M tuberculeuse. La ponction lombaire sera très utile pour le D [203].

T en général. Chambre à 16°; obscurité, silence, alimentation très légère, glace sur la tête, bottes ouatées sinapisées ou non aux membres inférieurs. Evacuation régulière aidée par calomel, h. de ricin. Contre l'excitation : bains tièdes depuis 37° de 10 minutes à 1 h. fréquents, enveloppements tièdes, sont à préférer à bromure, chloral, valériane que l'on peut leur adjoindre. La ponction lombaire est indiquée contre les S d'excitation ou de compression cérébrale, contre l'infection traduite par les S méningés, elle peut être suivie d'injections médicamenteuses.

MÉNINGITES AIGUES NON TUBERCULEUSES.

I. Méningites secondaires. — **Et.** Très variables, *secondaires* à infection de voisinage, surtout *otite;* à infection générale (f. typhoïde, grippe, oreillons, diphtérie, scarlatine, rougeole, érysipèle, maladie du sommeil, quelquefois hérédo-syphilis) ; à infections respiratoires, gastrointestinales aiguës. — **S** des *M suppurées*. C'est l'aspect de la méningite tuberculeuse, *écourté*, mais très violent. Début brusque. Période d'excitation : trépied, convulsions et contractures localisées ou généralisées. Pér. de transition : pas. Pér. de dépression : paralysie, coma ; respiration inégale et même de Cheynes-Stokes. — **Marche.** Fièvre plus ou moins élevée. Mort en quelques jours. — **D. V.** Méningites aiguës et Méningisme. Ponction lombaire : liquide séro-purulent, jaune verdâtre. Cyto-diagnostic : surtout *polynucléaires*, microbes pyogènes : pneumocoques, streptocoques, staphylocoques.

T. Localement, application de glace. Purgatifs : calomel à dose assez forte au début, puis drastiques ; penser toujours à helminthiase et hérédo-syphilis et traiter en conséquence. Calmants : bromure[13], chloral[15], antispasmodiques[6], bains[68]; on peut donner les *bains chauds* comme dans la méningite cérébro-spinale. Sérum artificiel (pas quand beaucoup d'excitation). *Ponction lombaire*[23] 10 à 20 c. cubes et plus, tant que le liquide coule sans aspiration ; on évacue ainsi le liquide toxi-infectieux comme on évacue le pus d'un abcès ; de plus on diminue la compression et par conséquent céphalée, convulsions, trismus ; aucun accident à craindre. Elle peut être suivie d'inj. de collargol ou d'électrargol répétées aussi souvent que nécessaire[14] (V. M. cérébro-spinale) ; soigner la cause : otite, etc.

II. Méningite cérébro-spinale. — Primitive ; cause : méningocoques. Contagion assez faible, directe ou surtout indirecte par dissémination de méningocoques occupant le *rhino-pharynx* d'individus sains, atteints ou non plus tard eux-mêmes par la méningite. C prédisposantes : âge (surtout enfants et jeunes gens) ; surmenage, fatigues ; humidité. — **S.** Incubation : 3 à 4 j. Début brusque, par fièvre élevée (39° à 40°) avec ou sans coryza ou angine ; symptômes d'irritations cérébrale et spinale (v. Méningites aiguës) : céphalalgie, rachialgie, vomissements cérébraux, constipation ; convulsions et surtout contractures : raideur de la nuque, *signe de Kernig presque constant* (90 p. 100) et *très marqué*[201] ; tension de la fontanelle habituelle chez nourrisson ; *herpès* fréquent au début surtout labial puis nasal, lingual, auriculaire ; érythème polymorphe ; arthralgies ; foie et rate gros. — **Cions.** Endocardite bénigne, paralysies plus ou moins graves, tr. oculaires bénins, surdité curable. — **P.** Grave ; guérison par traitement dans 60 p. 100 des cas ; durée quand traitée : quelques jours à 1 mois et plus. — **D.** dI. Ponction lombaire : liquide trouble, gris jaunâtre, avec bientô culot abondant, jaune verdâtre, très visqueux ; examen cytologique : polynucléaires et méningocoques ; lymphocytose dans le 2e stade.

T. *Déclaration obligatoire.* Isolement rigoureux, désinfection des excréta, du linge ; après la maladie, désinfection du malade (part ex. bain avec 5 gr. de sublimé) et de l'appartement (formol)[154]. Interdire l'école aux enfants suspects de contamination ; antisepsie préventive de leur rhino-pharynx.

T : id. à plus haut. Alimentation légère (lait, potages, purées, etc.) ; *bains chauds* 38° à 40° de 25 minutes ; 3 à 4 pj ; ou toutes les 3 h. dans cas grave ; les moindres mouvements étant douloureux, porter l'enfant au bain dans son drap sans toucher à la tête ; ensuite enrouler dans drap sec et couverture de laine pendant 1 heure. Effets : diminution d'excitation, douleurs, contractures, température ; bromure et chloral contre l'excitation, moins efficaces que les bains. Bains froids formellement contre indiqués. *Ponction lombaire* idem à méningite aiguë. Après la ponction lombaire on a injecté sous la dure-mère des liquides antiseptiques : collargol[11] ou électrargol[11] en solution à 1 p. 100 : 2, à 5, à 10 c.c. à répéter tous les 3 ou 4 j. ; ces inj. intra-rachidiennes (certains les préfèrent intra-veineuses) ont rendu de grands services, à la campagne par ex., en l'absence de sérum.

Sérothérapie antiméningococcique. L'emploi du sérum n'est jamais dangereux, aussi devra-t-il suivre la ponction lombaire, sans attendre la confirmation bactériologique, si le liquide recueilli est louche ou purulent : en un mot, chez tout malade suspect. Le sérum est en flacons de 10 à 15 c. cubes, à conserver au frais, et à réchauffer à 37° avant l'injection. Instruments stérilisés par ébullition : seringue de Roux avec son raccord en caoutchouc, aiguille à ponction lombaire, capsule en porcelaine. Faire la ponction lombaire dans le 4e espace ; laisser écouler 10, 20 c. cubes ou plus, à recueillir pour l'ex. bactériologique ; placer la seringue remplie d'avance, et injecter le sérum très lentement, en plusieurs minutes ; retirer brusquement l'aiguille, mettre un peu de collodion, et placer le malade sur le dos, la tête en bas. Doses : élevées dès le début : 20 à 30 c. cubes chez l'enfant (50 c. cubes chez l'adulte) ; répéter l'injection de la même quantité pendant 3 ou 4 jours consécutifs. Repos de quelques jours, et ne recommencer que si l'état ne s'améliore pas ; chaque injection sera de préférence précédée d'une évacuation équivalente de liquide céphalo-rachidien ; continuer en même temps les bains chauds prolongés. *Résultats*. Amélioration rapide ; durée de la maladie diminuée ; la mortalité serait descendue de 48 à 20 p. 100 ; résultats d'autant meilleurs que l'on aura employé le sérum plus tôt.

Après la guérison, désinfection prolongée du naso-pharynx (gargarismes, inhalations, etc.) contre la persistance des méningocoques.

MÉNINGITE TUBERCULEUSE. — Et. 2e enfance : 2 à 7 ans ; rare chez nourrisson ; hérédité tuberculeuse et névropathique ; presque toujours secondaire à une lésion quelquefois apparente, mais plus ordinairement latente (surtout adénopathie trachéo-bronchique) ; se rappeler que toute localisation tuberculeuse ancienne ou récente peut être le point de départ de M T. La cause occasionnelle peut être traumatisme, infection (rougeole, coqueluche, etc.). — S. Quatre grandes périodes, très variables. 1. Pér. *prodromique* : début insidieux, dans bonne santé apparente ; modifications du caractère : triste, taciturne, hostile ; sommeil agité, inappétence, amaigrissement, quelquefois pouls irrégulier, tr. oculaires (dilatation, inégalité pupillaires) ; pas de fièvre ; chercher micro-polyadénopathie, adénopathie trachéo-bronchique ; durée : 1 semaine à plusieurs mois. — 2. Pér. d'*excitation* motrice et sensitive. Trépied méningitique [226] : céphalalgie, vomissements à type cérébral, constipation opiniâtre avec ventre en bateau (dépression du ventre rétracté entre les saillies osseuses du thorax et des os iliaques). Aspect : dos à lumière, chien de fusil, amaigrissement marqué dès le début ; raie méningitique rouge entre 2 blanches. Torpeur entrecoupée par cri *hydrencéphalique* spontané très aigu paraissant d'effroi ou de douleur ; hyperesthésie cutanée. Motilité : convulsions des membres, grincement des dents, grimaces, rire sardonique. Contractures : raideur de la nuque et des membres ; signe de Kernig [201], trismus, réflexes augmentés. Œil : photophobie, strabisme ; pupilles : myosis, inégalité ; rate grosse. Fièvre peu élevée (moins de 39°) ; pouls fréquent (plus de 100), irrégulier, changeant à la moindre excitation de 10, 20 pulsations (par ex. en faisant asseoir). — 3. Pér. d'*oscillation*, ou d'*accalmie*, si trompeuse. Disparition des phénomènes précédents. *Fièvre dissociée* (température plus que normale : 38,5 ; pouls moins que normal : 40 à 60). — 4. Pér. de *dépression*. Paralysies : mono, hémiplégies ; mydriase, rétention d'urine ; respiration irrégulière aboutissant au Cheynes-Stokes. Montée parallèle du pouls (120, 160) et de la température (40, 41°). Mort dans coma ou convulsions. — Chez le tout jeune enfant, rechercher toujours le signe de la *fontanelle* (celle-ci fait saillie au dehors à cause de l'augmentation du liquide ventriculaire), et le signe du *gonflement*, de la pléthore des veines du front et de la tempe (Sicard); le signe de Kernig manque souvent. — *Marche :* environ 3 semaines (1 par période), sauf pour la prodromique. Mort fatale. Chez le nourrisson : marche galopante, mort en 2 à 8 jours. — D. Oculo et cuti-réaction habituellement positives si le cas n'est pas trop avancé. Ponction lombaire (v. 266) : le liquide peut sortir avec force, être clair comme normalement (recourir à la centrifugation) ou trouble, comme moiré, albumine augmentée. Au microscope : mononucléaires surtout *lymphocytes* (méningites des affections fébriles : surtout *polynucléaires*) ; dans 1/3 des cas on trouve le bacille de Koch par coloration au Ziehl. Inoculation donne résultat positif presque constant. D^ic avec : Méningites non tuberculeuses, syphilitique d'hérédo-syphilis ; éclampsie ; forme méningitique de f. typhoïde, pneumonie. broncho-pneumonie ; fièvres éruptives ; entérites aiguës (surtout chez nourrisson) ; méningisme (v. ce mot) et ses causes si différentes.

T. Espérer au début erreur de D^ic possible ; penser au méningisme vermineux et donner anthelminthique, par ex. santonine[29] et calomel. Donner T^t iodo-mercuriel énergique au moindre doute de syphilis, ne l'abandonner que devant l'évidence[301]. On a essayé le collargol[11] en frictions ou inj. intraveineuses. La ponction lombaire n'est indiquée que devant des signes de compression cérébrale très marquée ; son action n'est que passagère. Alimentation : lait, bouillon, jaunes d'œufs, lavements alimentaires. — **T^t symptomatique** (en dehors de la ponction lombaire) : obscurité, silence. *Céphalée :* compresses d'eau froide ou vessie de glace (flanelle) sur la tête après cheveux coupés ras ; ni sangsues aux mastoïdes, ni vésicatoire ou pommade stibiée sur le cuir chevelu rasé ; bottes d'ouate avec imperméable. *Agitation, douleur* : antipyrine[10], bromure de K[13], chloral[15] et même opium[24]. *Vomissements* (v. 341 ; potion ou injections), potion de Rivière, etc. *Constipation* : lavements simples ou purgatifs. *Contractures* : bains chauds à 38°.

MENSTRUATIONS PRÉCOCES. — **D** de l'origine génitale du sang : éliminer la provenance rectale ou vésicale (polypes du rectum, de l'urèthre). C possibles de l'hémorragie génitale, en dehors des menstruations : lésions de vagin, utérus, annexes ; fièvres hémorragipares. — Les menstruations précoces sont en général sans importance.

I. Nourrissons. Hémorragie vaginale rouge ou noirâtre, 3 à 7 j. après la naissance. Durée : 48 h. ; ne se reproduit pas[207]. — **II. Fillette.** 1° soit *Menstruation précoce*, caractérisée par un écoulement sanguin ordinairement unique, sans retentissement sur l'état général. 2° soit *Puberté précoce* : apparition d'écoulements sanguins plus ou moins réguliers, accompagnés des autres S de la puberté ; quelquefois cette puberté précoce est la conséquence d'une affection telle que tumeur de l'ovaire, myxœdème.

MENTAUX (TROUBLES). FOLIE CHEZ L'ENFANT. — Les troubles mentaux qui se rattachent à ce qu'on pourrait appeler la *folie chez l'enfant* peuvent prendre des formes et des degrés divers ; nous les réunissons ici brièvement, après avoir rappelé l'importance de l'*hérédité* [208] comme cause prédisposante, et des stigmates physiques et psychiques (caractère instable, singularités, manies, etc.).

Délire apyrétique, sans symptôme de maladie aiguë : penser d'abord à Délire toxique (dû à *alcool* : cauchemars, rêves professionnels des jeux ; à médicaments). Penser ensuite à troubles mentaux : Délires de manie, mélancolie, folie périodique, confusion mentale. Délire épileptique, souvent très précoce. Délire hystérique, de forme manie. *Délire mystique* chez jeunes filles, près de la puberté, fréquent et bénin. V. aussi Délire [132].

Démence précoce (*de* hors de ; *mens*, esprit). Hérédité fréquente ; rare avant 15 ans, s'est montrée quelquefois vers 12 ans. Ordinairement démence simple caractérisée par apathie physique et mentale progressive et rapide ; y penser chez enfant qui sans cause devient rapidement incapable de travail intellectuel, d'effort, avec changement de caractère (indifférence émotionnelle). P grave : incurable.

Folie menstruelle caractérisée par des tr. mentaux apparaissant à l'époque des 1res règles sous forme d'un ou de plusieurs accès de manie, de mélancolie ou même d'hallucination. P bénin.

Folie à deux : contagion de l'enfant par sa mère. Fréquente.

Folie périodique : peut avoir été prédédée dans l'enfance d'accès de manie ou de mélancolie.

Hypocondrie (nosomanie : νόσος, maladie). Trouble mental caractérisé par la préoccupation, sans cause, du malade, au sujet de sa santé ; ordinairement simple, mais avec tendances mélancoliques.

Idiotie ; Imbécilité : v. ces mots [215].

Impulsions et Obsessions fréquentes, par ex. *pyromanie* (πυρόω, brûler) ; *kleptomanie* (tendance irrésistible au vol) ; *potomanie* (id. à boire tout liquide) ; *phobies* [218] ; *vagabondage* ; *fugues* (caractérisées par 3 éléments : 1, impulsion irrésistible ; 2, certaine coordination dans l'acte ; 3, amnésie complète de toute la période active.

Manie (μανία, folie, fureur). Excitation maniaque ordinaire (exaltation psychique, agitation motrice) ; moins grave quand liée à hystérie.

Mélancolie (μέλας, noir ; χολή, bile). Forme dépressive simple, mais avec fréquence des idées et tentatives de suicide ; souvent forme hypocondriaque ou neurasthénique.

Mythomanie (Dupré). Tendance morbide à l'altération de la vérité, au mensonge, à la simulation, presque physiologique chez l'enfant normal ; dans l'hystérie infantile, les inventions délirantes ou mensongères sont fréquentes.

Neurasthénie, Psychasténie [238].

Noctambulisme. Somnambulisme [202].

Paralysie générale de l'enfance. Il semble admis actuellement qu'elle pourrait, rarement du reste, apparaître vers la 12e année, sous forme de démence.

T. 1. *Préventif*. Quand prédisposition héréditaire, nervosisme : vie au grand air, à la campagne, en dehors de toute excitation cérébrale ; soigner l'éducation morale. Hydrothérapie tiède ou froide, surveiller l'appareil digestif.

2. *Actif* : Tt de l'accès : 1° si **excitation** : alitement absolu pour

commencer, dans une pièce fraîche, peu éclairée. Le moins de monde possible ; garder le silence, ne pas discuter, ni contredire ; 2 bains tièdes de tilleul (34°) pj, prolongés, de 1/2 h. à 2, 3 heures, en surveillant le cœur ; les enveloppements froids sont bons aussi. Quand crise d'extrême violence : mettre glace sur la tête, tâcher d'éviter la camisole. Hypnotiques[7] : peu ; souvent plus maniables en suppositoires : bromures[13], chloral[13], chanvre indien ; on peut essayer trional[32], uréthane[32] ; en général éviter opiacés. Purgatifs drastiques : aloès, scammonée[29] : pendant l'accès, tous les 2 ou 3 jours. Alimentation : devant refus, faire passer une sonde par le nez et donner lait, œufs crus, poudres de viande, peptone, etc. 2° Si **dépression** : alitement ; surveiller à tout instant le mélancolique, par crainte de suicide ; comme alimentation : viande, œufs, lait ; si constipation, laxatifs et lavements fréquents, purgatifs salins, h. de ricin. Si dépression trop marquée : toniques et stimulants (café[13], thé ; arsenic[11], fer[18], strychnine[28], inj. de sérum), hydrothérapie tiède (drap mouillé, affusion, douche). — Il peut être nécessaire de mettre l'enfant dans des maisons spéciales d'éducation ou de le soumettre à l'internement : celui-ci se fait absolument de même que pour les adultes. Renseignements, v. Deuxième partie : Aliénés[346].

MIGRAINE (ἥμισυς, moitié ; κρανίον, crâne). — Hérédité neuro-arthritique : hystérie précoce, mauvaise hygiène, vie sédentaire, fatigue de la vue, chlorose, syphilis, paludisme, carie dentaire, végétations adénoïdes, rhinite chronique, troubles digestifs, surtout dilatation gastrique et constipation.

T. 1. *Préventif* : celui de la cause ; régime des arthritiques, lotions chaque matin, tièdes (pas froides), grands bains 2 fois par semaine, régulariser l'intestin : laxatifs, stimulants ; toniques, arsenic[11], fer[18]. 2. Du *symptôme*. Repos au lit, silence, obscurité, diète ; révulsion locale : frictions temporo-frontales au menthol, compresses d'eau froide ou chaude ; eau de Cologne, eau sédative ; massage local ; stypage au chlorure de méthyle, vésicatoire, électricité statique. A l'intérieur : antipyrine[10] associée au bicarbonate de soude ou en lavement, bromure[13], pyramidon[26], phénacétine, quinine[27], caféine[13], valériane[32], etc.

MORT SUBITE. — Assez fréquente dans la 1re enfance (moins de 2 ans) ; survient pendant le sommeil chez un enfant qui s'était endormi bien portant. Causes mal connues : asphyxie, étouffement « accidentel », hypertrophie du thymus ; a été attribuée au spasme de la glotte (v. 200). Pour Vibert, il s'agirait plutôt d'une inhibition mortelle à point de départ variable ; dans la plupart des cas, en effet, l'autopsie ne révèle aucune altération anatomique à laquelle on puisse rattacher la mort subite.

La mort subite a été notée comme conséquence de plusieurs maladies : abcès rétro-pharyngien[77] ; scarlatine à tous les stades, même pendant la convalescence ou avant l'éruption (alors D causal difficile) ; diphtérie (assez fréquente dans convalescence, après complications) ; f. typhoïde, beaucoup plus rare cependant que chez l'adulte ; syphilis héréditaire[301], tumeurs cérébrales.

Il est important de savoir que la mort subite donne souvent lieu à *expertise médico-légale* ; après avoir éliminé strangulation, empoisonnement (analyse chimique négative des viscères), il faut chercher la trace de ces affections restées latentes ou méconnues, en particulier tumeurs cérébrales ou cérébelleuses, et fièvre typhoïde.

MYOCARDITES AIGUES. — **Et.** Plus rares que chez l'adulte ; au cours de maladies infectieuses : diphtérie (1/5e), scarlatine, variole, f. typhoïde. — **S.** S F : Asthénie, collapsus, syncopes, palpitations. S P : faiblesse du choc de la pointe ; sensation d'ondulation précordiale ; augmentation de la matité précordiale ; affaiblissement et arythmie des bruits du cœur ; quelquefois souffle ; pouls petit, arythmique. — **D** (reste souvent latente) : avec paralysie du pneumo-gastrique ou du bulbe dans la diphtérie : perforation ou hémorragie intestinales et avec les diverses causes de collapsus dans la f. typhoïde. — **P.** Diphtérie : mort, 50/100. F. typhoïde : guérison habituelle chez l'enfant.

T. 1. *Préventif*, dans maladies infectieuses hyperpyrétiques, f. typhoïde, rhumatisme articulaire aigu, variole, scarlatine : combattre la fièvre par bains et l'infection par quinine[27], salicylate de soude[28]. — 2. *Curatif* : lit, décubitus dorsal ; le moins possible de mouvements, surtout brusques, pour éviter syncope. Cependant on peut continuer le Tt de la maladie causale, tel que bains tièdes ou refroidis s'ils sont bien supportés, sérum antidiphtérique ; régime lacté ; vessie de glace sur région précordiale. La digitale est peu indiquée. Stimulants : alcool[9], éther, h. camphrée en inj. s.-c.[15] ; café[13] ; toniques du cœur : caféine[13], spartéine[31], strychnine[23], surtout en inj. s.-c. — Convalescence. Se rappeler que le cœur a été touché : agir en conséquence.

MYXŒDÈME (μύξα, mucosité ; οἴδημα, gonflement). — Le M est dû à la suppression fonctionnelle plus ou moins complète du corps thyroïde ; il va donc de l'*Athyroïdisme*, avec l'*Idiotie myxœdémateuse* congénitale, le *Nanisme*, à l'*Hypothyroïdisme* avec le *M fruste*, séparés par tous les degrés. Age d'apparition variable : dans toute l'enfance ; il semble plus fréquent chez filles. Le M peut être congénital ou acquis, spontané ou opératoire. — **S.** Ils sont d'autant plus marqués que le M se montre *plus tôt* ; ils apparaissent surtout après la fin de l'allaitement maternel et plutôt après 2 ou 3 ans ; quelquefois après maladie infectieuse ou éruptive. Début insidieux, impossible à préciser. Arrêt général de la croissance, véritable *nanisme* (1 enfant de 10 à 12 ans paraît 3 à 4 ans) : tête énorme, face bouffie, ronde, en pleine lune, impassible. Téguments : tuméfaction générale (*œdème muqueux*), résistante, ne gardant pas l'empreinte du doigt ; peau sèche et pâle ; cyanose de face, oreilles, extrémités. Squelette ; retard de l'ossification, la radiographie montre absence de soudure des diaphyses et épiphyses avec persistance presque indéfinie des cartilages de conjugaison. Dents tardives à 15 mois, 2 ans, petites, irrégulières, à carie facile ; retard marqué de la 2e dentition. Fontanelles fermées seulement vers 8, même 4 ans. Croissance et puberté absentes, ni poils ni barbe. Intelligence non développée, idiotie complète. Tr. généraux : ralentissement de toutes les fonctions, apathie, pouls lent : 60 à 70. Température centrale à 36° ; susceptibilité extrême au froid. Anorexie élective pour la viande ; essoufflement facile. Palpation du cou, absence ou atrophie du corps thyroïde (exploration difficile) ; quelquefois existe un goître plus ou moins volumineux comme dans le crétinisme.

Formes. 1. *M' classique*, spontané ; quand il est *précoce* l'arrêt du développement physique et intellectuel détermine l'*idiotie myxœdémateuse ;* lorsqu'il est *tardif* il arrête sans le détruire le développement à peu près au point où il en était. 2. *Crétinisme* [147]. 3. *Formes frustes*, comprenant des phénomènes améliorés par l'opothérapie thyroïdienne : certaines obésité, anorexie, constipation, apathie physique et intellectuelle (v. Hypothyroïdie [212]), 4. *M opératoire*. — **P**. Le M' de l'enfance persiste indéfiniment si non traité ; mort vers 30 à 40 ans, de tuberculose pulmonaire. Amélioration remarquable par la médication thyroïdienne. — **D** (Le M se caractérise par l'absence du corps thyroïde, et par l'influence sur les S du traitement thyroïdien) : 1. de la *tuméfaction* avec lipomatose, éléphantiasis, acromégalie, œdème ; 2. de l'*arrêt de développement* physique avec rachitisme et achondroplasie ; 3. des *tr. intellectuels* avec idiotisme et crétinisme ; 4. des *formes frustes* [212].

T spécifique. Donner l'équivalent de la sécrétion thyroïdienne qui manque par l'opothérapie thyroïdienne. 1. Ingestion de *glande fraîche :* bœuf, veau, porc, même lapin, surtout mouton (préférer glande thyroïde de brebis ou de jeune mouton). Doses : 0,20 ctgr. jusqu'à 7 ans, 0, 50 jusqu'à 15 ans : 1/4 à 1/2 lobe ; l'employer hachée, en tartine ou délayée dans du bouillon tiède : la cuisson détruit ses propriétés. Ce traitement a une grande activité ; on doit surveiller la glande fournie pour vérifier sa fraicheur et son identité (une erreur peut faire remettre glandes salivaires ou ganglions lymphatiques). 2. Corps thyroïde n'ayant conservé que ses *produits actifs* (à préférer) par préparations industrielles : iodothyrine, thyroïdine ; thyrénine en pastilles, etc., qu'on peut pour jeunes enfants réduire en poudre et mélanger à du liquide. Doses : Thyroïdine : tablette de 0,10 ctgr. 1/4 à 1 tabl. Iodothyrine : 0,10 à 0,50 ctgr. Tablettes thyroïdes [371] : commencer par 1/4, 1/2 tabl. pj, jusqu'à 1, 2 au maximum. Capsules [371] de 0,10 ctgr. : 1 ou 2. Au début du traitement, il est bon de mettre au repos à la chambre et à l'alimentation lacto-végétarienne. — Il est nécessaire d'agir avec une prudente lenteur pour tâter la susceptibilité de l'enfant, car le T' thyroïdien donne lieu à plusieurs *accidents :* fièvre, palpitations, vomissements, diarrhée, quelquefois syncope et mort brusque ; on a proposé, pour éviter les effets accumulatifs, de faire des interruptions de quelques jours (4 jours) après un T' de 5 à 8 jours ; au moindre signe (palpitations, fièvre, etc.), s'arrêter pour reprendre au bout de quelques jours. — Il faut parfois plusieurs mois de traitement pour atteindre la guérison ; quand celle-ci est obtenue, continuer à donner une dose relativement faible de médicament (*ration* *d'entretien*), variable dans chaque cas ; si on abandonne complètement le T[t] thyroïdien après la guérison, la récidive est presque fatale. Le régime carné augmente les effets de l'athyroïdisme, aussi faut-il recommander régime végétarien et lait.

NANISME. — Causes ordinaires : achondroplasie, rachitisme ; myxœdème qui fournit les nains idiots, crétins, goitreux. V. Croissance. (Anomalies) [149], Taille [303]. Nanisme mitral [184]. Le N non expliqué par un trouble viscéral net (thyroïde, foie, cœur, rate) pourrait faire penser à tuberculose, ou même à syphilis héréditaire.

NÉPHRITES. (νεφρός, rein).

I. Néphrites aiguës et subaiguës. — **Et**. Age : surtout après 5 ans ; rare chez nourrissons. Causes . 1. *Infection*, même pour N a frigore ; surtout après scarlatine (38 p. 100 des N), grippe (30 p. 100), puis diphtérie, érysipèle, f. typhoïde, varicelle, oreillons, paludisme, gastro-entérite et choléra infantile, angines de toute nature, rhino-pharyngite, dermatoses (eczéma, impétigo, gale), rougeole, variole, pneumonie, broncho-pneumonie, syphilis, brûlures étendues. — 2. *Intoxication* : beaucoup moins importante et due presque exclusivement à l'emploi médicamenteux de *poisons* du rein (surtout cantharide, puis sublimé, phosphore, arsenic, plomb, sels de potasse, balsamiques, huile de cade, baume du Pérou, alcool, chloroforme en inhalation), pris d'un coup ou en plusieurs fois; le sérum antidiphtérique donne albuminurie passagère. — **S**. Certaines N assez nombreuses restent *latentes* : l'albumine est le plus souvent le seul signe (albumine fébrile), disparaît rapidement et passe souvent inaperçue. — Ou véritable *N clinique* : soit à début insidieux, soit à début brusque par oligurie et même anurie, céphalalgie, douleur lombaire, nausées, vomissements, convulsions, œdème localisé (*a*) ou généralisé. État : présence ou non d'*œdème* souvent considérable et pouvant aller jusqu'à *anasarque* généralisée, s'étendant aux séreuses. Urines : peu ou pas (pendant quelques jours), dense, foncée, jusqu'à *hématurie* véritable ; renferme cylindres granuleux, albumine jusqu'à 1 à 5 gr et plus par litre. Pouls rapide ; hypertension et bruit de galop rares. Phénomènes urémiques, surtout convulsions. — **D**. Y penser dans toutes les maladies infectieuses, après s'être informé de l'état antérieur du rein ; donc analyser les urines dans chaque maladie au moins 2 fois : au début et à la guérison apparente. L'absence de cause apparente doit faire songer surtout à la scarlatine fruste, puis aux aff. naso-pharyngiennes ; dans anasarque, éclampsie, chercher la N latente. Dans N primitive légère, penser à tuberculose rénale, à hérédo-syphilis rénale, à rein amyloïde, à œdème asystolique. — **P**. Bien meilleur que chez l'adulte : guérison rapide, complète ou apparente ; quelquefois mort par urémie ou complication, passage à chronicité (1/5 des N scarlatineuses) ; persistance sans aucun trouble d'une albuminurie (cicatricielle ou résiduale) qui est intermittente, régulière ou irrégulière.

T. *Préventif* dans *scarlatine* : régime lacté, puis du 20e au 40e j., régime lacto-végétarien ou même mixte déchloruré (féculents et

(*a*) L'œdème est souvent localisé et peu marqué au début : le rechercher à paupières, scrotum, dos de pied ou de main.

viande) ; éviter tout refroidissement ; garder chambre le plus tard possible ; antisepsie de nez et bouche jusqu'au 40e jour.

Curatif. Chercher l'élimination des toxines, éviter leur introduction. Révulsion lombaire par sinapismes, ventouses sèches ; émissions sanguines locales : ventouses scarifiées ou sangsues aux triangles de J.-L. Petit. Repos absolu au lit (15 j. au moins) ; frictions sèches au gant de crin, inhalations d'oxygène. Régime lacté absolu : 1 à 3 litres, peu à la fois, souvent, et à intervalles réguliers ; on peut sucrer le lait ou en rempacer une partie par boissons diurétiques. Lavements abondants d'eau bouillie refroidie, donnés lentement, plusieurs fois par jour. — *Médicaments :* peu. Lactose[20], digitale[16] (2 à 3 jours, puis cesser ; dose assez forte) ; caféine[13], théobromine[32] (le meilleur diurétique), scille[29] ; pas de sels de potasse ; antiseptiques intestinaux : benzonaphtol[12], purgatifs drastiques : jalap[20], scammonée[29], sels (sont peut-être préférables : sulfate de soude[30] ou de magnésie[21]) : plusieurs fois, à quelques jours d'intervalle ; chlorure de calcium (sans danger, mais semble peu efficace) ; sudorifiques : jaborandi à rejeter ; bains de vapeur, bains chauds, enveloppements humides du tronc. Opothérapie rénale ? — Anurie : on peut faire une inj. intraveineuse de sérum à 38° s'il n'y a pas de tendance à la rétention de NaCl. — *Urémie* (avec éclampsie, coma). Le mieux est la saignée locale (sangsues, ventouses scarifiées), ou même générale. (V. Urémie[329]).

II. Néphrites chroniques. (Mal de Bright).

1. **N interstitielle** (ou *scléreuse, atrophique lente, urémigène*). Exceptionnelle chez l'enfant.

2. **N chronique diffuse.** — **Et.** Succède à N aiguë (connue ou inaperçue), ou survient lentement sous l'influence d'infection ou d'intoxication chroniques : tuberculose, hérédo-syphilis, paludisme, infection pharyngienne chronique, entérite chronique, dermatoses, goutte. — **S.** Début apparent ou insidieux (albumine découverte par hasard) ; albumine ordinairement continue, minime avec cylindrurie, pollakiurie. Etat général : pâleur, amaigrissement, céphalée, tr. digestifs ; de temps en temps (après fatigue, écart de régime) oligurie, œdème, etc. Recherche de la perméabilité rénale (iodure, bleu de méthylène, phloridzine). La N chronique peut rester indéfiniment ainsi, elle peut au contraire prendre une marche grave et rapide avec oligurie, albuminurie et cylindrurie abondantes ; rétention chlorurée, cœur dilaté avec ou sans bruit de galop. — **P.** Est donc sérieux ; quelques cas de guérison ; dans formes graves : mort après 1 an par cachexie, urémie, complications infectieuses.

T. Consiste presque uniquement dans le *régime*. Le *régime lacté absolu* ne sera employé que dans les poussées aiguës ou subaiguës (2 litres pour enfant de 8 à 10 ans) : on peut, s'il faut le prolonger et s'il est mal supporté, donner la moitié de lait en y ajoutant une quantité égale de poudre de lait desséché, ou en y joignant un peu de fromage blanc frais ; le régime lacté absolu sera cependant bon à prescrire pendant quelques jours chaque mois. Le *régime déchlo-*

ruré (pain sans sel, pâtes alimentaires, viandes, légumes en purées, fruits cuits, etc.) aura son utilité comme régime intermédiaire. *Régime mixte* à employer dans les périodes de calme, avec prudence, après avoir constaté le pouvoir d'élimination rénale pour le chlorure de sodium et fixé la quantité de sel permise : surtout lait et féculents : crèmes, potage avec vermicelle, tapioca, semoule, farines de froment, d'orge, d'avoine; riz, pain, beurre, purées de pomme de terre, pois, haricots, lentilles; haricots verts, salades cuites, œufs cuits; viande bien cuite en petite quantité. Boissons : eau, ou lait coupé d'eau alcaline. Aliments défendus : bouillon, extraits de viandes, aliments fermentés, oseille, tomates, aubergines, asperges; boissons défendues : vin pur, vins médicamenteux. Urines : à examiner fréquemment; suspendre le sel chaque fois qu'on constate rétention des chlorures. — *Hygiène* : flanelle et laine en tout temps; éviter l'humidité. Frictions sèches; bains tièdes. Excercice modéré. Vie dans climat sec et tempéré; en été, éviter la mer. Stations thermales[33] : Saint-Nectaire, Contrexéville, Evian, Vittel, Capvern. — *Médicaments* : le moins possible ; seulement quand indications particulières. Défendre : opium, mercure, acide salicylique et leurs dérivés, sels de potasse, quinine, antipyrine, résines. Autoriser : tanin[31], sirop iodotannique[19], lactate de strontium, macération de rein de porc frais; théobromine[32].

Asthénie cardiaque (dilatation du cœur, hydropisie, asystolie) : toniques du cœur : digitale[16], puis caféine[13], spartéine[31]. — *Insuffisance rénale* : purgatifs drastiques, jalap[20], scammonée[20], sulfate de soude[30] et magnésie[21]; sudorifiques : bains d'air chaud et surtout bains à 40° pendant 1 heure si possible et suivis d'enveloppements dans couverture de laine; pas de pilocarpine. — *Œdèmes* : cure de déchloruration absolue ou relative; diurétiques, lactose 10 à 30 gr. pj ; tisanes : chiendent, queues de cerises, oxymel scillitique 5 à 10 gr. pj, ou associé à digitale par ex. dans le vin de Trousseau (1, 2, 3 c. café selon âge); théobromine[32] : par paquets de 0,50 ctgr, 2 à 4 suivant l'âge; purgatifs drastiques, eau-de vie allemande[20], sirop de nerprun[23]; sudorifiques. Si nécessaire, faire sur les membres inférieurs mouchetures, acupuncture ou introduction permanente d'aiguilles creuses, avec la plus soigneuse antisepsie.

T *chirurgical* (décapsulation, néphrotomie) : discutable; semble pouvoir être tenté en face d'hématuries rebelles, d'accidents urémiques dus à œdème, congestion.

NERVEUX (SYSTÈME). — Examen[13].

Principaux articles se rattachant à ses diverses parties : *Méninges*, *Encéphale*, *Moelle*, *Nerfs*, *Névroses* et *Psychoses*. — Abcès du cerveau, du cervelet[75]. Absence[180]. Analgésiques[6]. Anesthésie[90]. Anesthésie symptomatique[90]. Anesthésiques[6]. Anormaux[98]. Arriérés scolaires[98]. Antispasmodiques[6]. Aphasie[98]. Astasie, Abasie[213]. Ataxie[105]. Bégaiement[197].

NERVOSISME. — Etat mal défini, héréditaire, consistant surtout en une anomalie des réactions nerveuses (émotions, etc.), dont l'intensité et la durée ne sont pas en rapport avec les causes d'excitation. V. Hérédité [208].

T. Alimention non excitante ; ni vin, ni thé, ni café. Gymnastique, vie au grand air. Opposer un caractère toujours égal au tempérament irrégulier de l'enfant. Hydrothérapie froide, lotions, affusions, douches.

NEURASTHÉNIE (*a*). — A la puberté, entre 13 et 18 ans, surtout chez les garçons, contrairement à l'hystérie et l'épilepsie. Causes occas. : croissance trop rapide, surmenage intellectuel, convalescence d'une maladie aiguë, établissement de la menstruation. — **S**. Soit forme *légère* : faiblesse irritable, tristesse, découragement, colère brève, céphalée occipitale, insomnie, tr. digestifs constants (anorexie, dilatation de l'estomac, constipation avec crises diarrhéiques) ; soit forme *grave* : tristesse profonde, dégoût de toute chose, conviction qu'on est à charge, le tout pouvant mener jusqu'au suicide. — **D**. Penser à démence précoce [231].

T. Repos physique et moral (suspendre études), campagne ou mieux montagne. Hydrothérapie (bains tièdes, affusions froides, drap mouillé, massage général, frictions, alimentation facilement

(*a*) Certains auteurs séparent 1° la N due pour eux à surmenage psychique, fatigue cérébrale et caractérisée par céphalée, tr. digestifs, asthénie générale, insomnie, difficulté du travail intellectuel, mais sans tr. psychiques graves ; — et 2° la **Psychasthénie** qui serait un déséquilibre mental, une folie ou psychose lucide ; complication de la N simple ou survenant d'emblée, elle comprend les *peurs* ou *phobies* (des êtres vivants ou figurés, éléments, espace, etc.), les *obsessions* (besoin de répéter un mot, de compter, de se laver les mains, etc.), les *fugues* [231].

assimilable (viandes tendres, purées de légumes, fruits cuits). Médicaments : phosphates[26] (neurosine), arsenic[11], strychnine[23], sérum artificiel en injections s.-c. à employer alternativement.

NÉVRALGIES. — **Et.** Causes générales : froid, rhumatisme, rachitisme, anémie, chlorose, hystérie, dyspepsie, dilatation de l'estomac, etc.; ou, moins souvent, paludisme, syphilis, zona. Causes locales : ostéite, arthrite, exostose, tumeur, etc. Les névralgies sont quelquefois symptomatiques de *névrites*. — V. mal de Pott[223].

T. 1. Supprimer la cause *locale*, par chirurgie si nécessaire. 2. T[t] de la *douleur* : v. ce mot[173]. 3. T[t] des causes *générales* indiquées plus haut.

NEZ. — **Exploration.** 1. Inspectio n(déformations syphilitiques[300]). 2. Palpation : *Toucher naso-pharyngien*[81] (pas chez nourrisson). 3. Exploration fonctionnelle de la *perméabilité* des fosses nasales. Demander d'abord si l'enfant dort et surtout respire la bouche ouverte; puis comprimer une narine et faire souffler par l'autre comme pour se moucher; s'assurer enfin si l'enfant peut respirer quelque temps la bouche fermée, en respirant uniquement par le nez; la forme des taches de buée sur un miroir placé horizontalement sous le nez peut aussi renseigner sur la perméabilité.

Antisepsie[217]. — Adénoïdes (Végét.)[80]. Adénoïdites[83]. Corps étrangers[141]. Coryzas (Rhinites)[143]. Epistaxis[180]. Malformations. Tamponnement[180]. *Moucher* : apprendre à débarrasser successivement chaque narine en bouchant l'une et soufflant par l'autre (et non en soufflant tout en les comprimant toutes deux). Ozène[145]. Polypes naso-pharyngiens[266]. Syphilis[300].

NOUVEAU-NÉ[35]. — Poids. Taille.[4]. Pouls. Respiration. Urine[5], Alimentation[45]. Hygiène. Soins[43].

Maladies : Albuminurie[86]. Céphalhématome[118]. Coryza[143], [144]. Erysipèle[190]. Filet[220]. Frein[197]. Hémorragies[206]. Hydrocèle[211]. Hydrocéphalie[212]. Ictères[214]. Mammite[235]. Œdèmes[241]. Ombilicales (Infections)[242]. Ophtalmie[128]. Pemphigus[250]. Sclérème[280]. Tétanos[300].

NYSTAGMUS (de νυστάζω : s'assoupir, clignoter des paupières). — Mouvements rythmiques des globes oculaires, presque toujours horizontaux et bilatéraux; indépendants de la volonté, inconscients pour le malade; le N est à rechercher, car il passe souvent inaperçu, à cause de la rapidité et du peu d'amplitude des oscillations.

I. **N dit congénital** (est presque toujours un N acquis dans les 1ers mois qui suivent la naissance) : lié à lésion oculaire mettant obstacle à la vision binoculaire : rétinite pigmentaire, opacité cornéenne, cataracte congénitale; albinisme. — II. **N acquis**, toujours symptomatique. Soit N *auriculaire* : après irritations mécaniques des parties profondes de l'oreille (pression sur tragus, lavages, injections froides, cathétérisme de la trompe); est assez fréquent, souvent très peu intense, passager. Soit N d'origine *cérébrale* (seul ou associé à S oculaires ou autres) : dans hémorragies ou abcès du cerveau ou du cervelet, tumeurs cérébrales, méningites aiguës, maladie de Friedreich, sclérose en plaques, syringomyélie.

OBÉSITÉ. — **Et.** I. *C prédisposantes.* Age : l'embonpoint du nourrisson est physiologique et disparaît au sevrage; la véritable O des nour-

rissons survient après le sevrage vers 12 à 18 mois; O de la *prépuberté* entre 11 et 14 ans; sexe : l'O est un peu plus fréquente chez les filles : hérédité neuro-arthritique, soit directe (Obésité) soit indirecte (surtout diabète); sédentarité, absence d'exercice. — II. *C déterminantes*. 1. O d'origine *alimentaire* : par suralimentation (surtout matières grasses, féculents, sucre), peut-être un peu par rétention du sel (la quantité d'eau ingérée semble avoir peu d'importance). 2. O d'origine *glandulaire* : O dans insuffisance thyroïdienne, O après ablation des glandes génitales de garçon ou fille; quelquefois O dans tumeur de l'hypophyse, ou de la glande pinéale. 3. O d'origine *toxi-infectieuse*, transitoire dans convalescence de maladie générale (f. typhoïde), permanente dans certaines tuberculoses latentes.

D. Facile avec simple embonpoint (sauf dans 1ers mois) : avec adipose douloureuse, adipose localisée, lipomatose, anasarque; avec myxœdème congénital ou des 1ers mois. D étiologique souvent difficile : penser surtout à l'O conséquence d'insuffisance thyroïdienne et à l'O conséquence d'infection *tuberculeuse* latente.

T. Variera naturellement suivant la cause de l'O ; mais il pourra cependant suivre les lignes générales suivantes. *Régime :* d'abord réduit (cure de faim ou de réduction) pendant 15 à 20 jours, n'atteignant pas la ration normale; puis régime sévère et prolongé où l'on supprime le plus possible graisse et sucre ; défendre sucreries, beurre, n'autoriser que de petites quantités de féculents ou de farineux, de pain rassis ou grillé, de lait ; donner beaucoup de légumes verts et de fruits ; supprimer autant que possible le sel de l'alimentation. Boissons : 100 à 200 gr. par repas selon l'âge, soit en mangeant, soit seulement 2 heures après le repas : eau, eau rougie, eau alcaline, infusions chaudes, pas de bière. 3 repas : matin, midi, soir. Peser chaque semaine et faire une courbe des poids successifs, en la comparant à la courbe normale d'un enfant du même âge. Combattre la constipation par séné, cascara, rhubarbe, magnésie ; on peut donner tous les 2 jours, le matin à jeun, 5 à 10 gr. de sulfate de soude ou de magnésie. — *Corps thyroïde* (beaucoup moins dangereux ici que chez l'adulte) ; il peut être donné chez l'enfant ou l'adolescent obèse, même sans soupçon de myxœdème ; l'amaigrissement est souvent rapide, le surveiller, car possibilité de troubles cardiaques et urinaires. L'iode et les iodures ont été employés. — Peu de sommeil (7 à 8 h.). Frictions matin et soir avec gant de crin, massage, exercices en plein air et à jeun ; bains prolongés, chauds, salés, alcalins ; bains électriques, de lumière. Cure d'altitude ; cure thermale (Brides, Châtelguyon, Marienbad).

OCCLUSION INTESTINALE. — Et. **Occlusion vraie** par rétrécissement interne congénital ou acquis; compression et étranglement (hernie étranglée, tumeur abdominale, brides dues à péritonites), torsions, coudures intestinales ; invagination. **Obstruction** par masses stercorales, corps étrangers (amas de vers intestinaux, de noyaux de cerises, etc.).

S. 1° **O aiguë**. Début brusque par douleur abdominale localisée, puis généralisée, rapidement intense ; absence de selles et de gaz ; vomissements alimentaires, puis fécaloïdes, ballonnement du ventre ; faciès grippé, hypothermie, collapsus; mort en 1 à 6 jours. — 2° **O chronique**. Début insidieux par tr. digestifs, douleurs abdominales vagues, constipation avec débacles diarrhéiques, puis S d'O aiguë, ou de péritonite par perforation. — D. 1. *Différentiel* : de l'O aiguë avec péritonites aiguës (par perforation gastrique, intestinale, appendiculaire); de l'O chronique avec la constipation opiniâtre et ses causes. 2. Du *siège*, surtout d'après le siège de la douleur au début. 3. *Etiologique* : V. plus haut. — P varie suivant la cause.

T. 1. *Médical. Entéroclyse* : bock, grosse sonde vaselinée, eau à 37, 38°, bouillie ; introduire sonde loin, doucement et presque sans pression ; recommencer 2 ou 3 fois; lavements électriques. — 2. *Chirurgical*. Ne pas attendre les vomissements fécaloïdes ; opérer après 24 ou au maximum 48 heures. Laparotomie médiane. Entérostomie (anus contre nature) si malade extrêmement déprimé, ou si médecin non habitué (opération facile).

ŒDÈMES (οἰδεῖν, grossir). — Tuméfaction plus ou moins généralisée due à l'infiltration de liquide séreux dans le tissu cellulaire sous-cutané.

I. **O ordinaire, symptomatique**. Causes analogues à l'O de l'adulte: lésion de reins, cœur, vaisseaux; ou maladies infectieuses telles qu'oreillons, rhumatismes, f. typhoïde (*a*) ; O *toxique*, par médicaments (antipyrine, iode, iodoforme, belladone, arsenic) par plantes vénéneuses, piqûres d'insectes, dermites artificielles; O *cachectique* des maladies prolongées (tuberculose, leucémie, néoplasme, etc.). L'O et l'*anasarque* peuvent aussi, chez les nourrissons, *être* d'origine hérédo-syphilitique ou d'origine digestive par ingestion de *chlorure de sodium* dans bouillon salé, par injection de sérum artificiel ou rarement par troubles toxiques gastro-intestinaux. — O *localisés*, surtout à la face avec début par les paupières : eczéma ou impétigo facial, lupus, adénopathie trachéo-bronchique[83], début des néphrites (paupières, scrotum, extrémités [235]; hystérie; O palpébral fugace des arthritiques, de l'urticaire.

II. **O essentiels** (c'est-à-dire qu'on ne peut actuellement relier à aucune cause). — 1. **O chronique**, persistant. Type : O chronique familial ou *Trophœdème chronique héréditaire* de Meige: O très dur, indolent, sans godet, siégeant à un segment (toujours le pied) ou plusieurs segments (alors jambe, cuisse), d'un ou des 2 membres inférieurs. Pas de modification dans l'avenir ; aucune gêne. Aucun traitement.

2. **O transitoire** surtout O *périodique familial* (maladie de Quincke). Apparition brusque de tuméfactions œdémateuses, indolores, passagères (quelques heures) mobiles et récidivables pendant la vie entière, siégeant surtout aux extrémités, mais aussi au tronc et au visage (lèvres, paupières). Aucun traitement.

O des nouveau-nés. Et. Age, surtout les huit 1ers jours; influence du

(*a*) Certains O *inflammatoires* sont à noter : O dû aux lymphangites, adénites; O cervical dans diphtérie grave (formant avec adénites le cou proconsulaire), O du visage dans la rougeole confluente ; O des mains et pieds dans variole confluente ; O labial de la scrofule; O souvent intense de l'urticaire.

froid et de l'état général : surtout chez prématurés, débilités, ictériques, athrepsiques. — S. Tuméfaction molle gardant l'empreinte du doigt. pâle puis violacée, débute d'abord aux extrémités et parties déclives ; rarement généralisée; hypothermie. — D. Avec sclérème. — P. Grave, moins que sclérème.

T. V. Prématurés[268]. Réchauffer l'enfant : enveloppements chauds, ouate, sacs de sable, bains progressivement réchauffés jusqu'à 38°, surtout *couveuse* à 28, 30° et plus ; stimuler le cœur par injections s.-c. d'éther, h. camphrée[15], caféine[13], sérum marin[29], inhalations répétées d'oxygène, boissons chaudes (et même quelques gouttes de cognac), frictions (avec flanelle chaude, huile chaude, vin aromatique, alcool camphré), massage des extrémités *vers* le centre. Gavage si impossibilité de téter. Si tr. digestifs, diarrhée : solution d'acide lactique à 2 p. 100.

ŒIL. — Examen — Principaux *articles* en rapport avec l'œil. Céphalée[117]. Conjonctive[127] (Blessures, Brûlures. Ecchymoses). Corps étranger[141]. Conjonctivites[127]. Cornée (Corps étranger)[141]. Kératite[210]. Kérato-malacie[219], Larmoiement (Epiphora)[220]. Nystagmus[230]. Paupières : Blépharite[107]. Blépharo-spasme[234]. Contusions[234]. Œdème[241], Orgelet[245]. Ptosis[234]. Pupilles (Réflexes, Signe d'Argyll Robertson. Mydriase. Myosis. Inégalité. etc.)[274].

ŒSOPHAGE (RÉTRÉCISSEMENTS). I. **Congénitaux**. — II. **Cicatriciels** : corps étranger, brûlures (liquides trop chauds ou caustiques). — S. SF : dysphagie progressive commençant par les solides, spasme, rejet des aliments plus ou moins longtemps après l'ingestion. Amaigrissement progressif. S P et **D** par exploration : cathétérisme (cathéter à boule olivaire), radioscopie, œsophagoscopie.

T. *Spasme* : bromures[13], belladone[12] et valériane[32] ; opiacés[24]. T *Chirurgical :* dilatation progressive par bougie (une séance par semaine), œsophagotomie interne, gastrostomie.

III. **Œsophagisme, ou R. spasmodique**. *Idiopathique* : rare ; chez nerveux (arthritisme). *Symptomatique* : spasme réflexe d'une affection de l'O (corps étranger, rétrécissement) ou d'un organe voisin (tumeur du médiastin, péricardite). — S. Dysphagie brusque comme apparition et disparition, sans cause, ou après émotion, chagrin, peur ; crise généralement passagère.

T. Antispasmodiques[6]. Isolement, suggestion. T général.

OMBILICALES (INFECTIONS). — Rares, surtout chez débiles et prématurés. — I. **Infection du cordon** par putréfaction primitive du cordon. Peu grave. Sectionner le cordon au ras de l'ombilic, puis compresses d'eau oxygénée. — II. **Infection des vaisseaux ombilicaux**. *Artérites* et *Phlébites* : rares, mort.

III. **Infection de la plaie ombilicale**. — 1. *Tétanos* du nouveau-né. Mort[300]. — 2. *Erysipèle* du nouveau-né. Très grave[140]. — 3. *Phlegmon*. Rare. Gonflement de l'ombilic et du voisinage, puis suppuration. T : pansements humides ; quand suppuration : ouverture. — 4. *Ulcère* et *gangrène*. Très rares ; mort. — 5. *Granulome :* petite tumeur rougeâtre, grosse comme un pois, pédiculée, produisant un suintement purulent.

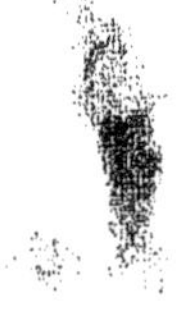

Fongus : gros bourgeon charnu, saignant, siège d'un suintement purulent. T. Section au ras de l'ombilic, puis attouchement au nitrate d'argent. — 6. *Ulcération simple* du fond de l'ombilic, avec suppuration. T : lavages oxygénés, ectogan, etc.

ONANISME, MASTURBATION. — Et. Variée : *irritations locales* déterminant prurit : phimosis, adhérences clitoridiennes ou préputiales, oxyures, vulvites ; *tare nerveuse*, acte impulsif, souvent stigmate de dégénérescence, fréquent chez idiots et épileptiques ; *éveil génital* précoce, passager. — **S**. L'enfant qui se touche a souvent l'aspect d'un neurasthénique, pâle, fatigué, avec les yeux cernés et les pupilles dilatées.

T. Jeune enfant : supprimer la cause du prurit ; lotions fréquentes : faire coucher sur matelas de crin ; ne pas mettre au lit avant sommeil, lever dès le réveil ; chemise en sac se fermant au-dessous des pieds. Alimentation sans excitants. Exercices physiques fatigants, hydrothérapie froide, natation. Médicaments : peu utiles, sauf bromure [13], surtout bromure de camphre. T[t] de la cause nerveuse. — Dans formes graves, utilité de séparer l'enfant de sa famille.

ONYCHOPHAGIE. — Habitude vicieuse de se ronger les ongles. Fréquente chez jeunes prédisposés à hérédité psycho-névropathique, rarement isolée. Dangers d'infections, de cicatrices disgracieuses (doigts en spatule ou en baguette de tambour) ; s'atténue en général.

T. Topiques amers sur les ongles : pommades ou solutions de quinine,

Chlorhydrate neutre de quinine	0 gr, 50
Eau distillée.	20 c. cubes.

Tremper le bout des doigts dans teinture d'aloès ou de quassia amara, assa fœtida ; gants de fil (et non de peau qui seraient rongés jour et nuit. Enfin si nécessaire, attacher les mains à la ceinture. — Traiter le nervosisme.

OREILLE. — Examen au speculum : l'introduire lentement, doucement, dans le conduit, après avoir redressé la courbure de celui-ci en attirant le pavillon en haut et en arrière. Céphalée [117]. Convulsions [133]. Syphilis [309].

I. **Oreille externe**. — 1° **Pavillon**. 1. Lésions *inflammatoires* : surtout Gourme [215] et Intertrigo [192]. — 2. *Othématome* [216].

3. *Perforation du lobule de l'oreille*. — Opérer vers 5 ans, pas avant 3 ans ; s'abstenir quand scrofule ou syphilis. Se munir d'un bouchon, d'une aiguille de seringue ou d'un trocart, d'un fil métallique stérilisés. Nettoyage des oreilles. Appliquer le plat du bouchon contre une des faces du lobule (n'importe laquelle) et percer le centre du lobule (6 millimètres de l'attache), avec l'aiguille qui vient s'implanter dans le bouchon ; retirer le bouchon, introduire le fil dans l'aiguille creuse, puis retirer celle-ci et laisser le fil en place ; le mobiliser 3 fois pj. ; guérison après 3 ou 4 jours,

2° **Conduit auditif externe**. 1. *Hygiène*. Enlever le cérumen 1 ou 2 fois par semaine, avec tampon d'ouate monté sur allumette, imbibé d'eau de Cologne; si nécessaire, ramollir avec quelques gouttes de glycérine, d'eau oxygénée, d'h. de vaseline. 2. *Antisepsie*[247], [246], [247], [248]. 3. *Cérumen* (*Bouchon de*)[118]. 4. *Corps étrangers*[142]. 5. *Otite externe*[240], [200].

II. **Oreille moyenne**. — 1. *Otite moyenne aiguë*[247]. 2. *O chronique*[248].

III. **Oreille interne**. — *Surdi-mutité*[208] et [209].

Ouïe défectueuse. Professions dont le médecin consulté doit détourner l'adolescent atteint de troubles auditifs persistants. 1. Professions à qui la surdité pourrait nuire : médecine, magistrature. 2. Professions qui risqueraient d'accroître la surdité : professions bruyantes, telles que métallurgie, artillerie, etc.

OREILLONS ou **FIÈVRE OURLIENNE**. — **Et**. Surtout de 5 à 15 ans (période scolaire) ; transmission par contact direct. Contagion : va du début de la période d'incubation à la fin de la pér. d'état ou de tuméfaction; une première atteinte confère l'immunité. — **S**. 1. Période d'*incubation* : 3 semaines. — 2. Pér. d'*invasion* (la plus contagieuse) : 2 à 3 jours; ordinairement inaperçue; quelquefois fièvre moyenne, embarras gastrique, légère angine érythémato-pultacée. — 3. Pér. de *tuméfaction* : 1er signe en date, atteint presque uniquement la parotide, le plus souvent la gauche, et siège sur les bords de la face, à la partie postérieure de la joue, en avant des oreilles, ce qui élargit la figure et donne à la tête l'aspect d'une poire, surtout quand la parotidite est *bilatérale*, ce qui est caractéristique des O (9/10); le gonflement mollasse, à peine douloureux, augmente durant 2 à 3 jours et disparaît en 8 jours. La peau reste normale, la muqueuse buccale est quelquefois rouge. Douleur peu spontanée, un peu par mastication (trismus) et surtout au toucher, particulièrement à 3 points : articulation temporo-maxillaire, sous la mastoïde, glande sous-maxillaire. S généraux : peu; légère fièvre ; embarras gastrique. — 4. Pér. de *résolution* : rapide. — Durée totale : 5 à 10 jours. — **P**. Absolument bénin; *jamais de suppuration*. — **C**ions rares : délire, convulsions, hyperthermie, néphrite, surdité unilatérale incurable. L'*orchite ourlienne* est rare avant 14 ans; débute 6 à 8 j. après la tuméfaction des parotides par fièvre à 40°, phénomènes nerveux, puis douleur et surtout tuméfaction du testicule; durée : 8 j.; souvent atrophie consécutive. — **D**. Facile; penser aux O pour les reconnaître ; les adénites cervicales ne prolongent pas la face, mais se trouvent à la partie supérieure du cou. Quand la tuméfaction est unilatérale, séparer les O d'adénite rétro-maxillaire due à angine, stomatite, périostite alvéolo-dentaire, et de la parotidite infectieuse ; de la fièvre ganglionnaire.

T. 1. *Préventif*. Isolement : 15 jours depuis l'invasion ; puis grand bain savonneux ; désinfecter literie et vêtements. — 2. *Local* : ouate seule ou avec liniment calmant : huile laudanisée, baume tranquille ou compresse humide ; chaque pansement sera recouvert de taffetas gommé. — 3. *Général* : chambre, jusqu'à résolution de la tuméfaction ; lit prolongé pour grand enfant, afin d'éviter les complications génitales, en somme : lit 8 j., chambre 8 j. ; régime : diète lactée, bouillon et tisanes, puis potages, crèmes, purées ; examen des urines pendant et après les O. — 4. *Symptomatique* : antisepsie de bouche, gorge, nez. Contre anorexie, état saburral :

calomel avec ou sans scammonée[14], ou h. de ricin[28], magnésie calcinée[21], sulfate de soude[30]; fièvre : antipyrine[10]; insomnies : [Chloral, Bromure de potassium... ãã] dans un julep gommeux ; trismus douloureux : antipyrine*, KBr; tr. nerveux : donner antispasmodiques et antithermiques : bains tièdes 10 minutes, antipyrine*, quinine[27]. — *Orchite* : repos absolu au lit, suspension locale, applications calmantes.

Convalescence : quelquefois lente avec anémie; h. de morue[23], sirop d'iodure de fer[18], bains salés ou sulfureux; changement d'air : bains de mer[67], ou cure de la Bourboule.

ORGEOLET ou **ORGELET** ou **FURONCLE DU BORD DE LA PAUPIÈRE**. — Siège dans les glandes sébacées des cils. On voit apparaître entre les cils, à leur base, un petit bouton rouge vif, dur, luisant, assez douloureux ; œdème de la peau et des tissus voisins. En 2 ou 4 j., la pointe devient jaunâtre, puis s'ouvre et donne issue à un bourbillon purulent; alors disparition rapide de toute réaction inflammatoire. — Mais repullulation facile chez le même sujet (à la manière des furoncles).

T. Au début, applications humides chaudes légèrement antiseptiques (par ex. boriquées). Dès que la suppuration apparaît, ouvrir avec pointe de bistouri ou simple aiguille flambée. Contre récidives, T[t] de blépharite (pommade à l'oxyde jaune de mercure[22]).

OS et **ARTICULATIONS**. — Examen du squelette[38]. Poids[5], Taille[5], [303]. Rachis : Examen[289], [223]. Courbure[280]. Moelle osseuse[80]. — Abcès ossifluents[224], Asymétrie faciale[103]. Arthralgie[99], Arthropathies[101]. Atrophie[204]. Boiterie[253]. Claudication[140], [280]. Céphalhématome[118]. Corset[142], orthopédique[142]. Coxalgie[140]. Crâne (Fracture, Enfoncement)[147]. Croissance[149]. Cyphose[151]. Démarche[38]. Doigt[150]. Dos rond[150]. Ensellure[146], [222]. Exostoses[148]. Fontanelles[5], [38], [220]. Fractures[197], Genu valgum (genou de cagneux)[199]. Gibbosité[223]. Hérédité[206]. Hydarthrose[210]. Lordose[222]. Main[223]. Mal de Pott[223]. Malformations congénitales[208]. Nanisme[235]. Ostéite[245]. Ostéo-arthrite tuberculeuse[325]. Ostéomyélite[245]. Prognathisme[260]. Pronation douloureuse[260]. Rachitisme[276], [354]. Rhumatismes[282]. Scolioses[289]. Scorbut[290], Syphilis[299], [300]. Thorax (Déformations[300], Rétractions[203]), Tibia[276], [300], Tuberculose des phalanges (Spina ventosa)[202]. T. vertébrale[223]. Voûte palatine ogivale[343].

OSTÉOMYÉLITE, — **Et**. Causes prédisp... Age : toute l'enfance, mais surtout de 8 à 15 ans ; garçons plus exposés ; froid, trauma, contusion, entorse, fracture, surmenage. Causes déterm. : microbe, surtout *staphylocoque doré* pénétrant par la moindre lésion ; soit externe (excoriation, furoncle, engelure, teigne), soit interne (aphtes, angines, entérites, lésions du nez, de l'app. respiratoire).

1. **Ostéite aiguë, Ostéomyélite des adolescents**. — Début brusque, en pleine santé, après ou sans cause apparente, par frisson intense, céphalée, délire, fièvre montant d'emblée à 40°, pouls 120 et plus; de plus, chez jeune enfant, convulsions et vomissements ; quelquefois aspect *typhoïde* : prostration, langue fuligineuse, épistaxis, diarrhée. S locaux : *douleur* intense, continue, au niveau d'une ou plusieurs épiphyses ; peau : marbrures et veines dilatées, œdème, empâtement dur;

profond, lié à l'os; adénite inguinale, puis fluctuation. — **Cions. 1. Dues** à l'infection générale : endocardites, abcès du foie, du rein, des muscles; pleurésie purulente; broncho-pneumonie; méningites. **2.** Locales : hydarthrose ou arthrite suppurée de voisinage; extension à l'autre épiphyse, à d'autres os; décollement de l'épiphyse. — **D.** Les phénomènes généraux du début font penser à f. typhoïde, fièvre éruptive, rhumatisme articulaire aigu : d'où palpation du squelette (*points juxta-épiphysaires*) de tout enfant ayant de la fièvre.

2. **Ostéomyélite prolongée et récidivante.** — Caractérisée par hyperostose avec lésions variées : séquestres et fistules, cavités purulentes, ostéite condensante, raréfiante.

3. **Ostéomyélite subaiguë, chronique d'emblée** : sans avoir été précédée de phénomènes aigus, aboutit aux mêmes lésions; début insidieux, se révèle par douleur et tuméfaction osseuse. — **D.** Avec ostéomyélite syphilitique, ostéo-sarcome, tuberculose.

4. **Fièvre de croissance** semble être le type le plus bénin de l'infection atténuée. — **S.** Points douloureux à la pression des extrémités osseuses, poussées fébriles, croissance rapide de la taille.

T. Ostéomyélite aiguë : intervenir d'urgence; incision précoce et ouverture de l'os : trépanation, évidement médullaire, désinfection et drainage. — Ostéomyélite prolongée ou chronique d'emblée : suivant les formes.

OTHÉMATOME, ou **Hématome du pavillon**. — Est dû à l'épanchement de sang causé par contusion vive (coup, soufflet sur l'oreille); quelquefois spontané. — **S.** Tumeur pâteuse, molle, non douloureuse, de volume variable, à surface rouge violacé; siège : face externe du pavillon. — Guérison spontanée; souvent traces permanentes, quelquefois suppuration.

T. Compresses froides, résolutives, ou pansement ouaté : si volumineuse : faire ponction aspiratrice, ou même ouverture large.

OTITE EXTERNE. — **I. O circonscrite** ou **Furoncle de l'oreille.** Infection staphylococcique après grattage : assez rare chez l'enfant. — **S.** Douleur spontanée et provoquée aux toucher et mouvement du pavillon et du tragus. Examen : petite saillie rouge dont la pointe blanchit vite et laisse échapper bourbillon et pus; adénite antérieure, œdème surtout quand existe plusieurs furoncles. Durée : 4 à 5 j. pour un seul furoncle. — **D** avec O moyenne, mastoïdite.

T. Extérieurement, pansements humides très chauds renouvelés, instillation tiède de glycérine phéniquée au 40°, d'alcool boriqué au 40°. Incision quand pus collecté. Contre récidives : instillations d'alcool boriqué, badigeonnage de teinture d'iode; faire prendre levure de bière fraîche.

II. O externe diffuse (la plus fréquente des 2 formes). — **S.** Douleur très vive, conduit œdématié et obstrué, pavillon tuméfié et décollé; adénite, fièvre; présence dans le conduit de liquide séreux ou séro-purulent. Durée : 2 à 3 semaines.

T. Applications calmantes comme pour le furoncle. Si abcès ouvrir largement.

OTITE MOYENNE AIGUE (οὖς oreille). — **Et.** Secondaire, à infection venue du naso-pharynx (coryza purulent, adénoïdite aiguë); après maladies aiguës, par ex. scarlatine, rougeole, grippe. Cause prédisp. : végétations adénoïdes.

S. 1. Otite moyenne aiguë simple ou *exsudative* (liquide séreux ou quelquefois hémorragique). S F. Douleurs lancinantes, par accès, surtout la nuit ; surdité plus ou moins marquée. S P. Tympan rosé, vasculaire, bombé. P bénin, mais peut être le 1er stade de l'O M A purulente,

2. Otite moyenne aiguë purulente. Le plus souvent d'*emblée*. S F. Brusquement douleur d'oreille intense, constante, jour et nuit; fièvre 39°, 40° ; troubles nerveux ressemblant à méningite : vomissements, raideur de nuque, convulsions, surdité plus ou moins complète. Après 1 à 3 jours, perforation spontanée, d'où sédation brusque et écoulement de pus. S P. Pavillon et conduit externe indolores ; pression de l'apophyse mastoïde très douloureuse, surtout à la *pointe ;* spéculum : le tympan fait saillie en masse, rouge, vascularisé, quelquefois jaunâtre ; si *perforation spontanée,* on voit ordinairement celle-ci dans le segment antérieur, ainsi que le pus qui en sourd lorsqu'on fait souffler le malade. — P. Bénin si traitée tôt; craindre mastoïdite, passage à otite chronique (*Otorrhée*) ; surtout grave dans les 3 premières années (complications cérébrales; surdi-mutité).

D. On doit toujours penser à la *caisse* devant toute douleur d'oreille ou toute fièvre survenant brusquement dans la convalescence de maladie aiguë, surtout rougeole, scarlatine, grippe. — Séparer de douleur dentaire, névralgie faciale, méningite ; d'otite externe, furonculose du conduit (pavillon et conduit douloureux au toucher), myringite (rare, ni phénomènes généraux, ni bombage du tympan).

T. 1. *Préventif.* Surveiller oreille dans maladies aiguës comme on surveille rein dans scarlatine, poumon dans rougeole. Nez ; h. de vaseline mentholée à 0,50 ou 1 p. 100 ; mettre, l'enfant étant couché ou la tête renversée, quelques gouttes sur les parois pour éviter la chute brusque dans le pharynx. Conduit auditif externe : simple coton ou irrigations d'eau bouillie très chaude sans pression, ou instillation de quelques gouttes de glycérine phéniquée au 1/30. — **2.** *Curatif.* Chambre, purgatif. Avant perforation : calmer douleur par compresses chaudes ou froides autour de l'oreille ; ni cataplasmes, ni sangsues. Dans l'oreille : glycérine phéniquée tiède 1/20 à 1/40 ; par dessus, coton hydrophile aseptique ; si douleur très violente, on peut faire précéder la glycérine d'un bain de 10 minutes avec solution de cocaïne à 1/5 ou à 1/10. — Suppuration : il y a toujours avantage à prévenir la perforation spontanée.

Paracentèse du tympan. — *Indications :* saillie marquée du tympan dans le conduit auditif ; ou douleur violente ; ou fièvre et S généraux ; ou perforation spontanée insuffisante et persistance des S indiqués. — *Position :* soit comme pour végétations adénoïdes (assis et maintenu) ; soit couché sur oreiller. Inutile de savonner le pavillon ; désinfecter avec mèches (préparées dans le commerce), trempées dans solution de sublimé au 1/1.000 ou avec bain de 5 minutes, d'une 1/2 c. café d'eau oxygénée à 12 volumes, tiède ;

bien sécher avec mèche. Anesthésie : soit locale avec mélange de Bonain (menthol, cocaïne, acide phénique), soit totale, à préférer : chlorure d'éthyle. — *Opération :* spéculum aussi gros et aussi loin que possible ; enfoncer aiguille lancéolée dans le point qui bombe, à son défaut dans la moitié inférieure de la membrane, ouvrir assez largement de bas en haut. Faire souffler en fermant bouche et nez : alors sifflement caractéristique et liquide ; bien sécher avec ouate, pas d'irrigation ; remplir le conduit de glycérine phéniquée au 1/20 ; boucher avec tampon d'ouate ; pansement de tête. Renouveler le pansement 2 fois, puis 1 fois pj ; avant chaque pansement : bain d'eau oxygénée à 12 volumes, 5 minutes. Faire coucher le malade sur l'oreille malade. La détente doit suivre immédiatement la paracentèse, si elle est suffisante ; sinon agrandir. — Agir de même avec la *Perforation spontanée* selon qu'elle est suffisante ou insuffisante. — Remarques : Lermoyez aurait de très bons résultats par large incision, drainage à la gaze absorbante, non tassée, pansement ouaté occlusif ; mais ni injections dans conduit ni douche d'air par nez, aucun agent antiseptique. Chatellier nettoie largement à l'alcool à 90° le conduit et les parties environnantes avant l'opération.

OTITE MOYENNE PURULENTE CHRONIQUE, OTORRHÉE. — Et. Cause habituelle : secondaire à otite moyenne aiguë non soignée ou mal traitée (quelquefois chronique d'emblée dans tuberculose) ; causes prédisposantes : terrain (lymphatisme, anémie, syphilis) et surtout vég. adénoïdes, suppurations nasales ; c. déterminantes : les mêmes que dans l'O moyenne aiguë. — S. S F peu bruyants : douleur rare, surdité plus ou moins marquée et variable. S P : écoulement de liquide plus ou moins abondant, plus ou moins purulent ; pavillon indolore à pression et mouvements ; *perforation* du tympan variable comme siège, dimensions, etc. ; sifflement caractéristique en faisant souffler (mais n'existe pas quand perforation grande ou obstruée). Audition à montre ou diapason : conservée ; Weber localisé du côté malade ; Rinne négatif. — Marche chronique ; aucune tendance à guérir seule. — Cions : polypes, cholestéatome, carie, nécrose, méningite, phlébite, abcès du cerveau. — P. Extrêmement variable, mais toujours d'une certaine gravité.

T. 1. *Local.* Nettoyer le conduit par lavages abondants (eau bouillie tiède, avec 1 c. café d'acide borique par 1/2 litre, aller avec douceur, retirer canule de temps à autre) ; agrandir la perforation si drainage insuffisant (parce que trop petite, mal placée) ; puis bains d'eau oxygénée (2 pj pour commencer), sécher avec ouate hydrophile, insuffler un peu de poudre d'acide borique, puis mettre une mèche de gaze absorbante non serrée, dont l'extrémité correspond à la perforation. — 2. Tt *des lésions causales.* Oreilles et surtout nez et cavum (adénoïdes). — 3. Tt *général,* suivant indication : de lymphatisme, scrofule, ou spéciale de syphilis. — Le Tt *chirurgical* est souvent nécessaire.

PALPITATIONS. — 1re enfance : semblent peu fréquentes ; incapacité de s'en plaindre. — 2° enfance : surtout puberté, surtout filles. Causes. P dues à cardiopathies, rares et peu marquées. — P *sans lésion organique*. S. Battements violents, avec soulèvement de la région précordiale et tachycardie quelquefois paroxystique. P dites *de croissance*, surtout à puberté, dues en grande partie à la croissance *rapide ;* coïncident avec céphalée, douleurs épiphysaires, hypertrophie cardiaque (non une hypertrophie véritable, mais *apparente*, le cœur se développant plus vite que le thorax), suractivité fonctionnelle. Elles se rencontrent dans rachitisme thoracique (poitrine étroite), anémie de croissance (les 2 sexes), chlorose commençante des jeunes filles, surmenage cérébral ; onanisme (palpitations avec dilatation habituelle des pupilles chez enfant non myope), tuberculose au début (fréquente, avec ordinairement tachycardie), intoxications (tabac, café, thé, alcool), arthritisme, névroses (surtout chez filles) telles que chorée et particulièrement neurasthénie, hystérie (se méfier de la simulation), troubles de l'app. digestif (dyspepsie flatulente, tympanite, dilatation de l'estomac ; cause : boissons *trop* abondantes aux et entre les repas ; se produisent ici pendant la période digestive et pendant la nuit), vers intestinaux.

T. P dans *cardiopathies*. Repos, régime lacté, bromure[13], digitale[16]. — *P de croissance*. Repos physique et cérébral, régime non excitant, surtout végétarien ; défendre les exercices violents ou trop prolongés, tenter d'élargir peu à peu la poitrine par gymnastique méthodique graduelle des muscles de la respiration et des membres supérieurs ; conseiller solfège, flûte. Hydrothérapie chaude, tiède, froide (drap mouillé froid : 1/2 h. tous les matins). *Anémie* de croissance et *chlorose* commençante; préparation de fer[18] alternant avec arsenic[11], phosphates solubles de soude[26], aliments très phosphatés, hydrothérapie tiède. *Intoxications, vers :* supprimer la cause. *Onanisme :* hygiène morale, gymnastique, hydrothérapie. *Névroses :* compresses d'eau froide sur région précordiale ou mieux pulvérisations d'éther, chlorure d'éthyle, bromure[13], aconit[9], valérianate d'ammoniaque[32], hydrothérapie, hygiène morale ; port d'une ceinture cardiaque (calmant souvent par compression locale) ; surveiller app. digestif et régime. Troubles *dyspeptiques* : diminuer les boissons (1 verre de 250 gr. suffit à un enfant de 10 ans) ; les supprimer dans l'intervalle des repas ; interdire les excitants ; traiter la dyspepsie.

PALUDISME (*palus*, marais). **MALARIA FIÈVRES INTERMITTENTES, PALUSTRES**. — **Et.** Le P ne se transmet pas par le lait de la nourrice au nourrisson. C prédisposantes ; race blanche, *enfance* ; toutes causes débilitantes ; eau stagnante, saison chaude, époque de la vie du moustique anophèle.

S. I. Formes aiguës 1° *Simple*. 1. *Plus de* 6 *ans ;* presque identique à l'adulte, types quotidien, tierce, quarte ; herpès labial, rate grosse souvent douloureuse. 2. *Moins de* 6 *ans et nourrisson*. Ici l'accès n'a ni 3 périodes nettes, ni frisson, ni sueurs ; on constate seulement fièvre, troubles digestifs (vomissements, quelquefois diarrhée) et nerveux (délire, convulsions). Durée : quelques heures, puis nouvel accès à moins de T[t]. Pronostic réservé. Guérison ou passage à l'état chronique ; mort exceptionnelle; fréquence des récidives et rechutes, retentissement sur rate et foie ; cachexie palustre. 2° *Grave* : Fièvre rémittente, grosse rate, peau jaune terreux ; pouvant aller jusqu'à état typhoïde avec diarrhée profuse, convulsions, coma et souvent mort. — II. **Forme chronique**. Caractérisée par accès de fièvre irréguliers et signes de la *cachexie paludique*, surtout amaigrissement, peau terreuse, diarrhée, gros abdomen dû à tympanisme et à hypertrophie de la rate et du foie ; souvent mort.

D. Basé sur endémie paludique, aspect de la peau, hypertrophie de la rate, examen du sang (hématozoaire), efficacité de la quinine (si, après 3 jours de quinine, la maladie ne s'arrête pas, ce n'est pas la malaria dans 99 cas sur 100). Différencier le P d'avec anémies (v. Anémie splénique[80] et autres fièvres intermittentes[194]).

T. 1. *Préventif* : Ne pas habiter de pays paludique ; si impossible, éviter sortie du grand matin ou du soir, refroidissement ; donner petite dose préventive quotidienne de quinine ou arsenic. Eviter piqûre par moustiquaire, ventilation, pommade au camphre, au menthol. — Le P de la nourrice ne contre-indique pas l'allaitement puisqu'il ne se transmet pas. — 2. *Curatif*. **Quinine** : v. Formulaire[27]. Préférer les sels solubles comme bichlorhydrate et chlorhydro-sulfate (ce dernier est soluble dans son poids d'eau). Dose moyenne 0,10 ctgr. paâ : mais ces doses peuvent être dépassées ici et atteindre 0,25 à 0,50 ctgr. chez les nourrissons ; et à partir de 2 ans, 1 à 2 gr., c'est-à-dire une dose presque équivalente à celle de l'adulte ; dose doublée pour lavement ; dose moitié moindre pour injections s.-c. Deux produits moins amers, euquinine et aristochine, peuvent être donnés à dose plus élevée, 1/5 en plus. — *Mode d'administration*. Inutile de donner quinine à nourrice, car les principes actifs passent très peu dans le lait. 1. *Voie gastrique*, la préférable ; assez souvent la quinine est vomie, alors donner euquinine ou aristochine ; avant de donner la quinine par l'estomac, donner calomel s'il existe quelques phénomènes gastriques, un foie gros. 2. *Voie rectale* : résultat moins certain ; lavement de 0,30 à 0,40 ctgr. de quinine à renouveler 3 ou 4 fois pj., suppositoires au beurre de cacao avec quinine : 0,30 à 0,40 ctgr.. 3. *Voie hypodermique* pour forme grave (on ajoute antipyrine pour dissoudre) :

Chlorhydrate neutre (bichlorhydrate) de quinine . . .	3 à 4 gr.
Eau distillée	10 gr.
Antipyrine.	q. s. pour dissoudre.

Faire tiédir avant chaque injection. Chaque seringue renferme 0,30 à 0,40 ctgr. de sel quinique.

Rien à craindre avec antisepsie. Faire l'injection profondément, dans les muscles du flanc, de la fesse, du dos, mais ni aux bras ni aux cuissses. 4. *Injections intraveineuses* : dans cas pernicieux. 5. *Voie cutanée* (pommades) : à exclure. — *Moment* de l'administration de la quinine : 4 h. avant l'accès ; dans la forme grave, donner la dose en 1 fois ; dans la forme bénigne, fractionner la dose en 5 ou 6 fois, en commençant après l'accès et en terminant 4 à 5 h.

avant l'accès suivant Après la disparition des accès, continuer la quinine pendant quelques jours à dose décroissante.

Forme chronique : T[t] id. à celui de l'adulte et de la convalescence

Convalescence : Faire quitter le pays paludique ; alimentation tonique ; hydrothérapie : lotions, douches, bains salés. Médicaments : quinquina[27], fer[18], phosphates[26] ; arsenic après 2 ans, sous toutes ses formes[11]. — Eaux minérales[33] utiles dans cas rebelles ; Plombières, Royat et surtout la Bourboule.

PANARIS. — Surtout épidermique ou *Tourniole.* Badigeonner le doigt de teinture d'iode ; ouvrir, exciser tout l'épiderme soulevé, pansement humide antiseptique (pas d'acide phénique) ou pansement à l'alcool.

PARALYSIES (παραλύειν, relâcher). — Soit *monoplégie, hémiplégie. diplégie* (double hémiplégie), *paraplégie.*

1. P[ies] **congénitales.** Rares ; s'accompagnent d'autres malformations.

2. P[ies] **obstétricales.** Dues à manœuvres violentes (forceps, tiraillements sur membres) ; sont des parésies du type périphérique et disparaissent après quelques jours ou quelques semaines. Trois types : face (le plus fréquent), membres supérieurs (plus grave), membres inférieurs (rare). D avec pseudo-P[ie] obstétricale due à fracture ou luxation et avec pseudo-P[ie] syphilitique de Parrot.

T. Électricité, frictions, massage,

3. P[ies] causées par **les maladies infectieuses.**

1° *P[ie] diphtérique.* De beaucoup la plus fréquente, sans rapport avec la gravité apparente de la maladie ; rare avant 2 ans. Soit bénigne et précoce ; soit grave et tardive (dans convalescence, 8 à 15 jours après la guérison de l'angine). *Voile* (presque toujours) : troubles caractéristiques de déglutition (surtout pour liquides), de phonation, de toux ; perte du réflexe nauséeux, insensibilité du voile qui tombe flasque comme un rideau. *Œil :* surtout accommodation ; P[ie] bilatérale. *Membres :* surtout inférieurs ; P[ie] bilatérale, symétrique, flasque, surtout aux extenseurs et péroniers. P[ie] bilatérale, symétrique, flasque, surtout aux extenseurs et péroniers. P[ie] *cardio-pulmonaire.* — **P.** Bénin, guérison en quelques mois. Quelquefois mort.

T. *Sérum* : a une action à la fois préventive et curative ; inj. fréquentes et à doses élevées, 10 à 20 c. cubes tous les 2 jours jusqu'à 60, 80 cc. et plus ; pastilles de sérum, bonnes contre P[ie] du voile ; on peut, avec le sérum ordinaire, employer le sérum antimicrobien (anti-endotoxique) préparé par l'Institut Pasteur. *Strychnine*[23] (1/4 milligr. paà) : en potion, en sirop (1 à 2 c. café par jour, fractionnées), en inj. s.-c. de solution à 1/2, 1 ou 2 p. 1.000 ; tâter susceptibilité. Teinture de noix vomique[23]. Préparations d'arsenic[11], de fer[18]. — *Hydrothérapie* : bains sulfureux[69] de 1/4 h. 3 fois par semaine ; bains salés, douches froides courtes ; frictions sèches ou alcooliques. Muscles paralysés : électricité (courants continus). Déglutition difficile : diminuer les liquides, les donner froids ou très chauds, conseiller les pâtes épaisses ; si nécessaire, sonde œsophagienne 2 fois pj.

2° Pies par *autres maladies infectieuses,* rares : rougeole, scarlatine, f. typhoïde, grippe, etc. Mêmes symptômes.

T. Idem ; bains sulfureux, h. de morue[23], arsenic[11], fer[18], phosphates[26], électricité, massage, frictions alcooliques[9].

4. Pies causées par **intoxications,** exceptionnelles : alcoolique, saturnine (surtout intoxication accidentelle), arsenicale (médicamenteuse, par ex. dans chorée), oxycarbonée.

T. Id. Electricité, massage, frictions, hygiène.

5. **Pseudo-Pie syphilitique ou maladie de Parrot** : survient 1 à 3 mois après l'accouchement. **S.** Gonflement douloureux et décollement épiphysaire ; antécédents et manifestations cutanées de syphilis ; signes radiographiques.

T. Mercure[22] : frictions ou mieux inj. s.-c., continuer très longtemps ; hygiène alimentaire.

6. **Pie spinale infantile,** v. c. m. — 7. **Paraplégie spasmodique** de la maladie de Little (sans Pie vraie), v. Maladie de Little[225]. — 8. Pie **du mal de Pott**[224].

9. **Pie pseudo-hypertrophique** (Duchenne de Boulogne). Caractère familial. Débute vers 5e année ; affaiblissement des membres avec hypertrophie apparente des muscles, surtout aux membres inférieurs (mollets) ; sensibilité intacte. — **P** mauvais : fatalement progressive.

T. Electricité, massage, orthopédie ; douches froides ; toniques (strychnine[23]) ; opothérapie (thyroïde, thymus) ?

10. **Pie douloureuse de l'avant-bras,** due à traction énergique sur membre tenu au poignet ; survient brusquement ; guérie de même par 2 mouvements brusques de supination et de flexion imprimés à l'avant bras. V. Pronation douloureuse des jeunes enfants[200].

11. **Pies d'origine cérébrale** (scléroses...)

T. 1° Avec contractures : antispasmodiques[6], surtout bromures[13]. 2° Flasques : électricité, excitants (strychnine[23]).

12. **Pie hystérique.**

T. de l'hystérie. Isolement, aimants, électricité statique ; rééducation par suggestion en veille ou en hypnose ; v. Simulation[291].

PARALYSIE FACIALE. — **C.** 1. *congénitales.* 2. *obstétricales*[251] (noter traumas). 3. *semblables* à l'adulte : infections (par ex. otite, mastoïdite, carie du rocher, méningites, coqueluche), hystérie, paralysie infantile.

PARALYSIE SPINALE INFANTILE. — **Et.** Coïncide souvent avec la 1re dentition, presque toujours entre 12 et 18 mois et jusqu'à 3 ou 5 ans. Influence prédisposante de l'hérédité névropathique. Cause : probablement infectieuse, car épidémie assez fréquente, et survient souvent à la suite d'une maladie nettement infectieuse : rougeole, scarlatine, oreillons, variole, furonculose. — **S.** 4 périodes : — 1. Période d'*invasion :* par phénomènes d'infection *banale,* vomissements, diarrhée, agitation, quelquefois convulsions ; fièvre jusqu'à 39° et plus ; durée 2 à

3 jours ; ils manquent quelquefois complètement. — 2. Pér. de *Paralysie*. La P apparaît dès la fin de la fièvre, elle occupe d'*emblée* tous les muscles qu'elle doit toucher ; jamais progressive, elle ne peut que rétrocéder ; elle est ordinairement généralisée, quelquefois paraplégique ; toujours flasque, jamais de raideur ni de contracture, réflexes abolis, sensibilité normale, pas de douleur. La contractilité faradique diminue rapidement vers le 7e ou 8e jour ; la galvanique persiste plus longtemps. Les fonctions viscérales sont normales, les sphincters intacts. Durée : 8 à 10 jours. — 3. Pér. de *régression*. Progressivement se fait la limitation de la P qui devient *définitive* quand la contractilité faradique n'est pas reparue après 2 mois. Localisations habituelles : surtout membres inférieurs, muscles de la région antérieure de la cuisse, antéro-externe de la jambe ; membres supérieurs : surtout deltoïde. Atrophie rapide, douleur exceptionnelle ; la réaction de dégénérescence peut se résumer dans la formule (Galvanique +, Faradique —). — 4. Pér. *d'atrophie musculaire* (des muscles paralysés). L'atrophie des muscles paralysés est rapide, dès le 2e mois ; puis vient celle des os, ligaments, peau, d'où déformation ; le plus souvent celle-ci siège aux membres inférieurs : *pied bot paralytique*, en général équin, pur ou combiné au varus. Douleur exceptionnelle ; jamais de tr. de l'intelligence. — **P.** Guérison habituelle, mort exceptionnelle ; mais il reste ordinairement des atrophies musculaires et des P incurables qui peuvent aller de la difformité à peine marquée à l'infirmité véritable. P éloigné : toujours craindre nouvelle poussée d'atrophie. — **D.** Pér. d'invasion : au début il est presque toujours faux, on pense à embarras gastrique fébrile, invasion de fièvre éruptive, et le Dic n'est ordinairement fait qu'à l'apparition de la P ; pér. de P : facile, v. Paralysie.

T. Pér. d'invasion : ne peut être alors que symptomatique. Pér. de Pie : révulsion jusqu'à la fin de la pér. de régression seulement, c'est-à-dire jusqu'à l'installation de lésions incurables : ventouses sèches ou scarifiées, enveloppements sinapisés des membres ; le long de la colonne vertébrale, teinture d'iode, pointes de feu, sangsues ; dérivation intestinale par purgatif : calomel[14], eau-de-vie allemande[20], etc. — *Examen électrique* : rechercher l'état de la dégénérescence par la réaction : pour l'excitabilité faradique se servir des intermittences rares, la méthode bipolaire permet plus facilement d'obtenir des contractions isolées du muscle examiné ; pour l'excitabilité galvanique, se placer exactement au niveau du point moteur. — *Electrothérapie* : la commencer *le plus tôt possible*, dès l'apparition de la P, et même dès la fin de la période fébrile, avec prudence au début ; jamais de courant faradique, mais courant galvanique descendant. Technique : relier au pôle + une large électrode spongieuse de 100 mm. carrés et la placer sur le dos, au point correspondant au renflement médullaire atteint ; plonger le membre paralysé dans un bain d'eau salée, relié au pôle —. Courant faible : 5 à 10 milliampères ; séance de 15, ou au plus de 20 minutes. Le Tt est long, au moins un an pour les cas moyens ; il doit durer jusqu'à l'arrêt définitif de l'amélioration, souvent insignifiante dans les fonctions du membre. « En résumé, l'électricité ne peut prétendre guérir complètement, mais elle réduit les déformations, empêche les contractures ; c'est un excitant de nutrition, de croissance » (Lyon). — On doit toujours associer à l'électrothérapie les *massages* du membre (légers d'abords, puis profonds, véritables pétrissages), suivis d'une friction alcoolique et accompagnés de mouvements méthodiques. Kinésithérapie.

T^t *général* : Hydrothérapie : bains salés, sulfureux, enveloppements humides, douches. Cure thermale [33] pendant l'été, à Salins-du-Jura, Salies-de-Béarn, Biarritz, Bourbonne, Kreuznach.

Déformations. Les prévenir par l'orthopédie (attelles, etc.). Quand elles sont acquises : T^t chirurgical, qui doit réduire la difformité, maintenir la réduction ; la transplantation des tendons a été souvent pratiquée sans résultat bien appréciable.

PARAPLÉGIES. — Trouble de motilité des 2 membres inférieurs, caractérisé par impotence complète ou incomplète. — D différentiel surtout avec astasie abasie ; puis avec démarche ébrieuse de la tumeur du cervelet, incoordination de l'ataxie. — C. 1. *Fonctionnelle :* hystérie. — 2. *Organique*. Type *spasmodique :* mal de Pott et surtout maladie de Little. *Type flaccide* : myélites, presque exclusivement paralysie infantile ; quelquefois conséquence de la lésion sacrée dans spina bifida fruste (les autres entraînant rapidement la mort). Paralysie pseudo-hypertrophique : 252, n° 9.

PAROTIDITES. — **Et**. Secondaires aux infections de voisinage (otite suppurée), aux maladies infectieuses aiguës (f. typhoïde, rougeole, scarlatine, variole, etc). — **S**. Tuméfaction douloureuse unilatérale limitée à la région parotidienne ; suppuration. — **D** avec oreillons [244]. — P. Mort habituelle en 10 j. environ.

T. 1. *Préventif :* antisepsie buccale. — 2. *Actif :* Incision parallèle aux filets du facial.

PAUPIÈRES. — **I**. **Blépharite** [107].

II. **Blépharospasme** (spasme tonique ou clonique des paupières).

1. **B symptomatique** d'une affection de l'œil : corps étranger de conjonctive ou cornée, conjonctivite, kératite (surtout phlycténulaire), cil dévié, calcul meïbomien, trichiasis, etc. : jeunes écoliers présentant des troubles de réfraction, surtout hypermétropie ou astigmatisme.

T. Port de verres, ou T^t de la kératite [219]. De plus, faire le matin sur les paupières fermées, avec un appareil laveur, une forte douche glacée en jet ; sinon, faire fréquemment dilatation palpébrale au moyen d'un écarteur.

2. **B essentiel**, rattaché aux tics ; sujets nerveux. V. Tics [310].

III. **Contusion**. — S'accompagne d'un épanchement sanguin, d'où ecchymose diffuse pouvant s'étendre à la conjonctive ou à une partie de la face ; c'est une ecchymose précoce, tandis que la fracture du crâne s'accompagne d'ecchymose tardive.

IV. **Orgelet** ou *Furoncle du bord de la paupière* [245].

V. **Ptosis**. — C'est la *chute de la paupière*, plus ou moins complète ; les enfants, pour regarder en avant, marchent la tête renversée avec le sourcil du côté atteint relevé et le front plissé.

C. 1. P **congénital** mono ou bilatéral, soit simple (c'est-à-dire isolé) soit associé à des troubles de la motilité. — 2. P **acquis**, dû à la paralysie de la branche de l'oculo moteur, destinée au releveur (presque toujours alors par lésion nucléaire) ; le plus fréquemment, la paralysie du moteur oculaire commun est totale, d'où avec le P, paralysie de tous les muscles innervés par lui (de plus, œil en strabisme externe, pupille dilatée).

T. 1. *P congénital.* Celui-ci s'améliore souvent avec le temps, sinon T[t] chirurgical. — 2. *P acquis.* Traiter la cause ; maintenir la paupière par pince spéciale, bandelettes agglutinatives, etc.

PEAU. — Examen. Coloration. Hygiène[43], [62].

Principaux **articles** en rapport avec Peau. Abcès[76]. Acné[78]. Albinisem[80]. Alopécie[87]. Anesthésies symptomatiques[90]. Angiome (nævus, signes, taches vineuses, etc)[94]. Brûlures[114]. Canitie[86]. Cicatrices[332]. Comédons[157], [158], Contusions[132]. Cuir chevelu[38], [44], [178], [216] (Albinisme, Alopécie, Canitie, Cephalhématome, Contusions, Teigne). Dartres[176]. Démangeaisons[270]. Douleurs Moyens externes[173]. Ecrouelles[291]. Ecthyma[175]. Eczéma[176]. Engelures[185]. Erythèmes[191]. Favus[305]. Gale[197]. Gangrène des extrémités[102]. Gommes[201]. Gourmes[202], [215]. Herpès[209]. H. circiné[315]. H. Zoster[344], [209]. Impétigo[213]. Intertrigo[192]. Œdèmes[241]. Ombilic[242]. Pemphigus[250]. Phtiriase[261]. Piqûres (Insectes, Serpents)[262]. Prurigo[270]. Prurit[270]. Purpura[274]. Roséoles[284]. [290]. Rougeurs[191]. Rousseur (Taches de) ou Ephélides[303]. Sclérème[289], [290]. Séborrée[87]. Strophulus[295]. Sueurs et tr. sudoraux (éruption miliaire, sueurs profuses, fétides)[296]. Syphilis (Peau dans)[299], [300]. Teigne[305]. Trichophytie[315]. Tuberculose : cuti réaction, intra dermo réaction[319]. Urticaire[331]. Vergetures[336]. Verrues[338]. Zona[344].

PELADE (*pilus*, poil). — **Et.** Age : 2° enfance, rare avant 6 ans; plus fréquente chez petites filles ; causes : origine névro-trophique, altération dentaire et surtout *gingivo*-dentaire, ou névralgie ; n'est *pas contagieuse*. — **S.** Alopécie en aire, formant une ou plusieurs petites plaques rondes ou ovalaires, débutant par la nuque et s'avançant symétriquement des deux côtés. — **D** (v. Alopécie[87]). L'examen stomatologique doit être fait sur tout peladique. — **P.** Durée longue, impossible à prédire. La P de l'enfance guérit souvent spontanément à la puberté.

T. 1. *Général.* — Traiter troubles de nutrition, nervosisme et névralgie : hydrothérapie, calmants, toniques ; soins des dents, hygiène de la bouche. Les enfants ayant la pelade sont admis sans mesure spéciale dans les écoles. 2. *Local.* Chercher à produire iritation périodique du cuir chevelu : teinture d'iode fraîche en badigeonnage tous les 2 jours ; teinture de cantharides en petits vésicatoires volants réitérés, ammoniaque, acide acétique. Ex. :

Ammoniaque	6 gr.
Baume de Fioraventi	ãã 100 —
Alcool camphré	

T[t] local recommandé par Jacquet : 1° couper cheveux ras 1 fois par semaine : 2° faire tous les 2 jours un grand lavage de tête à eau chaude et savon blanc pur ; 3° faire matin et soir et plusieurs fois dans le jour le massage du cuir chevelu, en triturant surtout

avec énergie les régions dépilées ; 4° après massages de matin et de soir, faire friction prolongée à la brosse rude avec liniment :

Eau-de-vie camphrée	100 gr.
Huile de ricin	àā 5 —
Teinture de cantharides	

Résultat excellent de l'emploi simultané des agents mécaniques (massage, brossage) et excitants (camphre, cantharides).

PEMPHIGUS CONTAGIOSUS (πέμφιξ, bulle, ampoule). — Eruption de bulles superficielles, grosses comme des lentilles, pleines de liquide louche ; elles se montrent le plus souvent chez les nouveau-nés (fin de 1re semaine, ou début de 2e), par poussées : aussi trouve-t-on en même temps des éléments d'âge différent ; les bulles se dessèchent rapidement, elles peuvent devenir hémorragiques. Siège : surtout ventre, face, racine des membres ; jamais paumes ni plantes. — **P.** Bénin. Durée : en tout, 3 à 4 semaines ; ne laissent pas de cicatrices. — **D.** Facile ; surtout avec pemphigus syphilitique : celui-ci apparaît *dès la naissance* sur paumes et plantes avec coryza et état général spécial.

T. Ouvrir les bulles dès leur apparition, laver avec eau oxygénée ou permanganate faibles ; bien sécher et poudrer avec talc, s.-n. bismuth ou aristol, dermatol : donc, pansement sec et pas de bains. Isoler les enfants atteints.

PÉRICARDE (SYMPHYSE du). — **Et.** Plus chez enfants, surtout 2e enfance. Deux causes : rhumatisme récidivant, tuberculose. — **S. I. Symphyse rhumatismale**. S F marqués : *asystolie progressive* avec palpitations, dyspnée, œdèmes, anasarque, congestion passive du foie bientôt énorme. S P. *Invariabilité* de la situation du cœur dans les *diverses positions*, constatée par : fixité du choc de la pointe (normalement la déviation est de 4 à 5 centim.) ; fixité de la surface de matité ; fixité de l'ombre cardiaque dans radioscopie. Hypertrophie cardiaque (déterminant une augmentation de l'aire de matité) avec voussure ; dépression systolique de la région précordiale (*a*) ; assez souvent aussi ondulations de la région précordiale. — **II. Symphyse tuberculeuse.** Insidieuse : peu de S F, pas de gros cœur ; ordinairement ascite et gros foie (congestion passive) : c'est une sorte d'*Ascite cardio-tuberculeuse*. — **D** par la fixité du cœur. — **P.** Elle fait la gravité des maladies du cœur et du rhumatisme, dont elle est la cause de mort. Mort par Asystolie en quelques mois ou années.

T. 1. *Préventif* : v. Péricardite [257]. 2. *Curatif* : rien ; soutenir le cœur, toni-cardiaques. Tt de l'Asystolie [104], hygiène ordinaire de cardiopathies ; donner en outre les substances fibrolysantes : iodures de sodium [19], composés iodés*, *thiosinnamine* [19] en inj. s.-c. journalières de 5 c. cubes de solution à 1 p. 20 (peu d'efficacité, mais prolongation appréciable de la vie). — Tt *chirurgical* quand existent des adhérences reliant péricarde et paroi thoracique...

(*a*) Ce *retrait* doit occuper toute la région sterno-costale inférieure ; pour bien le voir placer l'enfant dans le décubitus latéral droit, et regarder à jour frisant.

PÉRICARDITES AIGUES. — **Et**. Assez rares, 2 fois moins que chez adulte. Age : 2° enfance ; surtout dues au rhumatisme articulaire aigu (60 p. 100, même le plus léger), sauf la P purulente de la puerpéralité chez le nouveau-né ; la tuberculose est aussi cause de P fréquemment méconnue. — **S. S F.** Douleur spontanée, plus ou moins vive, avec angoisse, dans la région précordiale, et irradiant vers épaule et bras gauches : dyspnée, surtout quand épanchement rapide ; pouls accéléré, 120 à 150 ; quelquefois vomissements chez jeunes enfants ; dysphagie et palpitations rares. S P. 1. *P sèche : frottement* superficiel, double, méso-systolique et méso-diastolique, doux ou rude, râpeux, sans propagation, augmentant dans l'inclinaison en avant. 2. *P avec épanchement :* voussure précordiale ; matité triangulaire à base inférieure ; disparition du frottement, diminution des bruits du cœur, du choc de la pointe, matité précordiale augmentée. Radioscopie : ombre cardiaque large, immobilité de ses bords. S pulmonaires : la compression du lobe inférieur gauche peut donner les S de pleurésie gauche ou de broncho-pneumonie ; diminution de la respiration, matité (mais disparition après quelques minutes de position genu-pectorale). S gx : différent suivant la forme clinique. — **D. 1.** De la *Péricardite*. Très souvent latente ; d'où ausculter tous les jours ; le D^ic^ se fait par les S P seuls (frottement avec souffles intra ou extracardiaques[183], [184] ; épanchement avec dilatation, hypertrophie, symphyse). — 2. De la *variété : 1° P rhumatismale :* sèche, latente (à moins d'ausculter), coïncide fréquemment avec endocardite, et épanchement séro-fibrineux qui disparaît vite ; apparaît *dès* le début de l'attaque. 2° *P tuberculeuse :* ordinairement latente, même avec grand épanchement. 3° *P purulente* (pneumocoque, streptocoque), fièvre, etc. ; souvent latente. — P. Grave : mort dans P rhumatismale : 6 p. 100 (adultes : 3 à 4 p. 100) ; ou disparition sans traces, ou production de *symphyse* qui conduit à la mort par asystolie en 2 ou 3 ans.

T. 1. *P aiguë*. Repos absolu au lit, décubitus dorsal, régime lacté. *Révulsion :* plus utile que dans endocardite (qui lui est souvent unie) : ventouses scarifiées, puis vessie de glace *continuellement*. Purgatifs : calomel[14], sulfate de soude[30]. — 2. T^t^ de la *cause :* Rhumatisme : continuer salicylate[28] (0,50 ctgr. paâ), à moins d'affaiblissement du cœur, ou salicylate de méthyle.

Epanchement. Diurétiques : lactose[20], théobromine[32], régime déchloruré. Si le cœur fléchit, médication toni-cardiaque : acétate d'ammoniaque[10], h. camphrée, éther en inj.. spartéine[31], caféine[13] (craindre excitation) ; digitale plus rarement indiquée, l'employer avec grande prudence dans P aiguës. *Paracentèse* (ponction) : peu indiquée, car dans le rhumatisme articulaire aigu, l'épanchement est d'une mobilité extrême ; est utile en cas de matité très étendue, disparition des bruits cardiaques, faiblesse du pouls, cyanose des extrémités, dyspnée extrême, dysphagie ; après ponction exploratrice avec seringue de Pravaz, faire la ponction dans le 4° espace intercostal gauche, à 4 ou 5 centimètres en dehors du bord gauche du sternum, par aspiration après antisepsie. — Tenter d'éviter la P chronique et la symphyse par révulsion méthodique et continue : iode, coton iodé, vésicatoires volants, pointes de feu ;

iodures alcalins [19] (quand pas de tuberculose) ; hygiène générale des cardiaques.

P suppurée. Pronostic désespéré. Ponction à rejeter. Incision franche et drainage dans le 4e espace.

PÉRITONITES AIGUES. — 1. **P par perforation** : appendicite le plus souvent ; f. typhoïde, invagination, étranglement interne ; rien de spécial. Mort en 24 à 48 h. — 2. **P primitive à streptocoques** : exceptionnelle, suraiguë. — 3. **P à gonocoques** : chez petites filles ; début violent, mais guérison complète après 8 à 12 jours.

4. **P à pneumocoques**. Spéciale aux enfants, soit secondaire, soit plus souvent primitive. Age : surtout entre 3 et 12 ans ; plus chez filles. — S. Brusque début en pleine santé par fièvre élevée comme dans pneumonie (39 à 40°) ; douleurs abdominales intenses, vomissements alimentaires, bilieux, porracés ; ballonnement du ventre, souvent diarrhée ; puis rémission des S. Après 8 jours, maigreur, facies péritonéal, aspect spécial du ventre par suite de la tendance à l'enkystement, presque toujours au même endroit, à l'hypogastre sur la région médiane, d'où saillie facile à délimiter, immobile, mate et à pourtour sonore semblable à une vessie très dilatée. Terminaison : après 4 à 6 semaines, soit déplissement, puis saillie de l'ombilic comme une hernie, rougeur, puis perforation et pus à caractère pneumococcique : *vomique péritonéale*, alors infection secondaire et mort ; soit cachexie et mort. — P. Bénin quand elle est traitée ; très grave quand elle est méconnue. — D. Erreur fréquente, car on n'y pense pas ; au début : appendicite, étranglement interne, pneumonie, P gonococcique des petites filles, puis f. typhoïde, plus tard P tuberculeuse.

T. 1. P sans épanchement : P à gonocoques des petites filles, début de P à pneumocoques : Tt médical, repos absolu au lit, opium donné à dose réfractée, mais suffisante (extrait thébaïque 0,005 à 0,01 ctgr pj et paâ, par pilules de 1/2 à 1 ctgr.) ; cataplasmes émollients, ou mieux vessie de glace sur le ventre, suspendue à un cerceau afin d'être *posée* sans peser, et flanelle, évacuation des gaz facilitée par grosse sonde uréthrale laissée quelques minutes ; diète liquide réduite au minimum (boissons glacées, lait, grogs, champagne). Inj. de sérum artific., d'argent colloïdal). — 2. **P à épanchement purulent dans péritoine** : 1° *P à pneumocoques :* il est dangereux d'attendre la guérison spontanée : préférer la laparatomie *précoce*, médiane sous-ombilicale, avec large drainage ; pas de lavage ; cicatrisation et guérison rapides. 2° P par *perforation*, ordinairement suraiguës et généralisées : laparatomie immédiate sans grand espoir ; on a conseillé récemment des inj. sous-cut. de nucléinate de soude dès l'apparition des signes de perforation, et même comme adjuvant de la laparotomie.

PÉRITONITE TUBERCULEUSE. — **Et**. Localisation primitive (semble-t-il) de la tuberculose sur le péritoine ; rarement secondaire à un autre foyer tuberculeux. Surtout 6 à 12 ans ; plus fréquente et plus bénigne chez l'enfant. — **1° P T aiguë**. Soit localisation d'une granulie généralisée, soit manifestation unique ou prédominante de cette granulie. — 2° P T **chronique.** 1. **Ascite tuberculeuse chronique**, à laquelle se rattache l'ancienne **Ascite essentielle des jeunes filles.** Développement rapide ; ascite libre se déplaçant, sujette à grandes variations en plus ou moins, reste le seul S pendant longtemps. — **D.** Surtout des diverses causes de l'Ascite chez l'enfant. — **P.** Cette forme représente le 1er degré ; guérison dans moitié des cas, ou passage au 2e degré : P fibro-caséeuse. — 2. **Péritonite chronique fibro-caséeuse** encore appelée **ulcéro-caséeuse** : forme commune. Succède toujours à l'ascite tuberculeuse ; l'ascite diminue, s'enkyste, le péritoine se cloisonne, d'où damier sonore et mat ; gâteaux péritonéaux ; corde épiploïque, frottements péritonéaux, crépitation neigeuse ; peau lisse et tendue ; pression douloureuse ; diarrhée constante alternant souvent avec constipation ; lientérie. Poumon ; très souvent semble indemne, quoique lésion presque constante. Souvent phénomènes de compression. Etat général : fièvre, amaigrissement, sueurs nocturnes. — 3. **P fibro-adhésive** : peut succéder à 1 ou 2. Rétraction du ventre en bateau, phénomènes de compression intense ; constipation habituelle allant jusqu'à obstruction et quelquefois étranglement. Etat général : bon, pas de fièvre. — **D** des P fibro-caséeuse et fibro-adhésive : éliminer chez enfant kyste ovarique ou cancer du péritoine. Penser à tuberculose des ganglions mésentériques (carreau), sarcomes des ganglions rétro-péritonéaux, de l'intestin et du rein ; à P à pneumocoques. — P. P T aiguë très grave. P T chronique, variable suivant absence ou présence d'association. L'Ascite guérit 8 fois sur 10. Les autres évoluent lentement et sont susceptibles de guérison, surtout P fibro-adhésive.

T. 1° P T aiguë : celui de la P sans épanchement (258) 2° P T chronique. 1. *Médical.* Surtout hygiène : grand air à campagne, bord de mer ou altitude de 12 à 1.500 mètres ; repos au lit ou chaise longue ; immobilisation aussi complète que possible de l'abdomen par bandage de corps ou par collodion élastique. Héliothérapie (exposition répétée du ventre au soleil). Alimentation : lait, œufs, viande (rôtie, pulpe ou poudre) ; beurre, glycérine. Médicaments : h. de morue créosotée à dose progressive[16], et phosphates[26], hypo-phosphites[26], arsenic[11], sirop iodotannique[19]. Révulsion sous toutes ses formes : teinture d'iode, un badigeonnage chaque semaine, suivi d'une couche de collodion élastique ou d'une compression ouatée ; pointes de feu ; vésicatoires petits, mais réitérés, radiothérapie : actuellement sans résultat. — *Indications spéciales.* Ponction dans ascite ; inutile, sauf quand celle-ci devient gênante par son volume. Constipation : laxatifs doux, huile, huile de ricin à dose faible. Diarrhée : benzonaphtol, sous-nitrate de bismuth, laudanum, élixir parégorique. Fièvre : quinine, antipyrine, salol. Fièvre et douleurs ; huile gaïacolée à 5 p. 100, une fois pj, en onction sur l'abdomen. — 2. *Chirurgical* : moins indiqué qu'il y a 10 ans. Forme ascitique : seulement quand le Tt médical a échoué, c'est-à-dire après 2 à 3 mois au moins. La laparotomie franche est préférable à la ponction. Forme fibro-adhésive : s'abstenir, sauf quand accident : douleurs violentes, occlusion intestinale. Forme ulcéreuse : quand collection enkystée (le plus souvent autour de l'ombilic).

PHALANGETTE ÉCRASÉE. — Accident très fréquent par prise du doigt dans une porte. Rapprocher et pansement sec; si plaie infectée : pansements humides.

PHARYNGITE CHRONIQUE. — La plus fréquente est la *P granuleuse,* associée d'habitude aux végétations adénoïdes et à l'hypertrophie des amygdales : c'est l'hypertrophie de tous les éléments lymphatiques du pharynx, chez un enfant lymphatique. — **S.** Regarder la gorge en déprimant la langue doucement et faire prononcer la voyelle *A*, ce qui élève la luette ; les granulations forment des saillies arrondies disséminées et séparées par une muqueuse lisse, souvent couverte de mucosités et de vaisseaux apparents ; toux pharyngée grasse ou sèche due le plus souvent à l'abondance des mucosités ; poussées inflammatoires fréquentes. — **D** de la Toux pharyngée avec la Toux de bronchite, d'Adénopathie trachéo-bronchique, de Coqueluche.

T. 1. *Général :* contre tempérament lymphatique. 2. *Local.* Pulvérisations quotidiennes avec solution alcaline ou eau sulfureuse naturelle ou artificielle ; badigeonnages fréquents du pharynx buccal et *nasal :* glycérine iodée à 1/50 ou solution :

Iodure de potassium	1 gr.
Iode	0 gr. 25.
Glycérine	30 gr.

Si phénomènes plus marqués : cautérisation, curettage, etc. Soigner le voisinage.

PHIMOSIS (φιμός, bride, lien). — Etroitesse du prépuce qui ne peut être ramené derrière le gland ; cause de stagnation d'urine, de balano-posthite, *d'incontinence d'urine*, d'onanisme, d'efforts prédisposant à hernie, prolapsus du rectum; s'accompagne très fréquemment d'adhérences préputiales congénitales :

T. *Dilatation* avec pince à pansement ; réussit souvent, cependant est à peu près abandonnée pour *circoncision* (celle-ci est surtout indiquée dans P prononcée, excès de peau, troubles de miction). Introduire par l'ouverture du prépuce une pince hémostatique que l'on ouvre peu à peu par saccades, de façon à dilater le prépuce comme on dilate des gants, sans déchirer ; agir lentement et doucement dans le sens transversal, puis dans le sens antéro-postérieur; ensuite ramener le prépuce en arrière du gland, détruire les adhérences à la sonde cannelée (ce qui est facile), nettoyer, puis enduire le gland de vaseline et le recouvrir par le prépuce. Ramener de temps en temps le prépuce derrière le gland pour conserver le résultat acquis.

PARAPHIMOSIS. — Complication du phimosis : *étranglement du pénis* par l'orifice trop étroit du prépuce ramené en arrière le plus souvent par masturbation, d'où œdème.

T. Taxis : verge saisie nue ou avec compresse par la main gauche en arrière des bourrelets que l'index et le médius repoussent en avant ; les doigts droits après avoir doucement comprimé et pétri le gland pendant quelques minutes réduisent le gland graissé et le refoulent. La réduction n'est faite que quand le prépuce se maintient de lui-même sur le gland ; ne pas confondre avec la *fausse réduction* des bourrelets œdémateux.

PHTIRIASE (φθείρ, pou) ou **PÉDICULOSE DU CUIR CHEVELU**. — **S**. Soit forme *discrète :* excoriations, croûtes, lentes collées aux cheveux ; soit forme *marquée :* croûtes d'impétigo sous lesquelles fourmillent les poux, lentes nombreuses. Prurit continuel, quelquefois adénites des parties postérieures du cou ; dermites, abcès du cuir chevelu ; siège prédominant : occiput. — **D**. Facile, mais penser à P en présence d'un impétigo de la face ou d'une adénite du cou, surtout chez jeune fille semblant bien tenue, dont la chevelure cache les lésions ; chez les lymphatiques, quelques poux suffisent à déterminer un engorgement ganglionnaire très marqué.

T. Couper les cheveux ras chez les garçons ; inutile chez les filles ; savonner la tête, puis lotionner avec sublimé au 1.000^{e} : [Sublimé 1 gr. Bleu de méthylène 0,02 ctgr.] pour 1 paquet (colorer pour éviter confusion avec vinaigre de cuisine), à mettre dans 1 litre de vinaigre ; employer cette solution telle quelle ou coupée d'eau tiède de 1/2 aux 9/10, selon âge et présence ou non d'excoriations ; lotionner toute la chevelure et passer dans les cheveux un peigne fin imbibé de la solution, puis savonner la tête à grande eau et onctionner la chevelure avec de l'huile d'amandes douces. Quand P compliquée de *croûtes* et d'ulcérations, détacher d'abord les croûtes en enveloppant la tête de compresses humides recouvertes de taffetas imperméable : laisser 12 à 24 heures ; ensuite couper les cheveux ras chez les garçons ; chez les filles couper seulement les cheveux au pourtour des régions ulcérées, puis lotionner avec vinaigre au sublimé très dilué. On peut tout simplement employer un mélange à parties égales d'huile d'olive et de *pétrole* (huile lampante de pétrole et non essence qui est plus irritante et trop inflammable). On peut encore couvrir pendant quelques heures tout le cuir chevelu d'une épaisse couche de *vaseline* qui étouffe les parasites ; le peigne enlève le lendemain cadavres et croûtes ramollies. Contre les lentes, imbiber quelques heures la chevelure de vinaigre chaud simple ou au sublimé, puis passer le peigne fin.

PIAN. — Infection spécifique sévissant dans toute la zone tropicale. Contagion par aliments souillés ; entrée par la moindre plaie des téguments. — **S**. Incubation de 15 jours et plus. Invasion : malaises, tr. digestifs, fièvre. Eruption caractéristique de boutons mûriformes, couverts d'une croûte épaisse, sous laquelle se trouve un liquide gommeux et fétide ; siège surtout près des orifices et dans région génitale. Jamais de manifestations muqueuses, oculaires ou viscérales. Adénite indolente. — **P**. Marche chronique, par poussées ; guérison habituelle après des mois ou des années. — **D**. Avec impétigo, ecthyma, furonculose, érythème vacciniforme des nouveau-nés, bouton d'Orient et surtout syphilis.

T. 1º *Préventif* : propreté, isolement. 2. *Actif* : pansements et bains au sublimé ; iodure de potassium aux doses de la syphilis ; si nécessaire, cautérisation des végétations.

PIQURES. — **Insectes.** 1. Préventif : onctions à vaseline mentholée (1 à 2 p. 100), camphrée (0,50 à 1 p. 10).

2. Contre la piqûre (cousins, abeilles, guêpes, etc.) : lotions vinaigrées, ammoniacales (solution de sel ammoniac à 5 p. 100), lotions ou badigeonnages avec teinture d'iode, eau de Cologne ou alcool mentholé (4 p. 100), formol :

Formol à 40 p. 100 du commerce.	5 gr.
Alcool à 90°.	āā 10 gr.
Eau	

Serpents. — Sucer la plaie, faire avec un lien quelconque une ligature sur le membre au-dessus et le plus près possible d'elle ; laver avec une solution récente d'hypochlorite de chaux à 1 p. 60, ou d'eau de Javel diluée à 1 p. 10 d'eau tiède, ou de permanganate de potasse à 1 p. 100 ; puis pansement avec compresses imbibées d'hypochlorite de chaux ou d'alcool. Pas de fer rouge. Injecter aussi tôt que possible sous la peau du ventre 10 cc. de sérum antivenimeux de Calmette.

PLEURÉSIES. — I. **P séro-fibrineuse**. Surtout commune après 10 ans. Secondaire aux maladies de l'app. respiratoire, souvent 1er S de tuberculose latente, rhumatisme (v. plus bas). — **S**. Début franc ou insidieux. S F peu marqués : oppression, point de côté ; température variable, toujours moins élevée que dans pneumonie : au début, 39° ; puis 38 ; chute en lysis ; durée de la fièvre : 3 semaines. S P. Inspection : expansion latérale du thorax (voussure) marquée. Palpation : diminution variable des vibrations à la voix ou au cri ; déplacement fréquent de la pointe, quelquefois sensation d'ondulation à la main. Percussion légère, médiate et immédiate plus importante qu'auscultation : matité hydrique à la base. Auscultation. 1. Grands enfants : signes habituels, abolition du murmure vésiculaire, souffle plutôt fort, égophonie, pectoriloquie aphone. 2. Petits enfants : auscultation trompeuse, car signes souvent faussés (par ex. par des bruits adventices, comme râles de bronchites) ; ausculter surtout dans l'aisselle. Radioscopie utile : zone obscure, déplacement des organes voisins. Ponction exploratrice, sans crainte au moindre doute (*a*). — **II**. **P purulentes, empyèmes**. Les plus fréquentes avant 4 ans ; presque toujours purulentes chez nouveau-nés ; secondaires à maladies de l'app. respiratoire, fièvres éruptives, maladies infectieuses quelconques. — **S**. Matité absolue, absence d'élasticité ; rarement œdème de la paroi ou dilatation des veines du thorax ; état général mauvais, fièvre irrégulière, abattement, amaigrissement rapide. — **D**. 1. De l'*épanchement* : se rappeler que le début s'accompagne souvent de S trompeurs (début méningitique, début abdominal), et que la P reste souvent latente. Diagnostic difficile avec les maladies du poumon (pneumonie, spléno-pneumonie, congestion pulmonaire). *Ponction* au moindre doute avec aiguille assez longue (au moins 5 cm) et assez grosse (p. ex. aiguilles à ponction lombaire), car pus souvent épais ; lieu d'élection : ligne axillaire au niveau du 6e ou 7e espace à gauche, du 5e au 6e à droite, car le foie remonte haut (a). — 2. De la **nature** : par la ponction, c'est le seul moyen de la connaître. *Hydrothorax* chez cardiaque et brightique. *P séro-fibrineuse* : ordinairement de nature tuberculeuse, quoique moins souvent que chez l'adulte ; le rhumatisme articulaire aigu peut donner une *P double* à évolution rapide, seulement à plus de 10 ans ; rechercher rhumatisme articulaire aigu ou tuberculose pulmonaire. *P purulente* due presque toujours à pneumocoque, d'où sa bénignité ; se rencontre surtout chez enfants de moins de 5 ans ; y penser quand on trouve les S indiqués plus haut et surtout quand la maladie aiguë antécédente est une pneumonie ; penser à la fréquence des bruits pseudo-cavitaires dans la P purulente de l'enfant. — **Marche et P.** *P séro-fibrineuse* : guérison habituelle après 2 à 4 semaines, car elle est plus rarement tuberculeuse que chez l'adulte. *P purulente* : celle à pneumocoque est la plus bénigne ; le P dépend surtout de l'intervention. La P laisse souvent à sa suite une rétraction du thorax, surtout dans les formes purulentes.

T. 1. P séro-fibrineuse. Repos au lit, (3 semaines au moins), lait, tisanes diurétiques chaudes (chiendent, queues de cerises) additionnées de bicarbonate ou de lactate de soude (2 gr. pj) ; purgatifs ou lavements. Jamais de vésicatoire à période aiguë. On a recommandé l'acide salicylique ou le salicylate de soude (effets remarquables surtout dans la P de nature rhumatismale). — Si *épanchement* : donner au début une ou deux purgations : calomel, scammonée, h. de ricin ; s'il reste *stationnaire*, mettre avec prudence 1 ou 2 vésicatoires volants. — Contre *douleurs*, points de côté : cataplasmes sinapisés, ventouses sèches ou scarifiées ; immobiliser le thorax par bandage de corps serré sur couche d'ouate. Aspirine, antipyrine. — **Thoracenthèse** (ponction évacuatrice) : exceptionnelle à moins de 5 ans ; indications : quand l'épanchement ne tend pas à diminuer, bien que la fièvre ait disparu depuis au moins 2 jours ; quand il y a *déplacement* considérable du cœur ou abaissement du foie, avec ou *sans* gêne de l'app. respiratoire. Manuel opératoire : très rigoureuse antisepsie, pour éviter transformation purulente ; faire toujours auparavant ponction exploratrice : si on trouve du liquide, faire immédiatement ponction évacuatrice avec aspirateur ou siphon. Le trocart sera enfoncé à la place même de l'aiguille exploratrice ; siège : 7e espace intercostal (à la partie externe, en avant du bord du grand droit). Aspirer lentement ; retirer suivant signes et âge, 250 à 500 gr. au plus ; ne pas vider complètement, mieux vaut réitérer. — Etat du *poumon sous-jacent* : révulsion si congestion, surtout au sommet, etc. — *Etat général* : à traiter. — *Rétraction thoracique* toujours à craindre ; la prévenir par gymnastique, la combattre par massage, faradisation des muscles respiratoires, aérothérapie méthodique. — *Convalescence* : long séjour, à campagne, mer, dans le midi.

(a) Ne pas se contenter d'une seule ponction exploratrice négative ; s'il y a un doute sérieux, recommencer la ponction en un autre endroit.

II. P. purulente : toujours évacuer *dès qu*'elle est reconnue. Collargol[11], et surtout électrargol[11]. 1° *P à pneumocoques*. 1. *Ponction évacuatrice* avec un gros trocart ; évacuer le plus de pus possible ; si nécessaire, 2° ponction 8 jours après, mais se tenir toujours prêt à faire la thoracotomie. 2. **Thoracotomie** : ne doit être faite qu'après échec de la ponction ; pratiquer dans l'espace intercostal correspondant à la P enkystée une incision parallèle aux côtes près de la côte inférieure, pour éviter l'artère ; il est préférable, mais non indispensable, de réséquer immédiatement une côte ; lieu d'élection dans P généralisée : 9° espace en arrière. Un ou 2 gros drains fixés pour éviter leur perte ; diminuer peu à peu leur longueur et leur calibre ; pas de lavages pleuraux. Cicatrisation complète en 6 à 10 semaines. — 2° *P à streptocoques* : thoracotomie d'emblée.

PNEUMONIE FRANCHE, LOBAIRE. — **Et.** Rare au-dessous de 2 ans, fréquente de 2 à 6 ans ; favorisée par le froid, généralement primitive ; une 1re P est une cause de récidive fréquente. — **S.** Début comme chez adulte : brusquement par température à 40°, toux, frisson, mais beaucoup moins fort et quelquefois même absent ; début fréquent par *convulsions* qui remplacent chez l'enfant nerveux le délire de l'adulte ; dyspnée intense et vomissements habituels (le contraire chez l'adulte), alimentaires, puis bilieux. La température monte brusquement dès le début à 40° et plus ; pendant la période d'état (6 à 7 jours), elle est en plateau ou avec rémission matinale de 1 à 2° ; défervescence brusque vers 7° ou 8° jour : pouls à 120. S F. Point de côté difficile à localiser, situé très bas, au point de paraître très souvent abdominal, même dans P du sommet ; toux sèche, écorchante ; dyspnée sans type respiratoire inverse ; épistaxis fréquente, ainsi qu'herpès labial ou périanal, du 3° au 8° jour ; *pas d'expectoration* avant 7 à 8 ans, alors crachats rouillés ; souvent constipation. S P : apparaissent souvent *tardivement*, sont semblables à ceux de l'adulte, mais moins typiques : skodisme sous-claviculaire, matité relative, vibrations augmentées mais difficiles à constater ; souffle *tubaire*, d'abord expiratoire, puis aux 2 temps, râles crépitants fins (peuvent manquer), râles de retour ; signe précoce de Weill dans P infantile : *défaut d'expansion* de la région sous-claviculaire du côté malade. — **Formes** principales. **Pneumonie du sommet** : aussi fréquente que celle du lobe *inférieur*, n'a pas chez l'enfant de gravité plus grande. **P centrale** : pas de S P. **P émétisante** : vomissements abondants et fréquents. **P méningée** surtout chez enfant jeune. **P à forme typhoïde** dans 2° enfance. **P abortive** (3 jours). — **Marche** : guérison complète en 7 à 8 jours, rechutes fréquentes, surtout au même foyer, en général immédiatement après la défervescence. Récidives fréquentes. — **Cions** (dues au pneumocoque). Surtout *pleurésie*, souvent purulente ; angine, péricardite, méningite ; otite moyenne, péritonite ; albuminurie fréquente mais passagère. — **D.** 1. Avant l'apparition des S P. Très difficile. début d'angine, de fièvre éruptive, surtout *scarlatine*, de grippe, de f. typhoïde, méningite, appendicite (à cause du point abdominal, mais dans P : oppression, absence de défense musculaire, de douleur à la palpation profonde). **Penser toujours à P chez enfant ayant une forte fièvre et se plaignant d'une brusque douleur abdominale.** 2. Après la constatation des S P.

Avec pleurésie, congestion pulmonaire, tuberculose pulmonaire, broncho-pneumonie. Penser au point de côté, souvent si bas placé qu'il paraît abdominal.

T. La P le plus souvent est très bénigne : donc laisser évoluer en surveillant, mais en s'abstenant de médication active (saignées, vomitifs, antimoniaux). Les frictions avec la pommade au collargol[11] peuvent être utiles. 1. *Hygiène :* air et lumière ; température constante 18 à 20° ; feu de bois ; contre air sec, faire bouillir de l'eau dans une casserole ; lit, silence, couvrir modérément ; nettoyer peau et orifices. Alimentation : diète liquide, boissons très abondantes : *il faut faire boire :* lait, bouillon, tisanes chaudes. sirops étendus d'eau, thé léger ; lactose, 30 à 40 gr. pj. pour diurèse. La constipation est habituelle : en tous cas, lavages intestinaux avec eau bouillie tiède ou mieux refroidie ; calomel indiqué si *angiocholite* (gros foie, subictère).

2. *Médication symptomatique.* Locale : révulsion à peu près inutile ; jamais de vésicatoire, à peine de sinapismes ou cataplasmes sinapisés ; enveloppements froids du thorax répétés, pendant 1 heure. *Point de côté violent :* ventouses sèches, 2 ou 3 ventouses scarifiées à partir de 3 ou 4 ans au point douloureux, souvent placé très bas. *Dyspnée :* ventouses sèches. *Fièvre* élevée et prolongée, moins à combattre que les phénomènes nerveux qui l'accompagnent souvent : drap mouillé, bains tièdes progressivement refroidis à 32° et jusqu'à 30°, toutes les 4 heures (durée 10 minutes), très préférables aux bains froids à 25 ou 20. Phénomènes *cérébraux :* convulsions, délire (P *cérébrale*), signes méningitiques : bains tièdes, lotions fraîches, drap mouillé, glace sur la tête ; donner en potion le bromure de potassium[13] ou le chloral[15], à faibles doses réitérées ; pas d'opium (recommandé cependant par Legendre), car il congestionne le cerveau, paralyse l'intestin, diminue l'urine. Agitation, insomnie : bains tièdes. *Asthénie cardiaque :* vessie de glace sur région précordiale, ventouses scarifiées, digitale teinture[16] ; inj. d'éther, h. camphrée, caféine[13], spartéine[31], inhalations d'oxygène. *Adynamie :* extrait ou vin de quinquina[27], de kola[20], champagne, bordeaux, alcool 10 à 30 gr. pj en tood[9]. *Collapsus,* survenant par ex. après les défervescences brusques : alcool[9], caféine, stimulants[7] diffusibles, acétate d'ammoniaque[10].

Convalescence : recommencer l'alimentation par potages, puis œufs, crème, poisson, cervelle ; maintenir au lit jusqu'à disparition complète des signes ; à la chambre environ 2 semaines. — *Résolution traînante* (persistance des signes physiques d'encombrement) plusieurs jours après la chute de la fièvre : révulsion réitérée, pointes de feu, petits vésicatoires volants ; penser toujours à pleurésie purulente interlobaire. — *P à répétition :* antisepsie buccale, pharyngée et nasale pour détruire pneumocoques.

PNEUMOTHORAX. — **Et.** Rare ; surtout tuberculose (pyopneumothorax, siégeant plus souvent à gauche), puis gangrène pulmonaire, coqueluche, emphysème, pleurésie purulente (pyopneumothorax après vomique). — S habituels — P. Le P tuberculeux est très grave.

POLLAKIURIE (πολλάκις, souvent; οὖρον, urine). — Besoin fréquent d'uriner ; se rencontre dans diabète sucré, lithiase rénale et coliques néphrétiques, cystite, incontinence d'urine ; la P est fréquente au cours des néphrites chroniques (avec ou sans polyurie) et peut ici déterminer l'incontinence d'urine ; enfin elle se retrouve dans l'hystérie, avec ou sans incontinence.

POLYADÉNOPATHIE. — Due à *infection ou intoxication générales*. — **I. P aiguë**. Dans nombreuses maladies infectieuses : scarlatine, rubéole (très utile pour le D^ic), rougeole, érysipèle, f. typhoïde, diphtérie, peste, broncho-pneumonie, etc. Les ganglions profonds (médiastin, mésentère) ont leurs S spéciaux. Les ganglions superficiels (cervicaux, axillaires, inguinaux) sont plus ou moins gros et douloureux. Résorption habituelle, quelquefois suppuration. **T** : v. Adénites aiguës [70]. — *Fièvre ganglionnaire* : rarement polyadénite, ordinairement adénite aiguë : v. [70], [246], et Croissance [118].

II. **P chronique**. 1° *Macropolyadénite*, non particulière à l'enfant. Cause : lymphadénie, tuberculose, syphilis, infections cutanées (impétigo, prurigo). — 2° *Micropolyadénite*, spéciale à l'enfant [318] ; c'est un S, très important de *tuberculose chronique*, souvent de tuberculose *latente* ; quelquefois cependant se rencontre dans cachexies gastro-intestinale syphilitique, broncho-pulmonaire, pyodermique. Age, surtout au-dessous de 2 ans ; pas à moins de 3 mois. **S**. Dans régions de cou et nuque, aisselles, aines, on trouve de petits ganglions durs, arrondis, gros de pois à grain de plomb, mobiles, indolores. Marche insidieuse et sans réaction inflammatoire du voisinage.

T. De la maladie causale ; sinon, la tuberculose latente devant toujours être soupçonnée, donner T^t en conséquence : huile créosotée, suralimentation, etc. Bains salés, frictions, et surtout grand air et bord de la mer.

POLYPES NASO-PHARYNGIENS. — Véritables fibromes. **Et.** Age : adolescence (15 à 22 ans) ; sexe masculin presque exclusivement. — **S**. S de coryza chronique, avec épistaxis fréquentes, céphalée intense et persistante, sensation de corps étrangers. Puis tr. de respiration, phonation, audition, déglutition (par compression et obstruction). Examen du nez et toucher : tumeur rosée, saignant très facilement. Envahissement par des prolongements de toutes les cavités osseuses de la face, d'où déformation du visage. — **Marche** vers cachexie mortelle, d'autant plus rapide que l'enfant est plus jeune ; quelquefois guérison spontanée à l'âge adulte. — **D** avec corps étranger, polype muqueux, et surtout vég. adénoïdes.

T. Uniquement chirurgical ; l'opération doit être radicale, sinon récidive à craindre, d'autant moins cependant que l'adolescence est plus avancée.

PONCTION LOMBAIRE. — C'est un élément de diagnostic et de thérapeutique. *Position du malade :* soit assis ou accroupi, penché en avant, faisant le gros dos ; soit couché sur le côté, les jambes en chien de fusil, le dos arrondi. — Asepsie des mains, de la région lombaire (savon, alcool, sublimé) ; aiguille fine en acier, ou en platine (qui peut se fausser mais ne se casse pas), longue de 8 à 10 centimètres (les 4 à 5 centim. même de l'aiguille ordinaire suffiraient), du diamètre de 1 millimètre extérieur environ, et munie d'un fil résistant permettant de la désobstruer pendant l'opération, si nécessaire. *Points de repère :* tracer avec l'ongle une ligne transversale réunissant les 2 épines iliaques postéro-supérieures : cette ligne doit traverser l'espace séparant la 4e de la 5e vertèbre lombaire. — **Opération.** Pendant que l'index gauche repère l'apophyse épineuse, prendre de la main droite l'aiguille seule ou coiffée de la seringue (ce qui en rend la prise plus facile), l'enfoncer sur la ligne tracée, à 1/2 centimètre de la ligne médiane, en la dirigeant avec douceur très légèrement en dedans et en haut (ou même simplement sur la ligne médiane) ; profondeur à laquelle doit être enfoncée l'aiguille : 2 à 3 centimètres chez l'enfant (4 à 6 chez l'adulte) ; anesthésie inutile ; on peut cependant appliquer un instant un tampon imbibé d'éther. *Ecoulement du liquide :* ordinairement goutte à goutte : le recueillir dans des tubes de verre stérilisés. Quantité pour le diagnostic : 4 à 5 c. cubes, qu'il faut quelquefois retirer en aspirant avec une seringue. — Après la ponction, retirer l'aiguille d'un seul coup et panser au collodion ou au stérésol. — *Conséquences :* aucune ; quelquefois céphalalgie passagère quand l'écoulement a été trop rapide (dans ce cas étendre le malade la tête basse).

Incidents. *Arrêt* par l'os : c'est que l'aiguille a été trop inclinée vers le haut : la retirer un peu pour pénétrer plus bas ou ponctionner autre part. *Ponction blanche :* ordinairement par obstruction ; écouvillonner l'aiguille avec le fil préparé. Il peut arriver que le cul-de-sac sous-arachnoïdien ne descende pas jusqu'à l'espace exploré : alors ponctionner à l'espace supérieur. *Sang* dans les premières gouttes de liquide : sans importance, à moins qu'il ne persiste, ce qui empêcherait l'examen du liquide, et forcerait à remettre la ponction.

Examen *du liquide céphalo-rachidien.* 1. Tension. Le liquide doit s'écouler lentement, goutte à goutte ; l'excès de pression qui le fait s'échapper *en jet* est toujours pathologique (méningites, réaction méningée, hydrocéphalie). — 2. Macroscopie : le liquide normal est clair comme de l'eau de roche, et ne donne aucun dépôt ; dans les états pathologiques, il peut être modifié (*a*) (v. les diverses ménin-

(*a*) Dans les états pathologiques, le liquide peut être : 1° *clair*, limpide, sans dépôt : il s'agit presque toujours d'états ou réactions méningés [220] ; 2° *trouble*, à peine louche : habituel dans M tuberculeuse ou syphilitique, dans M secondaires, plus rare dans M cérébro-spinale ; 3° *purulent* : habituel dans M cér.-spinale, fréquent dans M secondaires, exceptionnel dans M tuberculeuse, jamais noté dans M syphilitique ni états méningés ; 4° *jaune* : dans hémorragie méningée, quelquefois dans M cérébro-spinale ou secondaires, très rare dans M tuberculeuse ; 5° *sanglant* (après élimination du sang venant de piqûre) : hémorragie méningée.

gites). — 3. Chimie : le liquide est alcalin et contient 990 d'eau, 6 gr. de NaCl, traces d'albumine quelquefois (0,10 ctgr.) ; dans les méningites, l'albumine augmente et peut aller à 2 et 3 p. 100. — 4. Cyto-diagnostic (ou recherche de la formule leucocytaire) : le liquide ne contient d'éléments cellulaires *que* lorsqu'il y a inflammation des méninges. La présence presque uniquement de *lymphocytes* est très importante pour le diagnostic de méningite tuberculeuse, surtout chez l'enfant, car toutes les irritations chroniques des méninges, relativement rares chez lui, peuvent amener la présence de lymphocytes ; la lymphocytose se rencontre aussi dans le 2e stade de la méningite cérébro-spinale ; elle est fréquente dans la méningite syphilitique. Les *polynucléaires* dominent au contraire dans les méningites aiguës non tuberculeuses : pneumocoque, streptocoque, méningocoque ; la polynucléose est habituelle dans la méningite cérébro-spinale au début, puis bientôt est remplacée par lymphocytose. Pas de lymphocytose dans le mal de Pott ; résultats négatifs également au cours de l'épilepsie essentielle, de l'hystérie, des états neurasthéniques, mélancoliques ou démentiels précoces. — 5. Microbiologie. Les microbes manquent souvent dans le liquide de la M tuberculeuse (b. de Koch), de la M syphilitique (spirochaete) ; ils sont plus habituels dans celui de la M cérébro-spinale (méningocoques) ; constants dans les M dues aux autres espèces de microbes (pneumocoques, streptocoques, staphylocoques, etc.).

Indications thérapeutiques de la P L. Convulsions [134], [135] : *hydrocéphalie* ; chorée (succès variable), épilepsie (sans résultat) ; hémorragie méningée, tétanie (utile [308]), tumeurs, *méningites* (où elle diminue *céphalée*, vomissements). La *purulence* du liquide peut indiquer de la renouveler tous les deux j. sans aspiration. La P L peut servir à introduire un sérum curateur (tétanos, M cérébro-spinale), un médicament (électrargol, collargol, solution magnésienne), à anesthésier les membres inférieurs (cocaïne, stovaïne).

PRÉMATURÉS (ENFANTS). — La viabilité vraie commence seulement vers le 7e mois, la viabilité médico-légale existe depuis le 180e j. Causes de l'*expulsion prématurée* : 1. mécaniques : traumas, grossesse gémellaire ; 2. pathologiques [36] : syphilis surtout, albuminurie, affections aigues, intoxications. — Les *avortons* sont des nouveau-nés pesant 2.000 gr. ou moins, ce sont donc surtout des prématurés nés dans les 3 derniers mois. — Les *débiles* ne sont pas tous des prématurés ; ils peuvent être nés à terme, mais débiles par tare originelle : syphilis, tuberculose, alcoolisme, etc.

Soins à donner : 1. Alimentation *spéciale* : v. 59. — 2. Protection contre le *refroidissement*, qui peut descendre à 36, 35° et même moins, et qui aboutit à cyanose et sclérème (voir ces mots) : entourer d'ouate, boules d'eau chaude, maintenir la température ambiante à 20°, feu de bois. — *Couveuse* : y placer les enfants à température inférieure à 36°, sans s'occuper du poids. Chauffage assuré par boules pour obtenir température régulière depuis 25° jusqu'à 28, 30° et même 33° ou plus ; s'arrêter lorsque la température rectale, remontée peu à peu, oscille entre 36 et 37°. La couveuse nécessite une surveillance incessante et sa ventilation est insuffisante (il est bon de faire passer un courant d'oxygène) ; y laisser l'enfant légèrement couvert libre de ses mouvements ; le retirer toutes les 2 h. pour le changer devant un bon feu, et l'alimenter. Employer la couveuse le moins longtemps possible, 1 à 2 semaines en général, quelquefois jusqu'à 6 semaines ; en retirer l'enfant dès que sa température centrale sera revenue à la normale (a). — 3. Protection contre les *infections* auxquelles le prématuré est prédisposé par sa débilité (broncho-pneumonie, entérite, septicémie) : milieu sain, isolement ; ombilic pansé aseptiquement ; conjonctives lavées à la naissance au nitrate d'argent à 1 p. 150 ; bouche nettoyée avec un peu d'ouate stérilisée, imbibée d'eau alcaline avant chaque tétée ; peau lavée souvent à eau bouillie, puis saupoudrée de talc stérilisé ; *bains* chauds avec eau bouillie (très bons : mettre dans un bain dont la température sera à peine supérieure à celle de l'enfant, puis monter progressivement jusqu'à 38°) ; linge stérilisé par étuve ou ébullition ; la fragilité de la peau fera user avec prudence des frictions alcooliques. Si nécessaire, lavement de *sérum* artificiel (5 à 10 gr.), 2 ou 3 fois pj, ou enfin inj. s.-c. réitérées de petites quantités d'eau de mer stérilisée (très bonnes d'après Legendre).

PRIAPISME (πρίαπος, membre viril). — Erection continuelle de la verge, en dehors de toute sensation génitale; quelquefois, chez j. névropathes ; dans épilepsie.

T. Bromure et surtout drap mouillé.

PROGNATHISME. — Saillie anormale de l'une des deux mâchoires (peut n'être qu'apparente). Coïncide ordinairement avec un faible développement cérébral ; chez l'idiot, le P porte surtout sur la mâchoire supérieure. On rencontre quelquefois le P dans l'acromégalie.

PRONATION DOULOUREUSE DES JEUNES ENFANTS (ancienne torpeur douloureuse, paralysie douloureuse [254]). Subluxation probable de la tête du radius par traction violente sur l'avant-bras (par ex. pour empêcher l'enfant de tomber) : cri de douleur suivi de paralysie immédiate du membre, qui pend inerte, en pronation. Ni fracture, ni luxation.

T. Prendre dans la main gauche le poignet du côté malade, puis dans la main droite la région du coude, de manière que le pouce corresponde à la partie antéro-externe, au niveau de la tête du radius. Porter alors l'avant-bras en extension et supination complètes ; puis (toujours en supination) le fléchir fortement sur le

(a) Ne pas retirer l'enfant brusquement de la couveuse, mais seulement lorsque la température de celle-ci sera revenue peu à peu à la normale.

bras. Un léger claquement indique la réduction. Mettre en écharpe. — Si nécessaire : frictions, massages, électrisation.

PRONONCIATION (Troubles de la). — Causes. Malformation congénitale : bec-de-lièvre, dents mal plantées; ou acquise : végétations adénoïdes, traumatisme, etc. — Troubles fonctionnels : *bégaiement* (v. 107), zézaiement, chuintement, *blésité* (substitution ou omission d'une ou plusieurs consonnes, très fréquente chez les jeunes enfants), nasillement, bredouillement.

T. La rééducation méthodique des mouvements de la langue ou des lèvres permet presque toujours d'obtenir la prononciation correcte.

PRURIGO. — Eruption de petites papules punctiformes, rouges ou incolores, avec démangeaisons violentes. Quand les démangeaisons existent sans éruption, c'est le *Prurit*. *Prurigo simplex* : v. Strophulus [295]. — **Prurigo de Hebra** : éruption avec prurit constant ou par crises, apparaît dans les 1res années jusqu'à l'adolescence; on constate eczématisation ou lichénification diffuse de la peau ; siège : surtout membres inférieurs. Antécédents et stigmates nerveux, arthritiques, lymphatiques. — T : propreté et Tt du prurit.

PRURITS (*prurire*, démanger). *Démangeaisons*. — **I. P généralisé**. 1. *P simple* ou essentiel chez enfants de névropathes ou d'arthritiques : crises de P sans cause, le soir au lit ou à la moindre irritation cutanée. 2. *Symptomatique* de : ictère, diabète, albuminurie, urémie, oxalurie; de tr. digestifs (indigestion, constipation, etc.) ; d'intoxications alimentaires ou de l'ingestion de certains aliments (v. Tt), d'intoxications médicamenteuses (belladone, arsenic, mercure, opium, cocaïne) ; d'infections : dengue, scarlatine, suette, varicelle; dans aff. de la peau : urticaire, strophulus, eczéma, où l'on rencontre P et même Prurigo. — **II. P localisés**. 1. *P de l'anus*. Causes : oxyures, ascarides, fissure anale, hémorroïdes, eczéma de la région anale; arthritisme. 2. *P des narines*. Causes : rhinite chronique, vers intestinaux. 3. *P de la tête* : phtiriase [201]. 4. *P de la vulve* [272] ou du *scrotum*. Causes : vulvo-vaginite, leucorrhée, onanisme. 5. *P des mains* et *des pieds* : hyperhydrose, gale, chercher les sillons.

T. I. P généralisé. 1. Traiter les *causes*. Le P généralisé symptomatique ne cède que par le Tt des états morbides dont il est la conséquence; les *tr. digestifs* causes de P nécessiteront laxatifs fréquents, régularité des repas et gardes-robes et surtout interdiction des aliments suivants : poissons de mer, crustacés, gibier, charcuterie, épices, conserves, tomates, oseille, épinards, choux, fraises ; acides, vin, thé, café, vanille ; l'antisepsie intestinale est utile. Du Castel a obtenu d'excellents résultats avec l'acide lactique (VI à X gouttes d'une solution à 1 p. 1.000 chez petits enfants) ; donner alcalins chez enfant d'arthritiques. 2. *Moyens internes* : Valérianates [32], musc [23], belladone [12], atropine, quinine [27]. 3. *Moyens externes* : enveloppements ouatés ; bains prolongés d'amidon, de tilleul, camomille, vinaigre ; lotions ou applications mouillées très chaudes au coucher avec : vinaigre à 1 p. 5 ; alcool camphré à 1 p. 3 ; chloral à 1 ou 5 p. 100; puis poudrage au talc; pommade au menthol. — **II. P localisés.** T[t]. de la cause. Mêmes moyens internes et externes; de plus, badigeonnage avec nitrate d'argent de 1 p. 50 à 1 p. 10, ou acide phénique 1 p. 200; puis poudrage avec : [Salicylate de bismuth... 1; Amidon... 10]; ou pommade : Cocaïne 1 p. 25 à 1 p. 50; ou mieux au menthol 0,25 à 1 p. 50[23]. Occlusion avec ouate, caoutchouc. Effluves électriques, hautes fréquences. Stations thermales[33] selon cause ou tempérament : Bagnères-de-Bigorre, la Bourboule, Néris, Royat, Saint-Sauveur.

PUBERTÉ (de *pubis*, provenant lui-même de *pubes*, poil follet). — Epoque de la vie où apparaissent la spermatogénèse et la menstruation, d'autres disent où l'on devient propre à la génération (*a*). — **S.** *Garçons* : les poils du pubis et des aisselles, la mue de la voix apparaissent entre 14 ans 1/2 et 15 ans 1/2; le développement génital se fait vers 17 ans. Mue de la voix : elle devient rauque et enrouée, puis enfin plus grave. *Filles* : plus précoces; 1res règles : époque très variable : à Paris, âge moyen 14 ans 1/2; les poils du pubis se montrent 5 à 6 mois avant les 1res règles, les poils des aisselles quelques mois après. Début des seins quelques mois avant les 1res règles.

Accidents de la P. — La P normale se produit sans incidents. Il faut joindre les accidents dus à la *croissance* à ceux dus au développement des organes génitaux.

Accidents **communs** rentrant dans les troubles de croissance[148, 149]; nous rappelons : phénomènes osseux, déviation de la colonne vertébrale, fièvre ganglionnaire, céphalée, acné de la P. On peut y ajouter des troubles génitaux nerveux : amour idéal, masturbation effrénée.

Accidents **particuliers** de la Puberté. *Garçons* : rarement, sauf quelquefois *mammite* des adolescents : (légère tuméfaction douloureuse des seins[225]), et troubles nerveux, soit hystérie, épilepsie, qui apparaissent à la P moins souvent chez les garçons, soit accidents *neurasthéniques*, au contraire plus fréquents chez eux. (V. Neurasthénie[238]).

Filles. Menstruation (v. Menstruations précoces[230]). — *Avant* les 1res règles : celles-ci sont souvent précédées de troubles variés déjà presque mensuels : sensation de pesanteur dans bas-ventre, reins, aines; *règles sérotines* : c'est un écoulement séreux qui devient plus rosé jusqu'à l'établissement de véritables règles sanguines. *Premières règles* souvent accompagnées de lassitude générale, bouffées de chaleur, vertiges, douleurs vagues, palpitations, migraine; de plus, de coliques, et surtout chez lympathiques de *leucorrée* irritant vulve, périnée, face interne des cuisses, et donnant érythème, vésicules d'herpès et d'eczéma. — Règles *irrégulières* : soit irrégularité dès le début; soit, après période bien réglée, irrégularité sans aucun rapport avec anémie; soit plus souvent règles de *quinzaine*. Règles *supplémentaires*, règles *déviées* (hémoplanies) : v. Hémorragies[207]. — Troubles *nerveux* : céphalalgie dite de croissance, névralgies, et surtout névroses ou psychoses, hystérie, épilepsie vraie, qui font très souvent leur apparition au mo-

(*a*) *Légalement*, il n'existe pas de différence entre *puberté* et *nubilité*. Cependant on peut être pubère sans être encore nubile; c'est pourquoi le code civil a reporté la puberté et la nubilité à 15 ans révolus pour les filles et à 18 ans révolus pour les garçons.

ment de la P ; accès neurasthéniques, moins fréquents chez les filles ; goitre exophtalmique, chorée ; anorexie mentale, accès de *folies de la puberté* : mélancolie, manie, démence précoce, délires (v. Troubles mentaux[230]). — Tr. *circulatoires* : épistaxis ; palpitations ; *rétrécissement mitral* qui n'apparaît souvent cliniquement qu'au moment de la P et qui semble une fausse chlorose ou encore chlorose (jamais chez les garçons), albuminurie transitoire. — Tr. dyspeptiques, fluxion dentaire, ascite essentielle des jeunes filles, conjonctivite, acné de la P.

T. 1. *Préventif*. La mère doit préparer la jeune fille aux phénomènes qui vont se passer (règles), sinon celle-ci risque d'avoir une émotion violente ou de faire des imprudences (bains de mer, danse) ; ensuite la conduite à tenir variera suivant chacune ; en général, le mieux est d'habituer les fillettes à peu s'occuper de leurs règles.

2. *Hygiène* de la P. Soins de propreté. Laisser mener la vie ordinaire à celles qui ne souffrent pas ; éviter cependant bains, fatigue, grand travail, surmenage, froid, serrage du corset. Alimentation abondante, tonique avec viande rôties ou grillées, vin ; éviter boissons glacées et même purgatifs pendant les règles. Recommander exercice, gymnastique suédoise, promenades ; hydrothérapie ; surveiller le couchage[62], les *attitudes vicieuses* et employer contre elles gymnastique, corset orthopédique. Une cure d'eaux minérales peut être conseillée ; suivant les sujets : Royat, la Bourboule, Plombières, Luxeuil, Néris, Lamalou, Saint-Honoré, etc.

3. **T des accidents**. — *Prurit vulvaire* : traiter si nécessaire leucorrée, onanisme, vulvo-vaginite ; applications d'ouate hydrophile imbibée d'une solution de choral à 1 p. 10, de sublimé chaud à 1 p. 1.000, de cocaïne à 1 p. 20 ou 1 p. 10 ; ou encore employer pommade ou solution suivante :

Pommade :

Vaseline.	30 gr.
Gaïacol	0,30 à 1 gr.
Menthol.	0,05 ctgr.
Oxyde de zinc. . . .	6 à 10 gr.

(Dalché).

Solution :

Bichlorure de mercure . . .	āā 0,10 à 0,20 ctgr.
Chlorhydrate d'ammoniaque.	
Emulsion d'amandes amères.	200 gr.

(Gowland). 2 lavages p. j. puis poudrer.

Eruptions. Période aiguë : topiques émollients ; dans *herpès* lavages à l'eau blanche étendue, puis poudrage avec poudre inerte et un peu de tanin et d'alun ; si récidive de l'herpès, mettre astringents dans l'intervalle ; dans cas rebelle proposer cure minérale, sulfureuse, surtout Uriage ; *eczéma* dû ordinairement à leucorrée ; abriter des flueurs blanches par pommade à base de vaseline ou de lanoline avec oxyde de zinc. — *Leucorrée* ou *pertes blanches, flueurs blanches* (éliminer la leucorrée blennorragique, surtout chez les petites filles) : quand elle survient immédiatement après les règles, ne pas s'en occuper, sauf pour les soins de propreté ; si elle persiste pendant 8 à 10 jours, donner toniques et combattre lymphatisme par h. de morue, iode, fer, tanin (sirop d'iodure de fer, sp iodotannique) ; bains salés et sulfureux. Moyens locaux : bains stimulants avec 1 bouteille de solution de Pennès ; lotions avec eau bouillie aussi chaude que possible et isolement des surfaces avec poudre de talc. Si persistance de la leucorrée, amenant irritation vulvaire, eczéma, on peut conseilller de faire par l'orifice de l'hymen des lavages avec décoction de feuilles de noyer (20 gr. par litre) boriquée ou non, avec solution faible de permanganate, ou introduction d'un très petit crayon composé d'iodoforme, tanin, gomme. Poudrer ensuite avec [S.n. bismuth et Salol : ãã 5 gr. Amidon : 20 gr.]. Se rappeler que les lavages avec solution d'antiseptiques coagulant les mucosités (sublimé, permanganate, nitrate d'argent) doivent être précédés de lotions ou d'injections d'eau bouillie.

Douleurs, Dysménorrée, avant les 1res règles et plus tard. Repos, cataplasmes laudanisés, applications chaudes en permanence sur le ventre et surtout lavement de 2 à 400 gr. d'eau chaude (40 à 45°) à prendre au lit et à conserver le plus longtemps possible ; l'antipyrine [10], les lavements de chloral [15], seront utiles ; chercher si la cause ne serait pas une imperforation de l'hymen, une déviation utérine.

Aménorrée. Chercher s'il existe une cause morbide : chlorose, hystérie, goitre exophtalmique, tuberculose, cachexie paludique, néphrite chronique, convalescence. Si l'on ne trouve aucune raison expliquant l'absence des règles, essayer de *stimuler* l'appareil génital régulièrement tous les 28 ou 30 jours : matin et soir sinapismes sur région lombaire et partie supérieure des cuisses ou bains de pieds à la farine de moutarde de quelques minutes. Pendant la nuit, larges cataplasmes laudanisés sur la portion inférieure du ventre ; pendant le jour, ceinture chaude autour du ventre ; quelquefois sangsues autour de la vulve ; boissons chaudes, aromatiques, excitants diffusibles comme acétate d'ammoniaque, safran ; peu d'emménagogues ; opothérapie ovarienne [369] ou thyroïdienne [234].

Règles irrégulières. Aucune médication ; tout s'arrangera après 1/2, 1 ou même 2 ans, à moins d'anémie ou de névropathie.

Hémorragie ; ménorragie abondante. Causes : hémophilie héréditaire ou familiale, quelquefois chlorose, diathèse neuro-arthritique, etc. ; souvent rien. Repos au lit pendant toute la période menstruelle ; extraits fluides d'hydrastis canadensis, d'hamamelis virginica [19] ou de senecio vulgaris : XX gouttes 3 fois pj, jusqu'à LX gouttes ; chlorure de calcium [14] 1 à 2 gr. pj. ou plus ; sulfate de quinine [27] 0,50 à 1 gr. ; adrénaline [9] (X gouttes de solution de chlorhydrate à 1 p. 1.000) ; ergotine [17] recommandée par Dalché, en inj. s.-c., en potion et en pilules.

Ergotine	0,10 ctgr.
Sulfate de quinine	0,02 —
Poudre de feuilles de digitale	0,01 —
Poudre de coca	q. s.

Pour 1 pilule : 1 le matin, 2 à midi, 2 le soir avant les repas.

Si les hémorragies se prolongent ou si les règles se rapprochent trop, employer avec le T^t ci-dessus les bains tièdes ou mieux les douches tièdes en pluie sur les reins, en jet sur les membres inférieurs et la plante des pieds.

Imperforation de l'hymen : avec accumulation de sang menstruel dans le vagin (*hématocolpos*) ; y penser quand chaque mois se présentent de violenles douleurs abdominales sans aucun écoulement ; l'utérus par oblitération du col peut devenir aussi gros qu'un utérus gravide (*hématomètre*). T^t chirurgical.

Hémorragies autres que les génitales : rares ; soit règles *supplémentaires*, c'est-à-dire apparaissant en même tempe que les règles utérines, soit règles *déviées* (*Hémoplanies* : αἷμα, sang ; πλανάω, j'erre), apparaissant à leur place : hémoptysie, hématémèse, hématurie, épistaxis, hémorragies des gencives, des mamelles ; les hémoptysies mensuelles feront penser à la tuberculose pulmonaire.

Règles supplémentaires déviées. Elles disparaissent rapidement ; sinon, faire révulsion à la vulve les jours précédant l'époque présumée des règles : sinapismes à la face interne des cuisses, applications de sangsues sur les grandes lèvres, etc.

PUPILLE (SÉMÉIOLOGIE DE LA). 1. **Réflexe lumineux** (contraction de la P à la lumière, dilatation à l'obscurité) : disparition bilatérale dans syphilis cérébrale; dans tabes et paralysie générale (qui peuvent se rencontrer chez l'enfant); souvent amoindri chez épileptique. — 2. **S d'Argyll-Robertson,** bilatéral : précoce dans tabes et paralysie générale. — 3. Modification dans le **diamètre.** *Mydriase* (dilatation) : anesthésie [90], intoxication par belladone, atropine [181], par santonine [182], onanisme [248], helminthiase [337], paralysie du moteur oculaire commun. — *Myosis* (contraction), anesthésie [90], empoisonnement par champignons [181], par opium [182], hystérie [213], méningite tuberculeuse [220], tabes, urémie [329]. — *Inégalité pupillaire* : paralysie générale, tabes, méningites surtout tuberculeuse, adénopathie trachéo-bronchique [83], tuberculose pulmonaire, maladies de la plèvre et des bronches; signalée dans neurasthénie — *Irrégularités de la P* : synéchies, tabes, paralysie générale. — *Hippus* (alternatives de contraction et de dilatation de la P) : méningite tuberculeuse, tumeur du cervelet, et surtout chorée (?).

PURPURAS (*purpura*, pourpre). — Syndrome dû à des causes locales ou générales, et caractérisé par des hémorragies cutanées primitives ou secondaires accompagnées ou non d'hémorragies viscérales. — S. Peau : éruption de taches punctiformes (*pétéchies*), ou de plaques plus ou moins étendues (*ecchymoses, vibices*) ; plates, ne disparaissant pas par la pression, et changeant de couleur comme l'ecchymose traumatique (rouges au début, puis successivement violacées, bleuâtres, verdâtres, jaunâtres) ; siège : d'après pesanteur et pression, d'où rares à la face et fréquentes aux membres inférieurs, *symétriquement* ; favorisées par station debout ou marche. Muqueuses : vésicules hémorragiques et hémorragies intestinale, nasale (épistaxis), buccale, stomacale, pulmonaire, urinaire.

On dit *P simplex exanthématique*, quand le P est limité à la peau ; *P hemorragica* quand il s'y joint des hémorragies des muqueuses (pronostic grave).

I. P secondaires ou **symptomatiques**. 1. *P mécanique* (rare) : après quinte de coqueluche, attaque d'épilepsie. 2. *P nerveux* : émotif, hystérique. 3. *P* des *maladies infectieuses générales*, surtout *éruptives* (formes hémorragiques de variole, scarlatine, rougeole); f. typhoïde, diphtérie. 4. *P* des affections *cachectisantes* : paludisme, tuberculose aiguë ou chronique, rachitisme, toxi-infection digestive, cardiopathie chronique, maladies du sang (anémie pernicieuse, leucocytémie, lymphadénie, hémophilie), mal de Bright; convalescence de maladies graves. 5. *P* par *intoxication* : iode et iodures, mercure, antipyrine, chloral, quinine, arsenic, phosphore, alcool, sérums thérapeutiques (p. ex. antidiphtérique); viandes avariées, venin des serpents. Le *scorbut* est un P par trouble d'hygiène et d'alimentation.

II. P primitifs ou **idiopathiques** (probablement secondaires, mais à des états morbides non définis) : surtout chez *filles*, et de 6 à 12 ans. 1. **P infectieux** : 1° forme aiguë ou typhoïde, mort fréquente; 2° forme foudroyante (surtout à moins de 5 ans), mort en 10 h. à 5 jours. — 2. **P rhumatoïde** ou **Péliose rhumatismale**, surtout après 5 ans; indépendant de l'état général, se rencontre donc sur enfants robustes ou débiles; hérédité neuro-arthritique. **S** : éruption purpurique discrète (pétéchies); arthralgies et hydartrose surtout aux genoux; tr. digestifs (vomissements, coliques, diarrhée), légère fièvre ; quelquefois épistaxis. **P** : guérison au bout de quelques jours, mais poussées successives à la moindre fatigue ; récidives très fréquentes. — 3. **Maladie de Werlhof** : éruption purpurique constituée par ecchymoses énormes, *géantes* se succédant, et hémorragies des muqueuses ; début brusque, état général bon, ni fièvre ni douleur; pas de cause appréciable. **P** : guérison habituelle.

D. 1. De l'*éruption purpurique* avec nævi, piqûre de puce, ecchymose traumatique (D médico légal des ecchymoses d'aspect traumatique de la M. de Werlhoff, par leur apparition successive) ; quand existent des phénomènes généraux, penser à f. typhoïde, rhumatisme articulaire aigu, etc. 2. De la *cause* : P secondaire ou P primitif.

T. 1° Chercher à traiter la cause. — 2° Repos absolu au lit (15 j. 1 mois, suivant cas) ; alimentation lacto-végétarienne : lait, farineux, féculents, viande crue, légumes frais, oranges, citrons, limonades citrique, tartrique, sulfurique. — *Médicaments*. Collargol[11] utile ici en inj. intraveineuse, friction ou ingestion. Inj. s.-c. de sérum salé : 50 à 150 c. cubes pj. Toniques : alcool, ferrugineux[18], extrait de quinquina[27]. Envelopper les membres inférieurs de tarlatane souple, imbibée de [Chlorhydrate d'ammoniaque...25 c.c., Eau... 500 c.c.] Contre les *hémorragies*. Vaso-constricteurs : ergotine[17], chlorure de calcium[14], adrénaline[9] en inj. s.-c. ; attouchements de la muqueuse saignante avec une solution d'adrénaline, avec jus de citron, gélatine[18] en ingestion ou lavement, mieux qu'en injection; on peut l'unir au chlorure de calcium[18]. Essayer enfin les injections s.-c. ou intraveineuses de 5 à 15 c. cubes de sérum humain ou *animal* (lapin, cheval), comme Weill le propose contre l'hémophilie ou encore de sérum antidiphtérique, renouvelées plusieurs jours de suite. Faire si nécessaire des lavements intestinaux très chauds, mettre glace sur le ventre.

RACHIALGIE (ῥάχις, rachis; ἄλγος, douleur). — Causes très variées : surtout méningites cérébro-spinales, myélites, mal de Pott[223]; névralgies spinales, lumbago ; maladies fébriles : la R y est très fréquente, surtout dans f. typhoïde, grippe, variole, dengue ; se rencontre encore dans coliques de plomb, névroses, surtout hystérie.

RACHITISME. — **Et.** Age, surtout de 1 à 2 ans, plus fréquent chez enfants au biberon ; alimentation vicieuse et mal réglée (insuffisance et quelquefois excès), déterminant la *dyspepsie chronique des nourrissons* ; sevrage prématuré (surtout avant 6 mois). Causes prédisp. : hygiène défectueuse (confinement, manque d'air) ; infections chroniques ou aiguës ; syphilis héréditaire, pyodermites chroniques, etc. — **S.** Début insidieux. *Troubles du squelette*. Tête volumineuse ; ossification des fontanelles à partir de 2 ans, fermeture à 3 ou 4 ans seulement (normalement la fontanelle antérieure se ferme la dernière vers le 15 ou 16e mois) ; souvent *Craniotabes* (ramollissement de l'occipital (*a*) : quelquefois front *olympien*, frontal saillant), ou crâne *natiforme* (bosses frontales seules saillantes entre gouttière formée par sillon frontal médian et suture pariétale). Voûte ogivale fréquente (spécifique du R, pour Marfan). Dentition retardée de 6 mois ; les 1res incisives paraissent vers le 12e au lieu du 6e mois ; 2e dentition souvent mal plantée. Tronc : rétréci à la partie supérieure, élargi à la partie inférieure, concave à la partie latérale, saillant aux extrémités de son diamètre antéro-postérieur (thorax en carène) ; chapelet costal rachitique, quelquefois cyphose dorsale à grand rayon (Dos rond). Bassin : aplati de haut en bas, rétréci d'avant en arrière. Membres : nouures épiphysaires (extrémités des os tuméfiées, élargies), courbures anormales, tibia *en lame de sabre*, convexe en avant, aplati latéralement, genu varum ou valgum, coxa vara (rare), fractures inaperçues. — S généraux : tr. de nutrition (amaigrissement ou obésité), tr. gastro-intestinaux (appétit inégal, constipation ou diarrhée alternativement). Ventre globuleux comme dans ascite, foie gros, rate souvent grosse ; dermatoses fréquentes. — **Marche**. Dans les 1ers mois, le crâne surtout est atteint (craniotabes, etc.) ; plus tard, viennent les troubles des membres. Evolution lente, quelquefois douleurs vives. Retard de croissance : la taille peut être de 10 centim. au-dessous de celle de 2 ans. Retard de la marche jusqu'à 2 ans, 2 1/2 et plus.

Formes. 1. R *léger* caractérisé par : retard de la marche, des dents, fermeture des fontanelles, chapelet. 2. R *moyen* avec nouures et déformations des os des membres. 3. R *grave* avec impotence (R *chirurgical*). 4. R *tardif* : serait une cause fréquente d'après certains auteurs, de lésions diverses, telles que scoliose des adolescents, genu valgum, pied plat valgus douloureux, etc. — **Durée** et terminaison : jusqu'à 4 ans de maladie. La guérison est la règle ; rechutes possibles par poussées très tardives. — **P** peu grave. — **C**ions. Dues surtout aux déformations rachitiques : bronchite, broncho-pneumonie, tuberculose, tr. cardiaques, tr. nerveux (convulsions, tétanie, terreurs nocturnes) ; fractures et décollements épiphysaires. — **D.** Avec achondroplasie,

(*a*) *Craniotabes* : sensation au doigt de carton, parchemin mince, malléable et flexible ; pour la percevoir, prendre la tête entre les 2 mains, de façon à ce que les pulpes puissent explorer le siège habituel, c'est-à-dire les parties de l'écaille de l'occipital et du temporal voisines de la suture lambdoïde. C'est une manifestation précoce du R, se montrant même dès 3 mois, rare après 9 mois.

hydrocéphalie, malformations thoraciques, scoliose des adolescents, mal de Pott, luxation congénitale de la hanche, tibia syphilitique.

T. 1. **Préventif**. Observer *strictement l'hygiène alimentaire*, seul moyen de prévenir les tr. digestifs ou de les faire disparaître rapidement; donc éviter : 1° suralimentation en ne donnant que 6 à 8 tétées au maximum, à heures absolument régulières ; 2° alimentation prématurée, en prolongeant au contraire l'allaitement; 3° sevrage trop précoce ou trop brusque, en sevrant tardivement à 15 ou 18 mois et seulement quand il ne restera que 1 ou 2 tétées. — 2. **Hygiénique**. Air, lumière, campagne, mais surtout *mer* : soit plage seulement, soit avec bains ; le séjour doit être prolongé au bord de la mer sans interruption pour être efficace : au moins 1 an 1/2 ou 2 ans. Plages : Manche : Berck et St-Pol-sur mer ; Océan : Pen-Bron, St Trojan, Arcachon, Biarritz ; Méditerranée : Cette, Banyuls-sur-Mer, Cannes. *Bains de mer :* chauds à enfants de moins de 2 ans ou nerveux, tièdes, puis refroidis au-dessus de 2 ans ; bains de lame chaque jour à 4 ou 5 ans ; le bain sera court, 2 ou 3 minutes. Bains salés si les bains de mer sont impossibles : 2 à 3 kilos de sel de cuisine pour 1 bain de 60 à 80 litres, le donner tiède, le matin, à jeun de préférence ; durée plus longue que celle des bains de mer : 15 à 20 minutes au lieu de 2 ou 3 : si le bain salé irrite la peau, on peut diminer le sel, et ajouter son ou amidon (100 ou 200 gr.). — *Eaux chlorurées sodiques :* très utiles à domicile ou aux sources mêmes : Salies-de-Béarn, Salins-Moutiers, Salins-du-Jura, Salies-du-Salat, Biarritz, la Mouillière-Besançon, Sierk. — Quand l'usage prolongé des bains salés, naturels ou artificiels, amène irritation de la peau (eczéma, dermites), suspendre les bains ou diminuer le sel. On peut faire après le bain une friction stimulante avec flanelle, eau de Cologne, alcool de lavande, eau vinaigrée. Bains de sable chaud comme à Lavey : semblent très utiles. *Marche, station debout ;* les défendre absolument pendant la période active, c'est-à-dire tant que les jambes, encore flexibles, peuvent s'incurver sous le poids ; on maintiendra le petit malade sur un matelas un peu dur sans traversin, facile à transporter dans une petite voiture. — *Craniotabes :* dans ce cas, mettre la tête sur un coussin percé d'un trou pour éviter la pression. — *Manœuvres orthopédiques* ou *chirurgicales* pour le redressement des os : ne jamais les pratiquer avant une cure maritime prolongée ; c'est au début des déformations que le traitement maritime agit le mieux ; il peut agir contre elles jusque vers 5 à 6 ans ; ce n'est qu'après la guérison que l'on luttera utilement contre les déformations et leurs conséquences par électricité, gymnastique méthodique, orthopédie, enfin chirurgie (ostéotomie, ostéoclasie). — *Alimentation réglementée :* chez enfant sevré, 4 repas ; chez nourrisson : 6 à 8, à intervalles réguliers ; reculer le sevrage jusqu'au 18e ou 20e mois en ajoutant au lait : crèmes, purées de légumes secs, potages, panades. Donner aliments de digestion facile, riches en phosphates de chaux : laitages, œufs, poissons bouillis, laitances de poissons, purées de farine d'avoine, blé vert, fèves, haricots, lentilles, orge ; comme viande, seulement cervelle et ris de veau ; donner graisses animales (beurre, graisse de volaille, foie gras, gras de jambon, surtout huile de morue). Refuser viandes crues ou cuites, crudités, fruits, vin, café. Seules boissons : lait bouilli ou stérilisé, décoctions de céréales. — Combattre les *troubles digestifs* par lait stérilisé, lavages de l'estomac, alcalins si dilatation de l'estomac.

3. **Médicaments**. *Huile de foie de morue*[23] ; si non supportée, surtout l'été, la remplacer par sirop d'iodure de fer[18], iodotannique[19] ou antiscorbutique[30] ; commencer par petite quantité, d'une c. café à plusieurs c. soupe pj. Prolonger son emploi le plus longtemps possible :

Formule de Marfan :

Huile de foie de morue	500 gr.
Solution de lacto-phosphate de chaux à 50 p. 1.000	150 —
Sirop de lacto-phosphate de chaux à 50 p. 1.000	350 —
Gomme adragante	5 —
Alcoolature de zeste de citrons	20 —

1 à 5 c. café pj avant tétées ou repas.

Le *lait phosphaté*, 5 à 7 gr. par litre au lieu de la normale 1 gr. 50 à 2 gr. (résultat obtenu par la fumure artificielle des prairies) conviendra aux enfants de moins de 2 ans qui tolèrent mal l'h. de morue ou autres médicaments. *Phosphates minéraux :* peu assimilables ; leur préférer autant que possible les aliments riches en phosphates organiquement combinés ; les phosphates en effet manquent surtout par le mauvais fonctionnement de l'appareil digestif et non par l'insuffisance de quantité. *Phosphates médicamenteux.* Phosphates de chaux : son absorption est très limitée. Préférer les phosphates solubles, soit chlorhydro, soit lacto-phosphate de chaux en sirop dont on donnera 1 à 3 c. café pj (v. formule de h. de morue). Le glycéro-phosphate (0,05 ctgr. paâ) produit fréquemment de l'excitation nerveuse. On peut donner les phosphates sous forme d'injections s.-c. de phosphate de soude, de phytine. On alternera les phosphates avec les sirops (iodure de fer, iodo-tannique, etc.). *Phosphore :* son emploi est dangereux et son résultat non supérieur.

Huile de foie de morue . .	1 litre.	Huile d'amandes douces.	1 litre.
Phosphore	dix centigr.	Phosphore	dix centigr.
1 à 2 c. café pj : de 1/2 à 2 milligr. pj.			

Interrompre de temps en temps, ou s'il survient diarrhée, érythèmes cutanés.

Lécithine : bon moyen de donner le phosphore à l'état organique ; sous forme de granulés ou :

Huile de foie de morue	1 litre.
Lécithine	4 gr. 10.

1 c. soupe = 0,05 ctgr. de Lécithine.

Opothérapies surrénale, thymique, thyroïdienne, moelle osseuse ont été essayées sans résultat appréciable.

Indns particulières. R maigre, pâle, anémique : préparations de fer, iodures de fer. *R gros,* eczémateux : préparations iodées, sirop iodo-tannique, antiscorbutique, raifort iodé. Grosse rate : arsenic.

RAIDEUR DE LA NUQUE. — Se rencontre fréquemment dans tumeurs du cervelet; très fréquemment dans les affections des méninges (quelquefois très marquée, allant jusqu'à l'opisthotonos) : hémorragie méningée, méningites. — Raideur *spasmodique* au début des actes : dans la maladie de Thomsen.

RASH (éruption en anglais). — Nom donné à divers érythèmes scarlatiniformes ou morbilliformes, surtout à ceux qui se rencontrent si souvent (10 à 30 fois sur 100) dans la variole à la période d'invasion. — On les rencontre quelquefois, beaucoup moins intenses, à la période d'invasion de la rougeole ou de la varicelle.

RATE GROSSE ou **SPLÉNOMÉGALIES** ou **HYPERTROPHIES DE LA RATE.** — Toute rate qui déborde les fausses côtes est *grosse* (v. examen de la rate, p. 40), ce qui est plus fréquent chez enfant que chez adulte. — **D.** 1. **Différentiel** : par siège, forme, consistance, avec rate simplement abaissée, tumeur de l'hypochondre gauche, surtout tumeur du rein (sarcome), puis hypertrophie du lobe gauche du foie, péritonite localisée à gauche, pleurésie de la base gauche. — 2. **Étiologique** : S. commun à de nombreuses maladies. *Splénomégalies aiguës* : dans maladies aiguës, passagères, surtout fièvre typhoïde, paludisme, tuberculose aiguë. — *Spl chroniques* : suivant la cause. *Infections* : Syphilis héréditaire : se voit chez enfants spécifiques de 3 semaines à 2 mois dans la moitié des cas ; les autres Spl. ne s'observent presque jamais à cet âge. Paludisme chronique. Tuberculose chronique dans ses formes variées. Infections prolongées de l'app. digestif, dyspepsies habituelles. Rachitisme. *Foie* : fréquente dans les diverses cirrhoses alcooliques, biliaires, cardiaques, cardio-tuberculeuses. *Cœur* : asystolie. *Sang* : Anémies splénomégaliques, pseudoleucémiques du nourrisson. Leucémie (Leucocythémie). Lymphadénies leucémique ou aleucémique. *Rate* : kyste hydatique rare. Sarcome primitif exceptionnel.

Le **P** et le **T** des splénomégalies seront ceux de la cause, par ex. Spl des maladies du *sang* : arsenic[11], radiothérapie, opothérapie splénique. Spl. de *paludisme* : quinine[27]. Spl. de *syphilis* : traitement intensif[301] ; l'employer aussi lorsque le D est seulement probable ou même douteux. — **T** chirurgical. Splénectomie : mauvais résultats jusqu'ici.

RECTUM (PROLAPSUS du). — 1. **P de la muqueuse anale.** Bourrelet de 1 à 2 centimètres, avec l'orifice anal au milieu. Rentre spontanément. — 2. **P du rectum. Et.** 1° Relâchement des moyens de fixité du rectum chez enfant malingre, rachitique, atteint de troubles gastro-intestinaux (p. 164). 2° Pressions anormales du rectum par efforts de défécation, cris de l'enfant, dus à entérite, constipation, quelquefois phimosis, rarement rétrécissement congénital du rectum. — **S.** Tumeur rouge violacée souvent saignante, formée de bourrelets concentriques avec orifice au sommet, et bordée par la peau du pourtour anal. — D. Surtout avec invagination intestinale : alors le stylet ne bute pas contre le fond du sillon ; signes d'occlusion.

T. Préventif : ne jamais laisser l'enfant longtemps sur le vase. Curatif : chez l'enfant le T[1] médical *sérieux* amène presque toujours la guérison. Provoquer une selle chaque jour à la même heure, plutôt le matin par lavement ou suppositoire ; pour la défécation, coucher l'enfant sur le côté et recueillir dans une serviette ; lui recommander de pousser doucement. Réduire immédiatement le P ; pour cela coucher l'enfant sur le côté, relever la fesse supérieure et faire un taxis à travers une compresse vaselinée : maintenir pendant 1/2 heure ou plus, suivant le cas, puis lever l'enfant ; la réduction persiste ordinairement jusqu'à la selle suivante. Localement contre rectite : lavements froids, ratanhia. Etat général, faiblesse, rachitisme : h. de morue, phosphates de chaux, bains salés ; alimentation réglementée.

RÉFLEXES. — **R tendineux** (surtout le R *patellaire* ou rotulien). *Exagération bilatérale des R rotuliens* (souvent accompagnée de clonus du pied) se rencontre dans : myélite transverse, mal de Pott, compression, hémorragie méningée, maladie de Little, intoxications par strychnine, atropine ; assez souvent dans méningite cérébro-spinale épidémique, neurasthénie, tétanie, épilepsie. — *Exagération unilatérale :* dans tumeur cérébrale ou médullaire, mal de Pott, sclérose en plaques. — *Abolition* ou diminution dans : tabes (S de Westphal), paralysie infantile, maladie de Friedreich, myopathies, quelquefois dans hérédo-syphilis (sans S autre de maladie nerveuse) ; dans diphtérie, diabète et certaines intoxications (chloroforme, éther, oxyde de carbone).

R. pupillaires [274].

REIN (CANCER DU). — Représente la moitié des cancers viscéraux du jeune âge : maximum entre 1 et 5 ans, surtout 2e année, ordinairement unilatéral. Nature : sarcome, épithélioma, et surtout tumeurs mixtes d'origine embryonnaire. — **S.** Latence, puis apparition d'une *tumeur* d'abord latérale, arrondie, irrégulière et bosselée, plutôt dure ; sentie nettement entre région lombaire et paroi abdominale ; la percussion donne, pour C droit, une matité se confondant avec le foie ; pour C gauche une sonorité colique. Urines *normales*. La tumeur augmente rapidement, jusqu'à remplir tout l'abdomen ; alors S de compression : dyspnée, constipation, ascite, œdème inférieur, névralgies intercostale et lombaire, et même quelquefois ictère ; mais pas de varicocèle (si important chez adulte pour D) ; amaigrissement. L'hématémèse et la douleur sont tardives et inconstantes. Amaigrissement, puis cachexie de plus en plus profonde avec fièvre, et mort en quelques mois. — D : la plus fréquente des tumeurs abdominales ; D avec tumeurs de l'abdomen [78]. D avec *autres gros reins :* rein tuberculeux, tumeurs liquides, kyste congénital et surtout hydronéphrose. Rechercher l'état fonctionnel du rein opposé (pour l'intervention).

T. Quelques survies prolongées par néphrectomie tentée tout au début.

RÉNALE (LITHIASE) ou **GRAVELLE.** — Habituellement de nature urique. — I. **Nouveau-né.** Sable pendant les 1ers jours. — II. **Nourrisson.** Assez fréquente; due non à hérédité, mais à affection déterminant déshydratation, d'où précipitation des urates. Présence dans langes de sables ou de petits graviers, dont l'expulsion peut donner douleur avec cris, etc.; pas d'hématurie. — **III. Lithiase proprement dite,** après 2 ans. **Et.** Ralentissement de la nutrition dû à la diathèse arthritique et à des tr. digestifs chroniques, par suralimentation, (surtout azotée); plus fréquente chez garçons (66 p. 100), en ville et dans la classe aisée; apparaît souvent après maladie infectieuse (surtout scarlatine). — **S.** Souvent latente jusqu'à colique néphrétique; ou douleur lombaire sourde, intermittente, provoquée par marche, voiture, fatigue, pouvant même être cause de scoliose. Urines : dépôt uratique rougeâtre, puis poussière ou sable jaunâtre ou rougeâtre. Tr. de la miction : douleur, pollakiurie, pouvant causer incontinence d'urine. Autres manifestations d'arthritisme : céphalagie, migraine, eczéma, urticaire, douleurs rhumatoïdes, etc. — **Accidents.** 1° *Mécaniques. Colique néphrétique.* Le plus souvent à droite, douleur brusque, partant du rein, puis irradiée à tout le ventre; vomissements. pollakiurie, urine rare et très foncée; durée : quelques heures. Hématurie rare, accompagne la colique néphrétique. Albuminurie assez fréquente, minime, passagère, intermittente. Anurie exceptionnelle. Calculs vésicaux fréquents dûs à l'arrêt. — 2° *Cions infectieuses* très rares : pyélite, pyélo-néphrite, phlegmon péri-néphrétique. — **D** : facile, si on y pense, par l'examen des urines : grande augmentation d'acide urique, phosphates, etc. *Nourrissons* : méconnue, à moins que graviers dans langes; les douleurs sont attribuées le plus souvent à des coliques intestinales. *Enfants plus grands* : D assez facile avec incontinence d'urine essentielle, cystite, calcul vésical; si hématurie, chercher sa cause. D de col. néphrétique avec tr. gastro-intestinaux douloureux, appendicite, cystite. — **P.** Bénin dans l'enfance, mais menace pour l'avenir.

T. 1. *Préventif.* Surveiller le fonctionnement de l'app. digestif et surtout éviter les excès; régime sévère : lait, laitages, œufs, farineux, végétaux, diminuer viande, graisse, sucreries; boissons abondantes : eau, eau alcaline, ni vins alcooliques, ni épices. Hygiène : grand air, éviter surmenage ; frictions cutanées, hydrothérapie. — *Médicaments :* alcalins[6] et dissolvants de l'acide urique : lithine[21], lycétol[21], pipérazine[26]; employer ceux-ci avec prudence et pas plus de 15 j. Le traitement hydro-minéral[33] est préférable (Evian, Contrexéville, Vittel). Cure hydro-minérale : Vittel, Contrexéville. — 2. Tt de la *colique néphrétique* : v. 125.

RESPIRATION ARTIFICIELLE. — Etendre l'enfant sur une table, la tête allongée, et même un peu pendante, pour permettre l'extension du cou ; un aide maintient solidement le bassin ou les pieds, Saisir fermement les bras de l'enfant au-dessus du coude; puis : 1. temps d'*inspiration :* faire décrire lentement au coude de l'enfant un arc de cercle vertical, en le ramenant aussi près que possible de la tête ; 2. temps d'*expiration:* faire le même mouvement en sens inverse et rapidement, et le continuer en appliquant les bras de l'enfant sur les côtés de la base du thorax, en comprimant lentement. — La R artificielle doit se faire amplement, profondément, *sans hâte* (20 à 25 mouvements par minute); elle doit être prolongée *longtemps* (1/4 d'heure et plus); de temps en temps s'assurer si l'enfant ne respire pas seul. Y adjoindre, si nécessaire, tractions de la langue et inj. d'éther, caféine, etc. — Indications : Asphyxies diverses. V. Tractions de la langue[220].

RESPIRATOIRE (APPAREIL). — Examen[40], Respirations[5] — Asphyxie[102]. Crachats[319]. Dyspnée[175]. Haleine[203]. Toux[311]. — **Nez**[239]. — **Larynx.** Cornage[130]. Corps étrangers[141]. Cris[37]. Croup[176]. Glotte (Œdème[199]. Spasmes[200]). Tirage[169], Trachéotomie[312], Tubage[315]. — **Bronches***, **Poumons**, **Plèvres**. Adénopathie tr. bronchique[82]. Asthme[102]. Bronchectasie (Dilatation des bronches)[108]. Bronchites aiguës[109], chroniques[110]. Broncho-pneumonie[110], [135]. Congestion pulmonaire[126]. Convulsions[133]. Corps étrangers[141]. Emphysème[179], Hémoptysie[206]. Hydrothorax[263]. Laryngites[226]. Stridor congénital[205]. Pleurésie[262]. Pneumonie[264]. Pneumothorax[265]; Spléno-pneumonie[120], Tuberculose pulmonaire[322]. Vomiques[340]

RESPONSABILITÉ LÉGALE DES ENFANTS. — « Lorsque l'accusé aura moins de 16 ans, s'il est décidé qu'il a agi *sans discernement*, il sera acquitté » (Code pénal. art. 66). Mais il peut être décidé, même à moins de 16 ans, qu'il a agi *avec discernement* : il est alors passible des peines édictées dans l'art. 67.

RHUMATISMES (ῥεῦμα, fluxion).

I. Rhumatisme articulaire aigu. — **Et.** Moins fréquent chez enfants que chez adultes, exceptionnel avant 5 et surtout 2 ans ; hérédité rhumatismale importante ; cause occas. : froid surtout humide, fatigue, surmenage. — **S.** Début insidieux par malaises, souvent par angine (*angine rhumatismale*), érythémateuse, douloureuse, siégeant sur amygdales et piliers antérieurs sans adénite ; arthropathies peu nombreuses, peu intenses, avec tendance à se localiser aux petites articulations des poignets, doigts, vertèbres cervicales (fréquence du *torticolis rhumatismal*), de préférence aux grosses. Fièvre légère, 38 à 39°, et pouls en rapport ; peu de sueurs ; anémie marquée ; pas d'albumine. — **Marche** rapide : une semaine. — **P** : discrétion apparente ; paraît bénin, mais est dangereux à cause des cardiopathies (*a*) et de la tendance aux rechutes et aux récidives. Anémie marquée, précoce, persistante. — **C**ions. 1. *Cardiaques*, presque fatales : dans 80 à 91 p. 100 des cas, même dans les formes *les plus bénignes* (*b*). *Endocardite aiguë* et ses conséquences, les lésions valvulaires chroniques, surtout mitrales ; *péricardite aiguë* (plus grave) facilement inaperçue et symphyse cardiaque ; myocardite aiguë. 2. *Pleuro-pulmonaires :* congestion pulmonaire aiguë ; *pleurésie séro-fibrineuse* plus fréquente que chez adulte, souvent double, assez mobile, précède souvent les arthropathies. 3. *Nerveuses :* rhumatisme cérébral exceptionnel (alors surtout forme aiguë, avec délire et S méningitiques, fièvre à 41°, etc.) ; *chorée* fréquente avec souvent lésion du cœur ; se montre vers la fin de l'attaque. 4. De la *Peau :* érythèmes, œdème, surtout dans pseudo-rhumatisme ; *nodosités sous-cutanées* de Meynet assez fréquentes (petites tumeurs indolores, rondes ; grosses comme tête d'épingle à noisette autour des articula-

(*a*) « Le rhumatisme tue par la péricardite ». Cadet de Gassicourt.

(*b*) « Le cœur se comporte chez l'enfant vis-à-vis du rhumatisme comme une véritable articulation ». Bouillaud.

tions ; mauvais pronostic). — **D.** Le R est facilement méconnu, ou confondu avec pseudo-R infectieux, ostéo-myélites aiguës; chez nourrisson : avec maladie de Barlow, disjonction épiphysaire syphilitique, R blennorragique (après conjonctivite) ; la forme légère pourrait être prise pour douleurs de croissance. Importance du succès ou de l'échec du salicylate de soude pour le D.

T. *Lit,* même dans les formes très bénignes, pendant 15 jours au moins, pour éviter toute complication cardiaque; ausculter chaque jour cœur et poumons. Alimentation : lait avec eau alcaline, tisanes diurétiques, lavements fréquents. — **Salicylate de soude** : Admirablement supporté, à condition que la sécrétion urinaire soit suffisante et qu'il n'y ait pas de constipation, car elle favorise l'intoxication salicylique qui peut quelquefois, même à dose modérée, provoquer le syndrome de *coma acétonémique* révélé par la présence d'acétone dans l'air expiré et dans les urines. Aucune contre-indication ; à surveiller de plus près en cas de néphrite. Purger d'abord (huile de ricin, limonade purgative), puis donner vite le salicylate. Dose : 0,50 ctgr. pââ et pj : peut donc aller à 5 ans jusqu'à 2 gr. 50; à 10 ans jusqu'à 5 gr. ; il est nécessaire que la dose soit *diluée* dans une quantité suffisante de liquide et *fractionnée* régulièrement jour et nuit; donc diluer la dose des 24 h dans une 1/2 ou 1 bouteille d'eau alcaline (Vals, Vichy), avec un peu de sirop de groseille, framboise, écorce d'orange, et la faire prendre par 1/4 ou 1/2 verre en 4 à 6 fois, de façon par ex. à donner 0,50 ctgr. toutes les 2 ou 3 heures. Maintenir la dose initiale jusqu'à disparition des douleurs et de la fièvre (en 2 ou 3 jours environ). Alors *seulement,* diminuer progressivement de 0,50 ctgr. pj; quand on arrive à 1 gr., y rester environ 1 semaine; si la température se relève, redonner quelques jours 1 ou 2 gr. Le salicylate de soude doit être employé dans les formes les plus insignifiantes en apparence et même en cas de *doute,* à la fois comme moyen de T et de diagnostic. Il semble avoir une action préventive relativement au *cœur* : aussi faut-il le continuer méthodiquement, malgré complication cardiaque ou toute autre. Phénomènes d'intolérance exceptionnels : v. p. 28. Si vomissement du salicylate de soude; donner *salophène*[28] (0,50 à 2 gr. pj); *salipyrine*[29] (jusqu'à 3 gr), salol[28] (0,50 à 2 gr.), antipyrine[10], aspirine[12] (0,50 à 1 gr. 50). — *Localement* : enveloppement ouaté avec ou sans baume tranquille, salicylate de méthyle[28] ou mésotane[28], ulmarène[28], les renouveler 2 fois pj. ; peu actifs du reste dans forme aiguë.

C^ions^ : v. l'article concernant chacune d'elles; cependant pour les c^ions^ *cardio-pulmonaires* nous conseillons de continuer le salicylate de soude, de mettre des révulsifs (ventouses sèches, scarifiées, pointes de feu, glace, vésicatoires), de donner digitale[16], caféine[13]. *R cérébral* : bains tièdes ou froids à 25 ou 20°.

Convalescence. Revenir lentement à l'alimentation ordinaire; donner fer[18] et toniques[7] contre anémie rhumatismale.

II. — Rhumatisme subaigu, chronique. — **S.** Surtout *arthralgies* et *myalgies* avec ou sans fièvre.

T. Badigeonnages iodés; salicylate de soude moins utile que dans R aigu; préférer salicylate de méthyle[28], mésotane[28], ulmarène[28] ou encore aspirine[12], antipyrine[10], salophène[28], pyramidon[26], donner alcalins à petites doses (bicarbonate de soude[30], sels de lithine[21]; massage, bains chauds, bains sulfureux, électricité (courants continus, bains électriques). *Cures thermales*[33] à Aix-les-Bains, Bourbon-l'Archambaut, Bourbon-Lancy, Bourbonne, Bagnères-de-Bigorre, Néris.

III. Rhumatisme déformant ou **noueux.** — **Et.** Rare : pas avant 2 ans, surtout après 10; dans classe pauvre, surtout filles. Primitif ou secondaire à R articulaire aigu, subaigu, à pseudo-rhumatisme et peut-être surtout à *tuberculose*. — **S.** Id. à adulte; envahit progressivement et symétriquement les articulations, en commençant par les petites. Déformations articulaires, attitudes vicieuses, atrophie musculaire, impotence. — **P.** Rétrocession assez fréquente.

T. Localement : badigeonnages iodés, sable chaud, massage, ignipuncture, bains d'air chaud et sec, courants continus. Hygiène : éviter froid humide, mettre laine sur la peau; frictions sèches, alcooliques[9], avec térébenthine[9]. Dans poussées aiguës : salol[28], antipyrine[10], meilleure que salicylate de soude. Dans l'intervalle, alcalins[6] à haute dose (1 à 10 gr. pj) pendant une semaine par mois. — T[t] de lymphatisme et anémie : h. de morue[23], iode et iodures[19] : par ex. teinture d'iode, 4 à 50 gouttes dans eau sucrée pendant le repas; sirop d'iodure de fer[18]; arsenic[11] sous ses diverses formes. — Cures minérales : boues de Dax, de Saint-Amand. Stations thermales chaudes, chlorurées, sulfureuses, arsenicales : Aix, Barèges, Bourbonne, Bourbon-Lancy, Luchon, etc.

IV. Pseudo-rhumatismes infectieux, ou **Rhumatismes secondaires.** — **Et.** Ces arthrites infectieuses secondaires sont moins fréquentes que chez l'adulte; causes principales : gonocoque (rhumatisme blennorragique après conjonctivite ou vulvo-vaginite); streptocoque (infection puerpérale, pseudo-rhumatisme scarlatin); plus loin tuberculose, f. typhoïde, dysenterie, diphtérie, grippe, oreillons; sérum antidiphtérique. — **S** succèdent aux états précédents; sont oligo-articulaires, peu mobiles et se présentent sous des formes variées : arthralgie, hydarthrose, polyarthrite subaiguë, arthrite purulente. *Forme suppurée :* fréquente chez nouveau-nés. — **D.** Avec R articulaire aigu, exceptionnel chez nourrissons; ostéo-myélites aiguës; D[ic] de la cause. — **P.** D'autant plus grave que l'enfant est plus jeune; il dépend aussi de la cause et de la forme.

T (v. Scarlatine p. 288). Enveloppements chauds humides; immobilisation dans bonne position, incision dès que pus. Aussitôt que possible, mobilisation et massage.

ROSÉOLES. — Eruptions rosées ou *Erythèmes rubéoliformes* (v. Erythème[103]) sont toujours *symptomatiques* : soit d'infections : gastro-entérite, f. typhoïde, vaccination, syphilis (la *R syphilitique* est rare dans l'enfance) ; soit d'intoxication : *R médicamenteuse*. — *R saisonnière* ou *sudorale* : lit, diète lactée, purgatif.

ROUGEOLE, — **Et.** La plus fréquente et la plus contagieuse (mais transmission rarement par des tiers) ; très contagieuse à la période d'invasion c'est-à-dire 3 ou 4 jours avant l'éruption, et un peu dans les 4 premiers j. de celle-ci ; n'est plus contagieuse à la desquamation. Une 1re atteinte donne presque toujours l'immunité. Age : surtout de 2 à 10 ans, rarement plus tôt, car absence de contacts. — **S. 1. Incubation.** Latente : 8 à 10 j, l'éruption apparaît vers le 14e j ; on a noté pendant l'incubation une *perte de poids* assez constante et une hyperleucocytose atteignant son maximum (le nombre des leucocytes pouvant être triplé) 6 jours avant l'exanthème. — **2. Invasion** : 3 à 4 j. Enanthème : pointillé rouge du palais assez précoce, précédant de plusieurs heures l'exanthème ; *catarrhe* oculo-naso trachéo-bronchique : larmoiement, jetage, toux ; stomatite érythémato-pultacée : gencives rouges recouvertes d'un enduit blanchâtre facile à détacher (se trouve dans la plupart des maladies aiguës, mais surtout dans la R : signe de Comby) ; *signe de Koplik* beaucoup plus spécial à la R, presque constant : petites taches roses ou rouges, centrées de petits points blancs bleuâtres formant un semis, un sablé à la face interne des joues et des lèvres. Température : monte brusquement vers 39°, descend après 3 j. pour remonter au début de l'exanthème à 40° et plus, suivant l'intensité de celui-ci : puis descend peu à peu. — **3. Eruption**. *Exanthème* : formé de petites saillies roses ou rouges, irrégulières, quelquefois boutonneuses, séparées par intervalles de peau saine ; débute à la face, surtout à l'union de la face et du cou ou derrière les oreilles, à la nuque (relever les cheveux, enlever le foulard) ; prend ensuite le corps, puis les membres ; pâlit après 2 ou 3 jours. — **4. Desquamation** : *furfuracée*, à peine marquée, seulement à la face, où on la recherche en essuyant celle-ci avec un morceau de velours noir. — Convalescence rapide. — **Formes** bénignes ou malignes (nerveuse, suffocante, hémorragique). — **C**ions : dues à des infections secondaires qui se montrent surtout pendant ou après l'éruption : *broncho-pneumonie* grave, *otite suppurée* (une poussée brusque de fièvre élevée après la chute qui suit l'éruption indique presque toujours broncho-pneumonie ou otite ; quand otite : douleur à palpation entre apophyse mastoïde et conduit auditif, fièvre, agitation ; le tout cessant dès qu'existe une perforation du tympan par où le pus s'écoule) ; tendance à chronicité ; *diphtérie* très fréquente, se porte d'emblée sur le larynx (aussi à l'hôpital l'injection préventive est-elle utile), *adénopathie trachéo-bronchique*, enfin *tuberculose* ; la rougeole prédispose à la tuberculose, et aggrave la tuberculose existante, latente ou non, pulmonaire ou non. — **D**. Y penser chaque fois qu'existent fièvre et catarrhe oculo-nasal (grippe, simple coryza). Dic de l'exanthème avec scarlatine, rubéole, dengue, roséole syphilitique, éruptions sudorale, médicamenteuse (antipyrine, chloral, sérum antidiphtérique). — **P.** Très bénin, en dehors des complications.

T. 1. *Préventif*. Isolement : dans famille, presque toujours inutile ; dans agglomération, 15 j. depuis le début de l'éruption ; donner un bain à la fin de la maladie. Déclaration inutile. Désinfection : famille, superflue ; école : éviter surtout le contact entre classes différentes; salles d'hôpital : les fermer 15 j. Il importe surtout de séparer les R simples des R *compliquées* et de faire prendre au personnel commun toutes précautions antiseptiques. — 2. *Curatif.* Au lit 8 j., puis à la chambre 8 j; au lait et aux boissons diurétiques (tisanes chaudes de mauves, violettes, 4 fleurs), pas de purgatifs ; bains tièdes (34, 36°) dès le début, à continuer. Si l'éruption *sort mal,* la hâter par drap mouillé, ou surtout bains sinapisés, jusqu'à ce que la peau soit très rouge, de 2 à 8 h. d'intervalle, séparés par bains tièdes ; donner aussi acétate d'ammoniaque[10] ou poudre de Dower[25]; ne pas trop couvrir sous prétexte de faire sortir l'éruption. Lotions tièdes sur tout le corps, laver à l'eau boriquée bouche, yeux, vulve; antisepsie préventive : vaseline boriquée, mentholée ou résorcinée dans le nez, glycérine phéniquée à 1 p. 40 dans le conduit auditif. Alimenter dès la disparition de l'éruption et de la fièvre.

Indications spéciales. — Fièvre : antipyrine[10]; si fièvre élevée, bains froids à 20° toutes les 3 heures. Toux quinteuse et fatigante : inhalations de vapeur d'eau simple ou médicamenteuse, sirops calmants de la toux[311, 137]. Agitation, convulsions surtout chez jeunes enfants : cèdent facilement à bains tièdes, drap mouillé avec KBr à petites doses. Epistaxis, souvent assez abondante ; simple compression digitale ou tampon imbibé d'eau oxygénée ou de solution concentrée d'antipyrine.

Formes graves. — 1. *dyspnéique;* enveloppements humides tièdes; bains tièdes; poudre de Dower[25] (0,04 ctgr. paa depuis 3 ans); 2. *nerveuse*; *ataxique* : bains chauds à 37°, chloral[15]; 3. *adynamique*: bains sinapisés, sérum[29]; acétate d'ammoniaque[10]; 4. *hémorragique* : chlorure de calcium[14] avec ou sans gélatine[18].

Convalescence. Grand air, quinquina[27], arsenic[11], h. de morue[28]. Séjour au Mont-Dore, à la Bourboule, à Challes. Retour en classe : d'après le règlement, après 16 j. (largement suffisant).

RUBÉOLE. — Et. Age, surtout 3 à 5 ans ; contagion comme rougeole : surtout à période d'invasion et début de l'éruption; pas de récidives. — S. *Incubation,* 14 à 16 j. — *Invasion* 2 à 3 j., inaperçue, sans S, sans catarrhe. — *Eruption.* Début brusque au visage, puis au tronc et aux membres en quelques heures; *polymorphe :* aspect de rougeole et de scarlatine, ou petites taches roses lenticulaires. Enanthème : légère rougeur seulement, léger catarrhe oculo-nasal, mais sans rien à l'app. respiratoire et toujours après l'exanthème. Engorgement fréquent et passager des ganglions cervicaux, surtout rétro-auriculaires, sous-maxillaires, puis inguinaux et axillaires; pas ou peu de fièvre. Durée totale : 5 j. — D : avec rougeole, scarlatine, réunion des deux, ou roséole fébrile. — P. Très bénin.

T. Idem à rougeole. Isolement jusqu'à 8 j. après la disparition de l'éruption. Désinfection superflue.

SANG et **ORGANES HÉMATOPOIÉTIQUES.** — Anémies[88], Chloroses[118], Hémophilie[205], Hémorragies[206]. H de l'enfance[207]. H du nouveau-né[208]. Leucémie Leucocythémie[221]. Lymphadénie[222]. Purpuras[271]. Scorbut infantile[290],

SARCOMES. — Tumeurs très malignes chez enfant. Ablation précoce et large; récidive et généralisation habituelles.

SCARLATINE (écarlate). — **Et**. Age ; après 2 à 3 ans; prédisposition à fréquence et gravité, de certaines races (Anglaise, Allemande, Russe). Contagion : semble se faire surtout par les mucosités bucco-pharyngées; les squames ne seraient contagieuses qu'après avoir été souillées par le mucus buccal; elle est directe ou indirecte à toutes ses périodes, depuis le début de l'invasion jusqu'à 40 j. après (officiellement); récidive exceptionnelle. — **S. 1. Incubation**. Moyenne : 4 à 8 j. 2. **Invasion**. Début brusque par fièvre à 40 et plus; pouls très rapide, 120 à 180 (signe important pour le D^ic^) sans que la respiration soit très accélérée; *vomissements*, frissons, céphalalgie, délire ou convulsions. Enanthème : véritable angine à rougeur diffuse sur voile, piliers, amygdales, pharynx. Adénopathie sous-maxillaire dès le début. Durée de 12 à 24 h. — 3. **Éruption**. L'exanthème ne débute jamais par la face (donc il faut le chercher) ; il débute au tronc et au cou, pour atteindre les membres, rarement la face; c'est une rougeur diffuse en *plaques* très étendues, formée d'un pointillé de macules très serrées *sans intervalle de peau saine;* couleur rouge foncé, surtout aux plis de flexion ; la pression des doigts efface complètement la rougeur, ce qui produit une tache blanche très particulière, qui disparaît du reste aussitôt; cependant l'éruption est souvent fugace ou légère au point de passer inaperçue; pas de démangeaison. Eruption *miliaire* au cou et à la partie antérieure du tronc. Langue se dépouille, papilles saillantes : c'est la langue *framboisée* ou *vernissée*. Défervescence en même temps que disparition de l'exanthème dont la durée est de 5 à 6 j. — 4. **Desquamation** : commence vers le 10e j.; débute comme l'éruption, par cou et tronc, se fait en grands lambeaux; apyrexie. Les desquamations intenses se prolongent jusqu'au 25e j., parfois jusqu'au 40e j. — **C^ions^**. Angine souvent pseudo-membraneuse : soit précoce, dans les 3 j. qui suivent l'éruption, non diphtérique ; soit tardive, vraiment diphtérique ; adénite (*bubon scarlatineux*); otite; péricardite, endocardite (moins fréquente) ; souvent albuminurie au début, disparaissant en général avec la fièvre ; néphrite tardive vers le 18e j., se montre presque toujours dans Sc bénigne mal soignée ou surtout méconnue; arthropathies assez rares siégeant surtout à gaine des extenseurs du poignet (pseudo-rhumatisme scarlatin. Coexistence d'autres maladies, surtout rougeole, diphtérie ; la Sc coïncide plus rarement et moins gravement que la rougeole avec la tuberculose. — **Variétés**. Sc *fruste*. Sc *maligne* par elle-même, non par les complications : foudroyante (mort en 24 h.), ataxo-adynamique, hémorragique. — **D**. Appelé pour une *angine*, penser toujours chez l'enfant à la possibilité d'une Sc et la chercher pendant 3 jours. Cas douteux : savoir attendre 15, 20, 25 j., la desquamation de paumes et *plantes* : c'est un S caractéristique tardif, comme la langue framboisée est un S précoce (ce peut être la seule desquamation apparente). Exanthème : D^ic^ avec rougeole, variole, roséole, rubéole, dengue, rash, rash variolique; éruption de sérum surtout antidiphtérique, d'antipyrine, quinine, iodure et surtout mercure (V. Erythème scarlatiniforme desquamatif[102]); application cutanée de phénol, sublimé et surtout d'ortho-

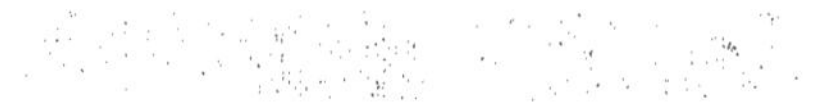

forme. — P grave dans les deux 1res années ; convalescence très longue avec complications fréquentes (faire souvent l'examen des urines). Plus grave en Angleterre, Allemagne (mortalité : au moins 5 p. 100 ; en France, environ 2 à 4 p. 100). Quelquefois mort subite (peut survenir à toutes les périodes[234]).

T. 1. *Préventif.* Isolement pendant 40 j. ; le malade ne semble plus contagieux après le 40e j., même s'il desquame encore; désinfection de pièce, objets, linge; antisepsie (buccale très importante, nasale, génitale, cutanée) prolongée. — 2. *Curatif.* Régime lacté pur ou coupé d'eau sucrée, d'eau alcaline (Vals, Vichy), de thé, café, cacao jusqu'à la fin de la fièvre, puis régime lacto-végétarien ou mixte déchloruré sans inconvénient : boissons abondantes non alcoolisées (*a*). Dès le début: bains tièdes (34 à 36°), 20 minutes : c'est le meilleur moyen de hâter l'éruption; le continuer une fois par j. vers 5 h. du soir; le matin friction générale aromatisée, grands lavements répétés jusqu'au développement complet de l'éruption : Moizard donne dans ce but une potion à l'acétate d'ammoniaque[10] (0,50 ctgr. paâ). Desquamation : continuer les bains tièdes; donner plusieurs bains savonneux et enduire la peau de vaseline boriquée à 1/20 pour éviter la diffusion des squames. Rester au lit au moins 3 semaines; ne jamais quitter la chambre avant la fin de la desquamation. Examiner les urines quant à la quantité par 24 h. et à la présence possible de l'albumine (apporter dès le début ce qu'il faut); remettre au lit à la moindre trace d'albumine. Antisepsie variée comme plus haut. Sc grave: frictions au *collargol*[11] (Netter); id. sur adénopathies.

Tt des complications. Forme *nerveuse ataxo-adynamique* : affusions froides, drap mouillé et surtout bain froid descendu de 25 à 20°, renouveler; il favorise plutôt l'éruption qu'il ne la fait rentrer, ce que craignent les familles; choral[15] ou bromure[13]. Forme hyperpyrétique : idem. Forme hémorragique : v. Rougeole hémorragique[286]. Hémorragies[206]. — *Néphrite* souvent due à alimentation prématurée. Diète lactée absolue, saignée ou 4 à 10 ventouses scarifiées lombaires, puis ventouses sèches tous les jours; purgatifs drastiques : eau-de-vie allemande[20] 5 à 20 gr., très bien supportée par l'enfant; ensuite tanin (0,20 à 0,80) en solution, pilule, cachet, peut être continué longtemps; v. Néphrites[235]. Prévenir de l'utilité d'examens fréquents des urines au cours de grossesses futures (par crainte d'éclampsie). — *Angine pseudo-membraneuse* : toujours la considérer comme suspecte et injecter immédiatement sérum antidiphtérique. — *Abcès ganglionnaires* (bubon scarlatineux) : compresses chaudes plusieurs fois pj ; si fluctuation, ouverture au bistouri et drainage (ouvrir tôt). — *Arthropathie scarlatineuse.* Contre arthralgie : antipyrine[10] (0,25 à 0,50 ctgr. paâ), réussit mieux que salicylate; aspirine[12], liniment laudanisé ou au salicylate de

(*a*) Comby ne donne pas de viande avant 40 jours.

méthyle[28], à l'ulmarène[28] et ouate. Si gonflement et empâtement : révulsion (iode, pointes de feu), immobilisation passagère, mobilisation graduelle par mouvements passifs.

SCLÉRÈME (σκληρός, dur). — Dureté spéciale de la peau avec immobilisation du corps de l'enfant allant jusqu'à la *rigidité*. Survient dans mêmes circonstances qu'Œdème; influence très grande du froid (fréquence plus grande en hiver) ; S de tr. digestifs, de syphilis héréditaire, etc.; peut se montrer jusque vers la 2e ou 3e semaine. — **S.** Peau froide, dure, non pinçable, ne gardant pas le doigt; pâleur, raideur: début par membres inférieurs; se généralise plus ou moins. Abaissement de température centrale jusqu'à 34, 30° et même moins. — **P. D** et T : v. Œdème des nouveau-nés[241] et Prématuré[208].

SCOLIOSES. — **Courbure latérale du rachis.** Causes prédisp. : attitudes vicieuses, troubles oculaires, végétations adénoïdes, hypertrophie des amygdales.

I. Sc symptomatique : dans rachitisme ; ou Sc statique, par inégalité de longueur des membres inférieurs (*a*) : pied plat, coxalgie, luxation congénitale de la hanche, paralysie infantile ou consécutive à sciatique, pleurésie, cicatrices, maladie de Friedreich, syringomyélie; Sc hystérique.

II. Sc **essentielle** ou des *adolescents*. Filles de 10 à 16 ans ; souvent rachitisme antérieur; hérédité fréquente, croissance rapide; établissement de menstruation. — **S.** Début insidieux, lassitude, tr. nerveux, menstruels, tr. digestifs (entérites, constipation). Examen le dos complètement à nu : marquer la ligne épineuse à l'encre ou au crayon dermographique : on constate une courbe en S; la convexité dorsale est toujours à droite; différence de hauteur des épaules; asymétrie des omoplates, dont la plus haute et la plus saillante est du côté de la convexité; gibbosité latérale, allongée (la rechercher en faisant pencher l'enfant en avant, à jour frisant, bras pendants); saillie d'une des hanches; différence des 2 triangles formés par les bras avec le tronc et le bassin; mesurer la longueur des jambes (souvent inégalité). — **D.** Avec Mal de Pott (douleurs spontanées et à pression d'une ou plusieurs apophyses, raideur du rachis ; courbure médiane, angulaire; symétrie des hanches, épaules, triangles latéraux, etc.). — Avec Sc symptomatiques; avec Sc statiques (toujours mesurer les 2 membres inférieurs). — **P.** Guérison spontanée exceptionnelle. 1° Au point de vue de *l'arrêt du mal*. Baser le P sur l'âge de l'enfant et l'ancienneté de la Sc; la Sc a d'autant moins de tendance à augmenter que l'enfant est plus âgé et que la Sc est plus ancienne. 2° de la *déformation*. La plus favorable est la Sc lombaire, la moins favorable est la Sc cervico-dorsale primitive. Circonstances aggravantes : hérédité, mauvais état général (chloro-anémie, tr. menstruels, etc.).

T. 1. *Préventif.* Eviter attitudes vicieuses scolaires (bancs, pupitres, manière d'écrire); corriger myopie; récréations fréquentes; fortifier état général par hygiène, hydrothérapie (affusions ou douches

(*a*) L'asymétrie de longueur des membres inférieurs, au cours de la croissance, serait fréquente; elle pourrait atteindre jusqu'à 1 centim. 1/2. Elle se retrouverait souvent chez les adolescents atteints de scoliose.

froides), bains de mer, gymnastique modérée, natation (excellents), médicaments (h. de f. de morue, sirop iodotanique, fer). — 2. *Curatif.* Repos de la nuit dans décubitus dorsal, lit dur sans oreiller ; jour : repos de même toutes les 3 h. pendant une 1/2 h. Electrisation (faradisation) et massage des muscles des gouttières. Mécanique : assouplissement de la colonne vertébrale par la gymnastique orthopédique ; dans l'intervalle des séances, mettre un corset appliqué après suspension, soit corset de Sayre *ouvert*, soit tout autre corset sur mesure ne comprimant pas la poitrine, avec épaulettes, tuteurs latéraux. — Le T[t] est long, dure des mois et des années ; guérison le plus souvent complète, suivant la façon dont le T[t] est suivi.

SCORBUT INFANTILE ou mieux des **NOURRISSONS**, ou **MALADIE** de **BARLOW**. — **Et.** Très rare à moins de 5 mois, se montre surtout de 5 à 18 mois ; plus fréquent en ville qu'à l'hôpital. Causes détermin. : insuffisance d'aliments *frais*, usage prolongé de lait conservé, stérilisé, de farines de conserves ; par conséquent le S I ne se rencontre jamais chez les enfants au sein, et est exceptionnel chez ceux dont le lait est seulement bouilli ou mis au bain-marie. — **S.** Début brusque par impotence fonctionnelle, pseudo-paralysie des membres inférieurs et par douleur symétrique au tiers supérieur ou inférieur du tibia, inférieur du fémur, se montrant aux mouvements ou à la pression ; bientôt au même niveau la palpation montre une tuméfaction, un empâtement profonds, douloureux, engainant une partie de l'os, sous la peau restée normale, quelquefois œdématiée, rarement purpurique ; les os des autres parties du corps peuvent quelquefois présenter aussi des points douloureux et tuméfiés ; ces tuméfactions sont dues à des hémorragies sous-périostées. On note quelquefois de la crépitation par fractures spontanées. Hémorragies rarement de la peau, quelquefois des gencives, mais seulement quand l'enfant a des dents. Etat général : pâleur, anémie, faiblesse, souvent coexistence de rachitisme, rarement fièvre ou tr. digestifs ; urines normales, souvent hémorragiques ; tr. oculaires quelquefois (exophtalmie, ecchymose de la paupière supérieure). Sang : diminution des globules rouges et de l'hémoglobine. — **Marche :** quelques semaines à quelques mois ; peut aboutir à la mort ; le T[t] amène en 8 jours la *guérison complète*. — **D.** Facile (à cause des tuméfactions douloureuses multiples), mais y penser : paraplégie, paralysie infantile, pseudo-paralysie syphilitique de Parrot (rare après 3 mois) : rachitisme, hémophilie, fracture accidentelle ; ostéomyélite, coxalgie, rhumatisme.

T. 1. *Préventif.* Un enfant élevé au lait stérilisé devra recevoir, à partir de 6 ou 8 mois, des aliments frais : purée de pommes de terre, de légumes, lait cru ou simplement bouilli. — 2. *Curatif.* Donner du lait *vivant* : sein ou lait frais, purée de pomme de terre, de légumes ; viande crue, jus ou compotes de fruits frais, donner toujours abondamment du jus de *citron* ou d'orange, en badigeonner les gencives. Mettre les membres dans bonne position, immobilisés dans de l'ouate (attelles inutiles) jusqu'à guérison, pour éviter les fractures ; grand air et soleil.

SCROFULE (*scrofa*, truie). **LYMPHATISME.** — La Scrofule désignait primitivement les Adénites chroniques ; celles-ci, suppurées et ouvertes, donnent lieu à des fistules intarissables (les anciennes *écrouelles, humeurs froides*) qui laissent à la partie supérieure du cou des cicatrices difformes. On peut dire aujourd'hui que la S est due à des *infections chroniques répétées* chez des enfants ayant un tempérament lymphatique. — **Aspect général** : crâne volumineux avec prognathisme fréquent, hypertrophie des lèvres (surtout supérieure), gonflement des ailes du nez, grosses amydales, embonpoint précoce, téguments bouffis et blafards. Peau : tendance à engelures, éruptions, telles qu'eczéma, impetigo (surtout du cuir chevelu : gourmes, croûtes de lait). Muqueuses ; amygdalites à répétition, vég. adénoïdes, coryza chronique, otorrhée, accidents oculaires (conjonctivites, blépharites, orgelets, kératite phlycténulaire), quelquefois vulvite, etc. Adénites souvent volumineuses, anémie lymphatique,

T. Préventif et curatif. Allaitement bien dirigé : après le sevrage, aliments légers et bien digérés ; ni alcool, ni thé, ni café. Traiter immédiatement le moindre tr. digestif. Traiter le plus tôt possible toute lésion capable d'entraîner le lymphatisme : catarrhe du nez, impétigo, végétations adénoïdes, etc. Vie au grand air, alternativement plage et montagne ; éviter les climats humides. Frictions sèches et aromatiques. L'hiver, bains salés et sulfureux chauds ; en été, bains froids, douches, bains de mer. — *Médicaments.* Alterner : iode et ses préparations[19], arsenic[11], fer[18], tanin[31], teinture d'iode, iodipine, iodure de potassium[19], sirop d'iodure de fer[18], sirop de raifort iodé[19], vin iodotannique, liqueur arsenicale de Fowler : IV à X gouttes pj. ; h. de morue[23] à dose aussi élevée que possible suivant susceptibilité ; h. de morue créosotée[16] (5 à 20 gr. par litre) indiquée quand il y a catarrhe bronchique. Instillations nasales avec huile faiblement mentholée, résorcinée, goménolée. — Stations thermales[33] : chlorurées sodiques froides : Salins, Salies ; chaudes : Bourbonne, Bourbon-l'Archambault, Moutiers ; sulfurée sodique iodurée : Challes ; sulfureuses : eaux des Pyrénées.

SIGNE DE KERNIG. — Consiste dans l'impossibilité d'obtenir l'extension complète des membres inférieurs lorsqu'on fléchit ceux-ci sur le corps : dans cette situation on ne peut obtenir sans une violente douleur l'extension de la jambe sur la cuisse. Deux procédés : les membres inférieurs étant maintenus dans l'extension complète (en appuyant sur les genoux), chercher à asseoir le malade, ou au contraire, le malade étant couché, chercher à fléchir sur le corps le membre maintenu étendu. Dans le décubitus dorsal, on peut au contraire étendre facilement les jambes. Ce signe indique surtout une irritation des méninges spinales, quelle qu'en soit la nature : on le note dans 85 p. 100 des méningites en général. Mais il manque quelquefois dans la méningite tuberculeuse, tandis qu'il existe *toujours, très marqué*, dans la méningite cérébro-spinale dont il est un très bon signe. On a constaté quelquefois le S de Kernig dans des cas de f. typhoïde, pneumonie, infections intestinales.

SIMULATION. — Fréquente chez les enfants comme la manie du mensonge (mythomanie de Dupré) ; v. Mentaux (Troubles) [130] ; le plus souvent chez les filles de 10 à 15 ans. — 1. S chez enfant *sain*, pour atteindre un but défini : manquer l'école, obtenir une récompense, etc. 2. S chez enfant de souche *névropathique*, encouragée par une éducation trop faible, cherchant aussi un résultat à obtenir. 3. S dans *hystérie* : ici c'est une impulsion le plus souvent sans but.

Nature de la S : extrêmement variée. 1. Troubles intellectuels (folie, délire, hallucinations). 2. Tr. sensitifs, surtout douleur de tête avec photophobie. 3. Tr. moteurs : épilepsie, mutisme, syncopes, hoquet, tics, vertiges, toux convulsives, convulsions toniques ou cloniques, chorée, tremblements, paraplégie, claudication, coxalgie, etc. 4. Tr. organiques, surtout de vue, ouïe, langue et parole, voies digestive, urinaire, peau.

Il faut toujours essayer de faire *avouer* la S, de préférence par la douceur, en écartant l'entourage.

SOMNAMBULISME. — En dehors du S nettement hystérique, existe fréquemment chez les enfants et adolescents le **Noctambulisme**, symptôme unique d'une hystérie larvée qui peut disparaître à l'adolescence, ou s'adjoindre les autres manifestations de la maladie. Cause adjuvante : quelquefois troubles digestifs d'origine intestinale ou hépatique. — **S.** Au milieu du sommeil, le sujet se lève, et marche insensible et sourd, les yeux ouverts, le regard fixe ; il avance sans hésiter, évitant les obstacles, puis se recouche continuant son sommeil ; amnésie complète au réveil.

T : celui de l'hystérie ; surveiller et traiter en cas de besoin l'appareil digestif.

SOURCIL (KYSTE DERMOIDE DU). — Siège : surtout queue. **S.** Tumeur profonde, dure, grosse comme pois ou noisette, à surface lisse non lobulée ; est souvent adhérente à l'os, tandis que la peau qui la recouvre est normale et glisse dessus. — **D.** Kyste sébacé (tumeur moins dure, mobile sur le fond, adhérente à la peau où l'on trouve souvent l'orifice noirâtre de la glande sébacée kystique) ; gomme sous-cutanée tuberculeuse ou syphilitique (contours moins nets, multiplicité) ; lipome plus rare, assez gros, mollasse et lobulé.

T. Ablation complète de la membrane, sous peine de récidive ; incision parallèle au sourcil ; diviser l'orbiculaire, disséquer la face externe du kyste, et gratter l'os frontal s'il y a adhérence ; faire la réunion exacte de la peau : suture intradermique.

SPINA VENTOSA, ou TUBERCULOSE DES PHALANGES. Ancien **Doigt scrofuleux**, « os soufflé ». — **S.** Tuméfaction en fuseau d'un métacarpe ou d'une phalange, presque indolore ; fistule fongueuse où le stylet rencontre l'os dénudé ou carié. Très souvent autres localisations multiples de tuberculose. — Pour Calot, 1/3 des S V est syphilitique, 1/3 tuberculeux, 1/3 mixte (scrofulate de vérole).

T. 1. *Général* : celui de la tuberculose ; on peut commencer par T[t] d'épreuve (mercure et iodure associés). — 2. *Local.* Compression par bandelettes d'emplâtre de Vigo ; maintenir par plâtre ; quand fongosités ramollies, inciser sur face latérale (pour ménager tendon extenseur) ; curetter la phalange, toucher au chlorure de zinc. On peut presque toujours éviter l'amputation.

STOMATITES. — Le nourrisson non encore pourvu de dents n'est pas atteint de stomatites mercurielle, scorbutique ou ulcéro-membraneuse.

1. **Perlèche** ou *Bridou*. L'enfant se pourlèche constamment les lèvres, sans démangeaisons, ni gêne, ni grattage. Petites élevures épaissies toujours bilatérales indolores siégeant sur la muqueuse des commissures labiales. Pas d'adénopathie. La P est sans gravité, mais de durée très longue : elle est contagieuse par baiser ou plutôt objets. — **D**. Ne pas confondre avec herpès, impetigo et surtout plaques muqueuses (celles-ci, pas forcément bilatérales, sont plus étendues, à bords plus saillants ; toujours adénite appréciable ; autres stigmates de syphilis).

T. 1. *Préventif :* empêcher les enfants atteints d'embrasser les autres ou de se servir des mêmes verres ou mêmes cuillers. 2. *Curatif :* attouchement à la teinture d'iode pure fraîche tous les jours. Guérison après 3 ou 4 fois.

2. **Stomatite simple érymatheuse ou érythémato-pultacée. Et.** Cause locale : dentition, surtout éruption des canines. Cause générale : tr. digestifs, fièvres éruptives (très utile pour leur diagnostic, surtout dans la rougeole : signe de Comby et signe de Koplick. — **S**. Rougeur et gonflement de la muqueuse buccale, surtout celle des gencives ; léger enduit opalin facile à détacher : salivation.

T. Collutoire au borate de soude à 1 p. 10 ; donner eau de chaux ou de Vichy, 1 c. café par tétée.

3. **Muguet ou Stomatite crémeuse. Et.** Surtout chez nourrisson, et dans les 1ers jours ; accompagne les tr. digestifs ; (gastro-entérite) ; en dehors de la 1re enfance, se montre chez sujet débilité ; contagieux. — **S**. Petit semis blanchâtre, transformé bientôt en plaque adhérente sur toute la muqueuse de la bouche et du pharynx ; gêne de la succion et de la déglutition. — **D**. Avec concrétions de lait qui se détachent facilement. — **P**. Bénin chez enfant bien portant.

T. 1. *Préventif* : soins de la bouche, asepsie de biberon, tétine et mamelon, lavage de la bouche avec eau de Vichy après chaque repas. 2. *Curatif* : collutoire au borate de soude au 10e, remplacer par la glycérine le miel rosat qui favorise les fermentations acides ; mais le meilleur traitement consiste à se servir d'une solution d'oxycyanure de mercure à 1 p. 4.000 ou de liqueur de Van Swieten coupée de 3/4 d'eau : tremper dans la solution le doigt entouré d'un linge fin, ou un tampon au bout d'une baguette, et faire 1 ou 2 fois pj un badigeonnage sur le palais, la langue et dans les sillons gingivo-labiaux et gingivo-linguaux ; guérison en 3 ou 4 jours ; on peut encore se servir d'eau oxygénée diluée au tiers. Donner lait coupé d'eau de chaux ou de Vichy ; relever nutrition générale. — Pour Hutinel le muguet disparaît rapidement après lavages de l'estomac avec eau de Vichy ou solution de bicarbonate de soude à 5 p. 1.000, tièdes, 2 fois pj avec 100 à 150 gr. de liquide.

4. **Aphtes.** 1. Primitifs, par irritation coïncidant avec tr. digestifs ; dans 2e enfance, après excès de noix ou de sucreries. 2. Symptomatiques de *fièvre aphteuse* ; rares ; causes : lait cru. — S. Vésicules arrondies, opalines, discrètes, du volume d'un grain de chènevis ; bientôt elles crèvent, d'où ulcérations superficielles assez douloureuses, rapidement guéries. — D. Avec herpès buccal : très difficile ; les vésicules plus grosses que celles de l'herpès ne forment pas de groupes comme celles-ci, ni de plaques comme celles du muguet ; pas d'éruption cutanée concomitante (lèvres, narines) ; le mieux est de dire toujours herpès, car les aphtes symptomatiques sont très rares.

T. Collutoire au borate de soude à 10 p. 100 ; badigeonner matin et soir avec une solution concentrée de salicylate de soude à 20 p. 100 ou avec eau oxygénée. Tt des troubles digestifs : lait bouilli ou stérilisé avec eau de chaux ou de Vichy.

5. **Stomatite herpétique.** La plus fréquente des stomatites jusqu'à 5 ans ; survient surtout pendant la 1re dentition. Primitive ou secondaire à pneumonie, broncho-pneumonie, etc. Nombreuses vésicules qui donnent immédiatement de petites ulcérations arrondies, à contour polycyclique, quand plusieurs sont réunies, et qui sont recouvertes de plaques opalines très adhérentes. Coïncident souvent avec herpès de lèvres, narines, anus. Adénite sous-maxillaire. S généraux : fièvre, vomissements, diarrhée.

T. Idem à aphtes ; léger purgatif.

6. **Stomatite impétigineuse.** Précédée d'impétigo facial ; ulcérations superficielles plus larges que celles de l'herpès ou des aphtes, à fond jaunâtre, siégeant surtout à la face interne des lèvres ; pas de réaction générale ou de marche cyclique.

T. Attouchements à la teinture d'iode pure, lavage à la liqueur de Van Swieten.

7. **Stomatite ulcéro-membraneuse** ou mieux **ulcéreuse** (car pas de fausses membranes). Contagieuse par baisers, objets communs. Ne se montre qu'après l'apparition des dents ; on constate sur les gencives, puis sur les joues, des ulcérations presque toujours unilatérales très douloureuses, irrégulières, à fond recouvert d'un exsudat gris jaunâtre et non de fausses membranes ; haleine fétide, gêne de la mastication, salivation intense, adénopathie sous-maxillaire, phénomènes généraux. — **P.** Bénin ; durée quelques semaines.

T. Alimentation liquide ; teinture d'iode pure ou avec glycérine āā ; chlorate de potasse en badigeonnage à 4 p. 100, ou solution de bleu de méthylène. Dans la 2e enfance donner à l'intérieur du chlorate de potasse : 2 gr. par et pj en potion.

8. **Stomatite pseudo-membraneuse.** Caractérisée par fausses membranes fibrineuses à la surface d'une ulcération ; se trouve dans Stomatites aphteuse, herpétique, impétigineuse ou même après simple cautérisation ou brûlure ; quelquefois Stomatite diphtérique (rarement primitive, presque toujours avec angine ou laryngite).

9. **Stomatite gangréneuse ou Noma.** Infection secondaire, surtout après rougeole; exceptionnelle chez nouveau-né et nourrisson; surtout 2 à 7 ans. — **S.** A la surface interne de joue ou de lèvre inférieure ou sur gencive apparaît une tache rouge violacée unilatérale qui se couvre de phlyctènes : bientôt ulcération très saignante, à fond grisâtre, à fétidité horrible ; joues œdématiées, très dures ; développement rapide ; vers le 4ᵉ jour l'escarre apparaît sous forme de plaque noire ; adénopathie indolore. — **P.** : mort vers 10 ou 12ᵉ jour.

T. Thermocautère dans et autour du foyer; injections d'eau oxygénée, lavages antiseptiques (eau oxygénée) ; soutenir état général (alcool, acétate d'ammoniaque, caféine, huile camphrée).

T général des stomatites : Lavages fréquents ou attouchements par ouate au bout d'une pince avec eau oxygénée à 1 p. 10. Après le lavage, faire attouchement à glycérine et borate de soude à 10 p. 100. Quand il y a ulcération, toucher celle-ci avec teinture d'iode, nitrate d'argent, acide lactique.

STRIDOR LARYNGÉ CONGÉNITAL, ou **SPASME LARYNGE INFANTILE** ou **CORNAGE VESTIBULAIRE LARYNGE**. — Origine laryngée. Inspiration bruyante, sonore, continue, persistant même pendant sommeil, augmentant quand l'enfant s'agite ; expiration, voix et toux normales. Etat général satisfaisant. Guérison spontanée vers la fin de la 2ᵉ année. — **D.** Respirations stridoreuses, cornage de l'adénopathie trachéo-bronchique congénitale (rare), cornage expiratoire, des végétations adénoïdes, des obstructions nasales (rhinites), de l'hypertrophie du thymus (?).

T. Surtout préventif : éviter froid, cris, maladies respiratoires. Bonne hygiène alimentaire.

STROPHULUS ou **URTICAIRE PAPULEUSE** ou **PRURIGO SIMPLEX**. — Le Str se rapproche de l'expression *feux de dents*. Beaucoup considèrent le Str comme la forme infantile de l'*urticaire*. — **Et.** 1ʳᵉˢ années ; rare après 3 ans ; se voit surtout dans saison chaude ; favorisé par la dentition (feux de dents). — **S.** Papules d'aspect urticarien, grosses à peu près comme des petits pois ; se recouvrent rapidement d'une croûtelle ; siège : partout, isolées, indépendantes les unes des autres ; prurit fréquent. — **D.** Avec eczéma papuleux, prurigo, gale, piqûre de moustique. — **P.** Bénin.

T. Réglage de l'alimentation. Bains discutables ; lotions avec un mélange d'1/3 de vinaigre pour 2/3 d'eau tiède ; poudrer au talc.

SUETTE MILIAIRE. — **Et.** Endémique en France dans certaines régions : Picardie, Poitou, Languedoc, Var ; épidémies dans saison chaude ; la S M est une maladie de la campagne, rarement de la ville ; très contagieuse; pas d'immunisation. — **S** 1. *Incubation* variable, de 1 à 2 ou 3 j. 2. *Invasion.* Quelquefois prodromes (lassitude, céphalalgie, douleurs dans les membres, etc.), mais ordinairement début *brusque*, survenant au milieu de la nuit chez enfant bien portant ; *sueurs* abondantes, agitation, oppression allant jusqu'à l'angoisse, respiration rapide, palpitations violentes ; barre épigastrique ; fièvre peu élevée, 38°,5 à 39°, pouls en rapport : le tout avec paroxysmes et rémissions ; faciès rouge et vultueux, conjonctives injectées ; S d'embarras gastrique (langue épaisse, étalée, saburrale, constipation, etc.) ; urines rares, foncées ; rien au poumon ni au cœur. Rémission le jour, reprise la nuit. — 3. *Éruption* apparaît au 3e ou 4e j., le soir ou la nuit, précédée de prurit et de retour paroxystique des S nerveux, débute par les côtés du cou, ou par le tronc, y est confluente, puis s'étend plus discrètement sur le reste du corps ; face ordinairement respectée ; caractérisée par ***vésicules miliaires*** sur érythème polymorphe d'aspects rougeoleux, scarlatin. ou purpurique, séparés ou quelquefois réunis ; avec l'éruption les S s'atténuent ; elle se fait en 2 ou 3 poussées, le soir ou la nuit, précédées d'une reprise des S ; décroissance de l'éruption après 3 ou 4 j. ; fin du 6e au 8e j. de la maladie. — 4. *Desquamation* commence 3 ou 4 j. après le début de l'éruption, coïncidant même avec celle-ci, et se fait en furfurs, lambeaux, collerettes ; elle peut se prolonger 3 à 4 semaines.

Formes : grave, bénigne ; forme *rubéolique*, avec éruption morbilliforme et miliaire. — **P** variable, plus bénin que chez adulte, et surtout dans forme rubéolique. Convalescence assez longue ; rechutes ; récidives dans la même épidémie. — **D.** Erythèmes sudoraux pendant maladies aiguës (f. typhoïde, pneumonie), scarlatine et miliaire ; mais surtout rougeole avec forme rubéolique de la S M : dans cette dernière, invasion plus courte, catarre peu marqué, sueurs abondantes, miliaire, desquamation plus importante et plus longue ; tr. nerveux et non bronchopulmonaires.

T. Isolement ; désinfection de locaux, vêtements, literie. Curatif : diète lactée ; lutter contre les 3 grands S. *Sueurs :* aération, changement de linge, de lit, frictions sèches, draps mouillés. — *Exanthème :* favorisé ou rappelé par frictions, sinapisation, ventouses, bains chauds, éther, acétate d'ammoniaque. — *Accidents nerveux* et *Fièvre :* drap mouillé, bains progressivement refroidis, lavements froids. — S d'embarras gastrique : h. de ricin, sulfate de soude. — Convalescence longue ; reprendre l'alimentation avec prudence ; donner toniques (arsenic, strychnine, glycérophosphates).

SUEURS, TROUBLES SUDORAUX. — 1. **Eruptions sudorales.** 1° **Sudamina.** Eruption de petites vésicules comme têtes d'épingle ; peau saine non enflammée ; pas de prurit. Cause : sueurs abondantes et au cours des maladies fébriles, f. typhoïde, scarlatine, etc.

T. Poudrer avec [Salicylate de bismuth... 10 gr. Amidon... 90.].

2° **Miliaire.** Eruption semblable à sudamina, mais avec réaction inflammatoire de la peau ; petites vésicules, érythèmes en plaques, prurit ; souvent poussées successives ; causes : sueurs abondantes et au cours des maladies fébriles.

T. Poudre de talc ; bains d'amidon ; poudres à l'oxyde de zinc, au bismuth.

2. **Hyperhidrose** (Sécrétion sudorale exagérée, sueurs profuses). Soit pathologique : suette miliaire, rhumatisme articulaire aigu, tuberculose, etc. ; soit essentielle, constitutionnelle (H proprement dite, de préférence chez sujets arthritiques). H généralisée, ou localisée surtout à paumes, plantes, cuir chevelu, front.

T. 1° *H^ose généralisée.* 1. Externe : frictions quotidiennes sur tout le corps avec flanelle sèche ou imbibée d'un liquide alcoolique, d'une solution de tanin ; hydrothérapie froide, bains sulfureux, toniques ; si neuro-arthritisme, ajouter alcalins[6] et sédatifs nerveux[232]. 2. Interne (très utile dans tuberculose) : agaric, atropine, camphorate de pyramidon, phosphate de chaux, tanin, tellurate de soude. — 2° *H^ose localisée,* palmaire ou plantaire (*sueurs profuses* des *mains* ou des *pieds* ; ce dernier cas coïncide en général avec la bromidrose). Lavages 2 fois pj, des mains, pieds, espaces interdigitaux avec eau très chaude ou très froide ; ensuite lotion avec liquide alcoolique ; puis poudrage avec talc, amidon avec ou sans acide salicylique, peroxyde de zinc. Propreté minutieuse, changement très fréquent de chaussettes ; remplacer chaussures de cuir par chaussures d'étoffe. Si sueurs excessives, isoler les orteils par ouate hydrophile et poudres précédentes, faire les lotions indiquées à Bromidrose.

3. **Bromidrose** ou **Sueurs fétides**, surtout des pieds. **T.** 1. Préventif : celui de l'Hyperidrose, car celle-ci est souvent la cause de la Bromidrose. 2. Actif : lotions avec permanganate de potasse à 1 p. 1.000, à 1 p. 500, à l'alcool à 90° additionné de 1 p. 1.000 de sulfate de quinine ou de tanin ; eau naphtolée, eau oxygénée ; on a beaucoup recommandé le *formol* en lavages à 1 ou 2 p. 1.000 en pommade :

[Formol. . . . 1 gr. Lanoline. . . . 5 gr. Vaseline. . . . 10 gr.]

Surveiller son emploi à cause de dermite possible. T^t général souvent très utile : grand air, bonne hygiène alimentaire, etc.

SURDITÉ et **SURDI-MUTITÉ**. — La S peut être congénitale (consanguinité des parents et surtout hérédité) ou acquise (les principales causes en sont l'otite moyenne et interne, les végétations adénoïdes et quelquefois la méningite cérébro-spinale, rarement la syphilis héréditaire). — **D.** Souvent difficile (émettre des sons derrière l'enfant, en évitant son regard) ; la S M hystérique est exceptionnelle. — La *S congénitale* et la *S acquise dans le 1er âge* entraînent en général la *mutité ;* si l'enfant n'est atteint de S qu'à 7 ans, il est rare qu'ayant parlé jusque-là il devienne muet par la suite. — Surdité brusque : v. cérumen[118].

T. 1. *Préventif.* Importance de l'antisepsie des oreilles dans les maladies pouvant se compliquer d'otite et du traitement sérieux de ces mêmes otites (enlèvement des adénoïdes, amygdales). 2. *Pédagogique.* Méthode des signes (abbé de l'Epée) ou mieux méthode orale (ou de l'articulation des mots). — Professions que doit éviter un enfant sourd[244].

SURMENAGE. — Excès de fatigue.

I. Su physique : **Et.** C prédisposantes : maladies infectieuses, troubles cardiaques. — 1° *Fatigue normale.* Courbature locale des muscles en activité ; courbature générale. — 2° *Su aigu* (causes : tentatives de records, exercices forcés) : fréquence extrême et irrégularité des mouvements respiratoires et des battements cardiaques, élévation de température. — 3° *Su chronique* (fréquent dans l'entraînement physiologique trop intense) : sensation persistante de fatigue générale, inappétence, amaigrissement, fièvre de Su (par poussées de quelques j. et sans cause appréciable) ; douleurs épiphysaires ; tr. nerveux : agitation ou somnolence, diminution du travail intellectuel, de la mémoire, de l'attention. — P. Dangereux pour de nombreuses raisons, en particulier à cause de son action prédisposante dans certaines infections : myosites, ostéomyélite des adolescents, endocardites infectieuses, f. typhoïde et surtout *tuberculose* ; et à cause de son rôle en face du cœur prédisposant aux troubles cardiaques ou plutôt faisant apparaître les cardiopathies latentes.

T. Préventif du Su dans l'entraînement physique : alimentation suffisante ; repos suffisant ; proportion des exercices en rapport avec le degré d'entraînement atteint.

II. Su intellectuel, Su scolaire. Se rencontre chez les grands enfants, car il est surtout d'origine *volontaire* (époque des examens, des concours). Principaux S *attribués* au Su intellectuel : amaigrissement, céphalée avec épistaxis, anémie, chlorose, tr. dyspeptiques, nervosité extrême, enfin neurasthénie.

T. 1. *Préventif*. Réduire les heures de classe, augmenter celles de récréation, décharger les programmes. — 2. *Curatif*. Repos intellectuel, ration de croissance, grand air, soit à la mer (bains), soit à la campagne, soit aux eaux chlorurées sodiques, par ex. : la Bourboule, Saint-Nectaire, etc.

SYPHILIS ACQUISE. Σ (σύν, avec ; φιλεῖν, aimer). — **Et.** Presque toujours par allaitement ou vaccination, quelquefois par baiser, soins de toilette. — **S.** Id. à adulte ; chancre ordinairement extragénital, souvent à la face, bubon ganglionnaire satellite, roséole, etc. — **P.** Au-dessus de 2 ou 3 ans, le T[t] est très efficace ; la Σ est au contraire d'autant plus grave que l'enfant est plus jeune, et l'on rencontre chez les nourrissons les troubles de développement, les dystrophies de la Σ héréditaire ; la Σ acquise expose, comme celle de l'adulte, au tabes et à la paralysie générale.

T. 1. *Préventif*. Enfant sain : précautions dans le choix de la nourrice pour éviter la contagion possible ; la nourrice ne doit jamais donner le sein à un autre nourrisson, ni laisser embrasser le sien. Dans agglomération craindre la contagion par biberons ou autres objets. — 2. *Curatif*. 1° Général : id à celui de la Σ H. 2° T[t] local du *chancre* : comme chez l'adulte.

Pommade.		*Pansement sec.*	
Calomel précipité	1 gr.	Calomel	1 partie.
Vaseline	20 —	Poudre de talc	4 parties.
Recouvrir de taffetas.		(Quelquefois mieux supporté).	

Renouveler chaque jour après lavage au sublimé à 1 p. 5.000.

SYPHILIS HÉRÉDITAIRE (Σ H). — **Et.** Tous les enfants des syphilitiques ne sont pas forcément syphilitiques (*a*) ; suivant l'ancienneté de la

(*a*) Durée de la transmission de la Σ : variable, peut être très longue, mais surtout de 1 à 5 ans après l'accident initial. Le danger diminue avec temps et traitement.

Σ du père ou de la mère, on a des accidents spécifiques dus directement à la Σ, ou dystrophiques (*para syphilitiques* par atténuation du virus). La Σ du père donne presque toujours la Σ de l'enfant (pas toujours); la Σ de la mère contractée avant la grossesse donne presque sûrement la Σ infantile; contractée pendant la grossesse, la Σ infantile est certaine si la mère est infectée avant le 5e mois, douteuse si la contagion a lieu entre le 5e et le 7e mois, improbable après le 7e mois; la Σ double présente le maximum de chance pour la Σ infantile.

I. Syphilis héréditaire précoce : Nouveau-né et Nourrisson. — La Σ de la mère provoque souvent la *naissance prématurée,* d'où enfant maigre, malingre, petit, chétif. — **Pemphigus** : très fréquent, caractéristique; existe généralement dès la naissance; rare après la 1re semaine; siège à paumes et plantes; aspect : bulle arrondie, encerclée d'une ligne rouge sombre et due au soulèvement de l'épiderme par un liquide jaune brunâtre, séro-purulent ou sanguinolent; très rapidement se forme une croûte brunâtre qui tombe et laisse une surface rose cuivrée légèrement suintante, porte ouverte à l'infection cutanée (ecthyma). — **Coryza**, plus fréquent que le pemphigus, mais moins précoce; apparaît dans la 1re ou au plus tard dans la 4e semaine de la vie : écoulement nasal toujours bilatéral, séreux, puis séro-purulent avec croûtes épaisses et épistaxis; donc le coryza Σque est précoce, intense et *bilatéral*[III]. — **Peau.** 1. *Syphilides érythémateuses,* (appelées par quelques-uns *roséole*) : macules arrondies, de coloration cuivrée caractéristique, siégeant au front, au menton, autour du nez et de la bouche, et aussi très souvent sur les membres et les fesses; elles apparaissent dès les 3 ou 4 premières semaines, puis desquament. 2. *Syphilides papuleuses* ou *papulo-érosives,* dues à l'humidité et siégeant surtout à la partie saillante des fesses, de chaque côté de la ligne médiane. 3. *Syphilides ulcéreuses,* chez nourrisson cachectique. 4. *Sclérème* quelquefois. 5. *Fissures* ou *Rhagades;* médianes (lèvre supérieure), dispersées ou commissurales en rayons sur les lèvres (très douloureuses, laissent cicatrices indélébiles de Parrot) et autour de l'anus. 6. *Alopécie* surtout sur les parties postéro-latérales en bandes claires avec cheveux courts entremêlés de cheveux longs. 7. *Onyxis* : l'ongle devient opaque, strié longitudinalement, puis tombe et est remplacé par un ongle nouveau. 8. Dilatation variqueuse des *veines du crâne.* — **Viscères** : souvent touchés sans signes marqués; quelquefois ictère grave; foie souvent très gros, ainsi que rate[279]; testicules parfois gros et scléreux; ganglions normaux; troubles nerveux très variés : hydrocéphalie, sclérose cérébrale, convulsions, paraplégie spasmodique (maladie de Little), tr. digestifs fréquents mais non spécifiques. Larynx : souvent raucité ou même extinction de la voix. *Cris* dûs à douleurs osseuses comparables aux douleurs ostéocopes de l'adulte. — **Pseudo-paralysie syphilitique ou maladie de Parrot**, due à un décollement épiphysaire : un ou plusieurs membres immobiles, inertes, contracture des muscles sans atrophie; cris dus à la douleur provoquée par mouvements et pression; tuméfaction adhérente à l'os (Syphilome épiphysaire); siège à l'humérus (partie inférieure), tandis que la forme tardive préfère le tibia. — **Etat général** : *facies* rappelant celui d'un « petit vieux ». *Arrêt de croissance;* une *chute du poids* constante et progressive fera penser à la Σ, s'il y a absence de troubles digestifs (vomissements, régurgitations, diarrhée). *Anémie syphilitique* : diminution du nombre des globules rouges et de l'hémoglobine; facies bistré.

Date d'apparition des S de la Σ *H précoce*. Variable de la naissance au 5e jour ou au plus tard au 4e mois.

Ordre d'apparition des S. 1. Pemphigus : souvent dès naissance. 2. Coryza très précoce, mais seulement dans les jours qui suivent la naissance. 3. En même temps : fissures labiales, éruptions cutanées, et certaines manifestations viscérales. 4. Phénomènes osseux plus tardifs.

D de la Σ H précoce (après interrogatoire des parents) avec les principales affections qu'elle peut simuler. — Lèvres : impétigo, herpès, perlèche, fissures de froid, de scrofule. — Bouche : aphtes, glossite exfoliatrice marginée, stomatite ulcéro-membraneuse. — Pharynx : pharyngite, végétations adénoïdes, diphtérie. — App. respiratoire : coryza simple, suppuré ; laryngite. — App. circulatoire : anémie. — App. digestif : entérite, athrepsie, choléra infantile. — Foie et rate : cirrhose, rate paludéenne, rate infectieuse. — Système nerveux : méningite, sclérose cérébrale, paralysies. — Peau : peut *tout simuler*, surtout érythèmes simple, de dentition, vaccinoïde, pemphigus simple, lésion d'impétigo, ecthyma, vaccine, varicelle, varioloïde. végétations anales simples ; séparer les syphilides érosives du siège d'avec l'érythème érosif par macération. — *Pseudo paralysie syphilitique :* Dic avec paralysie obstétricale (impotence, atrophie musculaire), fracture obstétricale, ostéomyélite aiguë, paralysie infantile V. Paralysies[252].

II. Syphilis héréditaire tardive. — Apparaît de 5 à 20 ans. Mêmes lésions que la Σ tertiaire de l'adulte : gommes, ulcérations, scléroses, etc., et même plus tard tabes et paralysie générale ; mais surtout *dégénérescence* et *troubles de développement*. — **Triade d'Hutchinson.** 1. *Stigmates oculaires* : amaurose plus ou moins complète, due à kératite interstitielle qui atteint les 2 yeux successivement ou simultanément ; la cornée est trouble, terne, dépolie. et la pupille manque de transparence. 2. *Stigmates auriculaires* : surdité plus ou moins complète uni ou bilatérale avec ou sans écoulement préalable. 3. *Stigmates dentaires* : dents en retard, irrégulières comme ordre d'apparition, forme, grosseur (microdontisme quelquefois extrême), position, et surtout deux malformations souvent réunies, siégeant sur les incisives médianes supérieures de la 2e dentition (permanente) : *échancrure* semi-lunaire occupant le bord libre de la dent (dent d'Hutchinson) ; dents en *tournevis* par convergence des bords latéraux vers le bord libre, de telle sorte que la dent est plus large à la base qu'au bord libre. — **Lésions osseuses** : *déformations du crâne*, front *olympien* à double saillie frontale, front *en carène* à saillie médiane, crâne *natiforme* à 2 ou 4 bosses saillantes ; *déformation nasale* : nez camard, en lorgnette, en pied de marmite par effondrement du nez (cause : ostéite des os du nez souvent liée à coryza Σ, puis élimination de séquestre) ; hyperostoses, surtout au *tibia* (en *lame de sabre*, crête de l'os, ou bord antérieur, épaissi, inégal, et transformé en surface à convexité antérieure avec apparence d'aplatissement transversal) ; spina ventosa syphilitique. — **Arthropathies Σ** : ordinairement aux genoux, indolentes, symétriques. **Peau** : cicatrices indélébiles des fissures ; gommes. Muqueuses : ozène, perforations de voûte ou voile du palais. — **Viscères** : foie souvent gros, douloureux, rate grosse, quelquefois albuminurie, hémoglobinurie paroxystique[205] ; testicules Σ[308], petits ou gros, à surface dure et irrégulière, avec ou sans infantilisme ou nanisme ; tr. du système nerveux : céphalalgie, paralysies diverses, maladie de Little, etc. — Anémie Σ.

III. Syphilis H dystrophique. Dystrophie parasyphilitique. — Cas dans lequel la Σ ne se manifeste pas directement par des lésions propres secondaires ou tertiaires, mais où elle cause des dystrophies, retards et troubles de développement, au même titre que toutes les maladies de la mère pouvant influencer le développement du fœtus et toutes les maladies chroniques du jeune enfant pouvant gêner sa croissance. Les stigmates dystrophiques sont innombrables, depuis l'infantilisme simple, jusqu'aux pied bot, bec-de-lièvre, etc.

P de la Syphilis H. Très grave. D'autant plus grave que plus précoce. Mort subite possible (spasme glottique, lésion bulbaire). *Immunité* : la Σ H précoce, tardive, dystrophique ne met pas à l'abri de la Σ à l'âge adulte.

Réaction de Wassermann dans la Σ H. Elle est le plus souvent positive ; peut manquer à naissance et n'apparaître que quelques mois plus tard ; persiste longtemps (25 ans et plus) ; peut être positive alors que l'enfant semble indemne de Σ : d'où son utilité dans le D des Σ H précoce, tardive ; en face d'anomalies, dystrophies, tr. nerveux, etc. V. aussi nourrice [40].

T. I. Syphilis H précoce. *Alimentation* : allaitement maternel ; une mère Σ doit toujours allaiter son enfant Σ car une nourrice saine serait presque sûrement infectée ; d'autre part, l'infection réciproque de la mère et du nourrisson n'est pas à redouter en général (*a*). Sinon prendre une nourrice ayant eu la Σ, car l'allaitement artificiel est dangereux chez l'enfant syphilitique, ordinairement débile ; dans ce cas préférer le lait d'ânesse. — En tout cas ne confier à une nourrice saine aucun enfant porteur d'éruption de nature douteuse ou de lésion muqueuse buccale ou nasale.

Médicaments (*b*). **Mercure.** Dès que la Σ est reconnue ou seulement soupçonnée, donner immédiatement le mercure à haute dose ; ne pas craindre d'employer les fortes doses, *même chez les nouveau-nés*, car le mercure est admirablement supporté par l'enfant : pas de stomatite, élimination facile ; de plus, la mère Σ donne son lait mercurialisé par le T[t] ordinaire. — 1. *Frictions* (quand peau saine) : commode, peut être faite par les parents, absorption rapide ; inconvénients : impossibilité de doser la proportion absorbée, irritation possible de la peau, d'où érythème. Dose : 1 gr. d'onguent napolitain soit simple, soit dédoublé avec son poids d'axonge [17], puis 2, puis 3 gr. ; mode : avant la friction, laver avec eau tiède et savon ; friction quotidienne pendant 5 minutes avec une flanelle sur laquelle est étalé l'onguent, puis laisser la flanelle sur le lieu de la friction, ou appliquer une couche d'ouate hydrophile ; le lendemain savonner à l'eau chaude le point frictionné. Place : en

(*a*) *Loi de Baumès-Colles* : l'enfant procréé Σ par son père n'infecte jamais sa mère saine en apparence.

(*b*) **Arséno-benzol (606), salvarsan.** Mal étudié jusqu'ici chez nouveau-né et nourrisson ; semble dangereux, peut-être même quand il agit indirectement par l'intermédiaire de la mère ou de la nourrice infectée, à qui on l'injecte. Leredde propose de faire tous les 8 j., dans la région fessière du nourrisson, une inj. huileuse en commençant par une dose de 0 gr. 003 ou 0 gr. 005 par kilogramme qu'on pourra élever graduellement dans la suite.

changer chaque jour, pour éviter l'irritation : régions axillaires, inguinales, abdomen, faces internes des cuisses ; puis recommencer. Durée des frictions : continuer des mois, souvent 1 an ou même 2 ; mais dès que les accidents ont cédé, repos de 10 jours par mois dans la 1re année, 15 j. dans la 2e. — 2. *Ingestion* (quand absence de tr. digestifs) : *Liqueur de Van Swieten* : N C [Sublimé... 1 gr. Eau distillée... 999 gr.]; dose : on peut donner dans du lait ou de l'eau sucrée, 3 fois par jour, pendant le 1er mois, jusqu'à X gouttes (*a*) ; pendant le 2e, jusqu'à XX ; pendant le 3e, jusqu'à XXX ; on pourra augmenter progressivement la dose de liqueur de Van Swieten de façon à donner 0,50 ctgr. par mois d'âge et par jour, sans dépasser 4 gr. la 1re année, et en atteignant 5 gr. (5 milligr. de sublimé) la 2e année. Inconvénients : l'ingestion détermine quelquefois vomissements et diarrhée verte fétide : cesser immédiatement, car craindre irritation et troubles gastro-intestinaux. *Sirop de Gibert* : peu employé, car très irritant pour l'estomac. — 3. *Injections sous-cutanées* : de plus en plus adoptées, surtout dans infection grave. La méthode des injections de sels solubles est sûre, très active ; aucun accident si antisepsie absolue ; s'il est avantageux de pratiquer des injections rares, c'est-à-dire insolubles, prendre de grandes précautions pour éviter nodosités sous-cutanées et abcès. Siège de l'injection : dans les lombes ou les fesses; comme chez l'adulte. 1° *Sels insolubles*[308]. *Calomel* : 0,002 milligr. paâ, en solution dans huile : une inj. s.-c. par semaine ; ou *huile grise* : I à II gouttes. 2° *Sels solubles* : préférables, surtout *bi-iodure de mercure* : 0,001 milligr. paâ, peuvent être faites sous la peau du dos.

Formule ordinaire.		*Formule de Schwaab et Lévy Bing.*	
Biiodure de Hg.	0,02 à 0,08 ctg. selon âge.	Biiodure de Hg	ãa 0,05 ctgr.
Iodure de sodium.	1 gr.	Iodure de sodium	
Eau distillée	20 c. cubes.	Eau distillée	10 c. cubes.

Dans la 1re année de la vie, 1 c. cube pendant 8 jours par mois ; plus tard, 8 jours par trimestre.

Bain de sublimé, additionné de parties égales de chlorhydrate d'ammoniaque, à la dose de 1 à 2 gr. pour 10, 20, 30 litres, dans baignoire en bois ou métal émaillé : un bain de 5 minutes à 35° tous les j. ou tous les 2 j. ; utile surtout contre syphilides ulcéreuses.

Sublimé corrosif	ãa 3 grammes.
Chlorhydrate d'ammoniaque.	

Pour 1 paquet, n° 10.

Iodure[10] : est utile *à côté* du mercure, surtout après la disparition des accidents aigus, contre lésion viscérale considérable, contre lésion du tissu osseux et surtout du système nerveux, contre accident parasyphilitique. Dose 0,20 ctgr paâ et pj, jusqu'à 0,50 ctgr.

(a) Aller toujours en progressant : commencer, chez le nouveau-né, par X gouttes en 3 prises.

paà ; l'iodure est beaucoup moins irritant chez l'enfant que chez l'adulte, (ordinairement ne donne ni coryza, ni éruption).

Application du T^t d'après Comby, à moins d'accidents. 1re année : suspension du T^t mercuriel 10 j. le 4e mois, 15 j. le 5e; puis 1 ou 2 mois ; 2e et 3e années : traiter 1 mois sur 3 par frictions et iodure (0,20 ctgr puis 0,40 ctgr) ; 4e année : supprimer les frictions et donner 0,50 ctgr. d'iodure 1 mois sur 4. — Parfois le sirop iodotanique remplace avantageusement l'iodure. — La *courbe de poids* donne la mesure de l'efficacité du T^t.

T^t local. Id. à adulte. Syphilides simples : lotion boriquée, puis poudre isolante ; il est souvent utile de mettre pommade au [Calomel 1 gr. Vaseline 20 ou 30 gr.] sur syphilides érosives, ulcérations, périostose : mettre emplâtre de Vigo. Lésions osseuses, décollement épiphysaire : bandage plâtré comme tuteur et emplâtre de Vigo en bandelette. Coryza Σ : moucher, puis pommade au calomel à 1 p. 20 (v. Coryza[144]).

T^t non spécifique. Hygiène alimentaire ; surveiller tous les viscères, surtout l'app. digestif ; craindre température basse (boule ou couveuse si nécessaire) ; bains fréquents ; plein air.

II. **Syphilis héréditaire tardive**. — Même T suivant l'âge. T^t général. Insister sur fer, arsenic, h. de morue, climat marin. *Cures hydro-minérales* aux eaux sulfureuses ou salines[33] : Luchon, Cauterets, Bareges, Uriage, Salies, etc : peuvent être utiles.

III. **Syphilis héréditaire dystrophique**. T. T^t spécifique inefficace mais peut être essayé. T^t général tonique. Traiter chaque stigmate à part.

TACHES DE ROUSSEUR ou **ÉPHÉLIDES**. — Taches hyperchromiques, symétriques, claires ou sombres, apparaissant sous l'influence des rayons solaires et surtout au printemps, sur les régions découvertes du corps (face, dos des mains) ; plus fréquentes dans 2e enfance et chez filles ; plus souvent chez sujets blonds ou roux.

T. 1. *Préventif*. Abriter du soleil par large chapeau, voilettes épaisses et gants (surtout au printemps). — 2. *Curatif*. Décevant, car il n'agit que momentanément par exfoliation de l'épiderme. Exemple :

Pâte résorcinée d'Unna

Oxyde de zinc	aã 50 gr.
Résorcine	
Vaseline	

A appliquer 3 ou 4 soirs de suite ; puis enlever l'épiderme tout d'une pièce lorsqu'il se détache.

TAILLE. — La T s'accroît surtout à l'aide du cartilage de conjugaison de l'extrémité inférieure du fémur. Tableau des *moyennes* suivant âge et sexe : p. 5. La T des filles de 11 à 12 ans (134,4) l'emporte sur celle des garçons (133,4) et c'est seulement de 14 à 15 ans que les garçons dépassent définitivement les filles (Variot et Chaumet). La T s'accroît surtout à 2 époques : dans les 2 premières années, puis à l'approche et au moment de la puberté. La T serait inférieure chez les enfants pauvres.

à celle des enfants aisés ; chez les enfants des femmes jeunes, à ceux des femmes plus âgées.

Anomalies de la T. Il peut y avoir transmission héréditaire et physiologique d'une T réduite ou démesurée. — *Croissance exagérément rapide.* Causes : castration volontaire ou accidentelle précoce ; convalescence de maladies aiguës [148], repos horizontal prolongé, ablation d'amygdales, de végétations adénoïdes. — *Vergetures de croissance* [148; 330]. — *Croissance retardée* ou *diminuée* jusqu'à infantilisme [149], nanisme plus ou moins marqué [235]. Causes : insuffisance du corps thyroïde, maladies *chroniques* [235], présence de végétations adénoïdes ou de grosses amygdales.

T. 1. de la croissance *exagérée* [149] et [150]. — 2. de la croissance *retardée* [149].

TARSALGIE DES ADOLESCENTS ou **PIED PLAT VALGUS DOULOUREUX.** — **Et.** Surtout 13 à 18 ans (adolescence) ; souvent antécédents rachitiques, très souvent coexistence de scoliose et de genu valgum ; chez garçons le plus souvent, ayant eu croissance rapide, obligés au port de lourds fardeaux ou à de longues stations debout : garçons de café, épiciers, bouchers, employés de magasin, blanchisseuses (repasseuses) ; et portant habituellement des chaussures à semelles minces. — **S.** Début insidieux : marche fatigante, station pénible ; douleur d'abord intermittente après une marche un peu longue, calmée par le repos, puis continue, siégeant surtout à l'interligne médio-tarsien, à la tête de l'astragale, sur le bord interne du pied ; *aplatissement* de la voûte plantaire (bien montré par prise d'empreinte avec papier enduit de noir de fumée : on constate que le pied repose sur une plus large surface qu'à l'état normal, quelquefois même sur toute sa face plantaire) ; pied dévié en valgus, c'est-à-dire en dehors (d'où l'axe de la jambe prolongé, au lieu de passer comme normalement par le 2e orteil, vient passer par le 1er métatarsien et même quelquefois en dedans du gros orteil) ; le bord interne a perdu sa courbe concave et repose en totalité sur le sol. Contracture musculaire intense des muscles péroniers latéraux et extenseurs, dont les tendons font au cou-de-pied de vraies cordes saillantes. Sudation exagérée ; fréquence de l'hallux valgus, de l'orteil en marteau. Les 2 pieds sont souvent pris, quoique à des degrés inégaux. — **D.** Facile, avec pied plat congénital, rhumatisme et surtout ostéo-arthrite tuberculeuse médio-tarsienne. — **P.** Ne guérit pas spontanément.

T. 1. Début (quand douleur et déviation cessent par repos). Chercher profession moins fatigante, peu de station debout ; bottines avec semelles surélevées à l'intérieur, sous le bord interne, pour creuser la voûte plantaire ; électrisation, surtout des péroniers (faradisation ; un pôle sur chaque extrémité du muscle, courant lentement rythmé ; bobine à gros fil) ; massage, exercices, gymnastique du pied. — 2e période (déformation permanente, mais réductible). Réduire, sous chloroforme si nécessaire : appareil plâtré pendant 6 semaines à 2 ans ; puis T[t] de la 1re période. — 3e période (déformation complètement irréductible). Opération : soit ténotomie (péroniers, extenseurs) ; soit astragalectomie ; soit tarsectomie cunéiforme interne (opération d'Ogston).

TEIGNES. — On nomme ainsi plusieurs affections cryptogamiques du cuir chevelu se manifestant par des altérations circonscrites décalvantes.

I. **T faveuse ou Favus** (*favus*, rayon de miel) : rare à Paris. Surtout âge scolaire, mais observée à tout âge, puisqu'elle ne guérit jamais seule. — **S.** Un ou plusieurs placards d'amas croûteux, de couleur jaune soufre, en forme de *godet* dont le centre est perforé par un poil, tandis que la circonférence forme un bourrelet saillant; odeur de souris. Le F du cuir chevelu entraîne irrémédiablement l'alopécie. Le F peut se rencontrer sur tout le tégument, même aux ongles.

T. Enlever à la curette mousse les godets ramollis par des cataplasmes; puis épilation fréquente et persévérante (de façon à supprimer tous les poils malades), portant sur les surfaces rouges (où le F est en activité); puis friction avec teinture d'iode diluée au tiers; durée du T[t] : au moins trois mois. La radiothérapie, excellente ici, permet l'épilation indolente et rapide. Prophylaxie : v. II.

II. **T tondante** : presque la seule à Paris; fréquente dans les écoles. **S.** Plaques multiples disséminées dans le cuir chevelu et au niveau desquelles les cheveux sont cassés à quelques millimètres de l'épiderme; ce dernier n'a d'autre altération qu'une très légère desquamation furfuracée ou une rougeur à peine marquée; si on arrache sur une plaque un des cheveux cassés, il vient facilement et présente un aspect particulier : grêle, irrégulier, recroquevillé, courbé en crochet ou en boucle. — **P.** Aucune tendance spontanée à la guérison, sauf aux approches de la puberté.

T. 1. *Préventif.* Eviter échange de peignes, brosses, coiffures; soigner le terrain lymphatique. — 2. *Prophylactique.* Isolement, renvoi de l'école jusqu'à complète guérison; tête couverte; objets de toilette personnels et souvent désinfectés. — 3. *Curatif.* Couper les cheveux ras (pas avec tondeuse), épiler les cheveux sains autour des plaques; puis badigeonnage de tout le cuir chevelu avec teinture d'iode diluée; cela permet de reconnaître tous les foyers qui se colorent en brun foncé; nettoyage au savon noir tous les jours, puis badigeonnage avec [Teinture d'iode... 10 gr. Alcool à 90°... 50 gr.]; ce traitement est toujours très long. Les résultats les plus rapides et les plus complets sont obtenus par la radiothérapie : épilation en trois semaines environ, repousse complète en 5 mois; mais accidents possibles en mains non expertes : radiodermites, alopécie définitive.

TÉMOIGNAGE DES ENFANTS EN JUSTICE. — Toujours suspect (v. Mythomanie, Simulation). Au-dessous de l'âge de quinze ans, ils « *pourront* être entendus par forme de déclaration et sans prestation de serment ». (Code d'Instruction criminelle, art. 79).

TERREURS NOCTURNES ou **PEURS NOCTURNES.** — Syndrome caractérisé par des accès d'hallucinations terribles, nocturnes, passagères, de courte durée. — **Et.** Age : de 2 à 6 ans jusqu'à 12 ans; hérédité nerveuse et tempérament nerveux personnel. **Causes occas.** :

sommeil nocturne (jamais pendant le sommeil diurne) ; troubles digestifs par alimentation trop abondante, excitante; alcool, surtout dilatation gastrique (par dyspepsie flatulente) ; vers intestinaux (lombrics, oxyures) ; dentition, peu importante puisque les T N se montrent rarement avant 2 ans ; tr. respiratoires : dyspnée paroxystique la nuit, due à végétations adénoïdes, et quelquefois à hypertrophie des amygdales ; tr. nerveux : émotions, contes effrayants ; souvent 1er signe de l'hystérie ou de l'épilepsie infantile. — S. L'enfant s'est endormi tranquillement : il se réveille brusquement avec hallucinations terrifiantes de la *vision* (animal, voleur, etc.) ; il se débat, crie, ne reconnaît personne, pendant quelques minutes à 1 heure, puis se rendort, au réveil aucun souvenir ; jamais de convulsions, ni pendant ni après la crise ; jamais de miction au lit ni de morsure de la langue. L'accès, en général unique par nuit, revient souvent plusieurs nuits successives, à la même heure, pendant 1 ou 2 semaines ; des mois se passent puis survient une nouvelle crise ; tantôt au contraire les accès sont séparés et espacés. Rien d'anormal dans l'intervalle des accès. — D. Facile ; rechercher surtout la cause occasionnelle : il est important par exemple de savoir si les T N sont syndrome de troubles digestifs ou d'épilepsie. Elles annoncent quelquefois l'apparition de f. typhoïde, méningite tuberculeuse, tumeur cérébrale. — P. Bénin, mais elles indiquent un tempérament névropathique.

T. 1. *Préventif.* Id. à celui des autres névroses ; hygiène bien comprise, hydrothérapie ; douche tiède ou chaude le matin (35 à 38°) ; si nécessaire, drap mouillé froid, bain de tilleul tiède prolongé ; éducation ferme ; éviter excitation cérébrale par travail prolongé, récits effrayants. Laisser manger et surtout boire peu le soir ; combattre troubles digestifs, dyspepsie, constipation ; surveiller la dentition, enlever les végétations adénoïdes ou les amygdales ; toniques, reconstituants[7].

2. *Accès.* Les attaques se produisant toujours dans la 1re moitié de la nuit, on les supprime donc presque sûrement en procurant le sommeil pendant les 3 ou 4 premières heures. Il est excellent de commencer à agir par un purgatif, calomel par exemple[14]. — Contre excitabilité nerveuse : bromure de potassium ou de sodium[13] : 0,25 ctgr. à 1 gr. ou même 2 gr. (alors en 2 fois) pj, en solution dans tisane ou sirop au goût de l'enfant, de préférence avant le coucher ; le donner pendant plusieurs semaines, l'efficacité étant subordonnée à la durée (Moizard) ; en tous cas, y revenir de temps à autre. Chloral[15] ; l'association du bromure de potassium (ou mieux peut-être de sodium) et du chloral[15] réussit très bien le plus souvent à calmer l'excitation cérébrale. Opium : pas, car il est souvent mal supporté et cause de la constipation. Sulfate de quinine[27] : peut être très utile après échec du KBr et du chloral ; le donner au repas du soir. — Influence de la *musique* chez certains sujets (air en mode mineur, au coucher).

TESTICULE, GROS TESTICULE. — 1. Tumeur liquide : hydrocèle[211]. — 2. Tumeur solide soit venue subitement : orchite ; soit graduellement : tuberculose, syphilis, néoplasme.

1. **Ectopie** (ἐκ, hors ; τόπος, lieu). — C'est l'état dans lequel le T

n'occupe pas sa place normale au fond des bourses (Ne pas confondre le T ectopié avec le T *osvillant, flottant*, si fréquent chez les jeunes enfants et dont la mobilité permet le déplacement). 1. *Cryptorchidie* (κρυπτός, caché) : absence des bourses des deux testicules. 2. *Monorchidie* ou *cryptorchidie simple* : absence d'un des T. L'E est une lésion peu fréquente (1,25 p. 1.000), ordinairement unilatérale et plus habituelle à droite. Causes : arrêt de migration ou vice de développement ; c'est un stigmate de *dégénérescence*. Variété la plus fréquente : *inguinale* (environ 67 p. 100). — S. S F : ordinairement nuls. S P. Examiner le petit malade debout : on constate la vacuité du scrotum par vue et toucher, et la présence dans le trajet inguinal d'une tumeur ovoïde, plus ou moins mobile donnant une douleur particulière à la pression. Pour différencier l'E d'avec le retard de migration (*a*), le T oscillant : presser de la main gauche sur le canal inguinal en suivant son trajet pour en faire sortir le T et abaisser celui-ci avec le pouce et l'index droits ; si l'on y arrive facilement sans traction c'est qu'il *n'y a pas ectopie* ; le T vraiment ectopié ne se laisse pas attirer au fond des bourses. — Principales **variétés** d'E T inguinales : 1. *E inguinale superficielle* (le T est en haut des bourses, à l'extrémité du pli inguinal, plus ou moins mobile au devant du canal inguinal) ; 2. *E interstitielle* (le T est dans l'intérieur du canal inguinal, et difficile à rechercher). Les autres E sont rares et peu accessibles à la palpation. — C[ions] ; Hydrocèle assez rare ; *hernie* presque constante à un moment donné ; orchite plus fréquente que quand position normale du T (ne pas confondre avec hernie étranglée) ; torsion du cordon spermatique rare, donnant S d'étranglement herniaire. — P (en dehors des accidents). 1° *E unilatérale* : bénin ; le T sain présente une hypertrophie compensatrice ; puberté normale ainsi que puissance et fécondité ; 2° *E bilatérale*, avec atrophie des T : influence néfaste sur le développement général : soit infantilisme [140], soit puberté normale mais infécondité habituelle dans les deux cas.

T. 1° *E sans hernie* (et non douloureuse) : ne pas se presser d'opérer, car la descente peut encore se produire, même à la puberté ; ne pas cependant attendre celle-ci, car le développement du T se fait entre 7 et 15 ans ; âge de choix pour l'opération (orchidopexie) : 7 à 8 ans. En attendant, massages légers, tractions douces : plusieurs fois par jour saisir le T entre pouce et index, après l'avoir fait saillir du canal (par pression oblique en bas et en dedans sur le trajet inguinal) et l'attirer ainsi vers le fond du scrotum ; si le T est oscillant ou suffisamment abaissable, on peut appliquer un bandage au-dessus de lui. — 2° *E* et *hernie* concomitantes (cas très fréquent) : v. Hernies [209].

2. **Orchites.** Rares. 1° *Blennorragique* : repos au lit, planchette pour soulever les bourses ; si douleur violente, appliquer glace (et flanelle) ou eau très chaude fréquemment renouvelée ; lavements très chauds ; laxatifs très légers. — 2° *Ourlienne*, ou après autre infection : très rare avant la puberté [244]. — 3° *Variolique* : assez fréquente chez l'enfant, mais ordinairement inaperçue.

(*a*) Le *retard de migration* est fréquent. Le T n'est pas descendu chez 1 p. 10 des nouveau-nés ; la descente a lieu dans les mois suivants ; elle se fait cependant quelquefois seulement vers 4 ou 5 ans, mais rarement plus tard.

3. **Tuberculose du T.** Relativement fréquente, surtout chez nourrissons ; la localisation épididymaire est habituelle ainsi que la tendance rapide à la suppuration.

Repos, ouverture des abcès, cautérisation des fistules au thermo ; castration inutile.

4. **Syphilis héréditaire du T.** Assez fréquente chez nouveau-né ; manifestation précoce ; glande aplatie, dure, régulière, absolument indolente (orchite *scléreuse*) ; bilatéralité ; souvent hydrocèle. Evolution vers atrophie, d'où infantilisme.

T antisyphilitique (par ex. frictions à l'onguent napolitain très bonnes).

5. **Tumeurs du T.** Ordinairement malignes. **S** : gros T inégal, bosselé, de consistance variable, augmentant rapidement. **D** surtout avec tuberculose du T. Ablation, mais récidive habituelle.

TÉTANIE (τείνειν, tendre). — Syndrome consistant en contractures des extrémités, mains et pieds ; toniques, douloureuses (cris), symétriques, passagères ou persistantes (quelquefois précédées de convulsions). La main est en adduction (*main d'accoucheur*) ; le pied en varus équin ; signe de Trousseau : contraction provoquée par pression du paquet vasculo-nerveux sur le bord interne du biceps ; signe du Facial : contraction des muscles de la face, par percussion des filets nerveux du facial, à distance égale du conduit auditif et de la commissure labiale ; exagération de l'excitabilité électrique des nerfs moteurs ; intelligence normale ; apyrexie. — **Et.** Très variée. Hérédité nerveuse. Age : 2e année ou adolescence ; surtout classe pauvre (manque d'hygiène) ; temps froid. La T est le plus souvent précédée de tr. digestifs aigus ou chroniques (*dyspepsie chronique*) ; quelquefois due à vers intestinaux, maladies infectieuses, rachitisme. — **P.** Bénin, mais coïncide fréquemment avec spasme de la glotte. Durée de chaque accès : 2 minutes à 1 h. ou plus. *Durée totale* : variable : 1 semaine à plusieurs mois. — **D.** Sclérème des nouveau-nés, tétanos, hémorragies méningées, méningites, hystérie.

T. 1. *Préventif.* Eviter froid. Soigner les tr. digestifs (régime, lavages d'estomac et d'intestins, etc.). Tt anthelminthique. Bromures[13] (K ou NaBr) entre les accès. — 2. *Curatif.* Pendant les accès. Antispasmodiques (en potions, lavements, suppositoires), pj : KBr ou NaBr : 0,50 paâ ; antipyrine : 0,25 paâ ; chloral : 0,20 paâ. Chlorure de calcium (Netter) 0,20 paâ. Inhalations d'éther, de chloroforme. Bains tièdes à 35° prolongés, drap mouillé, frictions avec liniment contenant chloroforme et huile de jusquiame à parties égales. La ponction lombaire (quelques c. cubes tous les quatre à cinq j.) a donné une sédation remarquable. S'il s'agit d'une *fille* de 12 à 15 ans non réglée, essayer de provoquer les règles par bains chauds, apiol, salicylate de soude (v. Puberté[273]).

Opothérapie *para-thyroïdienne* : pas de résultat appréciable (donner para-thyroïdes de bœuf ou de mouton, 3 à 10 ou 12 suivant âge pendant 8 j. à 1 ou 2 mois).

TÉTANOS. — **Et.** Assez rare, sauf chez nouveau-nés. — **S.** Incubation : généralement 6 à 12 j. Début par fièvre, frisson, puis contractures musculaires débutant aux mâchoires (trismus), atteignant la face (rire sardonique) puis les autres muscles; ce sont des contractures toniques, douloureuses, permanentes; immobilisation du corps en raideur intense, ordinairement en opisthotonos : de temps en temps crises convulsives, fièvre à 39° pouvant atteindre 41, 42° et plus, pouls à 100, 120 et plus; intelligence conservée. — **Formes.** 1 *Aiguë.* Mort en 3 à 6 j. par asphyxie ou syncope. 2 *Chronique.* S moins intenses; durée 2 à 3 semaines; guérison une fois sur deux. Cependant la mortalité par T est moindre que chez l'adulte, en dehors du T des nouveau-nés.

D. Trismus [315], convulsions, tétanie, méningite cérébro-spinale, empoisonnement par strychnine, hystérie.

T des nouveau-nés. Point de départ : plaie ombilicale. **S** apparaissent du 4e au 8e j. : agitation, dysphagie, trismus et bientôt rigidité du corps entier en opisthotonos; convulsions ; fièvre jusqu'à 41° et plus. Mort dans 90 p. 100.

T. 1. *Préventif.* Injection préventive de sérum *antitétanique* quand existe une plaie souillée par terre, difficile à nettoyer; nouveau-nés = 5 c. cubes; enfants plus âgés = 10 à 20 c. cubes; répéter l'injection après 10 à 15 j. si la plaie n'est pas complètement cicatrisée. Plaie : la désinfecter à l'eau oxygénée; on peut la panser avec sérum antitétanique desséché et pulvérisé. Chez nouveau-nés faire aseptiquement section, ligature et pansement du cordon. — 2. *Curatif.* Sérum antitétanique dans tous les cas, en injections sous-cutanées (ou intra-veineuses ou intra-rachidiennes), forte dose : nouveau-nés = 5 à 10 c. cubes chaque jour; 2 à 5 ans, minimum = 10 à 20 c. cubes; enfants plus âgés = 40 c. cubes chaque jour. Répéter les injections pendant toute la durée de la maladie; le sérum est très bien supporté et ne donne que des accidents sériques sans gravité. En cas d'urgence et de manque de sérum antitétanique, employer le sérum antidiphtérique. — Alimentation liquide (lait, bouillon), avec un biberon à bec de canard placé au coin de la bouche. — Contre convulsions : immobilité, obscurité, silence, *chloral* à très forte dose; nouveau nés = jusqu'à 1 et même 2 gr. pj en fractionnant (0,10 toutes les 2 h. ou 0,25 toutes les 4 h.); enfants plus âgés = 4, 5, 6 gr. pj suivant âge; le donner en lavement ou solution à 1 ou 2 p. 100.

Le sulfate de magnésie en injection intra-rachidienne n'a pas donné de résultat appréciable.

THORACIQUES (DÉFORMATIONS). — **I. Déformations congénitales.** On constate, surtout chez les dégénérés, le Th *en entonnoir*, à l'union de l'appendice xyphoïde et du sternum, le Th *en gouttière* par incurvation des cartilages costaux. On trouve aussi le Th *en proue* ou en *carène*, le Th *paralytique congénital* caractérisé par son développement insuffisant.

II. Déformations acquises. Th des *adénoïdiens* : dépression latérale du thorax vers le milieu de sa hauteur. Th. des aff. *pleuro-pulmonaires* : dans l'enfance, l'asthme et l'emphysème, ne produisent pas encore le Th globuleux; mais souvent la pleurésie, et quelquefois la pneumonie chronique et aussi la bronchectasie donnent lieu à une *hémiatrophie* marquée, rapide, portant sur les os et les muscles (voussure, rétrécissement). Th étroit de *prétuberculose*. Th de la *syringomyélie*, en bateau. Th du *rachitisme* ordinairement en carène. Th de la *scoliose*, ellipsoïde, oblique. Th du *Mal de Pott*. Th taille de guêpe ou en gouttière des *myopathies*.

THYMUS (HYPERTROPHIE DU). — **S.** Tr. respiratoires depuis la naissance ou survenant brusquement, cornage surtout inspiratoire avec accès de suffocation (asphyxie) ; absence de signes stéthoscopiques, intégrité de la voix. Ces tr. respiratoires ne sont pas influencés par l'introduction d'un tube court dans le larynx et au contraire améliorés rapidement par un *tube long*. — **P.** Grave. peut donner lieu à laryngospasme, asphyxie, mort subite[232]. — **D.** Avec cornage[180] ; dyspnée[175], corps étranger respiratoire[141].

T. 1. *Médical*, peu efficace. Compresses chaudes ou froides ; l'emploi d'un tube long améliore les tr. respiratoires, mais la dyspnée reparaît quand on l'enlève. Rayons X (?). — 2. *Chirurgical* : extirpation totale ou partielle. On a recommandé quand on soupçonne un gros Thymus de ne faire que de l'anesthésie locale et jamais d'anesthésie générale.

TICS. — **Et.** Très fréquents dans l'enfance ; rares avant 5 ans ; sexe indifférent ; hérédité neuro-arthritique : souvent famille de tiqueurs ; imitation. — **S.** Mouvements brusques, involontaires, d'apparence intentionnelle, se répétant constamment ; très variés ; les plus fréquents sont les T de la face : clignements des yeux, écarquillement des paupières, froncement des sourcils, élévation de la paupière supérieure (les globes oculaires accompagnent souvent les tics palpébraux), reniflements, froncement du nez, moue, grincements des dents, cheilophagie[118] ; puis viennent les T du cou : haussements des épaules, hochements, tic rotatoire (par contraction brusque d'un sterno-mastoïdien), tics de salutation, négation, affirmation ; grattage, écholalie, coprolalie, etc. : État mental souvent altéré : phobies, obsessions, terreurs nocturnes, somnambulisme, onanisme. — **D.** Avec chorée[124], mais les tiqueurs peuvent s'arrêter devant le monde, au contraire des choréiques : le choréique fait ses mouvements devant le public, le tiqueur dans la coulisse (Oddo). — **P.** Moins tenaces chez l'enfant que chez l'adolescent et l'adulte.

T. Celui des névropathies ; hydrothérapie (douches tièdes, draps mouillés), isolement, lit ; psychothérapie ; éducation de la volonté en ce qui concerne les mouvements volontaires, mouvements rythmés à arrêter au commandement, immobilisation des mouvements, mouvements d'immobilisation (Brissaud) ; occupations manuelles, marches, jeux d'adresse, etc.

TORTICOLIS. — Contracture réflexe des muscles du cou, surtout du sterno mastoïdien. Causes très variables. — I. T **congénital** (rare), par déformation osseuse, tumeur du sterno-mastoïdien. — II. T **acquis ou symptomatique**. Hématome du sterno-mastoïdien à la naissance (origine obstétricale : accouchement par le siège, travail long) ; attitudes vicieuses, par cicatrices, et surtout par vice de réfraction (T oculaire).

affection de voisinage (névralgie, adénite cervicale) ; arthrite cervicale aiguë ou subaiguë (rhumatisme vertébral, T rhumatismal[142]) ; *mal de Pott cervical*[224] (par spasme réflexe immobilisant la colonne) ; T d'origine psychique (contractures passagères, par accès) ; tics, T mental, T hystérique. — D du T du mal de Pott cervical[224] : immobilité presque complète ; à la nuque, douleur à la pression des vertèbres ; antécédents tuberculeux personnels ou héréditaires. — P. Favorable dans T rhumatismal ou psychique (guérison en général rapide) ; à réserver dans T ancien, chronique ; dans mal de Pott cervical. Le T congénital, ou des premières années, s'accompagne souvent d'asymétrie faciale et crânienne.

T. *Hématome du sterno-mastoïdien* : masser et rectifier l'attitude. *Attitudes vicieuses* : traiter la cause, puis corriger l'attitude. *T rhumatismal* : id. à rhumatisme ; localement : salicylate de méthyle, baume de Fioraventi, flanelle ou ouate chaude, massage, électricité. *Mal de Pott cervical* : immobiliser dans appareil plâtré (minerve). *T. chronique*, congénital, avec rétraction du sterno-mastoïdien : ténotomie, minerve plâtrée avec traction élastique.

TOUX (*tussis*, toux). — **I. T dans aff. de l'app. respiratoire**. Laryngite aiguë, simple, spasmodique ; trachéite (T *sonore*), croup (T *éteinte*) ; pneumonie, pleurésie ; bronchite et aff. broncho-pulmonaires (T sèche au début, humide dès qu'il y a hypersécrétion) ; T des affections chroniques broncho-pulmonaires, comme tuberculose pulmonaire. T spéciale de la *coqueluche*.

T. Dans les aff. broncho-pulmonaires, la T est utile à respecter tant qu'elle n'est pas excessive. Sinapismes, ventouses. *Médicaments* : en potions, sirops *béchiques* (c'est-à-dire calmants de la T), tisanes édulcorées avec sirop de tolu (40 gr. par litre), et pâtes pectorales : aconit[9] (toujours à surveiller) ; laurier-cerise[21] (très bien supporté par les enfants ; l'eau a doublé de force dans le N. C 1908) ; opium[24] (autorisé seulement après la 1re année, sous forme de sirop diacode* ou de codéine, plus tard morphine*, narcéine*), dionine[17] ; viennent ensuite belladone[12] (proportionnellement mieux supportée que chez les adultes, est souvent préférée aux opiacés chez l'enfant ; surveiller les symptômes d'intoxication) ; extrait de jusquiame (bon à la dose de 0,01 à 0,05 ctgr.) ; bromoforme[13, 137], bromures[13], baume de tolu[32] ; lichen, capillaire[15], jujube, guimauve, réglisse. *Fumigations* et inhalations balsamiques[7]. Attouchements de la gorge avec solution de bromure, de cocaïne ou de stovaïne[31]. V. aussi Tt de la toux dans la coqueluche[137].

Toux du tout jeune enfant. Calmants. *T d'irritation* sans oppression, gênant le sommeil : sirops de fleurs d'oranger[25], de tolu[32], de capillaire[15], ou looch blanc : 3 à 4 c. café. *T spasmodique*, quinteuse : sirop de lactucarium 2 à 3 c. café[20].

II. T réflexe symptomatique. Tt : surtout celui de la cause, extrêmement variable. *Adénopathie trachéo-bronchique* (*T coqueluchoïde*[83, 85, 108] et spasmodique) : révulsifs dans régions interscapulaire et sternale, iodures[13] dont l'action, surtout efficace contre la syphilis, se montre aussi dans hypertrophie simple ou même tuberculose. — *Dentition* : frictions des gencives avec collutoire légèrement cocaïné[16] ou stovaïné[31]. — *T d'origine gastrique* (?) : dyspepsie... — *Hystérie* : T à caractère convulsif, à timbre invariable, métallique, retentissant, presque aboyant : ordinairement rebelle à tout T[t] de la T. — *T nerveuse par imitation.* — *Nez* et *pharynx* : T fréquente, d'où examiner gorge et nez quand on ne trouve rien à l'auscultation ; on constate souvent alors : corps étranger dans fosses nasales, pharyngite granuleuse chronique, hypertrophie des amygdales, végétations adénoïdes auxquelles il faut toujours songer chez les enfants. — *Oreilles* : cérumen, corps étranger dans conduit auditif. — *T toxique* surtout due à intoxication par la belladone. — *Vers intestinaux* : toux sonore, éclatante, férine, rebelle à tout traitement ; chercher les autres signes.

TRACHÉOTOMIE. — **Instruments.** Bistouri étroit, bien piquant et tranchant, lame courte. Dilatateur à 2 branches. Canules à extrémité en biseau doubles, mobiles sur plaque de soutènement à laquelle on attache 2 cordons, en ayant soin de faire le nœud *en avant* de la plaque ; 3 n[os] de canules : 00 (6 millim.) au-dessous de 15 mois, 0 (6 millim. 5) jusqu'à 2 ans, 1 (7 millim.) depuis 2 ans. Pinces hémostatiques. Bistouri boutonné et pince à fausses membranes inutiles. Sonde Nélaton en caoutchouc rouge, pour écouvillonner (elle remplace avantageusement les barbes de plumes). Cuvette avec eau bouillie, solutions antiseptiques (sublimé ou oxycyanure au 1.000[e]). Tampons d'ouate hydrophile stérilisée.

Préparatifs. Eliminer les parents. Table solide, d'aplomb, sans roulettes, assez haute (table de cuisine) ; la recouvrir d'un drap. Billot formé par bûche ou bouteille, entouré d'un drap. Eclairage : le plus possible ; viendra de *gauche*, les pieds de l'enfant vers la fenêtre. Asepsie des mains, ongles, bras (savon, brosse, sol. antiseptiques). Stérilisation des instruments : les bouillir 10 minutes dans eau pure ou boratée à 3 p. 100, pour empêcher rouille ; puis essayage : s'assurer que le bistouri coupe bien, que la canule interne glisse bien ; passer la canule dans un trou fait dans un morceau de gaze et de taffetas gommé, pour isoler la plaque de la peau. Pansement, à préparer d'avance : bavette de gaze stérilisée. Enfant : lavage du cou (savon, éther, sol. antis.). Position : roulé jusqu'au cou dans drap chaud, il est étendu sur la table, nuque et même épaules portant sur le billot. Aides : deux pour le maintenir : le 1er. homme *de sang-froid*, tient à pleines mains la tête droite, *immobile*, de façon à faire saillir le cou sans excès ; ses doigts ne dépasseront pas le rebord maxillaire ; le 2e tient corps et membres. — *Anesthésie* : peu utile, car alors l'enfant sent peu ; permettrait de diminuer spasme et de n'avoir qu'un aide : soit le chloroforme, quelques gouttes seulement ; soit le chlorure d'éthyle, préférable.

Opération. Procédé des Internes, en 2 temps ; opérer lentement.
1. *Recherche des points de repère et fixation du larynx.* L'opérateur se met à *droite* de l'enfant ; de la main gauche, il saisit le larynx au niveau du cartilage thyroïde, en le faisant *saillir*, entre le pouce et les 3 derniers doigts, et l'*immobilise* ; l'index gauche cherche le bord *inférieur* du cricoïde, de bas en haut, depuis la fourchette sternale en remontant doucement sur la ligne médiane sans déplacer la peau ; il sent un léger ressaut, c'est ce bord inférieur, *toujours plus bas* qu'on ne croit ; l'ongle s'y enfonce bien au milieu : la main gauche ne doit plus bouger.

2. *Incision des parties molles.* Ne prendre le bistouri que *quand* les points de repère seront trouvés et la main gauche bien en place ; tenir ce bistouri comme une plume à écrire, avec l'index à 1 centimètre de la pointe, et le porter sur la ligne médiane, contre l'ongle : de là mener une incision *médiane* et *rectiligne*, de 2 centimètres environ, entamant la peau et les tissus sous-jacents (surtout l'aponévrose recouvrant la trachée) ; inutile d'éponger le sang. On peut mettre sur chaque lèvre de l'incision une pince qui sert ainsi d'écarteur.

3. *Incision de la trachée.* Insinuer l'index sans le déplacer, dans la boutonnière cutanée, toujours contre le bord du cricoïde ; pointer le bistouri verticalement, contre l'ongle, sur la ligne médiane ; un sifflement avertit aussitôt qu'on est dans la trachée ; continuer en sectionnant 3 anneaux, ce qui donne une sensation très nette, 3 petits *cracs*. Surtout ne pas retirer le bistouri dès qu'on entend le sifflement, mouvement involontaire fréquent, mais attendre d'avoir ouvert suffisamment.

4. *Introduction de la canule.* 1° *Sans dilatateur* : on peut toujours la tenter une fois ; du bout de l'index gauche dilater l'ouverture trachéale, puis présenter la canule sur l'ongle, le biseau dans l'axe de la plaie, et l'enfoncer en ramenant sur le plan médian. — 2° *Avec dilatateur.* Prendre le dilatateur fermé, l'introduire sur l'ongle, puis l'ouvrir : l'enfant respire largement ; alors le dilatateur étant tenu de la main droite, au bord inférieur de la plaie, introduire de la main gauche la canule, en plaçant le biseau parallèlement à l'orifice trachéal, et la faire descendre dans la trachée en gagnant le plan médian ; en même temps, retirer le dilatateur par un mouvement inverse ; le bruit canulaire retentit dès que la canule est dans la trachée. Asseoir alors l'enfant immédiatement, nouer les cordons, lui faire boire un peu de grog ; laver le cou, placer la cravate, imbibée de temps en temps d'eau oxygénée. Lit, tête un peu basse, dans chambre avec vapeurs.

Accidents pendant l'opération. *Hémorragie* : cesse dès que la canule est dans la trachée, sinon mettre une canule plus grosse ; si le sang vient de la partie extra-trachéale, comprimer avec compresses aseptiques ; il vient rarement d'un vaisseau : dans ce cas lier. — *Incision insuffisante* : agrandir en *reprenant* d'abord, avec soin, les points de repère. — *Apnée* et *mort apparente* : quand l'opération a été faite *in extremis* ; faire respiration artificielle après avoir bien fixé la canule. — *Emphysème* : rare, par fausse route. — *Fausse route*. La canule glisse sur les parois latérales ou en avant de la trachée, d'où absence de bruit canulaire et persistance de la dyspnée : revenir à la trachée, retrouver l'incision, mettre dilatateur, puis canule.

Suites de l'opération. Maintenir l'enfant dans une chambre de 16 à 18°, et dans une atmosphère de vapeur avec ou sans acide thymique[12], phénique, etc. — Alimentation liquide ; alcool. Au lit tant que canule utilisée, à la chambre tant que plaie non cicatrisée ; plus tard éviter refroidissement. — Nettoyage de la canule interne : toutes les 3 h., écouvillonner, bouillir ; changer de cravate. — Changement de la canule externe : 24 h. après l'opération ; avoir un dilatateur, ordinairement inutile, et une autre canule dont on peut se passer. Laisser un instant respirer l'enfant, quitte à se servir du dilatateur, pendant qu'on prépare la même canule. A chaque changement, laisser sans canule le plus longtemps possible. Suppression définitive : le plus tôt possible, ordinairement 2 à 4 jours après l'opération. — *Canulards*, par spasme de la glotte quand on enlève la canule. Rassurer l'enfant, donner auparavant bromure et antipyrine. — Cicatrisation de la plaie : rapide, entre 2 et 5 jours ; si bourgeons : nitrate d'argent. — *Suites lointaines* de la trachéotomie : 173.

Indications de la trachéotomie : Croup. V. à diphtérie le *parallèle entre trachéotomie et tubage*[173]. — Corps étranger : extraire le corps ; pas de canule ; laisser la plaie, ou suturer la trachée ; ne pas suturer la plaie cutanée (pour éviter emphysème), mais tamponner.

TREMBLEMENTS. — Oscillations rythmiques, régulières, uniformes : ce qui les distingue des mouvements choréiques, athétosiques, des spasmes et des tics ; apparents surtout aux extrémités. — **Variétés**. 1. T *physiologique* : émotion, froid brusque, T de la mâchoire inférieure chez le nouveau-né. — 2. T *essentiel* héréditaire, névropathique des dégénérés ; *névrose trémulante* : est associée ou non à d'autres signes de dégénérescence, apparaît chez enfant adolescent, ou plus tard. — 3. **T symptomatiques** liés, 1° aux *névroses* : hystérie (penser à simulation), neurasthénie, épilepsie (succède le plus souvent à l'attaque), tétanie, goître exophtalmique, myotonie, myoclonies. 2° aux *affections organiques*, du *névraxe* ou de ses *enveloppes* : hydrocéphalie, sclérose en plaques, tumeur cérébrale, maladie de Little, encéphalite, hémorragie cérébrale ou méningée, méningites, tabes infantile, myélite, maladie de Friedreich. 3° à une *névrite toxi-infectieuse* : intoxications (alcoolisme, saturnisme, urémie, intoxications digestives) ; infections (f. typhoïde, pneumonie, diphtérie). — 4. *T* ou plutôt *contractions fibrillaires* de la *langue*, quelquefois physiologiques, ordinairement pathologiques. C : 1° Affection organique du système nerveux : tumeur, hémorragie cérébrale, encéphalite et myélite, méningite. 2° Névrose :

hystérie, épilepsie, neurasthénie et surtout paramyoclonus multiplex. 3° Grande pyrexie.

T : de la cause. T[1] essentiel et autres : défendre excitants, alcool, thé, café, tabac. — T hystérique : hydrothérapie, médication nerveuse ou antispasmodique ; métallothérapie.

TRICHOPHYTIES cutanées (θρίξ, cheveu ; φυτόν, végétal) ou **HERPES CIRCINÉS**. — Plaques nummulaires, parfaitement circulaires, bistres au centre, rosées et souvent vésiculeuses à la périphérie, qui apparaissent sur les parties glabres, surtout sur les découvertes : face, cou, mains, etc., coïncident quelquefois avec T du cuir chevelu, avec teigne tondante.

T. Laver les plaques le matin avec eau savonneuse tiède puis applications de teinture d'iode. Guérison rapide après 4 à 5 badigeonnages.

TRISMUS. — Contracture des muscles masticateurs. **Et**. Affections dentaires (carie dentaire et périostite, évolution d'une dent) ; stomatites, angines, surtout phlegmoneuse, hystérie, lésions bulbaires, méningites, oreillons, tétanos ; intoxication par la strychnine.

T. 1. *De la cause,* quand cela est possible. — 2. *Symptomatique*. Antispasmodiques[6] : bromures[13], antipyrine[10], chloral[15] en solution dans lavement de valériane ; bains de tilleul[32] ; si nécessaire, lavements nutritifs ; sonde par le nez, mais poussée jusque dans l'œsophage (pour éviter aliments dans la trachée).

TUBAGE. — **Instruments**. I. *Avec mandrin*. 1. Sevestre Bayeux. Introducteur, 3 pièces : manche avec tige, au bout de laquelle se fixe le mandrin ; 2° tige qui, poussée, forme le verrou maintenant le mandrin ; propulseur pour déclancher le tube. Extracteur : pince à écartement angulaire. Tube court. — 2. Deguy B. Weill. Introducteur : manche avec tige terminée par fenêtre où s'adapte mandrin maintenu par verrou. Extracteur formé par tige de l'introducteur, à laquelle on fixe 2 tiges à écartement parallèle. Tube court. — II. *Sans mandrin*. Surtout Froin. Pince à mors à écartement parallèle. Tube large, terminé par anse ou boucle (d'où obstruction difficile).

Préparatifs. Eliminer les parents. — Instruments. Choisir le tube de l'âge (*a*), le munir d'un fil de soie plate aussi long que l'introducteur ; ciseaux ; cuiller ; ouvre-bouche ; seringue à injection laryngée. Les bouillir 10 minutes dans eau pure ou boratée ; les disposer sur une petite table avec un godet contenant de l'huile mentholée à 5 p. 100, et le *nécessaire pour trachéotomie* (très rarement utile). — Enfant. Position du lavage de gorge : enroulé jusqu'au cou dans un drap, assis sur les genoux d'un aide qui maintient pieds et mains et appuie le corps contre sa poitrine ; un

(*a*) L'âge auquel le tube correspond est inscrit sur le mandrin et le tube lui-même.

2e aide fixe à pleines mains la tête dans la rectitude, en légère flexion; il est bon, si possible, de faire d'avance un lavage de gorge.

Opérateur. Après lavage des mains, s'asseoir en face de l'enfant; éclairage peu important. Essayage des instruments, lubrifier mandrin et tube avec h. mentholée; passer le fil bien démêlé dans le doigt en gardant la boucle auprès. Mettre l'ouvre-bouche en s'aidant, si nécessaire, de la cuiller introduite entre les molaires : en écarter les branches *à fond*, pour éviter l'abaissement du maxillaire qui le ferait déraper; il tiendra ainsi seul sur la joue, contre laquelle cependant la main du 2° aide doit l'appliquer.

Opération. 1. *Recherche des points de repère* (se familiariser d'avance avec eux dans les examens de gorge ou d'adénoïdes). Ne pas suivre la langue jusqu'à sa base pour atteindre l'épiglotte, mais au contraire porter l'index gauche en arrière dans le pharynx. En le ramenant en avant, la pulpe sent les aryténoïdes et le pont membraneux interaryténoïdien (sensation semblable à celle que donnent les deux cartilages du bout du nez). Plus en avant elle sent l'épiglotte qu'elle relève et maintient (très important) contre la base de la langue; entre les deux, l'orifice glottique sur lequel elle s'appuie sans crainte. Elle *fixe* le larynx en s'aidant du pouce gauche extérieur qui peut ainsi le relever, l'amener au devant du tube, et surtout l'empêcher de fuir devant lui.

2. *Transport du tube à l'entrée du larynx.* L'introducteur est en main, le tube bien placé (le renflement de la tête face à l'enfant), le doigt passé dans le fil, près du nœud; le tube, incliné en dedans, suit la face latérale de l'index gauche, dont la pulpe à ce moment coiffe la glotte; le tube est remis *vertical* et s'insinue entre l'épiglotte et la pulpe, qui lui cède peu à peu la place. A ce moment, le manche doit se trouver exactement sur la ligne *médiane*, à l'interstice des deux incisives médianes.

3. *Introduction du tube dans le larynx.* Douceur avant tout : l'index est placé sur la tête du tube, il appuie doucement (aidé du propulseur dans l'appareil Sevestre) et termine ainsi facilement l'introduction commencée, tout en déclanchant le mandrin. Mais il y a *spasme* fréquemment; larynx en boule, en noisette, impossible de pénétrer : *ne pas forcer*, mais provoquer une inspiration profonde en obstruant un instant l'orifice glottique avec la pulpe. Le tube est bien placé dans le larynx, quand on le sent à travers la membrane interaryténoïdienne, suffisamment enfoncé quand on ne le touche plus qu'en arrière; enfin quand la respiration est devenue tubaire, métallique et qu'il y a rejet de fausses membranes.

Après l'opération, laisser reposer et respirer, sans enlever l'ouvre-bouche; on pourrait injecter quelques gouttes d'huile mentholée (en se guidant sur l'index gauche pour provoquer toux et rejet de fausses membranes); donner à boire un peu de grog. Le fil est coupé entre nœud et tube et, l'index maintenant le tube, on tire *sur le nœud* du fil ; si le fil doit rester en place, le faire passer entre 2 dents, le fixer sur la joue avec du collodion et attacher les mains.

Accidents : Tube dans œsophage : recommencer ; tube avalé : inoffensif, rendu après 2 ou 3 jours. Mandrin difficile à retirer : bien le huiler. Tube obstrué par fausses membranes : retirer, écouvillonner, retuber. Syncope : *achever tubage avant tout,* puis respiration artificielle ; si la syncope persiste : trachéotomie et respiration artificielle ; à continuer souvent longtemps.

Suites. Résurrection. Sommeil profond. — Contre spasme : continuer l'atmosphère de vapeur, donner si nécessaire potion de bromure et d'antipyrine[10]. — Rejet du tube par obstruction : très rare, surtout avec le tube terminé par une boucle ; le rejet se produit le plus souvent quand le tube est trop petit ou pas introduit à fond ; donc peut presque toujours *être évité.* Aphonie consécutive assez fréquente ; peut durer 1 à 3 semaines. — Ulcérations, d'où rétrécissement

Alimentation après le tubage. Il y a gêne de la déglutition dans les premières heures, surtout pour les liquides ; mais bientôt s'établit la tolérance. Faire boire lentement, doucement, en couchant l'enfant sur le côté ou sur le ventre ; donner des aliments semi-liquides (purées, crèmes, bouillies) ; sinon alimentation par sonde œsophagienne ou lavements nutritifs.

Détubage : le matin du 2e ou 3e jour. Il vaut mieux détuber trop tôt, quitte à recommencer, pour éviter les *tubards.* Trois procédés. 1. *Pouce* (peu commode pour tube long et à boucle). Enfant remis en position de tubage ; avec main droite, renverser *le plus possible* la tête en arrière ; la main gauche étant sur l'épaule droite, chercher l'extrémité inférieure du tube avec le pouce, un peu au-dessous du cricoïde, bien au milieu ; presser alors profondément (pour appuyer la paroi antérieure sur la postérieure), et *immédiatement* incliner brusquement la tête en avant avec la main droite : le tube est énucléé comme un noyau de cerise et craché. — 2. *Index* : enfant à plat ventre sur la table, tête et cou dans le vide : élever un peu la tête de la main gauche ; porter l'index droit entre la fourchette sternale et l'extrémité inférieure du tube ; abaisser la tête et appuyer sur la trachée vers le larynx : le tube avance et bascule par pesanteur. — 3. *Extracteur* : pince à 2 branches, s'écartant. Enfant dans position du tubage ; mettre l'ouvre-bouche ; l'index gauche reconnaît la tête du tube et relève l'épiglotte, pendant que le pouce gauche fixe le tube au-dessous du cricoïde et l'élève ; les branches de la pince, dont le manche est maintenu exactement dans le plan médian, pénètrent doucement dans le tube, en déplaçant la pulpe qui leur indique l'ouverture.

Retubage : quand nouveaux accès de suffocation, sans inconvénient.

Indications du tubage : dans *croup* : v. parallèle avec trachéotomie à Diphtérie[173]. Autrement : dans toute asphyxie menaçante due à *obstruction* quelconque du larynx ou surtout de la glotte ; spasme prolongé de la glotte (rare, quelquefois dans coqueluche, laryngite striduleuse[221]) ; œdème, corps étranger, asphyxie du thymus[310].

TUBERCULOSE en général. — **Et.** Causes prédisp. : misère, aff. gastro-intestinales, rougeole, coqueluche, scrofule, aff. congénitale du cœur, surtout *rétrécissement pulmonaire;* hérédité tuberculeuse de *terrain* et non de germe. — Acquise presque toujours *après* la naissance, par contagion *directe* (plutôt voie digestive que voie respiratoire).

Localisations prédominantes : varient suivant les âges ; 1re enfance : ganglionnaire ; 2e enfance : séreuse ; 3e enfance : viscérale. — **Formes** : varient suivant les âges. *1re Enfance :* exceptionnelle avant 3 mois, puis de plus en plus fréquente : caractérisée par la *dissémination* des lésions (la T se généralise d'autant plus que l'enfant est plus jeune) et par la prédominance des manifestations de la T *ganglionnaire* qui peut même se rencontrer sans localisation viscérale apparente. Cette T chronique disséminée peut être le point de départ d'une T aiguë généralisée ou granulie. — *1e Enfance :* la T chronique se localise davantage tout en pouvant se généraliser en granulie.

1. **T chronique généralisée** ou **diffuse** ou **disséminée** ; Marfan ajoute **apyrétique**. — La plus fréquente dans la 1re enfance jusqu'à 2 ans ; présente surtout des S généraux : amaigrissement, aspect cachectique (petit vieux), système pileux très développé, veines bleuâtres ; peu ou pas de dyspnée, de toux, de fièvre ; auscultation : rien de net ; S importants : hypertrophie de foie, rate ; micropolyadénopathie[266] (petits ganglions mobiles sous la peau, indolents, durs, en grains de plomb, à cou, aisselles, aines) ; tr. digestifs : anorexie, vomissements, diarrhée. — **P.** Marche progressive, souvent mort ; peut être le point de départ d'une granulie avec mêmes S, mais évolution fébrile et rapide. — **D.** Très difficile chez enfant de moins de 2 ans, quand il n'existe pas de localisation apparente. Penser à cachexie gastro-intestinale, et même à athrepsie dans forme non fébrile ; à cachexie syphilitique, à cachexie des infections broncho-pulmonaires chroniques, des pleurésies purulentes. Employer les méthodes de laboratoire.

2. **T aiguë, généralisée. — Granulie** ou **T miliaire aiguë**. Surtout 2e enfance : 2 à 8 ans ; hérédité tuberculeuse ou non. Début insidieux, caractère triste, anorexie, amaigrissement précoce, fièvre d'abord le soir, puis plus ou moins continue, abattement, mouvements douloureux ; auscultation : S nuls ou peu caractéristiques. Deux grandes formes suivant que les phénomènes généraux ou respiratoires dominent. — 1° **Forme typhoïdique**, surtout S généraux ; hyperesthésie intense, fièvre très irrégulière, dyspnée extrême avec paroxysme et cyanose, pâleur, abord hostile, rate grosse. Absence de taches rosées, amaigrissement précoce, adénopathies anciennes ; S de laboratoire. **D.** Avec f. typhoïde dans laquelle : abattement et non hostilité, langue typique, sèche, taches rosées, séro-réaction à l'Eberth. — 2° **Forme broncho-pulmonaire**, plus rare. Surtout S pulmonaires ; rappelle broncho-

pneumonie, bronchite capillaire. Prostration, rate grosse, amaigrissement rapide. **D.** Avec embarras gastrique, grippe, f. typhoïde, bronchite capillaire, S de laboratoire. — **P** de la Granulie : mort en 4 à 8 semaines par adynamie, asphyxie ou phénomènes méningitiques.

Typho-bacillose (Landouzy). **Tuberculose infectieuse à forme atténuée** (Grancher et Hutinel). **Fièvre continue prétuberculeuse.** — Cause probable : réaction générale de l'organisme due à une lésion tuberculeuse encore introuvable par la clinique. Très fréquente. — **S.** Ceux d'une f. typhoïde légère ou moyenne ; rate peu gonflée, absence de taches rosées, de diarrhée, de symptômes pulmonaires, d'épistaxis ; respiration et pouls rapides, amaigrissement précoce, séro-réaction typhique négative; fièvre qui tombe très facilement, sous l'influence des médicaments ou des bains. — Guérison semble à peu près complète au bout d'un mois sans amaigrissement ni faiblesse marqués ; puis après temps variable, nouvelle poussée aiguë (qui fait souvent croire à récidive de f. typhoïde) qui peut emporter le malade, ou passage insensible à la T chronique commune.

Signes de laboratoire. — 1. *Recherche du bacille de Koch* dans crachats (*a*) et matières fécales : n'est possible que dans T ouverte. — 2. *Injection de tuberculine :* 1 ou au plus deux 10es de milligr. peuvent provoquer une élévation de température de 1 à 2° 5, mais il faut auparavant une apyrexie complète. — 3. *Injection de sérum* artificiel à 7 p. 1.000 : 20 à 100 c. cubes suivant âge : même réaction fébrile, utile seulement quand apyrexie. — 4. *Oculo-réaction :* prendre un *tuberculine test,* petit tube renfermant une poudre grise contenant de la tuberculine ; ajouter X gouttes d'eau stérilisée ; I goutte du mélange suffit pour une épreuve (1 seul tube permet d'éprouver 10 sujets, mais immédiatement à cause de l'altération rapide de la solution). Faire tomber la goutte dans l'œil gauche ; après 24 heures examiner les 2 yeux : si l'enfant n'est pas tuberculeux, aucune différence ; si l'enfant est tuberculeux, l'œil gauche présente une congestion plus ou moins intense ; la réaction légère est aussi *affirmative* pour la T que la réaction forte. L'oculo-réaction ne peut être employée quand il existe de la conjonctivite antérieure. L'intra-dermo-réaction est préférable, car elle est beaucoup plus sensible et est moins susceptible d'accidents (tels que conjonctivite intense). — 5. *Cuti-réaction* : faire sur la face externe du bras 2 petites scarifications linéaires pas trop rapprochées, sans faire couler de sang ; étaler I goutte de solution de tuberculine (préparée *pour* cet usage par l'Institut Pasteur) sur une d'elles. Après 24 h , celle-ci sera entourée d'une petite *induration rouge* inflammatoire en cas de cuti-réaction positive ; cette réaction manquera sur la scarification témoin. Pour plus de sûreté on peut faire 3 scarifications, dont 2 à ensemencer — 6. *Intra-dermo-réaction* (Mantoux). Provoquer une réaction locale en injectant dans l'épaisseur du derme de la région deltoïde ou de la face antérieure de la cuisse une goutte (1/20° de centim. cube, contenant un centième de milligr.) d'une solution de tuberculine au 5.000^{e}, délivrée en ampoule par l'Institut Pasteur ; employer une seringue ordinaire à curseur pour limiter exactement l'injection à I goutte ; aiguille fine et courte à introduire

(*a*) Les crachats, chez le jeune enfant et même le nourrisson, peuvent être facilement obtenus dans le « crachoir naturel de l'enfant », c'est-à-dire l'estomac, par lavage de l'estomac ou simplement par vomitif.

dans le derme presque parallèlement à la peau.; la goutte forme boule d'œdème. Réaction après 24 h., acmé après 2 j : alors apparaît une infiltration rosée ou blanche avec halo rosé d'érythème de la dimension d'une papule d'urticaire à la paume de la main; cette réaction persiste pendant quelques jours; pas d'élévation thermique. « Positive chez un jeune sujet, elle peut aider au D de Tuberculose; négative elle peut faire éliminer presque sûrement la Tuberculose. » Hutinel et Lereboullet. Cette méthode est plus sensible que l'oculo et l'intradermo-réaction. — 7. *Radiologie, radiographie*. Souvent utiles; montrent des opacités ganglionnaires, surtout à droite et à gauche de l'ombre médiane, vers la 4e ou la 5e côte; une opacité diffuse au sommet de la partie moyenne traduit l'infiltration tuberculeuse.

P de la T chez l'enfant. Nourrisson : très sévère. Enfant plus âgé : varie suivant le siège; plus favorable dans T osseuse, articulaire, cutanée, ganglionnaire, hépatique; plus grave dans T de l'appareil digestif, du poumon, du cerveau. Autres symptômes de gravité : multiplicité des organes atteints, troubles digestifs, dyspnée, albuminurie, amaigrissement rapide, tachycardie persistante, fièvre (une T fébrile est toujours grave), infection secondaire (rougeole, coqueluche, f. typhoïde).

Traitement de la tuberculose en général. — 1. **Préventif.** Eloigner l'enfant du milieu contagieux qui peut être la famille (dans ce cas, œuvre de Grancher : préservation de l'enfant contre la T)[355]; si impossible, exiger séparation de lit, de chambre, pas de baisers, craindre les crachats, etc. ; préserver de la contagion les *prédisposés*, lymphatiques, rachitiques, convalescents, surtout après rougeole, coqueluche; prolonger l'allaitement au sein (une mère malade ne nourrit pas); si l'enfant est au biberon, bien surveiller le lait (importance de la contamination par l'app. digestif) : pas de lait *cru*, mais lait bouilli, ayant non seulement « monté » mais bouillonné, lait chauffé au bain marie à 100° ou stérilisé industriellement. Faciliter la respiration par la suppression des obstacles : éperon de la cloison, végétations, amygdales grosses, corset, par la *gymnastique respiratoire* en plein air, sans fatiguer l'enfant; respirer par le nez, 16 à 20 mouvements par minute; écoles de plein air. Eviter refroidissements, écarts de régime, études précoces.

2. **Curatif.** Importance du D précoce : celui-ci est facilité par les moyens de laboratoire. **I. Hygiène.** La cure hygiénique est plus utile que la cure médicamenteuse. **Régime alimentaire** : doit être donné dès le moindre *soupçon* de T; alimentation abondante *proportionnée* aux facilités d'assimilation et non suralimentation *désordonnée*; rectifier d'abord le régime, souvent pas assez ou trop abondant. — Enfants de 1 à 2 ans, 5 repas : lait de vache, chèvre, etc. ; 1 ou 2 œufs (crus, à la coque, brouillés), farine lactée, potages au lait avec farine d'avoine ou farines chocolatées, telles que phosphatine. Si constipation, on peut alterner avec farine d'orge. — Enfants plus âgés : 4 repas; manger beaucoup, lente-

ment, bien mastiquer : *viandes* rôties ou grillées, peu cuites ; donner au repas de midi 100 à 200 gr. de viande crue pulpée (p. 65) par râclage ou presse spéciale (mouton ou cheval), ou suc musculaire (5 ans : 50 gr. plus âgé ; 100 à 150 gr.) ; interrompre de temps à autre pendant la chaleur ; aider sa digestion par [HCl officinal... 1 gr. Eau pure... 200 gr.] : 1 à 2 c. soupe à la fin des repas ; poissons de mer (œufs et surtout laitances très riches en phosphore) ; œufs, graisses (beurre, huile, conserves huileuses) sans en abuser, tartines de beurre avec sucre en poudre, fromage frais ; on peut donner de la *poudre* de lait desséché en l'ajoutant aux autres aliments ; pâtes alimentaires ; purées de pommes de terre, lentilles, haricots, marrons, maïs, légumes verts cuits hachés, fruits cuits. Boissons : lait coupé, eau, bière légère, bière maltée, décoction de céréales, eau et vin ; képhir bon quand inappétence, dyspepsie, vomissements, entérite. — **Repos** : soit partiel, soit absolu (lit, chaise longue) ; utile toutes les fois qu'il y a de la fièvre. — **Aération** continue ; chambre vaste exposée au soleil, aérée constamment, avec fenêtre ouverte jour et nuit (en abritant l'enfant). *Climathérapie* utile dès que l'état reste stationnaire ; bords de la mer : surtout pour prétuberculose, T locale, osseuse, ganglionnaire, péritonéale ; rechercher les plages de sable abritées ; en hiver : côte d'Azur, Biarritz, Alger, etc. Sanatorias. La toux[355], la lésion pulmonaire affirmée feront préférer campagne et montagne. Campagne très utile à condition que la région soit bien aérée, mais sans grand vent, ni humidité (région de Fontainebleau). Montagne moins dangereuse que la mer ; pas de hautes altitudes mais plus de 1.000 à 1.200 m, avec soleil et sans vent. Vêtements chauds, sur la peau, mettre flanelle, caleçons et bas de laine. Frictions au gant de crin avec alcoolats. Bains salés ; au bord de la mer : b. de mer courts, chauds pour très petits (très bons). Les bains dans les eaux minérales sont très bons aussi : Salins, Salies-de-Béarn, Salies-du-Salat, Salins-Moutiers, ou, si impossible d'y séjourner : bains avec une bouteille d'eaux mères de ces stations.

II. Médicaments. Tout médicament qui trouble l'app. digestif doit être supprimé, à moins d'être introduit autrement que par la bouche. *Huile de foie de morue*[23], surtout chez enfant lymphatique ; le matin au réveil, de 1 c. café à 1 verre à bordeaux ; si non supportée, la remplacer par glycérine aromatisée avec cognac. — *Arsenic*[11] (arséniate* et surtout cacodylate de soude*) : relève la nutrition ; pas plus de 10 j. consécutifs ; si tr. digestifs, le donner par autre voie ; contre-indiqué chez tous les fébricitants. — *Iode* et *tanin* : sirop iodotannique[19] ou de raifort iodé[19], surtout quand tendance ganglionnaire. — *Phosphore* : phosphates[26], glycérophosphates, hypophosphites *, neurosine. On peut donner le matin l'h. de morue ou l'un des sirops alternés chaque quinzaine ; au repas, de midi l'arsenic ou les composés phosphorés alternés, chaque huitaine. — Dans T viscérale torpide, on peut indiquer l'eau arsenicale de la Bourboule, les eaux sulfureuses de Challes, d'Eaux-Bonnes. Sérum artificiel et eau de mer en injections donnent facilement des poussées fébriles ; ne les employer que dans les formes torpides (Scrofulo-tuberculose).

T spécifique : injections de tuberculine, sérothérapie ; pas de résultats probants.

TUBERCULOSE PULMONAIRE. — Et. (v. T en général : 318). C prédisposantes : croissance, défaut de développement du thorax (d'où insuffisance respiratoire), vie confinée, mauvaise attitude due à l'école ou au métier, mauvais corset, surmenage, perméabilité insuffisante des voies respiratoires (déviation de la cloison nasale, végétations, hypertrophie des amygdales, rétrécissement trachéal par trachéotomie). Scoliose, poussées aiguës dans T latente, consécutive à coqueluche, rougeole, grippe, injection de sérum.

Prétuberculose. — Dénomination discutable désignant un ensemble de S donnant un habitus général non caractéristique. Système pileux développé avec coloration blond vénitien, défaut de croissance indépendant d'un trouble viscéral précis (thyroïdien, hépatique, cardiaque, etc). Poids insuffisant, thorax étroit surtout dans sa partie supérieure, micropolyadénopathie, inappétence, digestion difficile, diarrhée, albuminurie intermittente, céphalée, douleurs musculaires et articulaires. S plus importants : amaigrissement, développement des veines sous-cutanées du thorax, anémie (Guinon : toute anémie qui n'est ni infectieuse, ni syphilitique, ni parasitaire est presque toujours tuberculeuse). Légère fièvre au moindre mouvement, tachycardie, dyspnée. S plus ou moins marqués d'adénopathie bronchique.

I. Granulie ou T miliaire aiguë. Surtout de 2 à 8 ans. Deux formes suivant la prédominance des S généraux ou respiratoires. 1. G^ie^ à forme *typhoïde*. 2. G^ie^ à forme *broncho-pulmonaire*. V. Tuberculose en général [318].

II. T aiguë du poumon. — **1° Pneumonie caséeuse ou tuberculeuse.** Pas avant 10 à 12 ans. — S. Souvent prodromes : amaigrissement, toux. Début comme pneumonie lobaire, par frisson, point de côté, fièvre à 40°. État : toux sèche, expectoration rare, dyspnée vive, paroxystique ; S P : on trouve, au sommet ou à une base, matité, diminution ou disparition du murmure vésiculaire, râles sous crépitants fins et secs, souffle bronchique, rarement tubaire ; fièvre à oscillations irrégulières ; amaigrissement précoce et rapide. — **P.** Mort en quelques mois ; se termine comme une phtisie galopante. — **D.** Se baser sur : rareté, antécédents héréditaires ou personnels, prolongation de la fièvre au delà de 7 à 13 jours, enfin S P et S F.

2° Broncho-pneumonie tuberculeuse ou caséeuse. De 2 à 4 ans, c'est la forme la plus fréquente de la T localisée au poumon. — **S.** Début insidieux, plus ou moins longtemps après bronchite traînante, rougeole, coqueluche, diphtérie. Amaigrissement, dyspnée intense non proportionnée aux S P ; toux sèche, quinteuse, sans expectoration ; S P assez localisés et fixes : submatité, toux et voix retentissantes, souffles, râles sous-crépitants assez gros. Fièvre peu élevée et très irrégulière. Etat général mauvais : vomissements, diarrhée, sueurs. — P : mort fatale en 4 à 6 semaines. — D. Avec broncho-pneumonie, pleurésie purulente enkystée, si fréquentes après rougeole, grippe, coqueluche, dilatation des bronches. Penser à antécédents ; rechercher *toute trace de T*, surtout osseuse et ganglionnaire, en particulier adénites surtout sous-claviculaire et axillaire, scrofule, adénopathie trachéo-bronchique (S P), gommes cutanées, mal de Pott, tumeurs blanches. Rechercher l'ensemble des S que l'on retrouve souvent dans la *T chronique latente* : rate grosse, foie gros, micropolyadénopathie, sécheresse de la peau, développement du système pileux,

3° **Forme subaiguë, Phtisie galopante.** — Fréquente, surtout dans la grande enfance. Début comme broncho-pneumonie de moyenne intensité ; répit ; puis poussées successives jusqu'à S de *ramollissement, cavernes*, etc. : fièvre hectique, sueurs, diarrhée. — Mort plus ou moins éloignée ; rémissions fréquentes.

III. **T pulmonaire chronique** ou **Phtisie commune** (φθίνειν, dépérir). Rare avant 8 ans ; surtout de 12 à 15 ans, c'est-à-dire aux approches de la puberté ; la T confirmée, souvent précédée d'une phase de typho-bacillose, succède ordinairement à pleurésie (toujours suspecte de T). Splénopneumonie, péritonite tuberculeuse, adénopathie, bronchites successives, broncho-pneumonie.

S. Le début est variable, souvent plus brusque que chez adulte ; s'il est progressif on pourrait reconnaître les périodes suivantes : 1. Pér. *prépulmonaire* ou *ganglionnaire* : S indiqués à prétuberculose. — 2. Pér. de *poussées fébriles aiguës* rappelant la typhobacillose. — 3. Pér. *pulmonaire* plus ou moins rapprochée (influence du coup de fouet donné par rougeole, coqueluche, etc.). — S P à partir de 5 ans et pendant l'âge scolaire (d'après Grancher). 1re phase dite par Grancher de germination : *inspiration* affaiblie parfois rude et basse, à 1 ou aux 2 sommets ; rien à palpation, percussion et expiration. 2e phase : palpation : augmentation des vibrations vocales. 3e phase : expiration prolongée ; percussion : submatité et adénopathie. 4e phase : craquements secs puis humides, râles. 5e phase : S cavitaires (V. au Dic).

S F : peu importants : douleurs et dyspnée rares, quelquefois toux quinteuse, coqueluchoïde, due à adénopathie trachéobronchique ; rareté des congestions, des hémoptysies. — **S généraux.** *Facies du tuberculeux* (v. Prétuberculose) ; amaigrissement rapide et précoce, anémie intense, peau sèche, poils et cils très développés. *Température* très variable : fièvre régulière, irrégulière, à grandes oscillations ; apyrexie fréquente ; pouls très variable souvent en désaccord avec la température ; sueurs rares ; quelquefois micropolyadénite ; albuminurie fréquente, foie et rate gros. — Cions : T intestinale, péritonéale, amygdalienne, hémoptysie foudroyante, méningite tuberculeuse, albuminurie, infections broncho-pulmonaires.

T pulmonaire des adolescents (12 à 15 ans). Présence des S réunis plus haut sous le nom de prétuberculose ; hémoptysies assez fréquentes : palpitations, neurasthénie. Types floride et chlorotique chez filles : retard de la première menstruation, irrégularité des suivantes.

P. Plus grave que chez adulte ; avant 4 ans, la T pulmonaire est toujours mortelle (Guinon) ; bon quand disparition de fièvre, absence de dyspnée, d'anémie, de tachycardie, bon appétit, augmentation de poids.

D. Difficile ; nécessité d'examens successifs après 10 ou 15 jours ; noter, poids, température, S d'auscultation ; s'aider des S de laboratoire. Grande difficulté dans l'interprétation des S physiques locaux à cause de l'*infidélité des signes d'auscultation chez l'enfant* comme siège et comme caractère. La localisation des S d'induration au sommet, qui chez l'adulte certifie la T est ici moins affirmative, car il y a localisation fréquente des lésions tuberculeuses à la base et existence possible de lésions non tuberculeuses au sommet (comme dans bronchopneumonie[11]). Les phénomènes *cavitaires* (timbre, souffle caverneux, gargouillement), n'ont pas la même signification que chez l'adulte ; des cavernes réelles existent sans phénomènes cavitaires, des signes cavitaires s'entendent sans cavernes : ce sont les *bruits pseudo-cavitaires* ; ceux-ci sont dus à la transmission des bruits pulmonaires par l'induration du poumon, l'adénopathie trachéo-bronchique, la dilatation des bronches ; ils peuvent se rencontrer dans : pneumonie simple, pleurésie en résolution, pleurésie séro-fibrineuse ou purulente à grand épanchement, broncho-pneumonie chronique avec dilatation des bronches. Chez un tuberculeux avéré ces signes pseudo-cavitaires peuvent exister sans caverne, ils peuvent aussi appartenir à l'une de ces manifestations surajoutées. Disons aussi qu'une caverne tuberculeuse peut, chez l'enfant, exister aussi bien à la base qu'au sommet.

Au début : D des diverses anémies, D avec chlorose, rétrécissement mitral (nié par Durosiez avant la puberté) ; plus tard, avec broncho-pneumonie chronique, dilatation des bronches, pleurésie purulente chronique.

T. 1. **Préventif** : v. Tuberculose en général [320].

2. **Curatif.** Hygiène (il est bon d'apprendre aux enfants à cracher, ce qui est facile et utile), régime, médicaments : v. id. ; gymnastique respiratoire : seulement quand la lésion est en voie de guérison ; climathérapie ; mer (Méditerranée pour T pulmonaire au début, à forme torpide ; Arcachon pour T lymphatique, peu fébrile, peu congestive) ; montagne pour T congestive. De plus quand la T est ouverte (expectoration), donner par période de 10 j. suivie de repos, créosote[16], gaïacol, longtemps pour agir utilement, souvent mal tolérés ; ou mieux leurs succédanés, carbonate de créosote ou créosotal[16] en émulsion dans lait ou dans une potion : 1 à 3 gr. pj suivant âge ; phosphate de créosote ; carbonate, phosphite de gaïacol ; thiocol (sulfo-gaïacolate de potasse) : 0,25 à 1 gr. ; ou encore huile eucalyptolée, h. goménolée ; enfin cinnamate de soude ; tanin[31].

Méthode de *Recalcification* de Ferrier. Donner :

Phosphate de chaux	0 gr. 20.
Carbonate de chaux	0 — 15.
Magnésie calcinée	0 — 10.

Pour 1 paquet, n° 30 ; en prendre 1 avant chaque repas, dans 1 c. café d'eau sucrée ; boire ensuite 1 verre à Bordeaux d'eau de Pougues (bicarbonatée calcique forte).

Tous les médicaments, utiles dans les formes apyrétiques sont à déconseiller en cas de fièvre continue et élevée ; ils ne doivent pas troubler l'appareil digestif.

3. **Symptomatique.** *Dyspnée* : ventouses sèches, cataplasmes sinapisés, enveloppements froids du thorax, bains sinapisés. *Poussées congestives* : révulsion cutanée (*petits* vésicatoires volants fréquents, pointes de feu, cataplasmes sinapisés, bains chauds sinapisés). *Fièvre* : antipyrine [10], pyramidon [26], cryogénine [16]; agir surtout par cure d'air et repos absolu; si fièvre intense : enveloppements humides tièdes ou froids, bains tièdes (2° au-dessous de la température rectale, puis refroidis). *Sueurs* [297] : frictions alcooliques, lotions froides, agaric, belladone [31], phosphates, tanin [12]. *Toux* [311] : opium [24] à doses modérées (codéine, dionine [17], morphine), quinoléine (quelques gouttes dans eau en ébullition, donnent des vapeurs très sédatives : Weill). *Hémoptysie* rare [206] : ergot, quinine, digitale, ipéca à doses fractionnées et nauséeuses. *Anorexie, état saburral, dyspeptique* : donner seulement lait coupé, bouillon de légumes, eau alcaline, léger purgatif; à la fin des repas solution d'acide chlorydrique à 1 p. 200 ou suc gastrique naturel. *Constipation, Diarrhées légères* : même traitement. *Dépression* : injections de sérum, d'eau de mer (ex. : plasma de Quinton), à surveiller car pourraient élever la température (p. 319).

TUBERCULOSE ARTICULAIRE. OSTÉO-ARTHRITES TUBERCULEUSES. TUMEURS BLANCHES. — **S.** Forme ordinaire = *ostéo-arthrite fongueuse*. Début insidieux, fréquemment rapporté à trauma; douleur tardive de plus en plus marquée et trompeuse, car souvent siège à distance (douleur du genou dans la coxalgie); limitation même infime des mouvements; gonflement de l'articulation; atrophie musculaire très précoce; adénite légère. **Etat** : idem; points douloureux à pression, tuméfaction articulaire fongueuse, molle; attitudes vicieuses; mobilité douloureuse. Abcès, fistules. — **D.** A la moindre doul ur passer en revue chaque articulation; examiner état général et antécédents. D avec entorse, rhumatisme, hydarthrose simple, syphilis héréditaire; arthropathies hémophiliques [205]. — **P.** A réserver au point de vue général et local; guérison, après T[t], par ankylose; est quelquefois intégrale.

T. 1. **Général.** Il a une très grande action chez les enfants; c'est celui de la scrofule et de la tuberculose; aération continue, surtout au bord de la mer; suralimentation bien supportée; massage, frictions générales; h. de morue, arsenic.

2. **Local** : *repos, temporisation* et *conservation à outrance. Immobilisation*, précédée du *redressement* si attitudes vicieuses; il sera brusque ou lent (c'est-à-dire extension continue avec 3 à 4 kilos, remplacée par un appareil dès qu'attitude vicieuse corrigée). L'immobilisation se fera dans un appareil silicaté ou plâtré. *Position* à donner suivant l'articulation : épaule, bras tombant le long du corps; coude, à angle droit; doigts, dans rectitude; hanche, dans extension avec légère abduction et rotation en dehors; genou, dans extension; pied à angle droit. S'assurer que l'appareil est supporté sans gêne ni douleurs. Compression ouatée. L'immobili-

sation durera 18 mois à 2 ans ; changer l'appareil tous les 2 mois. — Révulsion : fréquemment pointes de feu et teinture d'iode. Contre fongosités : méthode sclérogène de Lannelongue (chlorure de zinc au 10°) ? Contre abcès : v. Abcès froid[76] ; intervenir quand la peau est encore saine, et dès que la fluctuation est nettement appréciable, après préparation antiseptique soigneuse, ponction ; puis injection modificatrice (éther iodoformé à 5 p. 100 : injecter 10, 15 à 20 gr., qui représentent 0,50, 0,75, 1 gr. d'iodoforme ; jamais plus de 1 gr. à 1 gr. 5 d'iodoforme ; autres liquides : [76].)

Convalescence : pas avant indolence absolue à la pression. Permettre alors l'usage modéré du membre *ankylosé* (à ne pas mobiliser) avec appareil de soutien ; continuer hygiène, séjour à la mer, massage (mais pas de la tumeur) ; électrisation.

TYPHOIDE (FIÈVRE) (τῦφος, stupeur). **DOTHIÉNENTERIE** (δοθιήν, bouton ; ἔντερον, intestin). — **Et.** Causes prédisp. : *âge* exception jusqu'à 2 ans, rare de 2 à 5, surtout fréquente de 15 à 30 ; 1/3 des cas de 5 à 15, donc d'autant plus rare que l'enfant est plus jeune ; surmenage, etc. Transmission : se fait par eau, lait coupé d'eau souillée ou même par lait de nourrice typhique.

I. F T des nourrissons (jusqu'à 2 ans). Exceptionnelle. S caractéristiques effacés : toute fièvre continue sans localisation prédominante fait penser à F T ; presque toujours d'autres cas de F T dans la maison. Trois aspects : *fièvre* sans localisation, signes de *méningite, entérite* avec diarrhée verte. Séro-réaction constante. — Mort 1 fois sur 2.

II. F T de la 2° enfance (depuis 2 ans). — Fréquence des formes bénignes et légères. Début : plus rapide que chez adulte, souvent même brusque avec malaise, céphalalgie, épistaxis ; *fièvre* : montée à 40° dès le 2° jour, plateau pendant 10 jours environ, descente assez rapide ; pouls 100 à 120. Tr, de l'app. digestif : *langue* nettement, absolument typhique (sèche, blanche au centre, rouge aux bords) ; *vomissement* : est la règle ici (rare chez adulte) ; constipation au début, puis diarrhée tardive et gargouillement dans l'hypochondre droit. Rate augmentée (exploration page 40) ; peu de météorisme et de douleurs locales ; en somme, peu de troubles digestifs. Taches rosées lenticulaires apparaissent du 7° au 10° j., manquent dans un 1/3 des cas ; d'autres fois assez abondantes (forme exanthémateuse) ; sudamina habituelles, suivies de desquamation. S de l'app. respiratoire : nuls, sauf quelques râles bronchiques ; épistaxis assez fréquente. Séro-réaction nette et précoce, existe dans au moins 98 cas sur 100 ; constante au 10° j., peut se trouver dès le 4° ; ophtalmo-diagnostic : le signe de Chantemesse dans la F T, à l'aide de poudre de toxines sèches de bacilles typhiques, semble donner un résultat précoce. Rareté de la stupeur et des phénomènes ataxo-adynamiques. — **Durée** : moyenne = 3 semaines. — **P** : ordinairement guérison. Mort ; 10 p. 100. Mort subite rare [233]. Rechutes : 1 p. 10, surviennent 5 à 10 j. après défervescence ; bénignes. Récidives très rares.

Formes. Suivant la *gravité* : moyenne, légère, grave ; suivant la *durée* : F T abortive ou traînante, selon que la fièvre dure plus ou moins longtemps que la normale ; F T à *rechutes* : très fréquente, la craindre quand après retour à 37°, on a de temps à autre un 38° le soir. — C^ions : assez rares. Les hémorragies intestinales, perforations intestinales, myocardite, mort subite, sont exceptionnelles ; l'on trouve plus fréquemment otite suppurée, périostite, ostéomyélite, délire, méningisme ; quelquefois les troubles psychiques et intellectuels laisseront l'enfant dans un état de déchéance mentale définitive ; arthropathies rares [101]. Les complications respiratoires, rares au-dessous de 5 ans, sont représentées le plus souvent par la broncho-pneumonie ; l'albuminurie est fréquente, la néphrite vraie exceptionnelle ; la peau peut présenter des érythèmes infectieux polymorphes, des escarres sacrées, des abcès ; les *œdèmes* localisés au scrotum, aux malléoles, à la face, quelquefois l'anasarque généralisée, se rencontrent assez souvent avec ou sans albuminurie (alors en rapport probablement avec la rétention des chlorures).

D. Difficile à cause du manque de netteté des S caractéristiques et de l'absence de localisation prédominante. — *Nourrisson* : avec septicémie, méningite, entérite. — 2e *enfance* : avec angine, embarras gastrique fébrile, méningites aiguë, tuberculeuse, cérébro-spinale ; pneumonie (si souvent centrale chez l'enfant), granulie [318], fièvre paludéenne, ostéomyélite aiguë, grippe, appendicite, typho-bacillose (D important et difficile : v. 319). On séparait autrefois de la F T les **fièvres muqueuses** : ce sont maintenant des F T avec *bon état général*, d'où presque toutes les F T de l'enfant sont des fièvres muqueuses. — *Séro-diagnostic* : laver la pulpe du doigt avec alcool et éther, piquer, recueillir 6 à 8 gouttes de sang dans un tube de verre étroit et flambé ; le fermer à la lampe et l'envoyer au laboratoire.

Convalescence : marquée par amaigrissement, fine desquamation, chûte des cheveux, altérations unguéales (cannelures), irrégularité du pouls, poussée de *croissance* rapide et excessive d'où vergetures surtout au-dessus des genoux, puis à cuisses, fesses, abdomen. La convalescence peut être entravée par les C^ions légères, quelquefois graves : ostéomyélites, pleurésies, pyodermites, aphasie et vésanies passagères (15 j. à 2 mois) ; tuberculose.

T. *Désinfection* des selles : 1 kilog de chaux réduite en poudre pour 4 à 5 litres d'eau, à verser dans le vase après chaque selle. Désinfecter les mains des infirmiers, la chambre, le linge avant de le donner au blanchisseur. V. Désinfection [156] : — *Hygiène générale* : chambre vaste, chauffée à 16 ou 17°, aérée fréquemment ; couper les cheveux ras dès les 1ers jours ; prévenir les infections secondaires par soins de bouche, dents, gorge, nez (huile mentholée ou résorcinée), peau (lotions vinaigrées fréquentes, un peu de vinaigre aromatique dans l'eau des bains ; pansement des écorchures et érosions par lavage antiseptique, puis emplâtre à l'oxyde de zinc, ou mieux par couche de pâte de Lassar (177). — *Alimentation*. 1re enfance : diminuer l'allaitement, donner à boire eau bouillie ou décoction d'orge sucrée. 2e enfance : liquides sucrés ou salés (peu de sel, car souvent mal éliminé dans la F T) ; lait, bouillon, potages, boissons abondantes et fréquentes ; décoction d'orge sucrée avec miel, limonade vineuse : bref, ni diète excessive, ni alimentation solide ou trop abondante ; donner la nourriture après le bain.

T curatif : *Sérothérapie* (sérum antityphique de Chantemesse) : semble avoir donné d'assez bons résultats. — Donner le 1er jour *Calomel* à dose purgative (Legendre), ou à dose faible et fractionnée : 3 à 5 ctgr. en 3 paquets, 1 par heure (Marfan). Grands *lavages intestinaux* (ou simples lavements de 1/4 à 1/2 litre) tièdes ou refroidis matin et soir, sous faible pression, d'eau bouillie ou mieux de guimauve ou de sérum (pas d'eau boriquée) ; employer bock et sonde rectale en caoutchouc rouge. — *Antipyrétiques* : sont inutiles si le malade n'atteint pas plus de 39° rectal. *Quinine*[27] : bichlorhydrate * (Bouchard, Grancher, Marfan), chlorhydro-sulfate (Legendre), sulfate *, euquinine *, aristoquinine *. Doses : 1 à 5 ans : 0,30 à 0,50 ctgr. ; 6 à 10 : 0,50 à 1 gr. ; 11 à 15 : 1 gr. à 1 gr. 50 ; à donner tous les soirs en 3 fois de 1/2 h. en 1/2 h. entre 4 et 5 h. du soir ; ainsi employée à dose massive, la quinine amène ordinairement amélioration générale, sommeil et abaissement notable de la fièvre ; si l'amélioration persiste le lendemain, continuer la quinine aux mêmes doses, si la température dépasse 39° à 4 heures ; s'abstenir si elle est inférieure. Si au contraire la quinine ne produit pas dès le 1er jour la diminution de la température et des troubles nerveux, les bains seront indiqués (on peut donc plus facilement se passer de ceux-ci chez l'enfant que chez l'adulte). *Pyramidon*[26] : abaisse souvent la température avec de petites doses de 0,05 à 0,10 ctgr. répétées 3 ou 4 fois pj. *Collargol*[11] semble bon quand les phénomènes infectieux paraissent prédominer. Friction de pommade à 15 p. 100 (1 à 5 gr. pj, suivant âge), ou inj. intra-veineuse à partir de 3 ou 4 ans : 1 à 5 cc. de la solution à 1 p. 100. — **Bains** : suffisent si l'enfant n'a pas plus de 39° ; durée 10 minutes : commencer par 30°, descendre à 29°, puis 28° dans forme moyenne, à 25° dans cas grave ; sauter un bain si moins de 39° à l'heure de celui-ci ; la fièvre ne tombe pas toujours dès les 1ers bains, donc persister ; nombre : environ 20 à 30 bains dans forme bénigne, 80 à 100 dans forme grave. Dans rechute employer les bains de même façon. Contre-indication : seulement dans hémorragies intestinales, péritonite, collapsus cardiaque ; la congestion pulmonaire ne contre-indique pas le bain.

Enfant de *moins de 2 ans* : donner le calomel à dose faible et fractionnée le 1er jour ; pas de purgatif ; lavement quotidien refroidi ; pas de bain froid, mais bains tièdes 30 à 32°, 5 à 8 minutes, 3 ou 4 pj ; quelquefois drap mouillé. Soins hygiéniques très importants (v. plus haut Hygiène générale).

T spécial des Symptômes et complications. *Abcès* : incision immédiate, bain de sublimé. *Adynamie* : vin chaud sucré, grog, liqueur d'Hoffmann[18], teinture de cannelle ; inj. s.-c. d'éther, caféine[13], h. camphrée[15]. *Constipation* : lavements froids, calomel. *Céphalalgie* et *Délire violent* : sur cheveux coupés ras, mettre compresses glacées, vessie de glace ; opium[24], choral[15] en potion. *Diarrhée excessive* : diète avec s.-n. de bismuth[12], cataplasmes froids, tanigène[31], tanalbine [31]; *Escarres* : lavages à eau oxygénée diluée, ou avec solution de choral à 1 p. 100, pansement occlusif avec poudres de peroxyde de zinc, quinquina, acide borique, bismuth ; matelas d'eau. *Hémorragies intestinales* [207] : immobilisation absolue (ni bains ni lotions), extrait d'opium [25], glace sur le ventre ; chlorure de calcium [141] en potion ou en lavement (alors dose double) ; ergotine [17] en injection. *Congestion pulmonaire, Dyspnée* : cataplasmes sinapisés, ventouses sèches, enveloppements humides permanents du thorax avec imperméable. *Tympanite* : compresses froides recouvertes d'imperméable sur l'abdomen ; poudre de charbon, eau de chaux, lavement de camomille.

Convalescence. Lutter contre la fringale ; pas d'aliments solides avant *1 semaine après la chute de la fièvre* ; commencer par œufs à la coque peu cuits. Lever quand forces suffisantes, peu de temps. Travail intellectuel : pas avant 2 ou 3 mois après guérison. Convalescence traînante : toniques [7] ; insister sur lait, pâtes alimentaires, jus de viande, peptones.

URÉMIE — **Et.** Cause : Néphrite aiguë, surtout N scarlatineuse et *N a frigore* ; plus rarement N subaiguë ou chronique, lithiase rénale, obstruction de l'uretère par un calcul, tuberculose et cancer du rein. — **S** : plus ou moins marqués sur l'un ou l'autre appareil. App. digestif : vomissements, diarrhée, rarement stomatites. App. respiratoire : dyspnée avec paroxysmes et respiration de Cheynes-Stokes ; ou œdème aigu du poumon. App. circulatoire : bradycardie. App. nerveux : céphalée ; troubles oculaires (amblyopie, hémiopie, mouches volantes, myosis, cécité brusque et passagère), convulsions partielles ou généralysées (*éclampsie urémique,* presque toujours *fébrile*), contractures, coma ; plus rarement aphasie, délire, paralysie. Peau : éruptions variées ; souvent œdème, hypothermie. Urine : peu ou pas ; albuminurie variable, diminution d'urée, chlorures, etc. — **D** : surtout à faire dans la forme d'U convulsive (épilepsie et surtout méningite aiguë, tuberculeuse ou non). L'U aiguë est souvent le 1er S d'une N aiguë méconnue. Les 1ers S de l'U sont ensemble ou séparément la bradycardie (ralentissement du pouls), les tr. de la vue (rares dans l'enfance d'où signification importante), la crise brusque d'éclampsie, et surtout l'oligurie. — **P** toujours grave, souvent curable ; marche ordinairement aiguë ou rapide.

T. 1. *Préventif* : régime lacté ou hypochloruré, éviter le froid, traiter la cause. — 2. *Curatif* : émissions sanguines (saignée générale : 100, 200, 300 gr., ou locale, ventouses sèches ou scarifiées sur la région lombaire) ; purgatifs drastiques (prudemment) ou lavement purgatif ; diète hydrique, inhalations d'oxygène ; aération constante de la chambre. — Opothérapie rénale ?

URÉTRITES. — **I. U non gonococciques.** C. occasionnelles : certains aliments (asperges), boissons (bière), médicaments (arsenic, sels de potasse), traumatismes. U tuberculeuse rare. — **S.** Début brusque, pus fluide, réaction inflammatoire locale peu marquée ; terminaison brusque par guérison complète.

T. Repos, bains émollients, lavages à l'eau bouillie, boissons émollientes.

II. U gonococcique. S semblables à U de l'adulte ; souvent balanoposthite, œdème du fourreau. Durée 5 à 6 semaines. **P.** bénin. — **C**[ions] rares. Orchite[301], conjonctivite purulente[128]. — **D.** Facile ; quand balanite, essayer de découvrir le gland pour voir s'il ne s'agit pas d'U. Rechercher la nature de l'écoulement, très peu par l'interrogatoire de l'enfant et des parents, mais surtout par l'examen bactériologique.

T. Comme chez l'adulte par 2 lavages au permanganate de potasse, de 1 p. 2.000 à 1 p. 4.000. En cas d'érection, donner antispasmodique (bromure de camphre). Surveiller alimentation.

URINAIRE (APPAREIL). — Examen[42]. — Albuminuries[80]. Anurie[95]. Céphalée[116]. Coliques néphrétiques[125]. Convulsions[133]. Cystite[151]. Diurétiques[7]. Glycosurie[200]. Hématurie[203]. Hémoglobinurie[204]. Néphrites aiguës[235], chroniques[236]. Oligurie[95]. Pollakiurie[266]. Polyurie[156]. Rein (Cancer du)[280]. Rénale (Lithiase) ou Gravelle[281]. Urémie[329]. Uréthrite[329]. Urine Examen[43]. Urine Incontinence[330]. Urine Rétention[331]. Vessie (Lavage[151]).

URINE. INCONTINENCE NOCTURNE ou **ENURÉSIS**, ou plutôt **Miction involontaire nocturne**, car l'urine ne coule pas goutte à goutte mais *à plein jet*. — **Et.** Causes prédisp. : hérédité *nerveuse* avant tout ; sexe, surtout garçons ; âge, de la 1re à la 11e année : antécédents personnels nerveux : convulsions, terreurs nocturnes, névroses (hystérie, *épilepsie*), insuffisance thyroïdienne. Causes occas. : possibles, mais le plus souvent absentes ; on peut du reste les supprimer sans faire toujours cesser l'I U : phimosis, hypospadias, calculs, atonie ou spasme des sphincters : vers, surtout oxyures ; vulvite, végétations adénoïdes, contact de la muqueuse vésicale avec urine trop acide ou trop riche en urates. La pollakiurie du diabète sucré, de la néphrite peut causer l'I U. — **S.** L'I U se montre surtout dans le 1er sommeil, le plus profond ; soit toutes les nuits, soit par périodes irrégulières : le jour miction normale ou pollakiurie. — **P.** L'I U disparaît ordinairement à l'adolescence. — **D** avec pollakiurie et ses causes[266], polyurie de diabète ou de lésions rénales (tuberculose, etc.)[156].

T. 1. Enlever la *cause apparente ;* si l'on n'obtient aucun résultat, le T[t] doit être surtout psychique. — 2. *Psychothérapie :* tranquilliser l'enfant et non le punir ; lui promettre de le guérir vite et lui donner confiance en obtenant quelques nuits sèches ; pour cela, rendre le sommeil plus léger en donnant le soir un peu de thé ou de café, en faisant coucher sur un lit dur et en réveillant de temps à autre ; éloigner de plus en plus l'heure du réveil de l'heure du coucher ; suggestion à l'état de veille. — 3. T[t] *hygiénique* et *physique :* faire coucher la tête basse en soulevant le siège ; peu de viande, peu de boissons le soir ; habituer à garder l'urine le jour. *Hydrothérapie* très importante, lotions froides, drap mouillé froid (le matin, 1/2 h.), douches ; au moment du coucher, bain de siège froid ou bain de tilleul de 30 minutes. *Electrisation* : bon moyen ; le plus simple est de faire passer pendant 10 minutes environ un courant faradique rythmé entre 2 petites électrodes placées sur périnée et région pubienne. *Cathétérisme* de l'urètre (avec sonde, bougie, explorateur) : moyen très simple, souvent efficace, et par lequel on peut toujours commencer. Dilatation graduelle de la vessie à l'aide d'injections d'eau boriquée. — 4. T[t] *médicamenteux*, 1° Contre *nervosisme et hyperexcitabilité de la vessie* : belladone [12] à doses progressives, suivant tolérance et âge, atropine (a) ; chloral [15], bromure[13] 0,30 ctgr. à 2 gr. que l'on peut associer ; Weill est allé jusqu'à 8 à 10 gr. de KBr ; antipyrine, 2 à 3 gr. en 2 fois au dîner et au coucher. 2° Pour augmenter la *résistance* du sphincter : ergot [17], noix vomique [23], strychnine [23]. Essayer le 1er et le 2e avec prudence, et agir suivant résultat. Pour diminuer l'*acidité* urinaire : bicarbonate de soude et boissons abondantes. — 5. *Moyens nouveaux*. Ponction lombaire, en retirant jusqu'à 15 c. cubes de liquide répétée 1 ou 2 fois ; injections épidurales de sérum artificiel, 10 à 20 c. cubes par injections répétées tous les 2 j. pendant 1 semaine, puis 1 fois par semaine : ces moyens, répétés plus ou moins fréquemment, ont donné de bons résultats. Opothérapie thyroïdienne : bons résultats chez retardataires, infantiles.

URINE. RÉTENTION. — 1. R *aiguë* : par maladie infectieuse ; après opération chirurgicale ; hystérie. T : cathétérisme évacuateur avec sonde molle n° 6 à 12. — 2. R *chronique* assez rare ; paralysie de la vessie dans paraplégie. T : sonder 3 à 4 fois pj.

URTICAIRE. — 1. **U aiguë** : poussée d'élevures ou de plaques grandes comme lentille à pièce de 5 francs, arrondies, blanches, rouges à périphérie, avec prurit intense. Début brusque, disparition en quelques minutes ou quelques heures ; une ou plusieurs poussées éclatent simultanément sur différents points du corps ; œdème souvent énorme dans régions à tissu cellulaire lâche (paupières, prépuce). *Fièvre ortiée* : exagération de la précédente avec tr. digestifs marqués. 2. **U chronique** : est la répétition incessante des poussées aiguës ; le plus souvent liée à tr. digestifs. — **Et** : aussi variable que la susceptibilité. Cause prédisp. : neuro-arthritisme. 1re enfance : saleté et rudesse des langes, mauvais lait, alimentation nuisible de la nourrice, moules, coquillages. 2° enfance : Causes extérieures : orties, méduses, chenilles, parasites suceurs (puces, cousins, punaises). Aliments : très nombreux, comme crustacés, poissons de mer, coquillages, fraises, charcuterie, etc. Médicaments : antypirine, chloral, quinine, térébenthine ; sérum antidiphtérique. Maladies aiguës, surtout paludisme. Tr. digestifs, dus aux toxines. — **D** avec érythème polymorphe : alors pas de prurit ; durée plus longue. — U papuleuse 295.

T. 1. *Préventif*. Propreté rigoureuse ; lavages ou bains peu fréquents ; langes en toile fine et usée, jamais en laine ou en coton ;

(a) Le Dr Comby déclare avoir obtenu d'excellents résultats de l'*atropine*.

Prendre le soir en se couc dans une c. café d'eau sucrée, V gouttes de la solution :

Sulfate neutre d'atropine	0,01 centigramme.
Eau distillée	10 grammes.

Augmenter d'une goutte chaque jour jusqu'à vingt.

vêtements amples et légers. — 2. *Curatif*: Lotions très chaudes : 1 à 3 c. soupe de vinaigre, ou 1 à 2. c. café de vinaigre de Pennès pour un verre d'eau. Sécher et éponger sans frotter; puis poudrer avec p. d'amidon seule ou mélangée à salicylate de bismuth à 10 p. 100. Ni pommades, ni bains, ni analgésiques généraux. Si légers tr. digestifs, donner vomitif ou purgatif, ou simplement légers laxatifs (manne, citrate de magnésie, magnésie calcinée[21], etc.) ; puis, si nécessaire, régime lacté pendant 2 ou 3 jours.

VACCINATION. — Vaccin à employer : vaccin additionné de glycérine, qui favorise la destruction des germes sans nuire au vaccin, et reconnu comme actif après examen : donc âgé d'au moins 2 mois, et de moins de 6 mois.

Vaccination : vers le 2e mois ; avancer cette date en cas d'épidémie. Inoculée pendant l'incubation de la *variole*, la vaccination la rend plus bénigne ; pendant l'éruption, elle est sans influence. Demander si l'on doit vacciner à la jambe ou au bras ; au bras, vacciner *le plus haut possible*, surtout pas plus bas que l'insertion du deltoïde, muscle très saillant chez l'enfant ; à la jambe, ne vacciner que si préservation possible des urines ou matières, soit au mollet (face supéro-externe) soit à la cuisse (face externe). S'il existe une tache ou un *naevus*, vacciner dessus, quel que soit son siège, ventre, dos, cuir chevelu, face, de façon à le couvrir de pustules vaccinales confluentes. Savonner puis laver à l'eau bouillie, ou à l'alcool ou à l'éther ; pas d'antiseptiques qui détruisent le vaccin. Se servir de plumes métalliques (vaccino-styles) ou de lancettes, les bouillir ou les flamber. Charger l'instrument, tenu comme un porte-plume ; tendre la peau de la main gauche, déposer le vaccin ; puis à travers celui-ci faire une *piqûre* de 1 ou 2 mm. sous l'épiderme, ou des *scarifications* (moins douloureuses) superficielles, parallèles ou en croix ; ne pas faire saigner. Une seule vaccination suffirait ; pour plus de sûreté, on en fait 2 ou 3 à chaque bras, sur une ligne horizontale chez les filles. On peut soit ne pas recouvrir à condition de laisser sécher à l'air ; soit mettre le 1er jour de la baudruche gommée ou une compresse aseptique. Même hygiène, continuer les bains.

Évolution. I. Vaccine régulière. Rien pendant 3 j. ; le soir du 3e j, macule : le 4e, papule ; le 5e, vésicule ; le 6e, *vésico-pustule* large, aplatie, nacrée, entourée d'une auréole à base indurée ; elle *s'ombilique* vers le 7e ou 8e j, et atteint son maximum du 8 au 10e j ; du 9 au 12e j, dessiccation ; la croûte tombe du 18e au 25e j, laissant une cicatrice déprimée, blanche, indélébile : la *cicatrice vaccinale*. Vers le 7e j : tension, prurit, quelquefois adénopathie ; quelquefois légère fièvre (38°5, 39).

II. Vaccine irrégulière. 1° *Dans la marche*. La vaccine, caractérisée par l'apparition de la pustule peut être en avance ou plus souvent en retard de quelques j., elle peut se faire par poussées successives (comme dans l'auto-inoculation). — 2° *Dans l'éruption*. 1. Soit exagérée : *vaccine* *généralisée*, caractérisée par la généralisation de l'éruption et l'intensité des S généraux. 2. Soit atténuée (ordinairement chez enfants déjà vaccinés). Deux types : vaccine *atténuée* proprement dite, dont la pustule est très petite et la zone inflammatoire légère ; vaccine *modifiée*, *vaccinelle*, dont l'éruption s'arrête à la papule ou à la vésicule avec légère zone inflammatoire, sans période de maturation et de suppuration (ici l'évolution commence dès le 1er j et est terminée après 3 ou 4 j).

C[ions]. Eczéma, érythème rappelant les éruptions médicamenteuses ou sériques : ulcère vaccinal, assez long à guérir, se rencontre surtout chez cachectiques et avec vaccin récent riche en germes ; érysipèle, très grave ; tuberculose possible mais jamais signalée, syphilis avec vaccin humain (chancre caractéristique au lieu d'inoculation, après 3 à 4 semaines).

Prurit : se montre souvent vers le 7e j. : poudre d'amidon ou vaseline boriquée ; si les piqûres sont entourées d'une rougeur diffuse, mettre des cataplasmes froids de fécule de pommes de terre, préparés ou non avec eau boriquée. — Contre-indication à la vaccine : aucune, sauf épidémie d'*érysipèle*. Cependant chez un enfant atteint d'ecthyma, impétigo, eczéma, attendre la guérison, à moins de nécessité ; dans ce cas, pour éviter l'auto-inoculation, recouvrir d'un pansement occlusif.

Immunité. — Ne commence qu'à partir du 6e ou 7e j. de l'inoculation, d'où possibilité de l'auto-inoculation et de l'évolution simultanée de variole et vaccine. L'immunité n'est pas définitive, elle est moins longue chez l'enfant que chez l'adulte ; aussi revacciner tous les 10 ans au moins (*a*) ; il est bon de revacciner avant l'entrée à l'école, et en cas d'épidémie, quelle que soit la date de la dernière vaccination ou revaccination. Les formes de vaccine atténuée déterminent l'immunisation.

Revaccination à l'école. — Inoculer un seul bras, le gauche de préférence, afin de gêner moins l'enfant en cas de succès. Examiner les résultats 8 j. après l'inoculation ; si résultat négatif : revacciner l'année suivante ; si vaccine atténuée ou modifiée (indiquant une immunité affaiblie mais encore positive) : revacciner à nouveau après 2 ou 3 ans.

VARICELLE ou **PETITE VÉROLE VOLANTE**. — **Et.** Age, surtout 2 à 10 ans ; contagion surtout au début, par contact direct ; pas de récidive. La Varicelle ne préserve pas de la Variole ; de même, une Variole ou une Vaccination ne préservent pas de la Varicelle. — S. *Incubation* : 13 à 14 jours. — *Invasion* : 1 à 2 j. ; latente, ou léger malaise, quelquefois fièvre modérée. — *Eruption*. Enanthème antérieur à l'exanthème, formé de vésicules sur joues, palais, gosier, remplacées bientôt par de légères érosions rappelant aphtes. Exanthème (quelquefois précédé ou accompagné d'un rash scarlatiniforme léger et passager) : débute indifféremment par tronc, tête, membres ; vésicules ou mieux *bulles* transparentes, arrondies ou ovalaires, non ombiliquées, grosses

(*a*) La loi de 1902 rend obligatoires en France la vaccination au cours de la 1re année et la revaccination au cours des 11e et 21e années.

comme tête d'épingle à petit pois : cette éruption est discrète (peu d'éléments, séparés par de grands intervalles de peau saine); diffuse (disséminée par tout le corps), formée de poussées successives (3 ou 4, à 2 ou 3 jours d'intervalle), courte (la bulle limpide se trouble et se dessèche après 1 à 2 jours, laissant une croûte noirâtre qui tombe après 1 semaine) ; polymorphe (car on voit en même temps des éléments à tous les âges) et laisse rarement des marques. Prurit léger ; souvent adénopathie axillaire, inguinale, préauriculaire assez sensible. Troubles généraux : peu ou pas ; la température monte légèrement avec chaque poussée, pour disparaître rapidement. *Dessiccation* presque inaperçue. — **Formes.** V pemphigoïde, V purpurique. — **D.** Surtout avec variole, varioloïde, pemphigus ; éruptions médicamenteuses (arsenic, bromures, iodures), syphilides herpétiformes, varicelliformes. — **C**ions très rares : surtout néphrite. — **P.** Bénin ; durée de 10 à 20 jours.

T. Lit ou chambre 8 j. Diète légère. Asepsie des téguments (pour prévenir infections secondaires) : bains tièdes 2 fois pj ; contre démangeaisons, grattage : poudre de talc avec 1/10e d'acide borique ou même attacher les mains, pour éviter infections et cicatrices. — Si fièvre : antipyrine10, ou bains ; si agitation : bains tièdes ; si légers troubles gastriques : calomel ou purgatifs salins. Si vésicules ulcérées sur muqueuse : toucher avec eau oxygénée à 12 volumes étendue de 3/4, ou glycérine boratée à 10 p. 100. Pas d'hospitalisation ; déclaration non obligatoire. Quarantaine pour école : 25 jours depuis le début de l'invasion.

VARICOCÈLE. — Se fait sentir quelquefois à partir de 15 ans, au moment de la puberté ; souvent troubles nerveux très prononcés, surtout neurasthénie. — Pas de V chez l'enfant dans le cancer du rein.

T. Suspensoir bien ajusté ; affusions d'eau froide ; propreté locale ; éviter longue marche et station debout. Opération rarement nécessaire à cet âge, et uniquement quand V volumineux et vraiment gênant : résection du scrotum ordinairement suffisante ; on peut y ajouter la résection des veines du cordon.

VARIOLE. PETITE VÉROLE. — **Et.** Contagieuses à toutes les périodes, surtout pendant suppuration et dessiccation ; le plus souvent indirectement. La V confère une immunité très grande : cependant récidives assez fréquentes. — **S.** *Incubation* : 10 à 14 jours. — *Invasion* : 2 à 3 jours ; assez brusquement par malaise général, frissons violents, céphalalgie, *rachialgie*, quelquefois *épigastralgie* ; vomissements, diarrhée, convulsions. *Rash* (10 à 30 fois sur 100) scarlatiniforme (le plus fréquent) ou morbilliforme. Température reste de 40° à 40°5 pendant 3 à 4 jours, puis diminue. — *Eruption.* Enanthème bucco-pharyngien vers le 3e jour ; taches rouges, saillantes, pustules, salivation et dysphagie. Exanthème : commence par la face, puis se généralise en 36 h. ; d'abord macules (taches rouges, plates, arrondies), puis papules (saillies arrondies avec collerette rose) ; ensuite vésicules, enfin pustules *ombiliquées* avec auréole rouge ; l'éruption est le signal de la défervescence. — *Suppuration* : du 4e au 8e jour de l'éruption avec reprise de la fièvre ; peut durer jusqu'au 14e jour. — *Dessiccation* : complète ordinairement vers le 11e jour ; croûtes qui tombent du 15e au 25e jour, laissant une petite cicatrice pâle, déprimée, *indélébile* quand la couche de Malpighi a été atteinte ; de nombreuses cicatrices donnent à la face l'aspect *grêlé*. — **Formes** : discrète, confluente, cohérente, hémorragique (celle-ci est la *V noire*, ou *Petite vérole noire*). — **Varioloïde** : c'est une V normale qui n'aboutit pas à la suppuration. — **Cions** : Hyperpyrexie, tendance aux hémorragies, infections purulentes, myocardite, orchite. — **D.** Avant l'éruption, la V ne peut être soupçonnée qu'en temps d'épidémie ; on pense à pneumonie, méningite, ou à cause des rash, à scarlatine, rougeole ; pendant l'éruption il faut la distinguer de varicelle, purpuras. — **P.** Variable : très grave chez tout jeune enfant et surtout dans formes hémorragique et confluente.

T. 1. **Préventif.** Vaccination; revaccination tous les 10 ans et en temps d'épidémie; désinfection[184]; brûler jouets; isolement, pour variole et varioloïde, 40 jours après le début. — 2. **Curatif.** 1° *Général*: celui des maladies infectieuses (v. Infection, 216); couper les cheveux dès le début; faire l'antisepsie de bouche, nez, gorge, conjonctives; enduire mains et pieds de vaseline au sublimé, et les entourer d'ouate et de taffetas gommé pour empêcher le grattage. Chaque jour lavement simple ou huileux; de temps en temps calomel (5 ctgr. paâ); bains tièdes (30 à 34°), surtout comme action sédative, 2 à 3 pj de 10 à 15 minutes; ou au moins enveloppements mouillés. Alimentation liquide : lait, bouillon, grogs légers. — 2° *Suppuration.* Médication *éthéro-opiacée* : extrait thébaïque, 2 à 5 ctgr. pj dans potion[24]; éther en inj. s.-c. dans partie supérieure des cuisses ou dans fesses, 1/5 à 1/2 seringue 2 ou 3 fois pj, mais ces injections sont douloureuses; on peut donner l'éther par la bouche, dans eau sucrée par c. café; on peut ajouter aussi perchlorure de fer : V à X gouttes pj; ce Tt donnerait de très bons résultats s'il était employé dès le début de l'éruption, et continué jusqu'au début de la dessiccation. La *lumière rouge* (vitres couvertes de papier rouge, lampe munie de verre rouge) est un très bon moyen de hâter l'évolution de l'éruption, d'empêcher la suppuration et de prévenir les cicatrices. Continuer les bains tièdes : 1 à 2 pj. pendant 3/4 d'h. ou 1 h; on peut y mettre du sublimé à 1 p. 10.000. ou faire lotion générale 4 fois pj avec solution de sublimé à 1 p. 1.000. — 3° *Dessiccation* : Hâter la chute des croûtes par cataplasmes de fécule de pomme de terre, onctions de vaseline, bains savonneux. — 4° Tt local de la *face*. Essayer d'éviter la transformation des vésicules en pustules pour prévenir les cicatrices (résultats jusqu'ici discutables) : pulvérisations de sublimé répétées 2 ou 3 fois pj pendant 1 minute seulement; eau oxygénée diluée ou même pure en applications ou pulvérisations (résultats encourageants): on a essayé aussi l'emploi d'un *masque antiseptique* par ex. : [Sublimé... 0,50 ctgr. Traumaticine... 50 gr.], étendre avec un pinceau sur tout le visage sauf les paupières : renouveler dès que la 1re couche commence à s'écailler dans les 4 premiers jours seulement, ne pas continuer quand les pustules sont constituées ; sur les paupières, compresses de tarlatane imbibées de solution de sublimé à 1 p. 1.000.

3. **T des Cions**. Surveiller soigneusement pouls, cœur, pustules conjonctivales, foyers de suppuration. Contre *hyperthermie, accidents nerveux* très intenses : bain froid avec prudence, car il amène une congestion intense de la peau et comme conséquence une éruption abondante ; bromure[13], chloral. *V hémorragique* : hémostatiques[7], chlorure de calcium[14] et gélatine[18]. Cions cardiaques : spartéine[31], caféine[13] ; pas de digitale. Suppurations : ouvrir les foyers dès que le pus est collecté.

Convalescence. L'enfant peut se lever dès que la dessiccation est complète et que commence la chute des croûtes ; il ne doit quitter la chambre qu'après la chute de toutes les croûtes. 40 jours d'isolement. Stérilisation des vêtements et du linge. (V. Désinfection, 156.)

VERGETURES. — Chez les enfants, siège et causes variables : les V des *membres* dans croissance sont habituelles chez les adolescents qui grandissent rapidement à la suite de longues maladies (comme f. typhoïde) ; elles siègent au-dessus du genou, des malléoles et sont perpendiculaires à l'axe du corps[118]. V de *l'abdomen* par ascite, anasarque, tumeur. V du *thorax* après pleurésie, hydrothorax. V par distension brusque due à trauma (coup de bâton, de fouet, etc.).

VERRUES. — **Et**. Papillomes parasitaires et contagieux ; rares chez nourrissons, fréquentes dans 2e enfance et adolescence ; longue durée, parfois disparition spontanée.

T (tombent souvent toutes seules). 1. *Local*. Détruire les grosses V par cautérisation (galvano ou thermocautère), raclage à curette en évitant de faire saigner ; on peut anesthésier localement au chlorure d'éthyle. V *jeunes, planes, juvéniles* : badigeonnages répétés de teinture d'iode ; ou tous les j. badigeonnages avec 1 ou 2.

1. Sublimé corrosif	1 gr.	2. Acide salicylique	1 gr.
Collodion élastique	30 —	Collodion.	20 —
	(Kaposi)		

Cautérisation à l'acide nitrique fumant (tremper dans l'acide une petite tige de bois avec laquelle on imbibe la V, qui tombe après quelques séances ; ne pas en répandre sur la peau saine) ; on peut appliquer de même l'acide chromique très concentré, sirupeux ; le sulfo-carbol (acide orthoxyphényl-sulfureux) de Vigier appliqué au pinceau dur tous les jours est excellent. Radiothérapie : pourrait faire disparaître les V. — 2. Tt *Général*, prôné par quelques-uns : emploi quotidien de magnésie calcinée à 0,50 ou 0,75 ctgr ; ou teinture de Thuya occidentalis (L à LX gouttes pj) ou liqueur de Fowler (IV à V gouttes pj.).

VERS INTESTINAUX ou **HELMINTHIASE**. — On nomme Helminthiase les accidents dus à la présence des vers intestinaux ou helminthes dans l'organisme. Les V sont dans l'enfance d'une fréquence telle qu'on pourrait dire qu'il n'y a pas d'enfant qui n'en ait présenté.

I. **Tænias**, Bothryocéphale et **Ascarides**. — Le Tænia est d'autant plus rare que l'enfant est plus jeune ; il passerait en général inaperçu s'il ne se révélait par l'expulsion d'anneaux. L'Ascaris est souvent expulsé sans avoir provoqué de troubles antérieurs.

S. Pour la plupart d'origine réflexe, ils sont beaucoup plus souvent dus aux ascarides qu'aux tænias. 1. *Tr. digestifs*, rares. Fétidité de l'haleine (imputable à tous les tr. digestifs : n'a donc d'intérêt ici que lorsqu'elle est liée à un état normal de l'appétit, de la digestion et des selles). Salivation (réflexe ?) rare chez l'enfant ; appétit bon, mais peut varier en plus ou moins : sa diminution ne peut donc faire conclure à l'absence de V ; nausées fréquentes (les nausées sont rares chez l'enfant, car les vomissements arrivent trop vite). — 2. *Tr. nerveux*. Hoquet (rare chez l'enfant). Douleurs : soit picotements continus de la région gastrique, surtout en dehors des repas, quand l'estomac est vide (10 h. du matin ; 5 à 6 h. du soir) ; soit douleurs très vives dans le milieu de l'après-midi, entre 3 et 8 h. du soir, jamais la nuit ni le matin ; elles apparaissent à peu près tous les 2 jours, surtout quand l'enfant est à jeun et debout ; elles se calment quand il est couché ; elles ne présentent aucun rapport avec la digestion, qui reste absolument normale ; aucun ballonnement, aucun point douloureux. Picotements, démangeaisons du nez, de la paupière, de l'orifice externe de l'oreille, de l'anus. Toux sonore, éclatante, férine et rebelle à tous les médicaments. Dilatation des pupilles (soit vermination, soit masturbation). Vertiges brusques : rares chez enfants, mais fréquents chez adultes et adolescents (surtout filles) ; on est porté à les attribuer à anémie, à chlorose ; ce signe est plus important chez les garçons de 10 à 12 ans. Convulsions : 1° convulsions vulgaires jusqu'à 4 ans ; 2° véritables crises épileptiformes chez enfants plus âgés, depuis 5, 6 ans. Syncopes, surtout chez adolescents et adultes. Palpitations, attribuées à la croissance et qui disparaissent à l'expulsion d'un ver. On a noté encore : terreurs nocturnes, chorée, hallucinations, surtout chez enfant prédisposé.

Terminaison ordinaire : le Ver est rendu par l'intestin sans douleur et sans phénomènes appréciables, sans raison, ou après purgatif ou maladie comme f. typhoïde, etc. ; mais il peut y avoir d'autres Vers. L'issue du Ver donne aux enfants une peur atroce, et est souvent le point de départ d'accidents névropathiques, comme les 1res règles chez une fille non prévenue. — **C**ions très rares : occlusion intestinale, suffocation par pénétration dans le larynx. — **D**. Souvent difficile, car la symptomatologie du tænia et surtout de l'ascaris peut aller de 0 à l'ensemble des signes décrits plus haut, dont plusieurs, par leur réunion, pourraient faire penser à méningite, etc. Les douleurs de la croissance qui pourraient ressembler à celles de l'helminthiase se produisent plutôt pendant et après la marche, elles disparaissent par la tranquillité ; on trouve de plus dans la croissance une sensibilité spontanée ou surtout provoquée au niveau des cartilages de conjugaison, à la partie inférieure de la cuisse et supérieure de la jambe. On doit toujours en présence de phénomènes vagues, inexpliqués, penser aux Vers, surtout aux ascarides ; on recherchera les *œufs* de celles-ci dans les selles : ils y sont nombreux, faciles à voir, avec un aspect muriforme caractéristique ; on peut encore donner un vermifuge.

I. **Tænias et Bothryocéphale.** Préparation du malade : donner la veille du lait seulement; le matin au réveil, un lavement évacuant d'eau bouillie tiède, puis le vermifuge ; ensuite, 1 ou 2 heures après, un purgatif : huile de ricin, séné, sulfate de soude ; le calomel peut être donné en même temps que le vermifuge. L'enfant sera maintenu au lit pendant l'action du tænifuge, pour éviter quelques malaises tels que vertiges, nausées ; calmer celles-ci par quelques gouttes de menthe. Au moment de l'effet, on asseoira l'enfant sur un vase plein d'eau tiède, l'anus dans l'eau, ou sur un vase recouvert d'une mousseline : s'assurer que la tête est rendue. Si *insuccès* ou doute, ne pas recommencer avant 2 mois ; employer de préférence un autre vermifuge. — *Semences de courge mondées.* Ne doivent pas dater de plus d'un an : 30 à 60 gr., c'est le 1er moyen à utiliser et le moins efficace. Piler les semences en y ajoutant du sucre, par exemple :

Semences de courge mondées fraîches .	30 à 60 grammes.
Triturer avec sucre	25 gr.
Lait	60 —

A prendre en 1 fois le matin à jeun ; 1 heure après, donner huile de ricin. Administrer 2 à 3 jours de suite.

Kousso : goût répugnant, vomissements : ne pas l'employer. — *Grenadier* (Écorce de racine de) : la macération est épouvantable ; la *pelletiérine* ne doit pas être donnée chez l'enfant avant 15 ans. — *Fougère mâle* (extrait éthéré de). Dose 0,50 ctgr. paâ, d'où à 5 ans = 2 gr. 50 ; à 10 ans = 5 gr.

On l'associe au calomel dans des capsules :

Extrait éthéré de fougère mâle.	0,50 centigrammes.
Calomel	0,05 —

Une capsule de 5 en 5 minutes jusqu'à ingestion par l'enfant d'autant de capsules qu'il a d'années.

Aux petits enfants on peut le faire prendre avec sirop ou miel.

Exemple pour enfant de 4 ans :

Extrait éthéré de fougère mâle.	2 grammes.
Sirop simple	25 gr. ou miel blanc q. s.

A prendre le matin en 2 ou 3 doses, puis purgatif.

Comme purgatif, donner 2 heures après : calomel 0,05 paâ ou scammonée 0,04 paâ. L'huile de ricin, que l'on déconseille en France, après l'emploi de la fougère mâle, est fréquemment donnée en Allemagne.

II. **Ascaris lombricoïde.** Donner pendant 3 jours de suite, le semen-contra ou mieux la santonine ; donner le 3e jour un purgatif : jalap, scammonée, séné ou calomel. Pendant toute la durée du T[t], mettre l'enfant à la diète lactée. — *Semen-contra,* poudre : très efficace, mais goût désagréable : peu employé. Dose : 0,40 ctgr. paâ, pas avant 2 ans; 5 ans = 2 gr. ; 10 ans = 4 gr. en infusion dans 60 gr. d'eau sucrée. — *Santonine* : tirée du semen-contra ; sans goût, mais peut être toxique. Dose : 0,01 ctgr. paâ ; pas avant 2 ans ; 5 ans = 0,05 ; 10 ans = 0,10. La santonine ne sera pas prise à jeun ; la donner pendant 2 à 3 jours ; la faire suivre ou l'unir à un purgatif ; la dose sera en 1, 2 ou 3 paquets :

Santonine	1/3 de la dose paâ.
Calomel	1/3 de la dose paâ.
Lactose	0,50 centigrammes.

Pour 1 paquet, n° 6 : donner 3 paquets dans un peu de lait, le matin, 2 jours de suite, chacun à 1 heure d'intervalle. — V. aussi p. 340.

On pourrait encore la prescrire le soir et donner le lendemain de l'huile de ricin. On trouve dans les pharmacies des pastilles de santonine à 1 ctgr. et des biscuits à 5 ctgr. Intoxication : v. Empoisonnement, p. 182.

II. **Oxyures vermiculaires** : la seule espèce dans la 1re enfance. Vers blancs de 1 ctm. de longueur, pas d'intermédiaires, auto réinfection ; habitent dans la partie inférieure du rectum et sortent le soir dans le voisinage des bourses ou de la vulve. — S. *Prurit intense*, surtout le soir et la nuit, soit à l'anus, soit à la vulve, d'où grattage qui peut déterminer des phénomènes d'irritation tels que rectite, vulvite avec suintement blanchâtre rectal ou vulvaire ; ténesme rectal ou vulvaire dû à irritation de voisinage, d'où *incontinence nocturne d'urine* qui peut persister jusqu'à 15 ans et dont la cause primitive, est la présence des oxyures. Les phénomènes réflexes comme ceux indiqués plus haut sont très rares, même les phénomènes convulsifs ; masturbation fréquente. — D. On constate la présence des O à la région anale : on peut même en ramener quelques-uns par un lavement froid. — P. Les récidives sont très fréquentes, et les oxyures peuvent reparaître après 5 à 6 mois.

T. 1re enfance. Lavement d'eau sucrée : 60 gr. d'eau tiède, saturée d'autant de sucre qu'il peut en fondre ; ne réussit souvent qu'après un 2e lavement sucré donné 4 à 5 jours après ; on peut continuer tant que le lavement ramène des O. Lavement de vinaigre dans le cas exceptionnel où le lavement de sucre ne suffirait pas : un peu irritant et douloureux ; 60 gr. d'eau avec 1 ou 2 c. à café ou plus de vinaigre. D'autres préfèrent : lavement d'eau de savon, 2 à 3 gr. p. 200 gr. d'eau ; lav. d'eau salée, 40 gr. de sel p. 200 gr. d'eau ; lav. de glycérine pure. — Soins locaux : laver anus et vulve avec solution chaude, boriquée ou légèrement sublimée. Contre prurit et migration : enduire le soir le périnée et l'anus d'onguent gris ; empêcher l'enfant de se gratter les régions anale et génitale et de porter ensuite ses doigts à sa bouche (v. plus bas).

2me enfance. Lavements de sucre, sel, vinaigre, glycérine pure ; ou plutôt grands lavages intestinaux composés de 1 à 2 litres d'eau savonneuse (savon amygdalin médicinal à 5 p. 1.000).

ou lavements de sublimé faible :

Sublimé	0,05 ctgr.	Liqueur de Van Swieten	1 c. café.
Eau distillée	200 gr.	Eau	8 c. soupe.

1 c. soupe dans 2 verres d'eau pour un lavement.

Cela fait dans les 2 cas : 0,005 milligr. de sublimé par lavement.

Vermifuge associé aux lavements :

Santonine	0,01 ctgr. pâà.
Calomel	0,05 — —
Lactose	0,50 — —

Pour 1 paquet, n° 3. 1 paquet à jeun, 3 jours de suite, dans du lait. Régime lacté absolu.

Détruire parasites et œufs par lavages quotidiens (au sublimé ou autrement) ; enduire après le coucher plusieurs soirs de suite la région avec une pommade mercurielle (à l'aide d'une onction intra rectale avec le doigt) :

Onguent napolitain	10 gr.
Vaseline	20 —

Pour éviter la transmission faire coucher seul, tenir les mains propres, ongles coupés ras, doigts enduits de substance amère (Quassia).

III. **Ankylostome duodénal** : rare chez l'enfant.

T. Extrait éthéré de fougère mâle (comme plus haut) ou *Thymol* (meilleur ici, semble-t-il) : 0,50 à 2 gr. suivant âge ; le donner le matin en poudre fine, dans partie égale de sucre en poudre ; ne prendre ensuite *que de l'eau* pendant plusieurs heures. Renouveler les prises 3 j. consécutifs. S'il n'y a pas eu d'évacuation intestinale 5 h. après chaque prise, donner un léger purgatif salin. Le thymol peut être aussi employé contre les autres vers.

IV. **Tricocéphale** : rare. — Thymol.

VERTIGES (*vertigo*, de *vertere* tourner). — Causes multiples ; les plus fréquentes sont : troubles digestifs, surtout dyspepsie légère (*V stomacal*), vers intestinaux, constipation. — Cardiopathie : surtout *insuffisance aortique* dont le V est chez l'enfant un symptôme habituel. — Oreille externe (bouchon de cérumen), moyenne, interne (V de Ménière). — Névroses : *neurasthénie, épilepsie*, hystérie, migraine. — Maladies infectieuses : méningites au début, f. typhoïde, grippe. — Chlorose, Anémie accentuée. Convalescence. — Diabète, Urémie. — *Poisons* : alcool, tabac, ciguë, champignons, arsenic, chanvre indien, digitale, ergot, morphine, pelletiérine, plomb, quinine, salicylate de soude, tartre stibié. — Gaz : oxyde de carbone, acide carbonique, gaz d'éclairage. — *V visuel* qui accompagne la diplopie due à paralysies oculaires. Le V des hauteurs n'existe pas chez les petits enfants.

VOIX [40, 37]. — **Raucité**. Dans presque toutes les affections du larynx : laryngites [178] catarrhales aiguës ou chroniques ; spécifiques [138] (tuberculose, syphilis héréditaire [309]) ; néoformations (polypes, papillomes) ; sténoses laryngées. — **Aphonie**. Voix éteinte du croup. — **Pluriphonie** (voix bitonale, dysphonie, etc.) : dans paralysie récurrentielle, diphtérique. V eunuchoïde, due à la mue de la puberté [274], adénop. tr. bronchique.

VOMIQUE. — Très rare. Ordinairement fractionnée ; semble peu abondante car l'enfant, ne crachant pas, avale le pus de la V ; rarement suivie de pneumothorax. — Causes : pleurésie purulente ; *pseudo-vo-*

mique semblable à la V dans tuberculose cavitaire et dilatation bronchique.

VOMISSEMENTS. — Ne pas les confondre avec les *Pseudo-Vomissements* causés par les paralysies du voile du palais et du pharynx ou par les sténoses et dilatation de l'œsophage. — Les V comprennent : 1. *Régurgitations :* rejet du contenu gastrique par gorgées, sans malaise, sans contraction des muscles des parois abdominales. 2. *Vomiturition :* diminutif du V avec léger malaise, effort, contraction musculaire. 3. *Vomissements*. S précurseurs : nausées, puis efforts plus ou moins intenses par contraction musculaire abdominale.

I. 1re Enfance. — T du syndrome Vomissement. Alimentation : ne rien donner, ou réduire au minimum alimentation et boisson. Permettre toutes les heures un tout petit peu de lait, coupé avec un quart d'eau bouillie sucrée ou au contraire espacer (3 h. d'intervalle au lieu de 2 h.) ; espacer et réduire les tétées ; enlever le sein dès que l'enfant s'arrête. — *Médicaments*. Citrate de soude[30] : 1 c. café de la solution à 1 p. 100 ou à 1 p. 50 avant chaque tétée. Laudanum de Sydenham : 1 goutte le matin dans un peu de lait. Eau bicarbonatée (Vichy, Vals) pour couper le lait ; si nécessaire, en lavages d'estomac. Ipéca[20] : peut être utile, mais à dose suffisante. De même l'alcool, 1 c. café ou 1 c. soupe dans un verre d'eau, à donner par c. café. Eau chloroformée[16], potion de Rivière. Si des *douleurs d'estomac* accompagnent les V, mettre sur le creux de l'estomac des cataplasmes chauds que l'on peut saupoudrer d'un peu de farine de moutarde.

Variétés. 1. Vomissements par suralimentation. 1° Soit simples *régurgitations*, très fréquentes et très faciles, dues à ce que le repas, tétée ou biberon, a été trop abondant ; le lait rendu de suite est liquide ; il doit être caillé après quelques minutes. 2° Soit *véritables* V par surcharge alimentaire, dans allaitement artificiel mal dirigé, avec en général quelques tr. digestifs.

T dans les deux cas. Retour des repas à la normale, comme nombre, quantité, coupage ; coucher l'enfant immédiatement après le repas sans le secouer.

2. V dans troubles digestifs : gastro-entérite, dyspepsie, aérophagie. T du syndrome, de la cause. — V bizarres d'enfant bien réglé nourri au biberon ou au sein. **T** : changement de nourrice ; mettre au lait stérilisé ou cru. V. p. 163.

3. V incoercibles du nourrisson : Cause : **Pylore**. Soit *sténose congénitale* ordinairement hypertrophique du pylore ; soit quelquefois *spasme* essentiel du pylore. — **Syndrome pylorique**. L'enfant vomit presque dès sa naissance le lait absorbé, quel qu'il soit ; on note : ventre rétracté, dilatation de l'estomac avec contractions péristaltiques jusqu'à vomissement, constipation opiniâtre ; amaigrissement extrême ; on sent quelquefois une masse dure sous le bord inférieur du foie, légèrement à droite de la ligne médiane : c'est le pylore hypertrophié. — P grave, quelquefois mortel.

T. 1. Médical, surtout par réglementation et diminution de l'alimentation : ne pas s'y attarder. 2. Chirurgical : faire la gastro-entéro-anastomose ou mieux la pyloroplastie extérieure (Fredet), qui a l'avantage de ne pas ouvrir le tube digestif.

4. **V sanglants, Hématémèses** : exceptionnels chez nourrisson sauf chez nouveau né : V. Hématémèse 207.

II. 2° Enfance.

1. **V des pyrexies** : apparaissent au début des brusques invasions fébriles où ils semblent chez l'enfant l'équivalent du *frisson* (variole, scarlatine, érysipèle, pneumonie).

T : ne pas les combattre, à moins que leur fréquence n'entrave l'alimentation; alors donner des boissons glacées (peu à la fois, faire sucer de la glace), potion de Rivière, menthol en potion, pulvérisation d'éther à l'épigastre.

2. **V. des aff. de l'app. digestif** : habituels dans embarras gastrique, indigestion (Tt : ipéca [20]) ; appendicite, péritonite (Tt : opium [21], glace); étranglement ou obstruction intestinale. La dilatation de l'estomac présente souvent des V tardifs de matières fermentées (Tt : le plus urgent sera de régulariser l'alimentation, puis on donnera des antiseptiques : bétol, benzonaphtol [11], salicylate de bismuth [12], peroxyde de magnésium [21] ou de calcium ; l'eau chloroformée [16], le lavage d'estomac pourront être utiles ici). Dans l'hypochlorhydrie, employer l'acide chlorhydrique à 2 ou 4 p. 1.000 aussitôt après l'alimentation. Dans l'hyperchlorhydrie les V seront arrêtés par de fortes doses de bicarbonate de soude [30], craie [16], magnésie calcinée [21], salicylate de bismuth [12] seuls ou associés. L'helminthiase s'accompagne quelquefois de pituite matutinale ou de fréquents V avec nausées.

3. **V dans aff. de l'app. respiratoire**. Ils suivent l'expectoration : coqueluche, à la fin de la quinte ; adénopathie trachéo-bronchique, après la toux coqueluchoïde; dilatation bronchique, en même temps que l'expectoration matinale très abondante ; pleurésie purulente, terminée quelquefois par une vomique (véritable V de pus).

T : dans la coqueluche on fera manger les enfants *aussitôt après* les V, peu à la fois. Moyens semblant avoir une certaine action : café noir, droséra, teinture d'iode à faible dose, pulvérisations d'éther.

4. **V dans aff. du système nerveux**. 1. *V cérébraux* [220], habituels et souvent précoces (importants pour diagnostic) dans méningites et tumeurs cérébrales. — 2. *V névropathiques* ou *hystériques* : faciles, sans effort, sous forme de régurgitations ou de vomituritions; souvent accompagnés d'anorexie mentale, de stigmates hystériques: se rencontrent dans névropathies; fréquents chez enfants des 2 sexes, de 6 à 15 ans.

T : hydrothérapie, suggestion, valériane [32], belladone [12], éther. Dans méningite tuberculeuse ou non, dans tumeurs, le vomissement facile, sans nausées, est un signe du début avec constipation, rétraction du ventre, raideur de la nuque.

5. **V toxiques** : dus à anesthésie (éther, chloroforme); à médicaments antipyrine) ; à urémie; dans ce dernier cas les V cèdent à régime lacté,

purgatifs drastiques, saignée. V de la diphtérie dans la convalescence; s'ils ne sont pas dus à indigestion, leur P est très grave quand ils sont accompagnés de pâleur, asthénie, ralentissement et irrégularité du pouls ; ils doivent faire craindre un accident bulbo-cardiaque.

6. **V cycliques ou périodiques** avec **acétonémie**. Crises de V incoercibles, à intervalles plus ou moins irréguliers (plusieurs par an) durant de 1 à 8 jours, avec constipation, pâleur et odeur d'acétone; acétone dans l'urine. Ces V portent sur l'estomac plein (aliments) et sur l'estomac vide (mucosités limpides, filantes, acides). — **Et**. Début vers la 3e année : hérédité arthritique, surtout goutteuse, quelquefois appendicite chronique (*a*) ; pas de cause apparente pour l'apparition ou la disparition brusque de ces V. — **P**. Bénin (à moins d'appendicite) ; guérison sans traces; ces V peuvent se continuer ainsi dans l'enfance, cesser à la puberté où ils sont quelquefois remplacés par des crises de migraine, d'entéralgie, d'entérite muco-membraneuse. — **D** : crise d'appendicite, méningite tuberculeuse.

T. 1. *Pendant la crise*. Immobilité dans lit, obscurité. Diète absolue ; quand l'enfant est resté 6 heures sans vomir, donner 1 c. café d'eau glacée ou de lait coupé d'eau glacée d'h. en h., en rapprochant peu à peu les cuillerées. Faire de fréquentes irrigations intestinales avec de l'eau bouillie salée à 7 p. 1.000 ; Marfan ajoute magnésie 0,20 ctgr., 5 fois pj. ; on a donné bicarbonate de soude 0,25 ctgr. d'h. en h. pendant 12 h. ou citrate de soude. Si la crise se prolonge : lavements nutritifs et injections de sérum. — 2. *Dans l'intervalle des crises*. Régime surtout végétarien (laitages, potages, légumes en purées, eau en boisson), alcalins à dose élevée ; grand air, exercice, hydrothérapie, pas de constipation. Vichy.

VOUTE PALATINE OGIVALE — Atrésie de la mâchoire supérieure : voûte étroite, très élevée, terminée par sommet aigu comme les ogives gothiques. Souvent observée chez enfant à hérédité névropathique : épilepsie, hystérie, aliénation mentale ; souvent due aussi à végétations adénoïdes. Pour Marfan, serait presque toujours due au rachitisme. L'étroitesse du maxillaire fait chevaucher les incisives, d'où rétention des aliments dans les interstices, cause de carie future ; de plus, insuffisance de respiration nasale.

VULVITE. — VULVO-VAGINITE. — **Et**. 1. *V non spécifique* : surtout dans chloro-anémie, scrofule, ou après maladie infectieuse : rougeole, scarlatine, f. typhoïde, diphtérie ; ou impétigo, eczéma des régions voisines. — 2. *V blennorragique* : peut commencer dès la naissance, le plus souvent dans accouchement par le siège ; contagion directe par viol ou coït (rare) ; presque toujours contagion indirecte par objet de toilette (éponge, serviette, etc.), bain commun, drap de lit ; l'infection se fait surtout dans le *même lit*. — **S**. *V simple* : muqueuse peu ou pas enflammée, sécrétions muco-opalescentes ; pas de douleur. — *V blennorragique* : muqueuse tuméfiée, rouge, douloureuse ; écoulement purulent, verdâtre, épais, qu'on peut voir sourdre du vagin. — **Cions** : variables. *Uréthrite blennorragique* fréquente : alors tuméfaction

(*a*) Certains en effet ne se reproduisent plus après ablation de l'appendice.

de l'orifice, écoulement constaté en pressant le long de l'urèthre ; quelquefois cystite, métrite ; ophtalmie purulente rare ; penser au *pseudo-rhumatisme blennorragique*, quelquefois signalé : aussi toujours examiner la vulve quand existent des phénomènes articulaires. — **P** : peu grave, tendance de la V blennorragique à la chronicité et aux récidives. — **D**. Y penser quand taches sur linge, quand pseudo-rhumatisme.

T. I. V simple. Soins de propreté, lavages de la vulve à l'eau boriquée, à la décoction de feuilles de noyer, à l'eau oxygénée ; poudrage. T général reconstituant. — **II. V blennorragique. T**. 1. *Préventif*. Séparation du linge, du lit ; emploi du pantalon ; l'enfant atteinte doit être isolée ; l'empêcher de porter ses doigts à ses yeux, de se gratter. 2. *Curatif*. Repos au lit très bon (15 j. au moins) ; compresses boriquées sur la vulve. Lavage vulvaire avec solution de permanganate de potasse : 0,25 à 0,50 cgr. p. 1.000 ; 1 à 4 fois pj. Injections vaginales tièdes, si nécessaire : laver d'abord à l'extérieur, ensuite introduire une sonde molle de Nélaton n°s 10, 12, 14 suivant âge, que l'on enfonce de 2 à 3 centimètres et passer plusieurs centaines de grammes à l'aide de bock ou seringue, sans pression pour ne pas refouler le pus. Liquides à employer pour l'injection : permanganate de potasse de 0,50 à 1 p. 1.000 ; eau oxygénée à 12 volumes ; protargol à 1 ou 2 p. 100. Dans l'intervalle des injections, mettre entre les lèvres gaze ou tampon d'ouate les séparant. Séjour au lit très bon. — 3. *Cas rebelles*. Comme modificateurs : badigeonnage au sulfate de zinc, 1 à 3 p. 100 ; au nitrate d'argent, 1 p. 100, ou encore avec solution de protargol, 5 à 10 p. 100. Avant les badigeonnages : grands lavages à l'eau bouillie tiède, et sécher au coton aseptique ; on peut poudrer avec mélange de bismuth et tanin.

Médecine légale. L'expert, en face d'une vulvo-vaginite, n'a le droit de penser à un attentat criminel qu'en présence de lésions traumatiques ; les sécrétions n'ont aucune valeur, car la vulvo-vaginite blennorragique de cause indirecte est très fréquente : d'où peu d'importance médico-légale de la coexistence de gonocoques chez l'inculpé et la fillette ; se méfier des affirmations si souvent mensongères de la fille (mythomanie [231]), et de ses parents.

ZONA (ζώνη, bande, ceinture). **HERPES ZOSTER**. — **Et**. Exceptionnel jusqu'à 2 ans, très rare jusqu'à 4 ans (mais passe souvent inaperçu) ; 2 fois plus fréquent chez filles. **C**. : probablement toxi-infection aiguë ou chronique. Immunité par 1re atteinte. — **S**. Eruption toujours unilatérale formant une traînée, une bande (à topographie radiculaire) caractérisée par plaques rouges, érythémateuses, plus ou moins ovalaires, souvent inaperçues ; après quelques heures elles se recouvrent de saillies papuleuses qui se transforment bientôt en *vésicules* (gouttelettes transparentes, nacrées, d'apparence herpétique) ; elles apparaissent par poussées successives, d'où présence simultanée d'éléments éruptifs d'âge différent ; elles se flétrissent après 2 ou 3 j. ; alors croûtelles qui se détachent du 10e au 15e j. laissant toujours une cicatrice indélébile blanchâtre ou pigmentée, mais souvent à peine visible (surtout apparente après éruption intense ou grattage énergique). Douleur peu marquée ou même absente avant 10 ans d'où Z fréquemment inaperçu dans jeune âge (en opposition avec les douleurs vives de l'adulte). Phénomènes généraux, très légers ou absents. Durée totale : S prodromiques 2 j., éruption 6 à 7 j., dessiccation 8 à 10 j. — **D.** Facile avec herpès, vésicules de varicelle, eczéma, etc., mais localisations innombrables; la plus fréquente forme le Z intercostal. — **P.** Bénin.

Z symptomatiques. Secondaires à trauma, troubles digestifs, maladie infectieuse, tuberculose, intoxication.

T. 1. Garder la chambre; diète légère (lait, bouillon, potages, purées, œufs). Période aiguë : ni bains, ni pommades, ni pansements humides (pouvant produire macération). *Vésicules* : les respecter, ne pas les déchirer; saupoudrer largement avec poudres inertes stérilisées : talc, oxyde de zinc, sous-nitrate de bismuth et protéger par gaze aseptique et couche épaisse d'ouate hydrophile pendant 5 à 6 j. ; renouveler tous les 2 j ; après dessiccation, maintenir chez jeune enfant le pansement protecteur pour éviter grattage.

Si excoriation des vésicules : lotions à l'eau d'Alibour étendue[17] ou pommade à l'oxyde de zinc mentholée[22]. Après formation des croûtes : pommade soir et matin (oxyde de zinc et vaseline avec ou sans menthol) ; recommander de ne pas se gratter. Douleurs névralgiques : antipyrine[10], pyramidon[26], quinine[27*], opiacés[34]. Si suppuration : pansement antiseptique.

RENSEIGNEMENTS

ÉTABLISSEMENTS POPULAIRES (*a*)

Abréviations. A P : Assistance Publique de Paris, 3, Avenue Victoria. — C : congréganiste. — F : Filles. — G : Garçons. — *Gr.* : gratuit. — H. : Hôpital. — I[on] : Institution : — I[t] : Institut. — L : Laïque. — O : Œuvre. — pj : par jour. — R[ts] : Renseignements. — S : Sanatorium. — Φ : Tuberculose.

Abandonnés (Enfants). — V. *Paris, Enfants Assistés.*

Aliénés. Epileptiques. Idiots.

Département de la Seine. Dispositions relatives aux enfants âgés de moins de 18 ans. — Les enfants sont envoyés dans des quartiers spéciaux : **G** à Bicêtre (Seine) ou à Vaucluse (Epinay-sur-Orge (S.-et-O.) **F** à la Salpêtrière, 47, Boul[d] de l'Hôpital (XIII[e]) ou à la Fondation-Vallée (Gentilly, Seine). — **Placement volontaire** : mêmes formalités que pour adultes. 1. *Demande d'admission du malade*, f. par parents, tuteurs, curateurs, amis ou maire de l'arrond[t] ou de la commune, indiquant que le malade est Français et que son *domicile de secours* est dans le département : il sera celui du père ou de la mère *veuve*, justifié par quittance de loyer de plus d'une année, ou certificat de résidence délivré par le comm. de police du quartier. 2. *Certificat de médecin* n'ayant pas plus de 15 jours, sur papier timbré de 0 fr. 60 et légalisé par le c. de police du quartier du médecin, constatant l'état mental du malade, les particularités de la maladie ainsi que la nécessité du placement. 3. *Pièces d'identité* (bull. de naissance, livret de famille, etc.). — Les étrangers demandent le placement d'office par l'intervention du c. de police de leur circonscription.

Toutefois il n'est plus admis provisoirement d'enfants, dans les quartiers spéciaux qui leur sont réservés, par voie de placement volontaire direct. Toutes les demandes doivent être centralisées à l'Asile clinique (Sainte-Anne), rue Cabanis, n° 1 (XIVe), où un registre est ouvert à cet effet. Les admissions ont lieu dans l'ordre rigoureux des inscriptions. En cas d'urgence, s'adresser au c. de police, qui provoquera le *placement d'office*.

Allaitement au sein. — Paris : La Pouponnière (V. Paris).

Anémie. — Beaumont-en-Véron. — Berck-sur-Mer. — Cerbère. — Le Croisic. — Forges-les-B. — Malo-les-B. — Moulleau. — Paris : O de Villepinte. — Le Pornic. — Ris Orangis. — V. ces noms pour Rens[ts].

Arcachon (Gironde). *S Maritime.* L. — **G** : 2 à 15. **F** : 2 à 16 ans. Débilité, lymph., rachit., scrof., prédisposition à la Φ. Min. du séjour :

(*a*) **Pour les Crèches, Dispensaires, Orphelinats, s'adresser à l'Office central des œuvres de bienfaisance : 175, Bd Saint-Germain (Tél : *Saxe*, 15.10).**

3 mois. 2f pj, Ecrire au Dir. ou au Dr Armaingaud, 55, r. de Fondaudège, Bordeaux, et 150, Bd Montparnasse, Paris.

Arcueil-Cachan. Asile du 1er âge. L. — De 0 à 3 ans. *Gr.*

Argelès (Htes-Pyr.) *Asile de Phtisiothérapie.* C. — F prédisposées à la Φ. — 300f par an ; entrée 160f.

Arriérés. — Bicêtre : Hospice. — Epinay-s/-Orge : Cie de Vaucluse. — Gentilly : Fondation Vallée. — Chilly-Mazarin (Aveugles arriérées). Paris : Société pour la protection des arriérés. — V. ces noms pour Rensts.

Asiles temporaires. — Pour les enfants que les parents ne peuvent garder momentanément pour cause de maladie, chômage, misère, etc. A. T. de l'H. des Enfants Assistés ; succursale à Thiais. — A. T. pour enfants dont les mères sont à l'hôpital. — Maison maternelle. — Abri social de l'enfance. — A. T. Léo Delibes à Clichy-la-Garenne. — V. ces noms pour Rensts.

Asnières (Seine) *It départal des Sourds-Muets*, 29, r. de Nanterre. L. — **Mixte**, de 6 à 21 ans, pour enfants domiciliés depuis 2 ans dans le Dépt de la Seine. Instruction, apprentissage. *Gr.* ; reçoit aussi pensionnaires : 1.000f par an ; 1/2 pensionnaires : 600f ; externes : 400f.

Assistés (Enfants) : v. H. des Enfants assistés et Asiles Temporaires.

Aveugles. — Paris. Ion nationale des Aveugles. — Aveugles de St-Paul. — Clinique des Quinze-Vingts, Paris. — Asile rue Lecourbe, 223, Paris. — Œuvre des jeunes filles aveugles.

Asile des Aveugles, Chilly-Mazarin (S.-et-O.). — It Déptal des aveugles de la Seine, St-Mandé. — V. ces noms pour Rensts.

Banyuls-s/-Mer (Pyr.-Or.) *S marin.* L. — **Mixte** : 4 à 14 ans ; 3 ans pour rachitiques. Lymph., rachit., scrof. Séjour : 3 mois. — 2f pj. Admission : O des S maritimes, 1 à 5 h., r. de Miromesnil, 62.

Beaumont-en-Véron (Indre-et-Loire) *Asile St-Joseph* (A P de Paris). — F ouvrières de Paris de 16 à 25 ans. Convalescence, anémie. — Admission par commission siégeant à l'Hôtel-Dieu. *Gr.* Ecrire à l'A P.

Berck-s.-Mer (P.-de-C.) *H. maritime de l'A P de Paris.* — Φ chirurgicale, articulaire, osseuse, ganglionnaire (coxalgie, mal de Pott, tumeurs blanches, adénites suppurées) ; péritonite tuberculeuse, rachitisme. Ni maladies contagieuses ou incurables, ni Φ pulmonaire en évolution. La syphilis héréditaire, sans accidents contagieux, n'est pas une cause d'exclusion. Pour l'H. de Berck seulement, les affections inflammatoires, même non contagieuses, des yeux et oreilles sont des causes d'exclusion. Limite d'âge : de 2 à 15 ans ; les enfants au-dessous de 4 ans, sauf certains rachitiques, ne peuvent être envoyés à Berck du 1er octobre au 1er avril. Durée maximum du séjour : 1 an. — Condns d'admission (les mêmes pour l'*H. de Forges* et le *S. d'Hendaye*). Malades **des 2 sexes** sortant des Hx de Paris ou sur admission du Dépt de la Seine. 1er examen à la consultation d'un H. d'enfants, avant 9 h. : là est établi un dossier médical ; l'enfant est ensuite renvoyé devant une commission médicale spéciale, après enquête sur la situation de la famille (suivant son résultat, le séjour de l'enfant sera gratuit ou grevé d'un versement mensuel d'une somme variant de 5 à 50f (Règlement de 1909).

Berck-s/-Mer (P.-de-C.). *H. marin Cazin-Perrochaud.* C. — **G**, 3 à 13. **F**, 3 à 16 ans. — Anémie, Φ osseuse (ni incurables, ni contagieux, ni malades du cuir chevelu). — Eté, 50f par mois ; hiver, 40.

Berck-s/-Mer (P.-de-C.). *H. marin Nathaniel de Rothschild*. L. — G, 3 à 11. F, 3 à 20 ans. Israélites. Atrophie des membres, paralysies, scrof., Φ osseuse. — Admission à l'H. Rothschild, 76, r. Picpus, J et D matin. *Gr.*

Berck-s/-Mer. *H. Bouville*. — G. Reçoit à tout âge et en tous états des malades justiciables du séjour. 2f par jour. *Sanatorium Vincent*. F Mêmes conditions.

Berck-s/-Mer. *Sanatorium Protestant de*. Villa le Souvenir. — G et F : enfants délicats, 20 places. 2f pj. S'adresser à M. Dumas, pasteur 14, r. de Picpus.

Bicêtre (Hospice de). L. — G. Idiots, arriérés, gâteux, nerveux, épileptiques. Occupés à travaux manuels. — Admission : v. Aliénés.

Bordeaux (Gironde). *Ion nationale des Sourdes-Muettes*. L. — F. Annexe de l'It des sourds-muets de Paris; mêmes conditions.

Boulogne-s/-Seine. *Maison familiale*, 59, r. de la Mairie. — Arriérés ou nerveux. Prix variables.

Bourg-la-Reine (Seine). *Ecole des Sourdes-Muettes*, 55, Gde route d'Orléans. C. — F depuis 6 ans. Instruction, apprentissage (corsets), 400f par an ; peuvent être au pair après 2 ans d'apprentissage.

Brévannes (S.-et-O.). *H. de l'A P.* Asile de Limeil. Enfants convalescents sortant des H. de Paris. 552 lits. Φ : 99 lits.

Cannes (Alpes Mar.). *Maison de convalescence*. id. à Drancy.

Cannes (Alpes-Mar.). *Asile Dollfus*. L. — G, 3 à 13. F, 3 à 15 ans. Rachit., scrof. Ecrire à M. Rilliet, 6, Bd du Théâtre, Genève (Suisse).

Cap Breton (Landes). *S de Ste-Eugénie*. L. — **Mixte**, 5 à 15 ans. Débiles, lymph , rachit., scrof (ni contagieux, ni Φ déclarée). — 1f80 pj. *Gr.* pour enfants du Dépt des Landes.

Cerbère (Pyr.-Or.). *S marin de St-Jean de Dieu*. C — G de 5 à 17 ans. Faiblesse de constitution (pas d'aff. pulm., nerveuses ou mentales). Instruction. — De 5 à 14 ans : 2f pj. : de 15 à 17 : 2f50.

Cette (Hérault) *S de*. L. — **Mixte**, protestants. Rachit , scrofule.

Chambéry (Savoie). *Ion nationale des sourds-muets*.

Champrosay. *S Minoret* : v. Ris-Orangis.

Châtillon-sous-Bagneux (Seine). *Refuge Ste-Anne*. — F à caractère difficile, depuis 12 ans Pension modique. V. Correction.

Chilly-Mazarin (S.-et-O.). *Asile-école des Aveugles*. C. — F aveugles arriérées.

Clichy (Seine). *H. Gouïn*, 92, r. du Bois. — 2f50 et 6f pj. Prend malades soutenus par dons à la Soc. Philanthropique.

Clichy-la-Garenne (Seine). *Asile Temporaire Léo Delibes* : v. Asiles.

Convalescence (Maisons de). — Beaumont-en-Véron. — Brévannes. — Cannes, — Drancy. — Epinay-sous-Sénart. — Forges-les-B. — Garches. — Hendaye. — La Roche-Guyon. — La Rue. — Le Tremblay. — Médan. — Montfort-l'Amaury. — Moutiers. — Neuilly. — Noisy-le-Grand. — Paris : Asile r. N.-D.-des Champs ; Asile r. Dombasle. — Le Pornic. — Ris-Orangis. — Royan. — Trémilly. — V. ces noms pour Rensts.

Correction (Maisons de) pour enfants confiés par parents, tuteurs, autorité administr. ou judiciaire. Petit ouvroir de St-Vincent de Paul. — Refuge Ste-Anne (Châtillon-sous-Bagneux). — Assoc. des Diaconesses. — Colie agricole de Mettray (Indre-et-Loire). — Ecole de réforme de la Salpêtrière.

Courbevoie. *Asile Lambrecht*, 46, r. de Colombes. L. A P. — 110 lits pour enfants malades.

Croisic Le (Loire-Inf.). *S. marin de St-Jean de Dieu* C. — V. S. marin de Cerbère : mêmes conditions.

Croissance (Maladies de). — Forges-les-B. : H. de l'A P. — Hendaye : S. de l'A P. — V. aussi *Débilité*, *Lymphatisme*.

Dax (Landes). *S. Thermal*. — **Mixte** : 5 à 15 ans. Constitution faible. Séjour : 40 jours à 3 mois, 3f50 à 5f pj.

Débilité. — Arcachon. — Cap-Breton. — Cerbère. — Le Croisic. — Dax. — Fouras. — Giens. — Hyères. — Isches. — Moulleau. — Paris : O. pour l'Enfant ; O. des Sanatoriums maritimes. — Pé-au-Midy. — Pen-Bron. — Le Pradet. — Ris Orangis. — Royan. — Vialas. — V. ces noms pour Rensts. V. aussi *Croissance*, *Lymphatisme*, *Scrofule*, *Rachitisme*.

Drancy (Seine). *Maison de convalescence*, 11, r. Sadi-Carnot. C. — **F** patronnées par l'O. des apprenties et j. ouvrières. 30f par mois. Succursale à Cannes.

Epileptiques. — Bicêtre : Hospice. — V. *Aliénés*.

Epinay-sur-Orge (S-et-O.). *Colonie de Vaucluse*. Asile Départal. — **G** indigents de 7 à 18 ans, aliénés, idiots ou arriérés, mais valides : occupés surtout à travaux agricoles. Adm. : v. Aliénés.

Epinay-sous-Sénart (S.-et-O.). *Asile Ste-Hélène*. C. — **F** convalescentes sortant ou non des Hx de Paris, 40f par mois.

Forges les-Bains (S.-et-O.). *H. de convalescence de l'A P de Paris*. — **Mixte**, 4 à 15 ans. Anémiques, suspects de Φ, atteints de mies de croissance *sortant des Hx de Paris*. Condns d'adm. et d'exclusion : id. à Berck. Durée max. : 6 mois.

Fouras (Charente-Inf.). *S. de*. L. — Alternativement **G** ou **F** pour 1 mois, de juin à septembre. Malingres, prédisposés à la Φ ; doivent être du départt. 0f80 pj. voyage et trousseau compris.

Frévent (P-de-C.). *H.* — Enfants atteints de la teigne.

Garches (S-et-O.). *Maison de convalescence de l'A P de Paris*. — **F**, 4 à 12 ans, sortant de l'H. Trousseau ou de l'H. des Enfants-Malades.

Gentilly (Seine). *Fondation Vallée*, 7, r. Benserade. — **F** aliénées, idiotes, arriérées, occupées dans ateliers à travaux manuels. Admission : v. Aliénés.

Giens : **Hyères** (Var). *H. marin Renée Sabran*. — **G**, 4 à 12 ; **F**, 4 à 16 ans ; de la région, 2f pj. *Gr.* pour enfants domiciliés à Lyon depuis plus de 1 an. Ecrire : Hospice de la Charité de Lyon, dont il dépend.

Hendaye (Basses-Pyr.). *S. de l'A P de Paris*. L. — Mixte, 5 à 15 ans. Rachit., scoliose, mies de croissance, Φ ganglionnaire non suppurée, lymph., péritonite tuberculeuse, eczéma chron., malades guéris d'affections graves dont la convalescence est présumée devoir durer au moins 2 mois. Durée max. du séjour : 6 mois. Cond. d'admission et causes d'exclusion : id. à Berck.

Hyères (Var). *S. Alice Fagniez* du 30 oct. au 1er juillet. C. — **F**, 6 à 30 ans, Φ au 1er degré non chirurgicale. *Gr.* (droit d'entrée 20f) ou 2f50 pj. Admission : O. de Villepinte, 25, r. de Maubeuge. **Dispensaire** : 17, r. de la Tour d'Auvergne.

Hyères (Var). *H. de San Salvadour*. — Traitement marin ; **mixte**, 3 à 12 ans. Tous cultes et nationalités. Classe moyenne. Instruction. 3f50 pj. Ecrire Société hospitalière de San Salvadour, 53, r. de la Pompe, Paris.

Idiots. — Bicêtre : Hospice. — Epinay : Cie de Vaucluse. — Gentilly : Fondation Vallée. — V. *Aliénés.*

Incurables, Infirmes. — Ivry. — Nice. — Paris : Asile des jeunes gens infirmes, r. Lecourbe, 223. Asile Ste-Germaine. Asile Ste Mathilde. La Salpêtrière. V. ces noms pour Rensts. V. aussi *Aliénés, Arriérés, Aveugles, Idiots. Sourds-Muets.*

Isches (Vosges). *S.* — **G**, 8 à 13. **F**, 8 à 14 ans, habitant Paris. Constitution faible, préservation de la Φ. Traitement : 21 à 45 j. 60f par mois. Admission : Dispensaire, 71, av. F. Faure, tous les jours non fériés.

Ivry (Seine). *Hospice.* — **G**, 14 à 16 ans. Incurables. *Gratuit.*

La Roche-Guyon (S.-et-O). *H. de Convalescence.* C : A P de Paris. — Durée du séjour non limitée, mais ordinairement de 1 mois. Enfants sortant des Hx de Paris.

La Rue, près Bourg-la-Reine (Seine). *Maison de repos* de l'Œuvre de La Rue. L. — Jeunes mères fatiguées, faibles ou convalescentes reçues avec enfant en bas âge. Exclusion si Φ ouverte. *Gr.* Consultations tous les jours.

Le Tremblay (S. et O.). *Maison de convalescence* pour **F** sortant de l'H. St-Joseph de Paris.

Levallois-Perret. *H. du Perpétuel Secours,* 80, r. de Villiers, C.

Lymphatisme. — Arcachon. — Banyuls-s/-M. — Cap-Breton. — Cerbère. — Le Croisic. — Hendaye (S de l'A. P). — Malo-les-B. — Moulleau. — Paris : O. des S, maritimes. — Pé-au-Midy. — Le Pradet. — St Trojan. — Salies-du-Salat. — Vialas. — V. ces noms pour Rensts. V. aussi : *Anémie, Débilité, Scrofule,* etc.

Malo-les-Bains, près Dunkerque (Nord). *Institut maritime,* 50, av. Kléber. — **G** et **F**, de 5 à 10 ans. Anémie, lymphat., Φ externe, 4f pj.

Médan (S.-et-O). *Fondation Zola.* L. — Enfants débiles envoyés par l'H. des Enfants malades.

Mettray (Indre-et-Loire). *Colonie agricole de* : v. Correction. Recueille, élève et entretient jeunes détenus. Rts : 33, r. de Lisbonne.

Montfort-l'Amaury (S.-et-O.). — **F** convalescentes. S'adresser à Paris, 15, r. des Bernardins.

Montgeron (S.-et-O.) *Pouponnat de Nouzet.* L. — Enfants d'ouvriers de 1 jour à 2 ans. Layette : 25f. Prix : 30f par mois. S'adresser à Paris, 70, rue de l'Universiré.

Montpellier (Hérault). *H. de Baluru-les-Bains.* — Φ chirurgicale.

Moulleau, près d'Arcachon (Gironde) *S. du.* — Enfants protestants maladifs.

Moutiers (Savoie). *Maison de convalescence* des S. de St Joseph. C. — Pour faire suivre le Traitement des eaux de Salins Px min. 3f pj.

Neuilly s/-Seine. *Maison de convalescence,* 3, r. Chauveau : pour enfants protestants de plus de 4 ans, sortant des Hx de Paris.

Nice (Alpes-Marit.). *Asile de l'Œuvre des Enfants infirmes,* Quartier de Montboron. — **F** rachitiques. *Gr.*

Nîmes (Gard). *S. du Mont-Duplan,* ouvert toute l'année. — Φ, mies respiratoires, 7f pj. Dir : A. Béquin.

Noisy-le-Grand (S.-et-O). *H. de l'O. des enfants tuberculeux.* — **F**, 3 à 10 ans. Φ. — *Gr.* Admission : L, Merc, V, à 9 h, au dispensaire, 35, rue de Miromesnil.

Noisy-le-Grand (S.-et-O.). *Colonie sanitaire de l'O. des enfants tuberculeux.* — Enfants sortis des Hx de l'O. (Noisy-le-Grand, Ormesson, Villiers-s/-Marne). Employés au jardinage. *Gr.*

Ormesson (S.-et-O.). *H. de l'O. des Enfants tuberculeux.* — **G** de 3 à 10 ans. Φ, 2f pj.— Admission : L, Merc, V ; 9 h. ; 35, rue de Miromesnil.

Paris.

Abri social de l'Enfance, 9, place des Ternes ; 84, r. Dutot (15e), et 40, Cité des Fleurs (17e). V. Asiles Temporaires. **G** de 3 à 6. **F** de 3 à 12. Séjour 15 jours à 2 mois. *Gr.*

Agricoles (*O. des Asiles*). Villa Montmorency. Av. des Sycomores, 10. **Mixte**, 5 à 15 ans. Prédisposés à la Φ, présentés par une personne connue de l'O. Placement dans des Asiles (pensionnats) agricoles, 30f par mois.

Asile des jeunes Garçons infirmes et pauvres, r. Lecourbe, 223. C. — **G** de 5 à 12 ans, du Dépt de la Seine ou des Dépts voisins. Incurables exclus des ateliers, écoles, hôpitaux, mais non contagieux. Ils y sont instruits, y apprennent un métier. L'Asile prend quelques aveugles nés. Pension variable.

Asile Ste Mathilde. Av. de Neuilly-s.-Seine, Roule, 42. C. — **F** à partir de 5 ans. Infirmes, incurables. Education intellectuelle et professionnelle. 300f par an ou *Gr.*

Asile Ste Germaine, rue Desnouettes, 45. — **F** de 3 à 12 ans refusées comme incurables dans les Hx. Scrof., rachit., estropiées et couvertes de plaies. Somme modique une fois donnée ou *Gr.*

Asiles de Convalescence pour **F** sortant des Hx, et où les frais de séjour sont payés par l'A P. Asile, 30, r. N.-D.-des-Champs : j. f. de plus de 15 ans, sans famille à Paris. — Asile, 20, r. Dombasle : j. f. de 3 à 15 ans. — Asile d'Epinay-sous-Sénart (S.-et-O.) : j. f. de 5 à 15 ans.

Asile temporaire pour enfants dont les mères sont à l'hôpital, 88, r. de Gergovie, et 39, Av. Villemain. — **G** : 0 à 6 ; **F** : 0 à 14. Tous cultes ; pas de limite de séjour. *Gr.* ou 1f pj.

Clinique ophtalmologique des Quinze-Vingts, 28, r. de Charenton. — Aveugles curables, en particulier ophtalmies purulentes des nouveau-nés. De midi 1/2 à 2 h. tous les jours non fériés. *Gr.*

Diaconesses (*Assoc. des*), 95, rue de Reuilly : v. Correction. — Pour **F** protestantes, indisciplinées ou vicieuses, 25f par mois.

Enfants assistés (Service des) : à l'A P. Dans le but de *prévenir l'abandon d'enfants*, on accorde des secours aux filles mères abandonnées, aux femmes aband. ou dont le mari est emprisonné ou interné ; aux veufs, veuves, orphelins, aux gds-parents ayant l'enfant à leur charge.

Enfants assistés (*Hospice des*), 74, r. Denfert-Rochereau. — Reçoit : 1° les *enfants abandonnés* jusqu'à 12 ans et les envoie à la campagne. Les enfants sont reçus au bureau ouvert jour et nuit ; la personne qui apporte l'enfant n'est pas tenue à donner des renseignements ; — 2° les enfants *en dépôt*, abandonnés momentanément par les parents (maladie, arrestation) ; annexes à *Thiais* pour les tout jeunes enfants ; à *Châtillon* pour les enfants suspects ; — 3° les *enfants moralement abandonnés* jusqu'à 16 ans et les envoie à la campagne. *Asile Léo Delibes* à Clichy-la-Garenne (Seine), reçoit les enfants de 15 mois à 5 ans, pour une durée de 2 à 4 mois (s'adresser à la préfecture, service des affaires municipales).

Annexe de l'H. des Enfants-assistés, 76, r. Denfert-Rochereau. — 60 lits ; 3 à 15 ans. *Gr.* pour le départ^t de la Seine ; pour les autres 4f50 en médecine, 5f75 en chirurgie.

Enfants sourds-muets ou *Arriérés* (société pour l'instruction et la protection des) : 28, r. Serpente et 8, r. Danton. L. — Procure aux enfants bourses et subventions dans les écoles ; les place.

Foyer des Enfants. Protestant. — Enfants moralement abandonnés. 45f par mois. 29, rue Boileau.

Foyer maternel. Hotellerie gratuite pour femmes enceintes ou nourrices : 172, r. de Vanves.

Hôpitaux d'enfants de l'A P, de médecine et de chirurgie. Consultations tous les matins à 9 h. *Pas de circonscription* : on peut conduire l'enfant à l'H. que l'on préfère pour consultation ou même admission. *H. des Enfants-Malades*, 149, r. de Sèvres (orthopédie). — *H. Bretonneau*, 2, rue Carpeaux. — *H. Trousseau*, 254, r. Michel Bizot. — *H. Hérold*, Place du Danube. — De plus, à l'H. St-Louis, services et consultations de médecine et chirurgie infantiles, et *Ecole Lallier* pour teigneux (on y donne soins méd^x et instruction).

H. des Dames Diaconesses, 95, r. de Reuilly (XIIe). — Médecine et chirurgie, nez, gorge, oreilles. Petites filles scrofuleuses, 30f par mois. Autres : *Gr.* et de 1 à 5f pj. — Dispensaire : 14, r. du Sergent Bauchat.

H. Marie Lannelongue, 129, r. de Tolbiac. L. — Chirurgie, 20 lits pour enfants jusqu'à 15 ans. *Gr.*

H. Pasteur, 213, r. de Vaugirard. — Maladies infectieuses. Tous les jours de 9 h. m. à 9 h. s. *Gr.*

H. Rothschild, 76, r. de Picpus (XIIe). — Enfants israélites.

H. St Joseph, 1, r. Pierre-Larousse. — Médecine, chirurgie, 3 et 5f. *Gr.* pour enfants indigents de Paris. v. Le Tremblay.

Ion nationale des Sourds-Muets, 254, r. St Jacques. Appartient à l'Etat, dépend du ministère de l'intérieur. — Instruction et enseignement professionnel. G : entrée de 9 à 12 ans ; séjour à l'Ion : 8 ans pour boursiers (de l'Etat, de la Ville de Paris, des Dép^ts ou des fondations) qui y sont élevés gratuitement ; jusqu'à 21 ans pour élèves libres payants ; 1.400f. par an, ou 1/2 pensionnaires 800f., externes surveillés 600f. Classe enfantine : entrée à 9 ans.

Ion nationale des J. Aveugles, 56, Bd des Invalides. Appartient à l'Etat, dépend du ministère de l'intérieur. — **Mixte** ; entrée de 10 à 13 ans, cécité incurable ; pas d'infirmités ni de maladies contagieuses. Instruction intellectuelle et enseignement professionnel. Durée du séjour : 5 ans pour profession manuelle, 8 ans pour musiciens, 320f à l'entrée. Pension annuelle de 1200f. — Boursiers de l'Etat, Ville de Paris, Dép^ts ou fondations ; Prix d'entrée 320f, pension *gratuite*.

La Pouponnerie, 22 *ter*, r. Vineuse. L. — Reçoit les enfants de 2 à 7 ans, sans distinction de religion, nationalité ni sexe ; les place et surveille dans famille, pour 15f par mois. Apporter bulletins de naissance et de vaccination.

La Pouponnière. 116, r. de Grenelle. Etabl^t à *Porchefontaine* (Versailles). — Garder les enfants de mères forcées de travailler et ne pouvant nourrir elles mêmes ; ils sont nourris au sein jusqu'à 6 mois, puis au lait stérilisé. Px : jusqu'à 6 mois, 75f p. mois ; 1 an, 65f ; de 1 à 2, 55f.

Maison Marguerite*. H., 139, r. Borghèse. — Maladies aiguës et contagieuses. 2 à 13 ans. *Gr.

Maison Maternelle (Koppe), 38 *bis*, r. Manin (19e). V. Asiles Temporaires. — G de 3 à 6 ; F de 3 à 12. *Gr.* Séjour : 3 mois au plus. Possède une colonie à *Authon-du-Perche* (Eure-et Loir).

Maison de Santé Anne-Marie, 53, r. de la Pompe, XVIe. C. — Hôpital-école. Tt médical et chirurg. Pas de maladies contagieuses. Enfants de 3 à 12 ans de la classe moyenne, non nécessiteux, 3f 50 pj.

Maison des sœurs Aveugles de St-Paul, 88, rue Denfert-Rochereau. C. — F à partir de 3 ans, pouvant y rester toute leur vie. *Gr* ou 600f par an.

Œuvre de l'Enfant-Jésus, 30, r. Dombasle (15e). — Asile de convalesc. pour F de 2 à 15 ans, sortant de Bretonneau, Trousseau, Enfants-Malades. 1f pj payé par l'A P ou *gr.* pour enfants adressés par l'O. de Visite des malades.

Œuvre des Enfants tuberculeux. C. *Gr.* sans distinction de culte ni d'origine ; envoi, après examen méd. au dispensaire, 35, r. de Miromesnil (L M V à 9 h. du matin) à : H. d'Ormesson, 3 à 10 ans ; H. de Villiers-sur-Marne, 10 à 14 ans ; H. de Noisy-le-Grand, petites filles de 3 à 10 ans ; S. de St-Pol-sur-Mer.

Œuvre des jeunes filles aveugles, 88, r. Denfert-Rochereau. — Catholiques, depuis 4 ans. Asile et travail. Prix : 400f. Trousseau 250f.

Œuvre « pour l'Enfant », 28, r, Serpente : envoie à la mer (Vains près d'Avranches) ou à la campagne (Le Raincy, près Paris), les enfants atteints de débilité congénitale ou acquise et prédisposés ainsi à la Φ. Durée : 2, 3, 4 mois, du 1er juin au 1er octobre. *Gr.* Ecrire au Dr Marie, secrétaire.

Œuvre de la Préservation de l'Enfance contre la Φ, 4, r. de Lille. — Tous les jours, en particulier le V de 2 à 4 h. Enfants de 5 à 13 ans *sains*, mais prédisposés à la Φ par milieu familial contagionné. Placement à la campagne dans maisons de l'Œuvre ou dans des familles. Séjour illimité, 2 à 5f par mois.

Œuvre des Sanatoriums maritimes. — Enfants débiles, lymph., scrof. et rachit des 2 sexes, de 4 à 14 ans. — 2f pj. Rts : 62, r. de Miromesnil, de 1 à 5.

Œuvre de Villepinte. C. — F de 6 à 30 ans, tuberculeuses ou prétuberculeuses. Pas de Φ chirurgicale. Envoi, après examen méd au dispensaire, 17, r. de la Tour-d'Auvergne ; au S. de Champrosay (V. Ris-Orangis) (anémiques et prétuberculeuses) ; au S Alice Fagniez à Hyères (Var) pour Φ à 1re période ; à l'asile de Villepinte pour Φ à tous les degrés. Px : soit *gr.* à lit de fondation ; soit droit d'entrée de 20f ; soit 2f50 pj.

Petit ouvroir de St-Vincent-de-Paul, 120, r. du Cherche-Midi : v. Correction. C. — F pauvres de 5 à 12, orphelines ou délaissées, de caractère difficile, gardées jusqu'à amendement sérieux. *Gr.* ou 35f par mois.

Polyclinique Rothschild, 199, r. Marcadet. — Enfants de moins de 15 ans et nourrices avec nourrissons malades des 17e, 18e, 19e arrondts. *Gr.*

Salpêtrière, 47, Bd de l'Hôpital. — 20 lits pour F de 4 à 16 ans, incurables (mais non idiotes, ni arriérées, ni aveugles, ni sourdes muettes). 20 lits pour aliénées de moins de 16 ans.

Salpêtrière (Ecole de réforme de la), pour le Dépt de la Seine, dépendant de l'A P : v. Correction. — F insoumises. 2f 40 pj remboursés par le Dépt.

Vaccine. Institut de l'Acadie de Méd. — *Gr.* 2 fois par semaine.

Pé-au-Midy, pres de Paimbœuf (Loire-Inf.). *S. Martin*. C. — *Gr*.

Pellevoisin (Indre). Catholiques. *G*. de 1 à 5 ans. **F à tout âge**, 25f par mois, 50f d'entrée, *Gr*. pour un certain nombre, v. 167, r. de Rennes.

Pen-Bron, près du Croisic (Loire-Inf.) : *H. marin*. C. — **G**, 4 à 15 ; **F**, 4 à 25 ans. Faiblesse de constitution. Bains de mer, d'eaux mères. Vie de pension. — 1f80 pj.

Pessac (Gironde). *S Girondin*. — Φ du Dépt. — Ecrire au Dr Durand, r. du Grassi, 7, Bordeaux. 2 à 5f pj.

Poissy (S.-et-O.) *Asile St Louis*. — Jusqu'à 3 ans, 30f par mois et 50f d'entrée. V. Paris, 157, r. de Rennes.

Pornic Le (Loire-Inf.) *S*. — Convalescents et anémiques.

Pradet Le (Alpes-Mar.). — Station de cure marine, 2f50 à moins de 12 ans, 3f au-dessus. Admission : O. de Villepinte, 25, r. de Maubeuge, Paris.

Rachitisme. — Arcachon. — Banyuls-sur-Mer. — Berck. — Cannes. — Cap-Breton. — Cette. — Hendaye. — Hyères. — Nice. — Paris : Asile Ste Germaine. O. des Sanatoriums maritimes. — Pé-au-Midy. — Le Pradet. — Roscoff. — St-Trojan. — Salies-du-Salat. — Zuydcoote. — V. ces noms pour Rts. — **V.** aussi *Croissance*, *Lymphatisme*, etc.

Ris-Orangis (*Champrosay* par) (S.-et-O.) *S. Minoret*. Cure d'air. C. — **F** 6 à 30 ans. Anémie, convalesc., débilité. Admission : O. de Villepinte, 25, r. de Maubeuge. Dispensaire, 17, r. de la Tour-d'Auvergne.

Romorantin (Loir-et-Cher) *H. C.* — Enfants atteints de la Teigne et conval. sortant des Hx de Paris. L'A P paie à la journée.

Roscoff (Finistère) *S de*. C. — **G** 3 à 14 ; **F** sans limite d'âge. Rachit., Φ cutanée ou osseuse ; prédisposés à la Φ pulmonaire. — 1f80 pj ou 500f par an.

Royan (Char.-Inf.). *Asile de convalescence*, 37, r. St-Pierre. C. — Enfants convalesc, et délicats.

St-Bertrand-de-Comminges (Hte-Garonne).

St Mandé (Seine) *It Déptal des Aveugles de la Seine*, 7, rue Mongenot. **Mixte** de 3 à 13 ans. — Instruction professionnelle. Aveugles incurables (ni maladies contagieuses, ni aliénés, ni idiots). Indigents, Français domiciliés depuis 2 ans dans le Dépt de la Seine. Après 13 ans, les aveugles sont employés dans les ateliers comme ouvriers jusqu'à leur majorité. *Gr* ; mais reçoit aussi pensionnaires pour 1.000f par an. Ecole maternelle pour les enfants de 3 à 6 ans.

St-Pol-sur-mer (*S de*) : V. Zuydcoote.

Ste Radegonde, près Tours (Indre-et-Loire).

St-Trojan. Ile d'Oléron (Charente-Inf.). L. — **Mixte** : 4 à 14 ans. Lymph. scrof. rachit. Durée du séjour : 3 mois. Admission : O des S maritimes pour enfants, 62, r. de Miromesnil, Paris, 1 à 5 h. Reçoit enfants sortants des Hx de Paris.

Salies-du-Salat (Hte Garonne). Station thermale chlorurée sodique. — **Mixte** : 4 à 16 ans. Scrof., rachit., lymphat., 2f 50 à 4f pj. Enfants assistés, 1f50. Ecrire au Dr Lautré, Toulouse.

Sceaux. *Pouponnière syndicale*, 32, r. Houdan. — Toute religion ; de 2 à 6 ans. Présenter certificats de naissance et de vaccination. 25f par mois pour syndiquées, 30f pour les autres (syndicat professionnel féminin). V. Paris, 5, r. de l'Abbaye.

Scrofule. Arcachon. — Banyuls-sur-Mer. — Berck. — Cannes. —

Cap-Breton. — Cette. — Paris : Asile Ste Germaine. Dames diaconesses. O. des Sanat. maritimes. — Pé-au Midy. — Pen-Bron. — Le Pradet. — St Trojan. — Salies-du-Salat. — Zuydcoote. — V. ces noms pour Rts. V. aussi *Anémie, Lymphatisme,* etc.

Sourds-Muets. — Asnières. — Bordeaux, — Bourg-la-Reine. — Chambéry. — Paris : Ion nationale. Société pour la protection des S. M. — V. ces noms.

Teigne. Hx de Frévent, Romorantin, Vendôme, Paris : école Lallier, à l'H. St Louis.

Tours (Indre-et-Loire). *Asile de Clocheville.* — Cure d'air, régime alimentaire, Φ chez enfants de 4 à 14 ans.

Trëmilly (Hte-Marne) *Colonies sanitaires de.* Enfants sortant des Hx d'Ormesson, Noisy, Villiers-sur-Marne, Vaucluse, Epinay-sur-Orge.

Tuberculose. Préservation. — Arcachon. — Argelès. — Forges. — Fouras. — Giens. — Isches. — Paris : Asiles agricoles (O. des). O. « pour l'Enfant ». O. de la Préservation contre la Φ. O. de Villepinte. — Ris-Orangis. — Roscoff. — V. ces noms pour Rensts.

Tuberculose déclarée. — Hyères. — Nîmes. — Noisy-le-Gd. — Ormesson. — Paris : O. des enfants tuberculeux. O. de Villepinte. — Pessac. — Tours. — Villepinte. — Villiers-sur-Marne. — Zuydcoote. — V. ces noms pour Ris.

Tuberculose chirurgicale. — Berck. — Hendaye. — Malo-les-Bains. — Montpellier. — Roscoff.

Vaucresson. *Villa Mireille,* 18, allée St-Cucufa. L. — 25 lits pour **G** de 18 mois à 7 ans, dont les parents sont malades ou indigents. Catholiques, 15 à 20f par mois. V : Paris. 120, r. de la Pompe.

Vendôme (Loir-et-Cher), *H.* — Enfants atteints de la teigne.

Vialas (Lozère) *S. Thermal* ouvert du 1er juillet au 1er oct. : Enfants protestants, maladifs, de la Lozère ou du Gard. *Gr.*

Villepinte par Sevran-Livry (S.-et-O.) C. — **F.** : 6 à 30 ans. Φ non chirurgicale. *Gr.* ou 2f 50 pj. Admission : 17, r. de la Tour-d'Auvergne. Paris. (O. de Villepinte).

Villiers-sur-Marne (Aisne). *H.* C. — Φ. **G** : 10 à 14 ans. *Gr.* Admission : L, M, V, 9 h., r, de Miromesnil, 35 (O des Enfants tuberculeux).

Zuydcoote, près Dunkerque (Nord). *H. marin* (remplace celui de St Pol-sur-Mer). — Φ suppurée et non suppurée, scrof. rachit. — **G** 2 à 15 ans, **F** 2 à 18. Instruction. Px. 1f 50 pj : malades 2f. En colonie de vacance, séjour limité ; 1f25. Le Dépt du Nord dispose de places gratuites. Ecrire à M. le Président du Conseil d'administration.

AÉROTHÉRAPIE

Établissement d'aérothérapie. 17, r. des Pyramides. T. 238,48. Drs Brücker et Richez. — **I.** Maladies des voies respiratoires : asthme vrai, emphysème, toux spasmodique (surtout dans fins de *coqueluche* avec quelques quintes rebelles persistantes : très bons résultats en peu de séances). Insuffisance respiratoire ou thoracique, par ex. après extirpation de vég. adénoïdes, dans adhérences pleurales, fausses cardiopathies de Huchard. — **T** par bains d'air comprimé, pneumothérapie, chambre de pulvérisations, atmosphères médicamenteuses sèches ou humides, oxygène.

ALIMENTATION

Farine lactée Nestlé. 16, r. du Parc-Royal. T : 114,18. — Type des préparations conservées de *lait amylacé*. Trois éléments : lait condensé dans le vide, additionné de sucre de canne et mélangé à parties égales avec poudre de biscuit (sans mie) de farine de froment; une partie de l'amidon de celle-ci est transformée en dextrine et maltose. Forme excellente de présentation à l'enfant des phosphates assimilables des céréales, dans laquelle le travail de digestion est diminué de moitié. Succédané ou complément remarquable du lait maternel, même dès le plus jeune âge. V. p. 60.

Kéfir Carrion. 54, Fbg St-Honoré. T : 136,64. — Comme aliment : extrême digestibilité, pouvoir nutritif considérable. Peut être donné pur ou coupé d'eau de Vals, Evian, à partir de 6 mois ; par c. café d'abord, puis augmenter la dose peu à peu. (I. p. 64) surtout dans *Diarrhées infantiles*. — *Kéfirogène :* pour préparer soi-même le kéfir, en dehors de Paris.

Lait d'Anesse et de Chèvres. Spécialité de N. Riotte. 12, r. Jean Nicot. T : 722,60. — Loue et vend des Anesses laitières (expéditions en province). Les ânesses sont conduites 2 fois par jour à domicile.

Lait Humanisé de Backhaus (Carrion, 54, Fg St-Honoré. T : 136.64) par l'emploi *physiolog.* des ferments solubles trypsine et lab ferment. Présente les avantages de la *nourrice* sans ses inconvénients. I : propre aux 1ers mois ; passage du lait de mère au lait de vache ; tous tr. *gastriques* ou *intestinaux*. Lait Hum. Backhaus no I pr 1er trimestre, id à lait de mère, no II pr 2e trimestre : transition. V. p. 58.

Lait naturel Mondia (Cie Fixator) 30, r. du Fbg St-Honoré. T : 233.40. Stérilisé, fixé, c'est-à-dire homogénéisé : ce qui empêche la formation de la crème à la surface et produit la division extrême des globules gras : d'où *digestibilité remarquable*. Bouchage dans le vide. Conservation indéfinie.

Phosphatine Falières, 6, r. de la Tacherie. — Aliment pour enfants, dont la composition est en harmonie avec celle du lait auquel il doit être associé. Des éléments hydrocarbonés de digestion facile, associés à une faible proportion de phosphate bicalcique pur et assimilable constituent la Phosphatine Falières. I : dans allaitement naturel quand le lait devient insuffisant ; dans allt artificiel au biberon, donner dès le 3e ou 4e mois, 2 fois pj, 1 c. café de P. bouillie dans le lait, puis progresser. Sevrage ; croissance ; convalescences. V. p. 60.

ANALYSES MÉDICALES

Analyses médicales. *Gigon*, 7, r. Coq-Héron. T : 111.50. *Urine* complète avec rapports urologiques : 20 f. Dosage sucre ou albumine : 10. Rech. des éléments anormaux sans dosage : 5. *Crachats* (tuberculose) : 20. *F. membranes* : 20. *Gonocoques* : 10. *Matières fécales* : 40. *Lait* de nourrice ou vache : 20. *Eau* potable : 20. Recherches *anatomo-pathologiques* : variable.

ANORMAUX, ARRIÉRÉS

Établ[t] médico-pédagogique de Créteil (Seine). Château des Buttes, 12, av. de Ceinture. Dr *Bérillon* et Quinque.

Institution des Enfants arriérés. Eaubonne (S.-et-O.). MM. A. Langlois, Dr *M. de Chabert.*

Institut médico-pédagogique. 22, r. S[t]-Aubin, à Vitry-sur-Seine, D[r] *Paul Boncour.*

BANDAGES

Mayet-Guillot. — 67, rue Montorgueil, T : 289.01. Bandages d'enfant, de toutes sortes et de toute nature, caoutchouc, ressort, pour Hernies inguinales, ombilicales, etc.

Bandage du D[r] L. Barrère. 3, B[d] du Palais ; Suc[le] : 59, r. de Chateaudun. T. 817.21. — Le seul entièrement élastique ; assure sans aucune gêne la contention permanente de jour et de nuit de toute hernie. On obtient ainsi la guérison de l'enfant dans la majorité des cas.

BANDES

Crêpe Velpeau. — Tissu élastique sans caoutchouc, très utile dans petite chirurgie infantile, en bandes qui, par leur élasticité, exercent une douce pression et s'appliquent exactement dans les régions où les bandes de toile ne tiennent pas, et causent souvent gêne ou douleur. Maux de gorge, d'oreilles, aff. de la vue, carreau, foulures, maintien d'applic. locales (ouate, cataplasme).

CEINTURES DE GROSSESSE

Mayet-Guillot. 67, rue Montorgueil. T : 289,01.

CURES D'AIR, CURES MARINES

Berck (P.-de-C.). **Clinique orthopédique,** 50, B[d] de la **Mer.** *En bordure de la mer* ; ouverte toute l'année aux malades justiciables du traitement marin, à l'exclusion de toute affection contagieuse. On peut recevoir les enfants même très jeunes, non accompagnés. Dr *Tridon*, anc. chef de clinique chirurgicale infantile à la Faculté de Médecine de Paris.

Evian (Hte-Savoie). **L'Ermitage d'Evian.** — A 125 m. au-dessus du Lac Léman, au milieu d'un grand parc. — **I** : Surmenage, cure de repos physique et mental, cure hydrominérale. Régimes spéciaux d'alimentation pour les maladies d'estomac, d'intestin, de foie et des reins. Exclusion des affections contagieuses ou mentales. Dir. : Dr *Baup*.

Lamotte-Beuvron, 2 h. de Paris. **Sanatorium des Pins** (adultes) et **Villa Jeanne d'Arc** : (enfants de 5 à 15 ans). Dr *A. Hervé*. Télégr., téléphone. — Cure hygiéno-diététique de la *tuberculose* (cures climatique (sédatif), hygiénique et de repos, diététique; héliothérapie, etc.). Tt médical, chirurgical, spécial. Instruction donnée suivant l'âge.

Nice. Villa de repos Saint-Antoine. — T : 8.90. A 5 kil. de Nice, 3 kil. de la mer, 200m d'altitude. Repos, régime, traitement *naturels*. Electrothio, hydrothio. Bains d'air, de lumière, de soleil. — **I** : Convalescences, aff. digestives, surmenage, arthritisme, neurasthénie. Dr *Monteuuis*.

CURES HYDROMINÉRALES

Bains-les-Bains (Vosges). Altit. : 405m. Eaux hyperthermales (34 à 53°), très radio-actives. *Action sédative* : Algies, éréthisme nerveux, aff. gastro-intestinales, accidents arthritiques précoces, troubles de la croissance. Station d'air pur (anémie, convalescence). Saison : 15 mai au 15 sept. (Rensts à Dirn de l'Etablt thermal).

Châtelguyon (Puy-de-Dôme). Altit. : 360m. Climat doux et sec. Eaux riches en chlorures (sod., magnés.) et bicarb. alcalins. Régulatrices de la *nutrition* chez enfants. *Tr. digestifs* avec retentisst sur l'état général; dyspepsies; constipation, surtout spasmodique; entéro-colite muco-membraneuse. Saison : 1er mai au 31 oct. Age : depuis 2 ans. Rts : 6, sq. de l'Opéra. T : Gutenberg, 41.36.

Evian-les-Bains (Hte-Savoie). Alt. : 378m. Rts : 21, rue de Londres. Sur la rive du lac Léman. Climat tonique et sédatif, doux et tempéré. Eau presque exclusivement en boisson. — **I** : Aff. urinaires (néphrites, cystites), gastrites surtout hyperpeptiques, entérites, cholémies, arthritisme, neurasthénie. Cure d'Evian *préventive* chez enfants d'arthritiques, goutteux, etc. Saison du 1er mai au 15 oct.

La Bourboule (Puy-de-Dome). Alt. : 840m. Rensts : 10 *bis*, rue de Châteaudun. Eaux limpides, agréables, très radio-actives (*arsén. soude : 0,028* par litre, NaCl, bic. soude). — **I** : *Anémies*, croissance, convalesc., lymphatisme, *adénopathies*. Dermatoses torpides ou chron. (eczéma, etc.). *Aff. respiratoires chron.* : laryngites, bronchites, asthme. Saison : 25 mai au 1er oct.

Mont-Dore (Puy-de-Dôme). Alt. : 1.050m. Rens[ts] : 8, B[d] Poissonnière. — Eaux chaudes, bicarbonatées, ferrugineuses, arsenicales, siliceuses. Usage interne et externe. Affections respiratoires chroniques. *Asthme*. Convalescences (rougeole, coqueluche, grippe, etc.). Tuméfaction des ganglions bronchiques. Végétations adénoïdes. Manifestations arthritiques. Age : depuis 2 ans.

Pougues (Nièvre). Alt. : 190m. Saison : du 1er juin au 1er oct. Climat doux et régulier. **Eau de St-Léger**, limpide, très gazeuse : v. *Eaux minérales*. — **I** : Action marquée sur tous les organes de l'appareil digestif (dyspepsies atoniques, entérites chroniques, intoxications gastro-intestinales chroniques, engorgements hépatiques et rénaux consécutifs) ; arthritisme. Rens[ts] : 15, 17, rue Auber.

St-Nectaire (Puy-de-Dôme). — Alt. : 750m ; climat tempéré (petite montagne). Compos[n] moyenne : 2 gr. 2 de NaCl ; 2 gr. 4 de carbonates alcalins et ferreux ; 0 gr. 001 d'ars. de fer ; un peu d'ac. carbonique. — **I** : Lymphatisme, anémies de toutes origines et manif[ns] ; débilités congén. et acquises ; rachitisme ; atonies (muscul., osseuses, articul., nerveuses) ; albuminuries. V. p. 87, 237.

Source des Granges. Eau naturelle de table ; pureté absolue, grande légèreté (minéralisation, 99 milligr, p. litre). Rens[ts] : 63, rue Turbigo.

Vichy (Allier). — Alt. : 260m. Climat doux et sédatif. Eaux *alcalinées fortes*, gazeuses (4 à 5 gr. d'ac. carbonique par litre). — **I** : Dyspepsies variées de l'enfance, gastriques et gastro-intestinales, dilatation de l'estomac ; aff. du foie, lithiase et coliq. hép. Aff. du rein, lithiase et coliq. néphr. Albuminuries : orthostatique et cyclique ou postérieure aux f. éruptives et surtout post-scarlatineuses ; diabète. Arthritisme et ses manifestations. Chlorose et tr. menstruels de la puberté. Du 1er avril au 1er novembre.

DÉSINFECTION

Fumigator Gonin. 60, r. Saussure (17e). T : 517.23. Petite boite de conserv[n] indéfinie ; permet avec l'aldéhyde formique une désinf[ion] discrète, efficace, sans détérior[ion] ni dérangement. Calculer cubage en multipliant longueur par largeur et produit par hauteur. Le F. n° 4 désinf. 20m³ ; le F. n° 3, 15m³. Laisser 7h, aérer 1h ; la pièce est alors réhabitable.

EAUX MINÉRALES

Carabaña. Province de Madrid. — Adm[n] : 15 et 17, r. Auber. Eau minérale naturelle purgative ou laxative. Sulfate de soude

100 gr. ; sulfate de magnésie 3 gr. par litre. Facile à boire, sans amertume, action rapide et douce. **D.** 1/2 à 1 v. à B[x] à jeun suivi imméd[t] du petit déj. du matin. **I.** : Tr. gastro intestinaux, congestions diverses. Constipation habituelle, aff. hépatiques.

Châtelguyon. Eau de Gubler. — 6, square de l'Opéra. T : Gutenberg, 41.36. Eau gazeuse, chlor. sod., magnés., bicarb. mixte. — **I** : Tr. de la nutrition prov. d'une digestion défectueuse. Régulateur intestinal et tonique général. Constipation chronique ; entérites. Rég. : mêlée aux boissons ; quantité variable suivant âge.

Evian. Source Cachat. — R[ts] : 21, rue de Londres. — Faible minéralisation (0,41), d'où osmose considérable, et puissante action diurétique. Conservation indéfinie. — **I** : Maladies de nutrition, atonie digestive ; gastrites, gastro-entérites. Utile pour coupage du lait, ou pour diète hydrique.

La Bourboule. Sources Choussy et Perrière. R[ts] : 10 *bis*, r. de Chateaudun. *Anémies*, convalesc. ; *aff. respirat. chron.*, *dermatoses torpides*. En boisson : 20 à 30 j., à doses progr. de 20 à 100 gr., 2 fois pj, de préf. 20 min. avant repas ; pure, chauffée au b.-marie, ou avec infus. chaude ou lait. En lotions, chauffée au b.-marie dans aff. de peau. En pulvéris., humages, gargar., toujours chauffée.

Mont-Dore. « **Source Madeleine** ». Rens[ts] : 8, B[d] Poissonnière. Eau très légère et assimilable, bicarb., ferrug., arsenicale, siliceuse. Aff. respiratoires, séquelles de rougeole, coqueluche, grippe, ad[te] tr.-bronchique. Manif. arthritiques. En boisson, chauffée au bain-marie à 40°, ou dans du lait bouillant : 1 à 4 v. à Bordeaux pj. Aff. naso-pharyngées : pulvér[ns] et lavages tièdes.

Pougues. Saint-Léger. — Eau bicarbonatée calcique, agréable, très gazeuse. *Toni-digestive*, car calmante par son acide carbonique (4 gr. par litre) et ses sels de chaux (la plus calcique de France), excitante par ses autres éléments minéraux. — **I** : *Tr. digestifs*, gastralgies ; dyspepsies variées, hyper et hypo ; gastrites et gastro-entérites chroniques ; diarrhée infantile. Coupage du lait. Récalcification (tuberculose, rachitisme, scrofulose).

Source Saint-Colomban (Bains-les-Bains, Vosges). Paris, 178, r. Montmartre. Eau faiblement minéralisée, très légère et diurétique : eau de lavage. — **I** : Diète hydrique, coupage du lait ; convalescence des maladies aiguës ; dyspepsies, troubles gastro-intestinaux.

Saint-Nectaire. Source du Parc et **Source Rouge**. — Action tonique, reconstituante. — **I** : Arthritisme avec tr. digestifs ; tr. gastro-intest. chez nourrissons au sein ou non, avec tendance à athrepsie ou rachitisme. Anémies. Albuminuries (intermittentes, cycliques, orthostatiques, digestives, dyscrasiques, phosphaturiques, etc.), ou suites d'infections (scarlatine, diphtérie, grippe, etc.).

Saint-Nectaire. Source des Granges. Pureté absolue, grande légèreté, minéralisation très faible (99 milligr. p. litre). Eau naturelle de table. Mêmes I que plus haut, et lavage de l'organisme.

Vals Saint-Jean. Direction : *Vals générale*, 4, r. Greffuhle (8e). T. 227.76. — Eau très agréable de table et de régime, faiblement minéralisée, gazeuse. — **I** : Affections de l'estomac : dyspepsies, gastralgies. Entérites. Diète hydrique.

Vichy Célestins. — Source naturelle froide (12° au griffon) ; fraîche, pétillante, très agréable à boire. A consommer froide. — I : Arthritisme; gravelle urique; coliques néphrétiques ; diabète.

Vichy Grande-Grille. — Source naturelle chaude (44° ; 7 gr. de sels par litre). A *réchauffer* au b.-marie à 42° dans flacon bouché. I : Mies du foie et des voies biliaires, coliques hépatiques, ictères, cirrhoses, congestions de foie et rate : boire en dehors des repas, 4 fois pj : 50 à 150 gr. d'eau tiédie, par période de 12 j. Dyspepsie hyperchlorhydrique, hypersthénique : 25 à 100 gr., 1/4 d'h. avant repas ; et 50 à 150 gr., 2 ou 3 h. après repas.

Vichy Hôpital. — Source naturelle chaude (31° au griffon). A *tiédir* au b.-marie dans flacon bouché, à 34°. — **I** : Mies de l'estomac et de l'intestin ; dyspepsies atonique, hypochlorhydrique, dilatation de l'estomac : 25 à 100 gr., 1/2 h. avant repas; dyspepsies des chloro-anémiques, dyspepsie nerveuse des j. filles : 60 à 100 gr., 1/4 d'h. avant repas. Colite : en dehors des repas. Gravelle, même mode d'emploi que Grande-Grille. Rhumatisme subaigu ou chronique : id.

NOURRICES

Nourrices. Toute nourrice désirant soit se placer *sur lieu*, soit prendre *chez elle* un enfant en nourrice, est examinée par le Mn inspecteur chargé de la contre-visite médicale ; elle est d'ailleurs munie d'un certificat du médecin de son pays (constatant qu'elle remplit les conditions désirables pour élever un nourrisson, qu'elle ne présente ni infirmités ni mios contagieuses, qu'elle est vaccinée), vérifié administrativement (certificats du *maire* et du *médecin*, loi de 1874).

Dans le Dépt de la Seine, la personne désirant devenir nourrice *chez elle* vient se faire examiner par le Mn inspecteur de sa circonscription, qui lui délivre un certificat ; c'est aux bureaux de nourrices qu'elle s'adresse pour avoir un nourrisson chez elle ; elle vient à la préfecture de police chercher son carnet.

Bureaux de Nourrices. Sont les intermédiaires, en cas de besoin, entre la mère qui ne peut allaiter et la nourrice *à gages*. Inutiles à la campagne, très utiles dans les grandes villes. Il en existe une quinzaine à Paris, visités chaque mois par le médecin inspecteur de la Préf. de police.

Amans Bonna : 13, r. Thouin, ve (802.19).
Ancellin : 24, r. du Cherche-Midi, vie (702.50).

Caquard : 12, r. Saint-Louis-en-l'Île, IVe.
Labet-Naudot : 78, r. du Fg-St-Martin, X^e (441.19).
Labussière : 35, r. Lacépède, V^e (815.56).
Pirouelle : 5, r. des Ecouffes-Rivoli, IVe (1003.38).
Trousse : 12, r. Boutebrie, V^e (823.35).

ORTHOPÉDIE

Clinique orthopédique de Berck-plage (Pas-de-Calais). 50, B^d de la Mer. *En bordure de la mer ;* ouverte toute l'année aux malades justiciables du traitement marin, à l'exclusion de toute affection contagieuse. On peut recevoir les enfants même très jeunes, non accompagnés. Dr *Tridon*, anc. chef de Clinique chirurgicale infantile à la Faculté de Médecine de Paris.

Mayet Guillot. 67, rue Montorgueil. T : 289,01. — Appareils de tout genre et nature *selon les indications* du médecin. Exemples : **I. Difformités du tronc :** dos voûté, déviations de la taille, cyphoses, lordoses, scolioses à tous degrés, gibbosités ; mal de Pott cervical, dorsal, lombaire (minerve, corsets, cuirasses). — **II. Membres** : coxalgie, luxation congénitale de la hanche, déviation des chevilles, pieds bots ; genu varum, valgum ; paralysie infantile, etc.

SPÉCIALITÉS PHARMACEUTIQUES

Aéthone ($C^7H^{16}O^3$). — *Falcoz* et Cie, 18, r. Vavin. — Sédatif puissant de la *Toux* spasmodique et de la *Coqueluche*. Liquide transparent, absolument dénué de toxicité. **D.** Moins de 2 ans : *5 à 15* gouttes ; plus de 2 ans : *15 à 30* gouttes ; à répéter 5 fois et plus par 24 h., selon âge et cas ; dans eau froide avec sucre ou sirop de Tolu, de préférence dans l'intervalle des accès. V. p. 9.

Ampoules Clin. — *Comar* et Cie, 20, r. des Fossés-St-Jacques. Tubes stérilisés à tous médicaments, pour injections hypodermiques, toutes formules usuelles.

Amyleusulfase. *Collin* et Cie, 49, r. de Maubeuge. — Antitoxine de MM. le Dr Piogey et Velasquez, neutralisant actif des toxines microbiennes. — **I** : Infections : tuberculose et ses modalités cut., oss., gangl., viscér. ; f. typhoïde, éruptives, coqueluche, pneumonie, grippe, etc. — En inj. hyp. ou i.-musc. : de 1 à 2 c. cubes ou plus pendant quelques j., puis tous les 2 j. pendant 10 j., enfin 1 ou 2 fois par semaine ; durée var. selon état du malade.

Amylodiastase *Thépénier*. 2, B^d des F. du Calvaire. T : 932.19. Renf. les diastases naturelles vivantes de l'orge et des céréales germées, en combin. avec leurs phosphates assimilables (phosphodiastases). — **I** : prépar^{n} des bouillies maltées, maternisation du lait ; m^{ies} gastriques ; rachit., tub^{ose}. — **D.** 1re enf. : 1 c. café de *sirop d'Am^{ase}* ds 1 bouillie ou biberon de lait. 2e enf. : 2 c. café de sp d'A ou 2 *comprimés d'Am^{ase}* après chaque repas.

Arrhénal Adrian. 9, r. de la Perle. T : 159.58. — Méthylarsinate disodique, chimiquement pur ; se donne par la bouche avec *tolérance parfaite*, ou en inj. s.-c. — **I** : Anorexie, convalescence, anémies, chorée, cachexies, tuberculos. pulmon., ou viscérale à tous degrés. **D** : 1/2 à 1[ctg] par (V. F[aire]). 1 *Solution* : 1 goutte = 2 milligr d'A. 2. *Granules* à 1 ctg. 3. *Comprimés* à 25 milligr.

Aspirine granulée *Vicario*. — 17, B[d] Haussmann, T : 132.03. Non toxique ; se décompose dans l'intestin et non dans l'estomac. Antithermique : tuberculose, rhumatisme articul. aigu. Analgésique : douleurs rhumatismales, névralgies, migraine, courbature grippale. **D** : (0,50 par c. café) 2 à 3 c. café pj ou plus.

Bain Pennès, 3, r. de Latran. — Hygiénique, reconstituant, stimulant, précieux dans tous les cas de *convalescence*, la chlorose, l'anémie. Remplace avantageusement les bains alcalins, ferrugineux, sulfureux, surtout les b. de mer. — **Vinaigre Pennès**, antiseptique, hygiénique, désinfectant, cicatrisant, d'efficacité démontrée dans T des maladies *épidémiques, contagieuses* et *infectieuses*.

Baume Delacour. *Rogier*, 19, avenue de Villiers. — Baume antiseptique à base de benzo-tannin, inoffensif. I Employé contre les gerçures et crevasses des *seins* (et aussi contre engelures, brûlures, coupures, etc.). Emploi. Après chaque tétée, badigeonner crevasses ou gerçures avec le baume, appliquer le bout de sein en étain ; essuyer simplement pour la tétée suivante. (Ne jamais tremper le pinceau dans le flacon).

Biolactyl. Ferment lactique *Fournier*, 26, B[d] de l'Hôpital. T : 824,30. — Symbiose d'un bacille et d'un coccus lactiques, tirés du Yoghourt et acclimatés à l'anaérobiose. — **I.** Gastro-entérites aiguës ou chroniques, diarrhées, f. typhoïde, appendicite, dermatoses. — *Culture liquide* : jusqu'à 4 mois, 2 c. café par jour, avant la tétée ; de 4 à 8 mois, 4 c. café, etc., *comprimés* : 1 p. j. jusqu'à 4 mois, 2 jusqu'à 8, etc. — V. F[aire] 18.

Biosine *Le Perdriel*. 11, r. Milton. T : 108.73. — Glycérophosphate double de chaux et fer. Ni intolérance, ni constip[ion], ni color[ion] des dents. Reconstituant énergique. — **I** : Anémies, chlorose, rachitisme, croissance, convalesc., surmenage ; neurasthénie ; suite de fractures ; hémorragies. **D** : 1 (0,30 de Glycéroph[ate]) à 4 mesures pj, aux repas dans eau pure ou sucrée.

Broméïne Montagu, 49, B[d] de Port-Royal. — *Bromhydrate acide de codéïne*. Sédatif, antispasmodique préconisé avec succès contre les insomnies, phobies nocturnes des enfants, et surtout contre la *Coqueluche* et les toux nerveuses opiniâtres. — **D**. *Sirop* : 1 à 4 cuill. à café (enfants), ou à soupe (adultes).

Bromone *Robin* (Peptonate de Brome). 13, r. de Poissy. — Comb[on] de Brome et de Peptone assimilable, remplace Bromures, sans craindre bromisme. — **I** : *Troubles nerveux* (céphalée, chorée, convulsions, épilepsie, hystérie, insomnie, migraine, palpit., spasmes, tics, nervosisme des j. filles, neurasthénie, etc.). **D** : 5 à 10 gouttes, jusqu'à 20 avant 10 ans : 2 fois pj, dans lait à jeun, ou aux repas dans eau vineuse sucrée.

Bulgarine *Thépénier.* — 2, B^d des F. du Calvaire. T : 932.19. Culture pure en milieu végétal de ferments lactiques bulgares. **I** : diarrhée, constip., dermatoses, et tout phén. d'auto-intoxication. 1. *Bouillon* de Bulgarine, 1/2 v. à madère 2 à 4 fois pj suiv. âge, 1/2h avant repas ou 3h après. 2. *Comprimés* de Bulgarine, en croquer 2 à 4 pj. ou plus. Durée du traitement : 1 mois. 3. *Poudre* dans stomatologie (saupoudrer la cavité buccale et surtout les culs-de-sac gingivaux) V. Faire 18.

Camphre (Bromure de) du Dr *Clin.* — *Comar* et Cie, 20, r. des Fossés-St-Jacques. — Antispasmodique sûr. Epilepsie, chorée, hystérie, incontinence d'urine, tics. *Dragées* (0,10 ctgr) : 3 ou 4 par jour.

Cérébrine (Coca-Théine analgésique Pausodun). 147, Bd du Montparnasse. — **I** : Migraines, névralgies, dysménorrhée, névroses, neurasthénie, surmenage, rhumes, grippes. — **D** p. Enf. et Adolesc. : *Cine simple ou bromée.* 1/2 à 3 c. café dans 3 c. d'eau ou d'inf. *froides* de tilleul; par 5 ou 10 min. *Cine quiniée* : par 1/2 c. café, dans id.

Cétrarose. *Gigon,* 7, rue Coq-Héron. T : 111.50. Solution titrée d'acide procétrarique (16 milligr. par c. cube), principe actif du lichen d'Islande ; propriétés antiémétiques et antidyspeptiques. Supprime immédiatement la douleur. **D** : X à XXX gouttes en 1 fois sur un morceau de sucre ou dans un peu d'eau ; à répéter plus ou moins souvent.

Citrosodine *P. Longuet,* 50, r. des Lombards. Comprimés à 0,25. Hyperacidité, gastralgie, vomissements. **D** : 2 à 4 Cés aux repas ou au moment des crises. Nourrissons : 1 Cé dissous dans eau avant chaque tétée, ou mélangé au biberon.

Colloïdaux électriques (Métaux). *Comar et Cie.* — Solutions stabilisées, isotonisées, stériles, conservables, pour inj. s.-c., intramuscul., i. veineuses, i. rachidiennes. *Electrargol* (argent colloïdal électrique). *Electraurol* (or coll. électr.). *Electroplatinol* (platine coll. électr.). *Electropalladiol* (palladium coll. électr.). *Electrorhodiol* (rhodium coll. électr.). *Electro=Hg* ou *Electromercurol* (mercure coll. électr.). *Electrocuprol* (cuivre coll. électr.). *Electro-sélénium* (sélénium coll. électr.). — **I** *générales* à tous les colloïdes. Antiseptiques et antitoxiques dans septicémies et infections de toute nature : grippe, broncho-pneumonie, endocardite, f. typhoïde, érysipèle, variole, scarlatine, rhumatisme grave, méningite cérébro-spinale, etc. D. 3 c. c. d'électrargol, etc..., Faire, p. 11. Les inj. intramuscul. conviennent à la majorité des cas. **I** *particulières.* Electrocuprol dans aff. néoplasiques et poussées aiguës de tuberculose. Electrosélénium dans aff. néoplasiques. Electr=Hg dans syphilis. Doses : 3 c. c. d'électrargol, etc.., les 2 ou 3 premières semaines; 5 c. c. ensuite. — V. Faire p. 11.

Comprimés solubles Vicario. — 17, B[d] Haussmann. T : 132.03. Dosage absolu de tous médicaments donnés à petite dose : arsén. de fer; calomel à 1, 2 et 5 ctgr., héroïne à 5 milligr. ; ipéca ; méthylars. de soude à 1 ctgr. ; podophyllin, p. de Dower, santonine, strychnine. Excipient spongieux fondant de suite dans la bouche, d'où ingestion facile et assimilation rapide.

Cuscutine Foulon. 188, Faubourg St-Martin. — Principe laxatif de la cuscute du lin. Agit après 12[h] ; ni coliques, ni accoutum., non toxique, inoffensive dans grossesse ou allait[t]. — **I** : Constipation *habituelle. Sirop,* 1re enf. ; laxatif 1 à 2 c. café ; purgatif le double. *Pilules* à 3 ou 4 ans : lax. 1 au coucher ; purgatif le double le matin, puis tisane ou bouillon.

Digitaline cristallisée Nativelle. — 49, B[d] de Port-Royal. T : 839.60. Employée dans tous les hôpitaux de Paris. Dosage rigoureux, conservation indéfinie, action plus sûre que celle des autres préparations de digitale (macération, etc.) ; assurance d'avoir avec les mêmes doses les mêmes effets. — **I** : celles de la Digitale. Toute maladie du cœur ou des vaisseaux qui n'est plus compensée ; rétréciss[t] mitral, palpitations, etc. **D** : v. Asystolie[104].

Dyspeptine du *Dr Hepp.* — Lab[re] du Puits-d'Angle (Le Chesnay, S.-O.). — Suc gastrique naturel du porc vivant. — **I** : Dyspepsies, dilatation de l'estomac, hyposécrétion, hypochlorhydrie ; diarrhée chron., gastro-entérites aiguës et chroniques des nourrissons : tr. gastriques des tub[eux]. — **D** : 0 à 1, 1 c. café ; 1 à 2, par c. café ; 3 à 5, par c. dessert ; 5 à 10, par c. soupe. De 4 à 6 semaines.

Ektogan. *Bocquillon-Limousin,* 2 *bis,* rue Blanche. — Peroxyde de zinc chimiquement pur, à dégagement continu d'oxygène naissant. En poudre, gaze, pommade, etc. ; jamais simultanément avec un sel de Hg (sublimé, etc.). **I** : plaies[43] (blessure, coupure, morsure, piqûre d'insecte) ; peau (acné, ecthyma, eczéma, herpès) ; brûlures ; oreille, nez (pans[ts] spéciaux).

Elixir Grez. *Collin* et Cie, 49, r. de Maubeuge. — Chlorhydropepsique. Association des amers (quina-cocas) aux ferments digestifs. — **I** : Anorexies, anémies, convalescences, puberté. — **D** : 1 à 2 c. dessert, pur ou avec eau, avant ou après repas.

Elkossam du Dr Mougeot (de Saïgon). *Collin* et Cie. — Véritable Brucea Sumatrana (simaroubées). *Antidysentérique,* antidiarrhéique. En *Comprimés* de 1 à 4 ou plus, pris le matin à jeun avec un peu de lait ou de thé ; puis repos horizontal,

Enésol (*salicylarcinate de mercure*). *Comar* et Cie. — Composé mercuriel et arsenical, à toxicité très faible, ne s'accumulant pas. Injections indolores, sans nodosités. Permet le traitement mercuriel intensif, même chez le nouveau-né. Solution titrée à 3 [centigr] par c. cube, en ampoule de 2 et 5 c. cubes.

Ergotine Bonjean. *Labélonye,* 99, r. d'Aboukir. — Vaso-constricteur, hémostatique. *Flacons* de 30 gr. pour potions ; lavements, suppositoires, etc. *Ampoules* stérilisées pour inj. sous-cutanées

(1 c. cube représente 1 gr. de seigle ergoté). *Dragées* (0,15 ctgr. par dragée), *Solution* stérilisée au 1/10 pour ingestion stomacale.

Fer (Protochlorure de) Rabuteau. — *Comar* et Cie. — Anémie, convalescence, puberté, menstruation irrégulière. — *Dragées* (0,025 de P) ; 2 à 4 pj, avant repas. *Elixir* (0,10 par c. soupe) : 1/2 à 2 c. soupe. *Sirop* (préférable chez enfants) (0,05 par c. dessert), 1 par repas.

Fer Robin (*Peptonate de*), 13, rue de Poissy. — Véritable ferrugineux assimilable, en *gouttes* concentrées : 0,01 centigr. de fer par 20 gouttes. — **I** : Chlorose, anémie, chlorose des nourrissons. — **D** : commencer par 1 à 5 gouttes, suivant l'âge, aux repas, dans eau, vin ou lait ; augmenter progressivement de 2 gouttes par jour, suivant le cas.

Fucoglycine du Dr Gressy. *Le Perdriel* : 11, r. Milton. — Succédané naturel de l'h. de morue. Extraite d'algues et fucus marins, contenant sous forme organique : iode, phosphore, chlore, brome, unis à gelose des algues, qui équivaut à la matière grasse de l'h. de morue. Digeste, goût agréable. — **I** : Rachitisme, lymphatisme, scrofule, prétuberculose, croissance. **D** : 1 à 2 c. café ou plus, pure ou avec eau, m. et soir, 10 min. avant repas.

Galactogènes Jolivet (sel, sirop ou vin). *Bousquet*, 140, Faubourg St-Honoré. — A base de galéga vera fraîchement récolté et phosphate de chaux assimilable. Augmente la quantité et la qualité du lait ; tonifie la mère et l'enfant. **D** quotidienne : 2 à 4 cuill. à bouche (sel ou sirop), 2 à 4 verres à Madère (vin) aux repas. V. p. 46.

Germyl. Abel *Delaborde*. Dijon (Côte-d'Or), 9, r. Petitet. Triple extrait de malt pur, concentré et pasteurisé (résidu sec par litre : 245 gr.). Prompt reconstituant par alimentation intensive ; digestif ; galactogène[46]. Goût très agréable. Non alcoolisé.

Glycérophosphate Robin. Granulé, 13, rue de Poissy. — Phosphoglycérate de chaux et soude purs ; véritable sel saponifié, assimilable. **I** : *Rachitisme*. Nutritif des systèmes nerveux et osseux ; très efficace pendant grossesse, allaitement. *Croissance* chez les enfants. **D** (p. enfant) : 1 ou 2 mesures dans eau ou lait.

Goménol. *Laboratoires des produits du Goménol. Hupier*, Pharm. 17, rue Ambroise Thomas. — *Sirop de* : 1 *g* c. café par h. ; grippe, bronchite, toux, coquel., tr. digestifs. — *H. de morue au G* : 2 à 6 c. café ou dessert ; lymphat., rachit., Φ. — *Glutinules de G* : à + de 8 ans, 4 à 8 pj ; bronchites, br.-pneumonie, coquel., Φ, entérites. — *Huiles au G*, 10 à 50 % ; antisie de nez, oreilles, gorge, intestin (lavements). — *Eau au G* : id ; inhalons, pansements. — V. Faire, p. 19.

Gouttes livoniennes de Trouette-Perret. 15, r. des Imm. industriels. — Petites capsules renf. : goudron, créosote 5 ctgr. émulsionnée dans baume de Tolu, bon moyen de la f. tolérer. **I.** Celles des *Balsamiques* ds les *Affect. respiratoires*, toux, bronchites aiguës et chron., tubercul. pulm. **D**, après 6 à 8 ans : 2 à 8 gttes pj aux repas.

Grains de Vals. 86, Boulevard de Port-Royal. — Grains laxatifs, à base de podophyllin, de cascara sagrada et de bourdaine. **D**, 1 grain ou plus le soir au repas, ou mieux au coucher, jusqu'à ce qu'on ait obtenu une selle journalière.

Grindelia robusta (*Sirop de Derbecq à la*). 74, B^d Beaumarchais, Plante américaine agissant contre quinte de toux et vomissements; aucune toxicité ; le sirop est supérieur aux teintures, car les principes actifs ne sont pas solubles dans l'alcool. *Coqueluche*. **D** : moins de 4 ans : 6 à 8 c. café pj, *après* quinte. Plus de 4 ans : 6 à 8 c. dessert.

Hespéridine Tavera (**Tablettes d'**). 30, r. Sainte-Anne. — $C^6H^5O^7Na^3$: combinaison lactosée de citrate de soude mucilagineux. — **I** : Dyspepsies, gastralgies (2 à 3 tabl. après les repas et au moment des crises) ; vomissements ; intolérance gastrique des nourrissons. Maladies de la coagulation du sang (embolies, phlébites, rétréciss. mitraux, etc.).

Histogénol Naline. Villeneuve-la-Garenne (Seine). — Puissant accélérateur de la nutrition générale. **I** : *Tuberculose*, lymphatisme, scrofule, rachitisme ; neurasthénie, chloro-anémie ; convalescences ; croissance défectueuse. — **Formes**. *Elixir*, *Emulsion*, *Granulé* : 1 c. à soupe pj ; *comprimés* : 2 pj.

Hopogan. *Bocquillon-Limousin*, 2 bis, rue Blanche. — Peroxyde de magnésium [21], poudre insipide, insoluble. Antiseptique intestinal par dégagement lent et continu d'oxygène. — **I** : Régurgit^ions, vomiss^ts, gastro-entérites aiguës ou chron. — **D** : 1. *Prise bébé* (5 ctgr d'H) ; 5 pj entre bib. ou tétées. 2. *Granulés d'H* dès 1 an : 0,25 ctgr p. c. café : 1/2 c. café 4 fois pj, 1^h après repas.

Hypophosphite de chaux Churchill. *Swann*, 12, r. Castiglione. D'oxydation minime, d'où grande affinité pour l'oxygène. **I** : Tr. de nutrition, rachitisme, lymphat., scrofule, anémies, surmenage, neurasthénie, tub^ose chronique. 1. *Sirop d'H. chaux Churchill* : 0,20 p. 15^cc : 1 à 3 c. café jusqu'à 8 ans, dans eau, avant ou après repas ; augmenter peu à peu. 2. *Ampoules de Limol Churchill* : 0,10 d'H chaux p. c. cube; sans douleur ni nodosité : 1 inj. par 2 jours.

Hypophosphite de Fer Churchill. *Swann*. 12, r. Castiglione. — Composé ferrugineux au phosphore, très assimilable; **I** : *Anémies* d'enfance et adolescence ; *chlorose* ; troubles de la croissance, de la puberté : tr. menstruels, aménorrhée, dysm^ée. — 1° *Sirop d'H de fer Churchill* : 0,10 par 15^cc (1 c. soupe). A moins de 3 ans : 1 à 3 c. café; de 3 à 6 : 2 à 3 c. dessert; au-dessus : 2 à 4 c. soupe. 2° *Ampoules d'Irol Churchill* (0,005 d'H de fer par c. cube) : 1 inj. tous les 2 jours.

Iodone Robin (Peptonate d'Iode). 13, r. de Poissy. — Comb^on organique d'Iode et de Peptone assimilable, très bien supportée par voies digestives. *Solution* : 5 gouttes = 1 ctgr d'Iode ; 20 corresp. à 1 gr. de KI. — **I** : celles de l'Iode et des Iodures (Adénites, asthme, lymphatisme, obésité, syphilis, etc.). — D : depuis 5 gouttes, dans lait à jeun, ou mieux aux repas dans vin, eau sucrée.

Iodotané Nourry (Sirop). *Comar* et Cie. — 1 c. soupe = 5 ctgr d'Iode combinés à 10 ctgr de Tanin. — **I** : Lymphatisme ; anémies, convalescence, croissance, puberté ; affections de l'app. respiratoire, de la peau. — **D** : 1 à 4 c. café pj avant les principaux repas.

Iodo-tannique phosphaté, Vin ou Sirop Girard. 48, r. d'Alésia. — Spécifiques du lymphatisme, contiennent par litre 1 gr. 20 d'iode et 10 gr. de phosphate assimilable. **D**. *Sirop*. Enfants : 1 à 2 cuill. à bouche par jour; au-dessous de 6 ans, donner des cuill. à dessert. *Vin* : 1 ou 2 verres à madère par jour, à prendre au début des repas.

Kréazone de *Trouette Perret*, 15, r. des Immeubles industriels. — Suc de viande, très goûté des enfants. — **I** : celles de la zomothérapie (p. 65), croissance, convalescence, tuberculose. — **D** : moins de 7 ans, 1 à 3 cuillerées à café ; de 7 à 15 ans, 1 à 2 cuillerées à dessert par jour, délayée ou non dans un peu d'eau.

Lactobacilline. *Le Ferment*. 13, rue Pavée. Ferment préparé d'après les données de Metchnikoff, et empêchant les putréfactions intestinales. — **I**. Infections gastro-intestinales aiguës ou chroniques de tout âge. — **D**. 1° *L en pâte* : en tubes pour la fermentation d'1/3 de litre de lait. 2° *L en poudre* ; un tube ensemence 1 litre de lait ; peut être prise directement par 1/4 ou 1/2 tube aux repas, avec miel ou confiture. 3° Comprimés à 0,30 ctgr : 3 à 9 par jour (1 à 3 après repas avec aliment sucré). V. Faire 18.

Lactophorine granulée. *Vigier* et *Huerre*, 12, Bd Bonne-Nouvelle. — A base d'extraits de semences de *cotonnier* et d'*anis* vert ; absolument inoffensive. **D** : 2 à 4 c. café p. jour. Favorise l'allaitement *maternel*, en permettant au lait de devenir plus abondant, plus crémeux, plus riche.

Lactucarium d'Aubergier. *Comar et Cie*. — Suc de la Laitue géante ; innocuité complète. Sédatif, calmant, hypnotique. — **I** : Toux (rhumes, bronchites, coqueluche) ; insomnie (par ex. des convalescents). 1. *Sirop de L* (1 c. café = 3 ctgr de lactucarium) : une le soir, jusqu'à 5, pur ou mél. à lait chaud, infusion aromat. 2. *Pâte* (Gomme unie au sirop) : très pratique.

Laxopeptine Girard. 48, r. d'Alésia. — *Laxatif pour enfants*. N'a pas pour but de provoquer une selle, mais de restituer progressivement à l'intestin son fonctionnement normal. A base de ferments de céréales et de citrate de soude. — **D** : 1 ou 2 cuill. à café par jour à prendre dissoute dans un peu d'eau ou de lait.

Mercuriaux. *Vigier* et *Huerre*, 12, Bd Bonne-Nouvelle. — Injections mercurielles intramusculaires indolores, syphilis. — *Huile grise stérilisée*. Vigier à 40 p. 100 (Codex 1908), au-dessous de 3 ans, 1 ctgr. par semaine). La seringue spéciale Barthélemy Vigier porte des divisions correspondant à un ctgr. de Hg. — *H. au calomel* indolore à 0,05 ctgr. par c. cube. — *H. au biiodure de Hg* à 0,01 ctgr. par c. cube.

Narcyl (*Sirop de*). *P. Longuet;* 50, r. des Lombards. — Antispasmodique, analgésique (ex. : gastralgie de chlorose). *Sédatif de la Toux*, surtout dans Tuberculose. Aucune action nuisible sur fonct. digestives (inappét., constipation). **D** : v. F^aire^, p. 25. *Sirop de Narcyl* 2 à 4 ans : 1 à 3 c. café ; à 7 : 5 c. café ; 15 : 1 à 3 c. soupe.

Neurosine Prunier. 6, r. de la Tacherie (avenue Victoria). — *Phospho-glycérate de chaux.* Débilité du système nerveux en général ; neurasthénie, migraine, névralgies, toux nerveuse ; tonique dans faiblesse due à anémie, tuberculose ; usage continu bien supporté ; la donner avant ou après le repas. — 1. *Sirop de N. P.* (0,30 par c. soupe) : 2 à 3 c. café, pur ou coupé d'eau. 2. *N. P. granulée :* 1 c. café (0,30) pj, dans eau ou lait. 3. *Cachets de N. P. :* 1 pj (0,30).

Nisaméline *de Trouette-Perret :* 15, r. des Imm. industriels. — A base d'extrait de guaco non toxique. Agit sur terrain nerveux et favorise l'élimination rénale des toxines. — **I** : *Prurits* essentiels ou liés à eczéma, prurigo, urticaire, etc. ; névralgies (faciale, sciatique). **D**. Le traitement doit être *interne* et *externe*. **Pilules** : 1 à 6 pj selon âge, à doses croiss. *Sirop :* 1 à 4 c. dessert pj selon âge à dose cr. *Poudre*, pour solution (bains, compresses) ; dose modérée au début : 1 à 4 c. café par litre d'eau *tiède* ; 1/2 à 1 flacon par bain. Se fait aussi en savon et pommade.

Ovariques (Capsules). *Vigier* et *Huerre*, 12, B^d^ Bonne-Nouvelle. — Contiennent 0,20 ctgr. de substance ovarienne. **D** : 2 à 6 par jour, 8 j. avant les règles. **I** : Asphyxie locale[102], Chlorose[119], Puberté (Troubles de la)[273] par insuffisance ovarienne : aménorrhée vraie (souvent associée à hypothyroïdie) ; psychoses, obésité, dysménorrhée (souvent avec chlorose).

Pangaduine. 2, r. du Marché des Blancs Manteaux. — C'est le bloc total des alcaloïdes, phosphoglycérides, lécithines, contenus dans l'h. de foie de morue. Goût agréable, mieux tolérée, plus active. 10 ctg. de P = 4 c. s. d'h. morue. — **I** : id. rachit., scrofule, prédisp. à Φ convalescence ; se continue *pendant les chaleurs. Sirop de P. :* 5^ctg^ p. 1 c. soupe ; *Granulé :* 10^ctg^ p. 1 c. café.

Papaïne (Sirop de) de *Trouette-Perret*, 15, r. des Imm. industriels. — Pepsine végétale, peptonise et sacharifie quelle que soit la réaction du milieu. — **I**. Dyspepsie, vomissements, *gastro-entérites* et *diarrhées*. Nourrisson : pour faciliter la reprise du lait ; au sevrage : contre tr. digestifs. — **D**. 1re enf. : 1/4 à 1 c. café *avant* chaque tétée. 2° enf. : 1 c. dessert après chaque repas.

Peptone et **Vin de Peptone** *Catillon*, 3, B^d^ St-Martin. — **I** : Digestion difficile, succédané de la viande crue. Tr. gastro-intestinaux ; anémie, croissance ; débilité des enfants, convalescents, nourrices. — *Poudre* (se donne par bouche ou rectum) : 2 à 6 cuill. par jour dans eau sucrée, dans lait (adjuvant du régime lacté). — *Vin* (phosphate) : aux repas, 1/2 à 1 verre à madère.

Pepto-Valériane. *Gigon :* 7, rue Coq-Héron. — Extrait de plante fraîche stérilisée, uni à la Peptone, d'absorption facile ; pas d'odeur nauséabonde. Antispasmodique, hypnotique et même analgésique : nervosité, hystérie, palpitations, flatulence, polyurie nerveuse. — **D** : 1 à 3 c. café par jour.

Pilules du Dr Debouzy antihépatiques ; *P. Longuet*, 50, r. des Lombards. — Opothérapie biliaire. Affections et insuffisance hépatiques. Lithiase biliaire. Entérocolites. **D.** Enfants : 2 à 4 pilules par jour. Adultes : 4 à 6.

Poliol Churchill. *Swann* ; 12, r. Castiglione. — Union d'Hypophosphites de chaux, soude, potasse, magnésie, dans la proportion de ces bases dans l'organisme; avec addition d'un milligr. de méthylarsinate de strychnine. Ampoules de 1 c cube (0,10 ctgr de sels) ; 1/4 à partir de 2 ans. — **I** : *reconstituant énergique de la nutrition*; rachitisme; v. Hypophosphite de chaux[367].

Purgyl. *J. Koehly*, 74, rue Rodier (9e). — Purgo-laxatif à base de phénolphtaléine chimiquement pure. Petites tablettes chocolatées de 0 gr. 25, très agréables et faciles à faire prendre aux enfants. 1/2 à 2 tablettes selon l'âge. — Agissant sans coliques, le Purgyl peut être conseillé durant la grossesse et l'allaitement.

Rob Lechaux. *Collin* et Cie : 49, r. de Maubeuge. — Composition : cresson, écorce d'oranges amères, quinquina, salsepareille, iodure de K. — **I** : Lymphatisme, scrofule, rachitisme, puberté. — **D** : de 1 à 3 ans, 1 puis 2 c. café pj ; à 7 ans jusqu'à 2 c. soupe; pris pur ou avec lait, tisanes, eau sucrée.

Scorogènes. *Comar* et Cie, 20. r. des Fossés-St-Jacques. — Médicament régulateur des fonctions intestinales, convenant à toutes les formes de la *constipation*. Deux formes : 1° *Scorogène granulé* (simple) à base d'algues de la famille des Floridées; ne renferme aucune substance purgative ou laxative, n'agit qu'après quelques jours; très bien toléré, jamais d'accoutumance. **D** : 1 à 4 c. à café par jour aux repas. 2° *Scorogène laxatif* (cachets) : même composition, avec en plus quelques principes actifs de Rhamnées. **D** : 1 à 2 cachets dans la 2e enfance.

Sel de Hunt. *Brunot*, 16, r. de Boulainvilliers. T. 651.15, — *Alcalin-type :* Carbonates alcalins et neutres (chaux, soude, magnésie) chimiquement purs, granulés, friables. Innocuité absolue. — **I.** *Estomac :* Hyperchlorhydrie, hyperacidité, hypersthénie, dyspepsies, gastralgies, gastrites, ulcère, crampes; digestions laborieuses. — **D** : 2 à 6 c. café par jour, bien diluées, dans 1/2 ou 1/4 de verre d'eau.

Sérums Fraisse. 85, r. Mozart. — *S. névrosthénique* contre asthénie et neurasthénie, en ampoules et gouttes. Chaque ampoule contient 1/2 milligr. de cacodylate de strychnine et 0 gr. 10 de glycérophosphate de soude. **D** : 1 ampoule par jour. — S. *ferrugineux* contre anémie : en ampoules et en gouttes.

Sirop du Dr Delabarre. *Fumouze-Albespeyres* ; 78, Fbg St Denis. — A base de Safran et de Tamarin. Aucune toxicité. **I** : Sédatif du prurit gingival ; très utile dans la première dentition ; en frictions douces sur les gencives (v. Dentition)[184].

Suc de viande Adrian. *Adrian* et Cie : 9, r. de la Perle. — Plasma musculaire, obtenu aseptiquement par pression, évaporé dans le vide, addit. de glycérine pour le conserver ; puis aromatisé, sucré ; d'où absorption facile et agréable. **I** : Terrains scrofuleux, lymphatique, tuberculisable ; Φ avérée, anémie, croissance. **D** : selon âge, 1 c. dess. ou à soupe dans eau *froide* ou *tiède*, à chaque repas.

Thyroïde (Capsules de corps). *Vigier* et *Huerre*, 12, Bd Bonne-Nouvelle. — Chaque capsule contient 0,10 ctgr. de corps thyroïde pur. **I**, Myxœdème [234], obésité, goitre, dermatoses, métrorragies, arrêts de croissance, infantilisme, arriération intellectuelle ; consolidation de fractures, etc. **D** : 1 à 4 par jour.

Thyroïdes (Tablettes) de Catillon. 3, Bd St-Martin. — 0,25 de corps thyroïde. Contient les principes actifs totaux et titrés de la glande thyroïde. **I** : v. myxœdème [234] : *insuffisance thyroïdienne ;* arrêts de croissance, obésité, goitre ; neuro-arthritisme, nervosisme. — **D** : Le traitement thyroïdien est très bien supporté par l'enfant ; débuter cependant par 1/2 ou 1 tablette, puis augmenter peu à peu.

Tribromure de *Gigon :* 7, rue Coq-Héron. — Bromure triple de potassium, sodium, ammonium. Très soluble ; absolt pur, d'où *pas de bromisme ;* à peine salé. — **I** : *Sédatif antispasmodique ;* chorée, migraine, spasmes glotte, laryngite stridul., quintes de coqueluche, incont. urine. *Epilepsie.* **D** : v. Faire.

Tricalcine. Laboratoire des *Produits Scientia*, 42, r. Blanche. — A base de sels calciques rendus assimilables. — **I.** *Tuberculose* (recalcification) ; lymphatisme, anémie, croissance, rachitisme, scrofulose ; tr. de dentition; carie dentaire. **Formes**. *Tricalcine pure*, en poudre, comprimés, cachets (1 ou 2 par jour). *Tric. méthylarsinée* en cachets à 0,01 de méthylarsinate de soude. *Tric. adrénalinée*, en cachets à III gouttes d'adrénaline au 1.000e.

Ulmarène. *Gigon :* 7, rue Coq-Héron. — Succédané inodore du salicylate de méthyle. Rhumatismes, névralgies, sciatique, lumbago, zona. Après lavage, en onctions légères avec ouate ou incorporé à liniment : aux mêmes doses que le salicylate de méthyle.

Uraseptine. *Rogier*, 3 et 5, Bd de Courcelles (8e). — Granulé soluble à base d'urotropine, d'helmitol, de pipérazine, de benzoates de soude et de lithine, et dosé à 0,50 ctgr. de matière active par c. café. — **I.** *Antisepsie urinaire.* Pyélites, bactériuries, cystites, urétrites, pyuries, blennorrhagies, phosphaturies. *Arthritisme.* Gravelle, coliques hépatiques et néphrétiques, rhumatismes, calculs, sable, etc. — **D** : 2 à 4 c. café par jour, dissoutes dans eau, à intervalles de 2 h. au moins.

Viande diastasée (Poudre de) *Trouette-Perret*. — Viande desséchée et pulvér., addit. de sucre de lait et de malt de lentilles, non désagréable au goût. Les hydrocarbones évitent la surazotation. Digestion très facile, — **I** : quand un malade *s'alimente difficilt et insuffist*, anorexie, croissance, convalesc., dyspepsie, anémie, Φ ;

suralimentation. — **D** : 1 à 5 c. soupe aux petits repas, délayée ds liq. froid et sucré. — Se fait aussi addit. de phosphates : *P. de viande phosphatée de Trouette-Perret.*

Vichy Etat (*Comprimés*). *G. Prunier*, 6, r de la Tacherie, — Préparés avec les sels naturels des eaux des sources de Vichy Etat, servent à composer instantanément une eau minérale gazeuse artificielle, contenant tous les principes chimiques de ces sources. Petit volume, prix modique. Conservation indéfinie.

Vichy Etat (*Pastilles*). Cie fermière de Vichy, 24, Bd des Capucines. — Fabriquées avec les véritables sels de Vichy Etat, extraits des sources de l'Etat. — **I** : Digestions difficiles (1 à 3 après repas). V. aussi *Eaux de Vichy*.

VACCINE

Service Vaccinal du **Concours médical**, fonctionnant sous le contrôle de l'état. *C. Boulanger*, 132, r. du Faubourg Saint-Denis. — Vaccin de génisse en pulpe glycérinée concentrée. Tube de pulpe pour 5 vaccinations : 0,50 ; pour 15 : 1 fr.

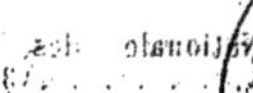

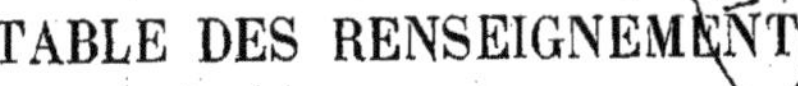

TABLE DES RENSEIGNEMENTS

ÉVREUX, IMPRIMERIE CH. HÉRISSEY, PAUL HÉRISSEY, SUCC^r

www.ingramcontent.com/pod-product-compliance
Ingram Content Group UK Ltd.
Pitfield, Milton Keynes, MK11 3LW, UK
UKHW020259230726
13925UKWH00001B/123